诸病源候论校释

上册

第2版

校释单位 南京中医学院

审定单位 山东中医学院
河北医学院
黑龙江省祖国医药研究所
福州市人民医院

人民卫生出版社

图书在版编目(CIP)数据

诸病源候论校释.(上册)/南京中医学院校释.
—2版.—北京:人民卫生出版社,2009.1
ISBN 978-7-117-10932-1

Ⅰ.诸… Ⅱ.南… Ⅲ.诸病源候总论-注释 Ⅳ.R228

中国版本图书馆CIP数据核字(2008)第184120号

诸病源候论校释(上册)
第2版

校　　释:南京中医学院
出版发行:人民卫生出版社(中继线 010-59780011)
地　　址:北京市朝阳区潘家园南里19号
邮　　编:100021
E - mail:pmph@pmph.com
购书热线:010-59787592　010-59787584　010-65264830
印　　刷:三河市尚艺印装有限公司
经　　销:新华书店
开　　本:850×1168　1/32　印张:21.5
字　　数:539千字
版　　次:1980年10月第1版　2024年12月第2版第17次印刷
标准书号:ISBN 978-7-117-10932-1
定　　价:39.00元
打击盗版举报电话:010-59787491　E-mail:WQ@pmph.com
质量问题联系电话:010-59787234　E-mail:zhiliang@pmph.com
数字融合服务电话:4001118166　E-mail:zengzhi@pmph.com

前言

《诸病源候论》是祖国医学古典著作之一。它总结了隋代以前的医学成就,集中论述各种疾病的病源与病候,内容丰富,是一部病因病理学的专门著作。它是继《内经》、《难经》、《伤寒经》、《金匮要略》等书之后,进一步研讨并发展了祖国医学的理论体系。对本书如能认真地加以研究,对于继承和发扬祖国医学遗产,发展我国新医学,定将有所裨益。

全书共五十卷,分六十七门,一千七百三十九论。内容包括内、外、妇、儿、五官等科的各种疾病。在论述诸病源候的内容中,有许多突出的成就。

在病因方面,能突破前人的见解,提出新的论点,把当时的病因学提高到一个新的水平。如流行性传染病,在隋代以前,绝大部分都概括于伤寒、温病和时行病中,认为是由于气候的变异,人触冒之而发病。但至《病源》,提出单纯触冒寒毒之气发病,则不传染;如“感其乖戾之气而发病”,则多相传染。所谓“乖戾之气”,很近似于对病原体的认识。此外,更提倡预先服药预防,控制传染,这是一个很大的进步。

关于地方病,如对岭南“瘴气”,指出是由于“杂毒因暖而生”。三吴以东的“射工”、“水毒”,是由于水源传染。山区多见的瘿病,是由于“饮沙水”而成等,指出了这些疾病的发生与流行,同地区的气候变化、地理条件等有密切的关系,认识到疾病的地方性。另外,对临床症状及诊断方法,也都有所论述。

对于寄生虫病,则有“湿䘌候”、“疳䘌候”、“九虫候”等,详细描述许多寄生虫的形态及其传染途径。特别对绦虫,指出是由于吃了半生不熟的牛肉和生鱼所致。并说“白虫相生，子孙转大，长至四五尺，亦能杀人”。观察非常细致，记载也是最早的。

隋以前医家，都认为皮肤病是由风邪或邪热伤于皮肤肌肉所致。而《病源》则进一步阐明有虫毒为患。如对癞、疥、癣等病，都指出有虫寄生。这是发展了前人的六淫病因学说，已认识到有病原体的存在。又如对过敏性疾病，如荨麻疹，认为原有“邪气客于皮肤，复逢风寒相折，则引起风瘙隐疹”，似认识到发病有致敏原。如漆疮，认为“人有禀性畏漆，但见漆便中其毒”，明确了此病有个体特异性。

又如对于破伤风病，明确指出：在外科，与金创感染有关；在妇人，与产褥感染有关；在小儿，与脐疮感染有关。并且与中风、贼风和风癫等作出鉴别。

特别是对不育症，强调不能单方面责之妇人，与男子亦有关系。全面地分析了不育的原因，是实事求是的科学态度。

在病理方面，对很多疾病，也有详细的观察，系统的叙述。例如对麻风病病情的发展，症状的变化，都一一详加叙述。再如消渴、渴利、内消诸候，也基本反映现代糖尿病的大体病情，特别是消渴病多发痈疽，或成水肿等，是糖尿病并发皮肤感染和泌尿系感染的最早记载。又如黄病中分别论述急黄、内黄、行黄、犯黄、癖黄等，补充了《金匮》黄疸篇的内容，使黄疸病的证候更加丰富。还有脚气病，从脚缓弱、疼痛不仁，到心腹胀急、上气以至肿满等，叙述了整个病程。对于痢疾，不但记述了不同的类型，而且对兼证、变证，都较详细。又如水肿病，既叙述风水、皮水、大腹水肿和水注，又论及水癥、水瘕、水蛊、水癖等，这样，对水病的论述较为完备。

至于外科方面，对痈疽疔肿诸疮的病理、证候以及发展、预后等都有详细记载，并在创伤外科如肠吻合手术及其护理、结扎血管等，已达到相当的水平。关于妇科方面，对月经病、带下病、妊娠病、产后病以及妇人无子等，都讨论得非常细致。又如对小儿科方面，从养小儿、惊痫、疳证以至内、外科病之见于小儿者，均有重点地加以论述，并反映儿科的特点。

对病理的论述，是以脏腑学说为核心的。如中风以五脏分证，虚劳分为五劳六极七伤，又归本于五脏。外科的痈疽、疮肿，亦以脏腑经络表里，分析病情的轻重缓急。妇科的月经、带下、妊娠、产后病，亦以冲脉、任脉、心与小肠经论述病情。即便小儿科，亦强调病分先天后天，脏气脆弱，易虚易实等。说明脏腑经络气血虚弱，病邪就能乘虚侵袭，否则邪气不能为害，这是阐发了《内经》"正气存内，邪不可干"，"邪之所凑，其气必虚"的精神。同时充分体现"辨证施治"的学术思想，提倡实事求是的科学态度。例如对伤寒病辨证，以证候为主，把六经病证的变化，集中起来加以比较分析。这是继王叔和之后，对张仲景《伤寒论》的又一种整理方法。又如对咳嗽、痢疾、心腹痛等，从新与久、寒与热、虚与实等方面，分析病情。同是口舌干焦，但有心脾病、肺病、胃病和胆病之分；同是大便难，但有成人与小儿，妇人产前与产后之异；同为妇科病，但有已婚未婚，已产未产之别。像这样的辨证精神，贯穿于全书。

本书还发展了证候分类学。它把隋代以前和当时的各种病名证候，加以整理，分门别类，使之条理化、系统化。它的分类方法，是首先分科，就全书内容，明显可以看出，是从内科到外科、妇科、儿科的。在各科之中，又以几个方面分类。如病因分类、病理分类、脏腑分类、症状分类等。这些分类方法，是各有特点，又互相补充的。

《病源》具有很大的历史价值。从《汉书》艺文志到《隋书》经籍志，所记载的古代中医书籍，有近三百种，五千三百多卷，能流传至今者，已经很少，其中一些资料，即因此书而得以保存下来。所以要研究隋代以前的中医学术成就，本书是一部重要文献。对唐代以后的医学影响亦是很大的。如唐代的《千金方》、《外台秘要》，引用本书内容很多；宋代的《太平圣惠方》，基本采用本书的分类法，而且每门都冠以《病源》之文；明代的《普济方》，亦是沿用本书体例，引用本书之论；清代的《医宗金鉴》，尚受其影响。至于唐以后各名家，论证病理时，取材于此而加以发挥者，更是难以数计。宋代、明代官署，还以此书作为考核中医的内容之一。从此可见，本书对后世医学的发展，具有很大的促进作用。从前人的一些评价中，便可见一斑。如宋代宋绶的序文中说，《诸病源候论》“会粹群说，沈研精理，形脉治证，罔不该集。明居处爱欲风湿之所感，示针镵跷引汤熨之所宜，诚术艺之楷模，而诊察之津涉。”清《四库全书总目》亦云：“其书但论病源，不载方药，盖犹《素问》、《难经》之例……《内经》以下，自张机、王叔和、葛洪数家外，此为最古。究其要旨，亦可云证治之津梁矣。”清·周学海亦说：“汉晋之间，明医辈出，类能推见大义，施治有效，故其论颇多可采，历年久远，散佚不可复见矣。独隋巢氏所辑《病源候论》见传于世，今日而欲考隋唐以前明医之论，独有此书而已耳……且博采兼搜，于人间病名略尽，可不谓勤矣哉！”

由于本书是以病因病理学为主的，所以很少论及方剂药物，但引用《养生方》、《养生方导引法》等，作为防治疾病的方法，这又是它的特色。关于这一部分资料，已多散佚，由于《病源》的引用，不少内容得以保存下来，而且是有很好的研究和发扬价值的。原书由于时代的局限，不免夹杂着一些迷信荒诞之说；全书内容亦有较多重复之处。

由于原书成书年代较早，又经后世辗转翻刻，使现行本存有不少错落和衍误。为了提高古医书质量，为了有利于当前学习和研究中医学，我们对该书进行了校释。在校释过程中，承蒙各协编单位的大力协助，和同道们的大力支持，在此特表谢忱。

南京中医学院

1979 年 10 月

校释说明

《诸病源候论》为隋代巢元方等所编撰，成书于隋·大业六年，即公元610年。

本书的作者和卷数，历代记述不一，在《隋书》经籍志所载，为《诸病源候论》五卷、目一卷，吴景贤撰。至《旧唐书》经籍志，则为《诸病源候论》五十卷，吴景撰；至《新唐书》艺文志，又为《诸病源候论》五十卷，吴景贤撰，并有《诸病源候论》五十卷，巢元方撰。在《通志》艺文略，亦两书并存，一为《吴景贤诸病源候论》五十卷，一为《巢氏诸病源候论》五十卷，隋·巢元方撰。到了《宋史》艺文志，就只有巢元方《巢氏诸病源候论》五十卷，没有吴景贤或吴景的《诸病源候论》。巢元方为隋代医官，史志均有记载，吴景贤作为医家，亦见于《隋书》麦铁杖传，可证均有其人。但吴景则无从考证。

《诸病源候论》的刊版印行，据现有文字记载，是始于宋代。《玉海》说："宋天圣四年（公元1026年）十月十二日乙酉，命集贤校理晁宗悫、王举正校定《黄帝内经素问》、《难经》、《巢氏病源候论》，五年四月乙未，令国子监摹印颁行。"这个记载，与宋绶序文所说完全相同。宋以前是否有刊本，已经无从考查。

宋代天圣五年刊本，称为北宋本，现已失传。南宋刊本，日本尚有保存者，但亦残缺不全。据《经籍访古志》载，《诸病源候论》五十卷，目录一卷。隋大业六年太医博士臣巢元方奉敕撰。"盖南宋人从天圣校刊本而重刻者。"现国内藏书目录，已无此本。

元代刊本《重刊巢氏诸病源候总论》。据《经籍访古志》所说，是“据宋本重刊，而间校改文字”者，“唯标目增重刊巢氏及总字”。北京、上海等图书馆都有收藏。但《四库目略》记载此书，有“附刻《辨难》一卷”，现已不见，以后藏书、校书家均未提及。

明汪济川、江瓘刊本《重刊巢氏诸病源候论》，署“隋太医博士巢元方撰”。《经籍访古志》考证，其体式一同元刊本，“不记刊行年月，似万历以上物。”

又明·汪济川、方矿校刊本。《四库全书》所录即为此本。书名无“重刊”及“总”字。《诸病源候论解题》认为，“版式全与前本(按指汪济川、江瓘刊本)同，文亦不差一字。案方矿未详何人，且汪济川与江瓘共刻此书，无复刻之理，意是书估欲其易售，妄改校者姓名耳。”《经籍访古志》亦说：“又有汪济川、方矿校本，及吴勉学校本，俱是重刊前刻者(按即汪济川、江瓘校本)。”

清嘉庆间有胡益谦经义斋刊活字本，讹误脱漏较多。

光绪间又有湖北官书处及崇文书局刊本。封面和扉页均题《巢氏病源》，但每卷首尾又题《重刊巢氏诸病源候总论》，不言从何本重刊。柯慎菴云：“是据袁寿阶旧钞传录，差胜胡本。”

光绪间周学海刊本《诸病源候论》(序称《新刻病源候论》，每卷首又题《巢氏诸病源候总论》)，署“隋太医博士巢元方撰”。周序说“以家藏旧本付梓，并取《外台秘要》及日本刻本校之。”而家藏旧本，不明是何版本。《日本访书志》考证，“光绪辛卯，池州周氏又刊此书，自称以旧本付梓，实即胡益谦本也。”

另有日本正保二年刊本，名《巢氏诸病源候总论》。《经籍访古志》认为是重刊元本，“虽互有异同，然文字体式，不失元版之旧，颇为可喜。”

如上所述，《诸病源候论》的北宋刊本，已不可见。南宋刊本，经元、明、清几度翻印，尚有踪迹可寻。但在内容方面，相互校勘，还有些出入，如书分五十卷，六十七门，各本均同。至其候数，就有差异。《日本访书志》说，“今各本惟有一千七百二十六论。”而现在周学海刻本，实数却为一千七百三十九论。这种差异，已难知其究竟。不仅如此，《诸病源候论解题》谓："《外台秘要》引有'伤寒十日至十二日候'、'伤寒毒攻眼候'（今本题目相同而文字却异）、'重下候'，《圣惠方》引有'食痫候'，《医心方》引有'小儿鬼舐头候'，考之今本，并无所见。而其瘿瘤门有'多忘候'、'嗜眠候'、'鼾眠候'、'体臭候'、'狐臭候'、'漏掖候'，并与题目不相涉，知是他篇错简，而终无别门可收，则其所脱佚，亦不止其五候也。《三因方》云：《巢氏病源》具列一千八百余件，且张从正《儒门事亲》引本书卷三十七'带下候'云，'巢氏内篇四十四卷'云云，此知原书有内外之目，而其卷第亦绝不同也。"此外，如卷十三的"上气候"，内容与标题不符；卷十四的"小便不禁"，脉诊错入"遗尿候"中；卷十五的五脏六腑病诸候，脱漏文字更多。如此等等，可见《病源》一书，已有很多错乱。

前人校刊《诸病源候论》的，最早是宋代赵拱、晁宗悫、王举正等，但没有留下校勘记，无从知其校定情况。元刊本有《辨难》一卷，似属校勘记之类，但已亡佚无考。明有汪济川、江瓘本及吴勉学本，均云"校刊本"，如何校刊，亦无说明。清有周学海本，序文虽言"取《外台秘要》及日本刻本校之"，但亦未写校勘记。能够较详细叙述校勘内容者，只有清代归安陆心源的《群书校补》，其中有《巢氏诸病源候论校误》一卷，共校记一百条，是以元刊本校胡益谦、周学海本的。

至于专门为本书作注释者，尚未见有文献记载。

这次对本书的校释，是以人民卫生出版社影印清·周学海本为蓝本。对校本有《重刊巢氏诸病源候总论》元刊本（简称"元本"），《巢氏诸病源候论》明·汪济川、江瓘校刊本（简称"汪本"），《巢氏诸病源候论》清·胡益谦经义斋刊活字本（简称"胡本"），《巢氏病源》湖北官书处重刊本（简称"鄂本"），《重刊巢氏诸病源候总论》日本正保二年刊本（简称"正保本"）。他校本有《黄帝内经素问》（简称《素问》）、《黄帝内经灵枢》（简称《灵枢》）、《黄帝内经太素》（简称《太素》）、《注解伤寒论》（简称《伤寒论》）、

《外台秘要》(简称《外台》)、《备急千金要方》(简称《千金方》)、《太平圣惠方》(简称《圣惠方》)、《脉经》、《医心方》等。上述各书版本与作者及引用参考书目附于书后。

本书的体例,是根据《七本中医古书校释工作执行计划》而拟定的。共分为"提要"、"原文"、"校勘"、"注释"、"语译"、"按语"等六项。

一、提要:在每篇之首,将本篇的内容,作概括的介绍,主要是突出内容的重点,以及所要注意的问题。

二、原文:均以蓝本为主。但有的原文后所附《养生方》及《养生方导引法》等,则另行校释,集中附于全书之后,并在该原文注上"※"号。关于条文排列次序,原书较凌乱者,本书作了部分调整,但在目录及正文中分别标出新旧序码,以便查对。对个别有明显迷信荒诞之词,作了删节。

三、校勘:按本校、对校、他校、理校等方法,对原书中脱漏、倒置、错简、衍文、讹字等加以校正。

四、注释:对书中的生字、僻典、多义词以及义理难明的词句,参考各家意见,结合我们的理解,进行训释。需要注音者,则汉语拼音及同音汉字兼注。个别在古今字书中无从查考的字,音义未详,不作强解。

五、语译:以直译为主,少数结合意译。语译的段落和标点,基本与原文一致。对于内容重复、简短浅显或存疑者,则根据具体情况,简译或不译。

六、按语:内容主要有以下几项:

1. 除注释、语译外,尚需作进一步阐述者。

2. 提示与本文有联系的本书或他书内容,以资互相参阅,加深理解者。

3. 争论较多的问题,提出我们的见解,以供参考者。

4. 结合目前临床,作为探究者。

5. 调整原文次序,需要说明情况或理由者。

本书初稿完成后，于 1979 年 6 月份由南京中医学院、河北新医大学等单位主持召开了审稿定稿会议，广泛听取了与会同志的意见，又进行了最后的修订。

参加本书编写工作的有：丁光迪、吴考槃、曹种苓、李飞、宋立人、施仲安、倪和宪、陈立行，黄雅镕、吴贻谷、彭怀仁、李鸿逵、李锄、惠纪元、陈松育、夏桂成、汤耀联。本书养生导引部分初稿，系请安徽中医学院孟昭威同志撰写。

参加审稿定稿会议的有：(按单位笔画顺序)

山东中医学院：张灿玾、陆永昌、徐国仟、张志远、田代华。

河北医学院：王琦、郭霭春、王体仁、宗全和、李恩复、李浩。

南京中医学院：由田昆、周景顺、许济群、孟景春、孙桐、曾鸣秋、江育仁、许履和及编写组人员。

黑龙江省祖国医药研究所：滕捷、张缙。

福州市人民医院：吴味雪、陈兴珠、孙坦村。

此外，并特邀以下同志参加了会议：(按单位笔画顺序)

人民卫生出版社作家：刘衡如。

无锡市中医院：徐湘亭。

安徽中医学院：孟昭威。

南京市中医院：傅宗翰。

湖北中医学院：李今庸。

湖南中医药研究所：李聪甫。

南京中医学院

1979 年 10 月

诸病源候论序

翰林学士兼侍读学士玉清昭应宫判官中散大夫尚书左司郎中知制诰史馆修撰判馆事上护军常山郡开国侯食邑一千二百户赐紫金鱼袋臣宋绶[1]奉　敕撰

臣闻人之生也，陶[2]六气之和，而过则为沴[3]；医之作也，求百病之本，而善则能全。若乃分三部九候之殊，别五声五色之变，揆盈虚于表里，审躁静于性韵[4]，达其消息[5]，谨其攻疗，兹所以辅含灵之命[6]，裨有邦[7]之治也。

国家丕冒万宇[8]，交修庶职[9]。执技服于官守[10]，宽疾存乎政典[11]。皇上秉灵图而迪成宪，奉母仪而隆至化。明烛幽隐，惠绥动植。悯斯民之疢苦[12]，伫[13]嘉医之拯济。且念幅员之辽邈[14]，闾巷之穷厄[15]，肄业之士[16]，罕尽精良；传方之家，颇承疑舛[17]。四种之书或阙，七年之习未周，以彼粗工，肆其亿度[18]，夭害生理，可不哀哉！是形憯怛[19]，或怀重慎，以为昔之上手，效应参神[20]，前五日而逆知，经三折[21]而取信，得非究源之微妙，用意之详密乎？

盖诊候之教，肇自轩祖[22]；中古已降，论著弥繁。思索其精，博利于众，乃下明诏，畴咨[23]旧闻，上稽[24]圣经，旁摭奇道，发延阁[25]之秘蕴，敕中尚而雠对[26]。《诸病源候论》者，隋大业[27]中太医巢元方等奉诏所作也。会粹群说，沈研精理，形脉治证，罔不该[28]集。明居处、爱欲、风湿之所感，示针镵、跻引、汤熨之所宜。诚术艺之楷模，而诊察之津涉[29]。监署课试，固常用此。乃命与《难经》、《素问》图镂方版[30]，传布海内。洪惟祖宗之训，务推存育之思①。补农经[31]之阙漏，班禁方于遐迩。逮今搜采，益穷元本[32]，方论之要殚[33]矣，师药之功备矣。将使后学优而柔之[34]，视色毫而靡衍，应心手而胥验。大哉！味百草而救枉者，古皇之盛德；忧一夫之失所者，二帝之用心。弥兹②札瘥[35]，跻[36]之仁寿，上圣爱人之旨，不其笃[37]欤？

翰林医官副使赵拱[38]等参校既终，缮录[39]以献，爰俾近著，为之题辞。顾惟空疏，莫探秘赜[40]。徒以述善诱之深意，用劝方来；扬勤恤之至仁[41]，式昭大庇[42]云尔。谨序。

[校勘]

①思：汪本、鄂本均作“惠”。

②兹：原作“慈”，从正保本改。

[注释]

[1]宋绶：字公垂，平棘（今河北赵县）人。宋仁宗时翰林院学士。为本书作序，时在宋·天圣五年（公元1027年）。

[2]陶：喜欢；陶冶。

[3]沴（lì 丽）：害。

[4]性韵：性情气韵。

[5]消息：即消长、增减、盛衰之意。在此指病情变化。

[6]辅含灵之命：有利于百姓的健康。“含灵”，即生灵，百姓。

[7]有邦：即“国家”的意思。

[8]国家丕冒万宇：犹言国家兴旺，全国统一。

[9]交修庶职：各行各业都很美好。

[10]执技服于官守：擅长医药技术的，安排一定的官位职守。

[11]宽疾存乎政典：宽厚地对待疾病伤残，体现于各种政令典章。“宽疾”，或指宽猛相济的法制，亦通。

[12]疢（chèn 趁）苦：疾病；痛苦。

[13]伫：久立而等待。

[14]辽邈（miǎo 秒）：辽远广阔。

[15]穷厄：贫困、苦难。

[16]肄业之士：在此指从事医药事业的人。

[17]颇承疑舛（chuǎn 喘）：很多承袭没有定论或错误的东西。

[18]肆其亿度（duó 踱）：任意按自己的想象办事。

[19]憯怛（cǎn dá 惨达）：忧伤。

[20]效应参神：疗效之快，如响斯应，似乎参通神灵。

[21]三折："三折肱"之意。《左传》："三折肱，知为良医。"比喻医生经过实践，提高了学术技能。

[22]肇（zhào 兆）自轩祖：创始于轩辕黄帝。

[23]畴咨（chóu zī 筹资）：亦作"畴谘"。访问或访求之意。

[24]稽（jī 基）：考核。

[25]延阁：指"馆阁"。皇家藏书的处所。

[26]敕中尚而雠（chóu 愁）对：命令中散大夫及尚书进行校对。

[27]大业：隋炀帝年号，公元 605～618 年。

[28]该：通"赅"。备，皆。

[29]津涉：过河的渡口。在此引申为要道、必由之路。

[30]图镂方版：雕刻成木版。

[31]农经：指《神农本草经》。

[32]元本：根本。

[33]殚（dān 单）：竭尽。

[34]优而柔之：即"优柔"。宽舒，从容。在此引申为深入地学习。

[35]弥兹札瘥（cuó 痤）：减少这些死亡与疾病。

[36]跻（jī 基）：登；升。

[37]笃：厚，重。

[38]赵拱:参校本书的主要成员。

[39]缮录:抄写。

[40]秘赜(zé责):秘密深奥。

[41]扬勤恤之至仁:宣扬帮助、体恤百姓的仁爱之心。

[42]式昭大庇:显扬庇荫广大群众的业绩。“式”,语助词。

新刻病源候论序

黄帝与其臣岐伯辈，发明腑脏、经络、脉息、病能之旨，著之竹帛[1]，以示万世，其心仁矣，其言详且博矣。后世不能读其书，传其术，各以私见，自逞异议，至有倍[2]经旨而不顾者。著述日纷[3]，略无实际，昔人所为激而欲焚者也。

然而汉晋之间，明医辈出，类能推见大义，施治有效，故其论颇多可采。历年久远，散佚不可复见矣。独隋·巢氏所辑《病源候论》见传于世，今日而欲考隋唐以前明医之论，独有此书而已耳。

其书多载世医方论，反于《灵》、《素》采录甚简，其意盖欲为《灵》、《素》后之一书，故不复一一重出也。中间浅略于源候无所发明者有之，要其大谬亦罕[4]矣。且博采兼蒐[5]，于人间病名略尽，可不谓勤矣哉！顾以有论无方，世之好读《汤头歌》，趣[6]捷径者，多恶其迂远，不取其书。书肆以其难售而无利也，亦遂无椠板[7]，而海内几不复知有是书矣。

亟[8]以家藏旧本付梓[9]，并取《外台秘要》及日本刻本校[10]之。日本本讹脱极多，而两本互勘，略已完善。若导引法，文奇义奥，多不可读，愧未习其法，亦别无善本可据。世有东园、角里[11]其人与[12]？吾方执卷而从之矣。

光绪辛卯[13]仲秋，周学海澂之记。

[注释]

[1]竹帛(bó 伯)：竹简和白绢，古代用以书写文字。

[2]倍：通“背”。背弃；违反。

[3]纷：杂乱。

[4]罕(hǎn 喊):稀少。

[5]蒐(sōu 搜):聚集;寻求。

[6]趣(qù 去):通“趋”。疾走;奔赴。

[7]椠(qiàn 欠)板:即刻板。“椠”,古代用木削成以备书写的版片。

[8]亟(jí 棘):急;迫切。

[9]梓:雕刻印书的木板。引申为制版印刷。

[10]校(jiào 较):即校勘。

[11]东园、甪(lù 鹿)里:即东园公、甪里先生,均汉时隐士,与绮里季、夏黄公隐居商雒山中,皆须眉皓白,人称“商山四皓”。在此比喻有才学而不闻名的人。

[12]与(yú 鱼):通“欤”。表示疑问语气。

[13]光绪辛卯:即清朝光绪十七年(公元 1891 年)。

纲　目

（上　册）

第一卷至第十卷

第十一卷至第二十卷

第二十一卷至第三十卷

目　录

（上　册）

卷一

风病诸候上　凡二十九论

[提要]　本篇论述风病诸候，包括一、二两卷。第一卷内容有：中风及其后遗症，风痹与血痹，风惊悸恐等。第二卷内容有：历节风、风身体疼痛、风冷、风热、风气、癫狂、风眩、隐疹、恶风诸癞等。其病因都与风邪有关，是因脏腑血气先虚，而感受风邪致病。其中有些病证，如惊悸恐、五脏恍惚、鬼邪鬼魅等，后世多归入神志门中，分类方法有所不同。

一、中[1]风候(1)

[原文]　中风者，风气①中于人也。风是四时之气，分布八方，主②长养万物。从其乡[2]来者，人中少死病。不从其③乡来者，人中多死病。其为病者，藏于皮肤之间，内不得通，外不得泄，其入经脉，行于五脏者，各随脏腑而生病焉。

心中风，但得偃卧，不得倾侧，汗出④。若唇赤汗流者可治，急灸心俞[3]百壮[4]。若唇⑤或青或黑或白或黄⑥，此是心坏为水[5]。面目亭亭[6]，时悚动[7]者⑦，皆不可复治，五六日而死。

肝中风，但踞坐[8]，不得低头⑧。若绕两目连额⑨，色微有青，唇青、面黄者可治。急灸肝俞[9]百壮。若大青黑，面一[10]黄一白者，是肝已伤，不可复治，数日而死。

脾中风，踞而腹满，身通黄，吐咸水⑩，汗⑪出者可治。急灸脾俞[11]百壮。若手足青者，不可复治。

肾中风，踞而腰痛⑫，视胁左右，未有黄色如饼粢[12]大者可治。急灸肾俞[13]百壮。若齿黄赤，鬓发直，面⑬土色者，不可复治。

肺中风，偃卧而胸满短气，冒闷[14]汗出。视目下、鼻上下两边，下行至口，色白可治。急灸肺俞[15]百壮。若色黄，为肺已伤，化为血[16]，不可复治。其人当妄⑭[17]，掇空指地[18]，或自拈衣寻缝，如此数日而死。

诊其脉：虚弱者，亦风也；缓大者，亦风也；浮虚者，亦风也；滑散者，亦风也⑮。

[校勘]

①风气：本书卷三十七中风候作“虚风”。

②主：本书卷三十七中风候作“生”。

③其：原脱，从本书卷三十七中风候补。

④汗出：《外台》卷十四中风及诸风方无此二字。《中藏经》卷上第十七作“汗自出”。

⑤唇：此后《中藏经》有“面”字。

⑥或白或黄：此后《中藏经》有“其色不定”四字。

⑦面目亭亭，时悚动者：《中藏经》作“眼瞤动不休者”。

⑧低头：《中藏经》作“倨偻”。

⑨若绕两目连额：“目”，原作“日”，从本书卷三十七中风候改。额字后并有“上”字。

⑩水：原脱，从本书卷三十七中风候补。

⑪汗：原作“汁”，从本书卷三十七中风候改。

⑫腰痛：《中藏经》作“腰脚重痛”。

⑬面：此前原有“头”字，从本书卷三十七中风候删。

⑭妄：此后《千金方》卷八第一有“言”字。

⑮亦风也：此后元本有“脉法总承上五脏言”八字。

[注释]

[1]中（zhòng 众）：感受。

[2]其乡:它(风)的正常方位,如春东风、夏南风、秋西风、冬北风。可参阅《灵枢》九宫八风篇。

[3]心俞(shù 恕):经穴名。在背部第五胸椎棘突下旁开一寸五分。“俞”通“腧”。

[4]壮:艾炷的计数单位,灸一个艾炷,称为一壮。其数以壮年为标准,老幼酌减,故名。

[5]心坏为水:意义不详,待考。

[6]亭亭:耸立貌。在此引伸作表情呆滞解。

[7]悚(sǒng 耸)动:恐惧颤动。

[8]踞坐:坐时两脚底和臀部着地,两膝上耸。

[9]肝俞:经穴名。在背部第九胸椎棘突下旁开一寸五分。

[10]一:一时;时而。

[11]脾俞:经穴名。在背部第十一胸椎棘突下旁开一寸五分。

[12]饼粢(zī 资):用稻粟做的饼,亦称“粢饼”。

[13]肾俞:经穴名。在背部第二腰椎棘突下旁开一寸五分。

[14]冒闷:昏冒郁闷。

[15]肺俞:经穴名。在背部第三胸椎棘突下旁开一寸五分。

[16]化为血:意义不详,待考。

[17]妄:胡乱。在此指病人神志昏糊。

[18]掇(duō 多)空指地:形容病人神志昏迷时的无意识动作。掇,拾取。

[语译] 中风病,是人体遭受风邪为病。风,是四季气候的一种自然现象,分布于四面八方,能生长滋养各种生物。但风有时又可以成为一种病邪,能伤人致病。如风从正常方位来的,人感受了即使生病,预后是佳良的。反之,如从不正常方位来的风邪,感受了生病,每多预后不良。当风邪留着于人体的肌肤之中,阻碍营卫的运行,以致内脏之气不能宣通,外来之邪不得发泄,便侵入经脉,行于五脏,随着个别的脏腑而发生病变。

心中风，病人只能躺着，不能转侧，汗出。如唇红流汗的，可以治疗，急灸心俞穴百壮。如口唇或青或黑或白或黄，这是本病危重的表现。如其伴见面目呆滞，时发恐惧颤动的，都不可再治，大概五六天即死。

肝中风，病人只能踞坐，不能低头。如围绕两眼连额部颜色微青，而唇青面黄的，可以治疗，急灸肝俞穴百壮。如果上述现青的部位呈深青近黑色，面部时黄时白的，是肝气已伤，不可再治，几天即死。

脾中风，病人蹲着感到腹部胀满，通身呈黄色，口吐咸水，出汗的可治，急灸脾俞穴百壮。如手足现青色的，不可再治。

肾中风，病人蹲着感到腰痛，察看两胁部位，没有出现肤色发黄象粢饼大小的，可以治疗，急灸肾俞穴百壮。如症见牙齿黄赤，鬓发竖起，面如土色的，不可再治。

肺中风，病人躺着感到胸部胀满，呼吸短气，昏闷而汗出。察看两眼下面、鼻部上下两边，以及向下直到口部，都呈白色的可治，急灸肺俞穴百壮。如上述各部都现黄色，是本病危重的表现，不可再治。这种病人会神志昏糊出现掇空指地、拈衣寻缝等无意识动作，这样几天即死。

诊病人之脉，凡是虚弱、缓大、浮虚、滑散的，都属于中风之征。

［按语］　本候论述中风病，其五脏中风的症状，与《太素》、《素问》的五脏风，以及《金匮》五脏风寒积聚篇的五脏中风均不相同，而与《中藏经》风中有五生死论所述，大同小异。同时，这里五脏中风的内容，和后世所论中风（卒中）之属于脑血管意外者，亦不相同，可能是多种疾病的危重证候，而归本于五脏加以论述者。

又，本候中的“死病”，“不可复治”，“数日而死”等语，不能拘泥，这是在当时的历史条件下提出的。现在的诊断方法和治疗措施，已大有发展，对待这些说法，可以作为病情危重，预后不良理解。以下同此。

二、风癔①候(2)

[原文] 风邪之气,若先中于阴[1],病发于五脏者,其状奄忽[2]不知人,喉里噫噫②然有声[3],舌强[4]不能言。发汗身软者可治,眼下及鼻人中[5]左右白③者可治。一黑一赤,吐沫者,不可治。汗不出,体直者,七日死。

[校勘]

①风癔:《千金方》卷八第一作"风懿",义同。

②噫噫:鄂本作"哕哕"。

③白:此前原有"上"字,从《千金方》卷八第一林亿校注删。

[注释]

[1]先中于阴:首先中于五脏,即后世所说的"中脏",为"卒中"的一种。阴,指五脏。《素问》太阴阳明论:"阴受之则入五脏"。

[2]奄忽:很快地;突然。

[3]噫(ài 爱)噫然有声:形容气逆上冲发出声音。临床所见,有的为鼾声,有的为痰鸣音。

[4]强(jiàng 匠):木强,不柔和。

[5]人中:鼻下唇上的凹沟。

[语译] 风邪之气,如先中于人的阴经,而致五脏发生病变的,其临床表现是,病人突然昏迷,不知人事,从喉里发出气逆上冲的声音,舌强不和,不能讲话。如汗出身软的,可治,病人眼下及鼻部人中左右呈白色的可治。如上述部位时黑时赤,并口吐涎沫的,不可治。如果病人无汗、身体强直的,七天即死。

[按语] 风癔,即是后世所说的中风病。中风病的病因,在唐宋以前,均认为由外风侵袭所致。此后由于不断的实践,认识上有了发展,提出"内风"和"非风"的论点,这是比较符合病理变化的。

以下风口噤候、风舌强不得语候、风失音候、风痱候以及风偏枯候等，均是分别论述中风的病候及其后遗症，可以联系起来研究。

三、风口噤[1]候(3)

[原文] 诸阳经筋[2]，皆在于头。手①三阳之筋，结入于②颔颊[3]，足阳明之筋，上③夹于口。诸阳为风寒所客[4]则筋急[5]，故口噤不开也。诊其脉迟者生④。

[校勘]

①手：原脱，从本书卷三十七中风口噤候补。

②结入于：原作“并络入”，从本书卷三十七中风口噤候改。

③足阳明之筋上：原脱，从本书卷三十七中风口噤候补。

④脉迟者生：此后《中藏经》卷上第十七有“脉急而数者死”六字。

[注释]

[1]口噤(jìn 禁)：即口噤闭不能张。噤，闭口。

[2]经筋：是经脉循行于体表部位的筋肉系统的通称。可参阅《灵枢》经筋篇。

[3]颔颊(hàn jiá 汉荚)：“颔”，下巴。“颊”，脸的两侧。

[4]客：从外而至者，称“客”。在此引伸为侵入。

[5]急：紧，紧缩。

[语译] 手足三阳经之筋，皆分布于头部。手太阳、手阳明、手少阳这三阳之筋，都连结于颔颊，足阳明之筋，由颈部而上，夹行于口部。诸阳经被风寒之邪所侵犯，使颔、颊、口部的筋肉紧缩，所以口噤而不能张开。诊其脉迟的，预后良好。

四、风舌强不得语候(4)

[原文] 脾脉络胃，夹咽，连舌本[1]，散舌下。心之别脉[2]，系[3]舌本。今心脾二脏受风邪，故舌强不得语也。

[注释]

[1]舌本：即“舌根”。

[2]别脉：经脉的别支。

[3]系：连接。

[语译] 足太阴脾经络于胃，向上过横膈，挟行于咽部，连于舌根，散布于舌下。手少阴心经的支脉，也挟行于咽部，而连接舌根。现在心脾两脏受了风邪，所以病人就舌根强硬，不能讲话。

五、风失音不语候※[1]（5）

[原文] 喉咙者，气之所以上下也。会厌[2]者音声之户[3]，舌者声①之机，唇②者声①之扇[4]。风寒客于会厌之间，故卒然[5]无音。皆由风邪所伤。故谓风失音不语。

[校勘]

①声：此前《灵枢》忧恚无言篇有“音”字。

②唇：此前《灵枢》有“口”字。

[注释]

[1]※：原书有的病候之后附有[养生方]、[养生方导引法]，为便于论述，且免重复，今均集中于后。下同。

[2]会厌：解剖学名词。位于气管与食管通连处，当咽物时则掩盖气管，以阻食物误入。

[3]户：《六书精蕴》：“室之口曰‘户’，堂之口曰‘门’；内曰‘户’，外曰‘门’”。会厌在内而唇在外，均为音声通过的门户，故分别以“户”和“扇”作喻。

[4]扇：门，扉。

[5]卒（cù 促）然：突然。“卒”，同“猝”。

[语译] 喉咙是呼吸之气出入的孔道，会厌是发出音声的门户，舌是转动音声的枢机，唇是通过音声的门扉。风寒之邪侵入会厌之中，则上述各种功能发生障碍，所以突然不能发音。这主要是由于风邪所伤，所以称为风失音不语。

六、风痓候(7)

[原文] 风痓者，口噤不开，背强而直，如发痫[1]之状。其重者，耳中策策[2]痛。卒然身体痓直者，死也。由风邪伤于太阳经，复遇寒湿，则发痓也。诊其脉，筑筑①[3]如[4]弦，直上下者，风痓脉也。

[校勘]

①筑筑：原作“策策”，从《脉经》卷八第二改。

[注释]

[1]痫：病名。参阅本书卷四十五痫候。

[2]策策：为“憡憡”的假借。憡，是小痛、刺痛。《方言》：“凡草木刺人者，北燕朝鲜之间谓之策”。

[3]筑筑：形容脉象坚硬。《释名》：“筑，坚实称也”。

[4]如：通“而”。古文“如”、“而”二字往往互用。

[语译] 风痓之病表现为牙关紧闭，口不能开，脊背强直，类似痫病发作的情状。病情严重者，耳中作痛。如突然身体发痓强直的，预后不良。这是由于风邪伤害太阳经脉，复感寒湿之邪，所以发生风痓。诊察脉象，坚硬而弦，直贯寸、关、尺三部的，就是风痓之脉。

七、风角弓反张[1]候(8)

[原文] 风邪伤人，令腰背反折，不能俯仰，似角弓者，由邪入诸阳经故也。

[注释]

[1]角弓反张：形容腰背反折，如反张的弓。角弓，以兽角装饰的弓。

[语译] 风邪伤人后，使人腰背向后弯曲，不能俯仰活动，像反张的角弓，这是由于风邪侵入诸阳经所致。

八、风口㖞[1]候※(9)

［原文］ 风邪入于足阳明、手太阳之经，遇寒则筋急引颊，故使口㖞僻[2]，言语不正[3]，而目不能平视。诊其脉，浮而迟者，可治。

［注释］

［1］口㖞(wāi 歪)：嘴歪。

［2］僻：偏，不正。

［3］言语不正：这里是指由于口㖞僻而语言发音不正常。

［语译］ 风邪侵入足阳明经和手太阳经后，再遇寒邪，会使筋肉紧急牵引面颊，所以口角歪斜，言语亦不正常，而且两目不能平视。诊病人之脉，浮而迟者，其病可治。

九、柔风候(10)

［原文］ 血气俱虚，风邪并入，在于阳[1]则皮肤缓[2]，在于阴则腹里急。柔风之状，四肢不能收[3]，里急不能仰。

［注释］

［1］在于阳：即在于表，指皮肤肌肉，与下文"在于阴则腹里急"对举而言。

［2］缓：弛缓。

［3］四肢不能收：即通常所谓软瘫。收，收缩。

［语译］ 人体血气皆虚，以致风邪侵入，风邪并于阳，则肌肤发生弛缓，风邪并入于阴，就会腹中拘急。柔风的症状，就是四肢软瘫，腹中拘紧，不能后仰。

十、风痱[1]候(11)

［原文］ 风痱之状，身体无痛，四肢不收，神智不乱，一臂不随[2]者，风痱也①。时能言者可治，不能言者不可治。

［校勘］

①一臂不随者，风痱也：《圣惠方》卷十九治风痱诸方无此

八字。

[注释]

[1]痱(féi 肥):风病。

[2]不随:不能随意活动。"随",通"遂"。

[语译] 风痱的症状,身体不痛,四肢瘫痪,神智清楚,或者一侧臂膊不能随意活动的,都属于风痱。风痱时能言语的可治,不能言语的难治。

[按语] 关于风痱的症状,古籍记载不尽相同。本候指出"四肢不收,神智不乱",而《灵枢》热病篇云:"四肢不收,智乱不甚",《千金方》卷八风痱门又说:"夫风痱者,卒不能语,口噤,手足不遂而强直者是也"。这些差异,可能是病情的轻重不同。

十一、风腲退候(12)

[原文] 风腲退者,四肢不收,身体疼痛,肌肉虚满,骨节懈怠[1],腰脚缓弱,不自觉知是也。由皮肉虚弱,不胜四时之虚风[2],故令风邪侵于分肉[3]之间,流于血脉之内,使之然也。经久不瘥[4]即变成水病①。

[校勘]

①水病:《外台》卷十四风猥退方作"风水之病"。

[注释]

[1]懈怠:松弛,怠惰。

[2]不胜(shēng 生)四时之虚风:不能胜任四时虚风的侵袭。"虚风"《灵枢》九宫八风:"风从其所居之乡来为实风,主生,长养万物,从其冲后来为虚风,伤人者也,主杀、主害者",其义,大抵如:仲冬之月发南风,仲春之月发西风,仲夏之月发北风,仲秋之月发东风,皆谓之虚风。

[3]分肉:两块肌肉的分界处。这里泛指肌肉。

[4]瘥(chài 钗去):病愈。

[语译] 风腲退的症状,四肢软瘫,身体疼痛,肌肉虚浮,骨

节疲乏，腰脚缓弱，肌肤感觉迟钝等等都是。这是由于皮肉虚弱，不能抵御四季的虚风，因而风邪侵入于肌肉之间，流行于血脉之内，所以产生这些症状。如果经久不愈，就能转变成水肿病。

十二、风偏枯候※(13)

［原文］ 风偏枯者，由血气偏虚，则腠理[1]开，受于风湿，风湿客于半身，在分腠之间，使血气凝涩，不能润养。久不瘥，真气[2]去①，邪气独留，则成偏枯。其状半身不随，肌肉偏枯，小②而痛，言不变，智不乱是也。邪初在分腠之间，宜温卧取汗[3]，益其不足，损其有余，乃可复也。

诊其胃脉[4]沉大，心脉[5]小牢急[6]，皆为偏枯。男子则发③左，女子则发③右。若不喑[7]、舌转者可治，三十日起。其年未满二④十者，三岁死。又左手尺中神门[8]以后脉，足太阳经虚者，则病恶风[9]偏枯。此由愁思所致，忧虑所为。其汤熨针石，别有正方；补养宣导，今附于后[10]。

［校勘］

①去：《圣惠方》卷二十三治中风不遂诸方作“渐少”。

②小：此后《圣惠方》重一“小”字。

③发：《普济方》卷九十七风偏枯作“废”。

④二：鄂本作“三”。

［注释］

[1]腠(còu 凑)理：皮肤肌肉的纹理。亦泛指皮肤及汗孔。

[2]真气：即“正气”。又，《素问》离合真邪论：“真气者，经气也”。

[3]温卧取汗：即多盖衣被而卧，取温暖助其多汗。

[4]胃脉：右手关部脉。

[5]心脉：左手寸部脉。

[6]小牢急：小牢急是三种脉象。即小脉、牢脉和紧脉。

[7]喑(yīn 阴)：哑，无声。

[8]神门：诊脉部位名，即尺部。源于《脉经》卷二平人迎、神门、气口前后脉篇。

[9]恶风：病名。参阅本书卷二恶风候。

[10]补养宣导，今附于后：有关养生导引的部分，集中在本书之后，另作校释。下同。

[语译] 风偏枯病是由于偏侧的血气不足，腠理开疏，感受风湿之邪，侵袭于半侧的身体，留在腠理分肉之间，使血气运行不畅，不能滋润营养筋肉，经久不愈，正气衰弱邪气独留所致。偏枯的症状，是一侧肢体不能随意活动，肌肉萎缩细小而痛，但语言正常，神志清楚。在患病初期，邪气尚停留于腠理分肉之间，应该温卧取汗，并予以适当的治疗，以补其正气之不足，泻其邪气之有余，就可使病体康复。

诊病人之脉，胃脉沉大，心脉小牢急，皆为偏枯之征。通常男子病发于左，女子病发于右。如其不见失音，舌能转动的，能够治疗，约三十日可以向愈。若年轻人患此者，预后较差。又，左手尺脉足太阳经虚者，就会患恶风偏枯之病。这是由于忧愁思虑等内因而致。

十三、风身体手足不随候※（15）

[原文] 手足不随者，由体虚腠理开，风气伤于脾胃之经络也。足太阴为脾之经，脾与胃合[1]；足阳明为胃之经，胃为水谷之海也。脾候身之肌肉，主为①胃消行水谷之气，以养身体四肢。脾气弱，即肌肉虚，受风邪所侵，故不能为胃通行水谷之气，致四肢肌肉无所禀受。而风邪在经络，搏于阳经，气行则迟，关机缓纵②，故令身体手足不随也。

诊脾脉[2]缓者，为风痿，四肢不用。又心脉[3]肾脉[4]俱至，则难以言，九窍不通，四肢不举。肾脉来多，即死也。

[校勘]

①为：原无，从《外台》卷十四风身体手足不遂方补。

②关机缓纵：原作"关以纵"，从《外台》改。

［注释］

［1］合：指十二经脉的阴阳表里关系。足太阴与足阳明为表里，故云"脾与胃合"。

［2］脾脉：右手关部脉。

［3］心脉：这里指洪脉。《脉经》："心……其脉洪"。

［4］肾脉：这里指沉脉。《脉经》："肾……其脉沉"。

［语译］ 手足不遂，是由于体虚而皮肤汗孔开疏，风邪伤及脾胃的经络所致。足太阴为脾经，脾与胃为表里；足阳明为胃经，胃为水谷之海。脾之外候主肌肉，能助胃消化，运行水谷的精微，以营养全身。脾气不健，肌肉虚弱，又被风邪侵袭，则不能为胃运行水谷的精微，以致四肢肌肉不能受到营养。同时风邪留于经络，搏击于阳经，气血运行迟缓，肌肉关节松弛，所以就身体手足不遂。

诊得脾脉缓者，为"风痿"之病，四肢不能活动。如洪脉、沉脉同时出现，是心肾俱病，其症为难以语言，九窍不通，四肢不举。如沉脉偏多，则预后不良。

十四、风半身不随候(18)

［原文］ 风①半身不随者，脾胃气弱，血气偏虚，为风邪所乘故也。脾胃为水谷之海，水谷之精，化为血气，润养身体。脾胃既弱，水谷之精，润养不周，致血气偏虚，而为风邪所侵，故半身不随也。

诊其脉②寸口沉细，名曰阳内之阴[1]，病苦悲伤不乐，恶[2]闻人声，少气，时汗出，臂偏不举。又，寸口偏绝者，则偏不随；其两手尽绝者，不可治也。

［校勘］

①风：原无，从《外台》卷十四风半身不遂方补。

②脉：原无，从《外台》补。

［注释］

［1］阳内之阴：脉浮为阳，沉为阴；关前为阳，关后为阴。现在寸口见沉细脉，所以名为“阳内之阴”。

［2］恶（wù 误）：讨厌，憎恨。

［语译］ 风半身不遂，是由于脾胃之气虚弱，半身血气不足，而为风邪侵袭所致。脾胃为水谷之海，能运化水谷的精微，变为血气，滋润营养全身。现在脾胃之气虚弱，水谷的精微不运化，对身体的润养就不能周全，因而导致半身的血气偏虚，又被风邪侵袭，所以病见半身不遂。

诊病人之脉，寸口沉细的，这是阳位见阴脉，其病多苦悲伤不乐，厌闻人声，气息微少，时常汗出，一侧臂膊不能举动等症。还有，一侧寸口脉绝而不至的，则为半身不遂；如两手寸口脉都绝者，预后不良。

十五、偏风候※（19）

［原文］ 偏风者，风邪偏客于身一边也。人体有偏虚者，风邪乘虚而伤之，故为偏风也。其状或不知痛痒，或缓纵，或痹痛是也。

［语译］ 偏风是风邪侵入身体的一侧所致。人体有一侧血气偏虚者，风邪便能乘虚而入，伤其一侧，就成为偏风。偏风的症状不一，或肌肤不知痛痒，或手足弛缓不收，或肢体疼痛等都是。

十六、风亸曳[1]候（20）

［原文］ 风①亸曳者，肢体弛缓不收摄也。人以胃气养于肌肉经络②也。胃若衰损，其气不实，经脉虚③，则筋肉懈惰④，故风邪搏于筋，而使亸曳也。

［校勘］

①风：原无，今从《外台》卷十四风亸曳及挛躄方补。

②络:《外台》作"脉"。

③经脉虚:此前《外台》有"气不实则"四字。

④则筋肉懈惰:此前《外台》有"经脉虚"三字。

[注释]

[1]嚲曳(duǒ yè 朵夜):形容中风病人拖着下垂无力的患肢行动。嚲,亦作"亸",下垂。曳,拖。

[语译] 风嚲曳是肢体弛缓无力,不能收缩举动。人体是靠胃气营养肌肉经脉的。如果胃腑衰弱或损伤,胃气不充盛,经脉虚弱,则筋肉松弛,因此风邪得以搏击筋肉,而成为风嚲曳症。

十七、风不仁候※(21)

[原文] 风不仁者,由荣气[1]虚,卫气实,风寒入于肌肉,使血气行不宣流。其状,搔之皮肤如隔衣是也。

诊其寸口脉缓,则皮肤①不仁。不仁,脉虚数[2]者生;牢急疾者死。

[校勘]

①皮肤:原脱,从元本补。

[注释]

[1]荣气:即"营气"。"荣"与"营"是通假字,下同。

[2]数(shuò 朔):快;次数多。以下凡脉象用"数"者,均同此。

[语译] 风不仁是由于营气虚而卫气实,风寒之邪侵入肌肉,使血气运行不得宣通流畅所致。它的症状,主要是肌肤麻木,不知痛痒,抓挠皮肤时犹如隔衣感。

诊其脉,寸口缓者是皮肤不仁之征。不仁患者,脉虚数的,预后良好;脉牢急疾者,预后不良。

十八、贼风候(6)

[原文] 贼风者,谓冬至[1]之日,有疾风[2]从南方来,名曰

虚风。此风至[3]能伤害于人，故言贼风也。其伤人也，但痛不可得按抑[4]，不可得转动，痛处体卒[5]无热。伤风冷则骨解[6]深痛，按之乃应骨痛也。但觉身内索索①[7]冷，欲得热物熨痛处即小宽[8]，时有汗。久不去，重[9]遇冷气相搏，乃结成瘰疬[10]及偏枯[11]。遇风热气相搏，乃变附骨疽[12]也。

［校勘］

①索索：《外台》卷十四贼风方作“凛凛”。

［注释］

[1]冬至：为阴历二十四节气之一。尚具有另一涵义，即北方。《灵枢》九宫八风篇：“冬至一，叶蛰，北方”。

[2]疾风：急速、猛烈的风邪。

[3]至：极，最。

[4]按抑：即按捺，重压。

[5]卒：终于；到底。

[6]骨解：骨节，骨骱。

[7]索索：恐惧貌，在此引伸为恶寒战栗的样子。《外台》作凛凛，义同。

[8]宽：松解，舒缓。

[9]重(chóng 虫)：再，重复，重新。

[10]瘰疬：病名。参阅本书卷五十瘰疬候。

[11]偏枯：病名。参阅本卷风偏枯候。

[12]附骨疽：病名。参阅本书卷三十三附骨疽候。

［语译］ “贼风”是有害的风，像冬至那天见有猛烈的南风，就是一种“虚风”。此风最能伤害人体，所以称为“贼风”。它伤害人体以后，会发生疼痛，不能按捺，也不能转动，疼痛之处并不发热。如遇风冷之邪，就感到骨节很痛，按之就像彻骨的疼痛，并且自觉全身寒冷，痛处如得热敷，即稍微缓解，时有汗出。若病久不愈，再遭受寒邪的袭击，就会结聚成“瘰疬”，或导致“偏枯”。如遭受风热之邪的袭击，就会转变成“附骨疽”。

［按语］ 本候原书次于风失音不语和风痉候之间，与前后病情不类，而且打乱了中风几候的连贯性，今移于此。

十九、风湿候※（23）

［原文］ 风湿者，是风气与湿气共伤于人也。风者，八方之虚风；湿者，水湿之蒸气也。若地下湿，复少霜雪，其山水气蒸，兼值暖、腲退，人腠理开，便受风湿。其状令人懈惰，精神昏愦[1]。若经久，亦令人四肢缓纵不随。入脏则喑痖[2]，口舌不收；或脚痹弱，变成脚气[3]。

［注释］

［1］昏愦（kuì 溃）：昏乱，胡涂。

［2］痖：同“哑”。不能说话，或发音不清。

［3］脚气：病名。参阅本书卷十三脚气病诸候。

［语译］ 风湿病是风邪和湿邪共同伤人所致。风是从反常方位来的有害之风；湿是指水气蒸发的湿气。如果地下潮湿，又少霜雪，山水的湿气蒸腾，再加上温暖天气，使人舒软无力，皮肤汗孔开疏，就会感受风湿。它的症状，是使人倦怠无力，神志昏闷不清。如病程长久了，也可使人四肢弛缓，不能随意活动。邪入内脏，则见失音，并且口舌不收；或者两脚痹痛痿弱，转为脚气病。

［按语］ 本候所论风湿，与一般的风湿症不同。文中强调“山水气蒸、兼值暖、腲退”，并云“或脚痹弱，变成脚气”，可能是脚气病的类证。其中“入脏则喑痖，口舌不收”的症状，亦近似脚气冲心之变。《外台》将本候移入脚气之下，更可从此得到启发。

二十、风痹候※（24）

［原文］ 痹者，风寒湿三气杂至，合而成痹。其状，肌肉顽厚[1]，或疼痛。由人体虚，腠理开，故受风邪也。病在阳[2]曰风，

在阴[2]曰痹，阴阳俱病曰风痹。

其以春遇痹者为筋痹，则筋屈。筋痹不已[3]，又遇邪者，则移入肝。其状，夜卧则惊，饮多小便数。夏遇痹者为脉痹，则血凝①不流，令人萎黄。脉痹不已，又遇邪者，则移入心。其状，心下鼓[4]，气暴上，逆喘不通②，嗌[5]干，喜噫。仲夏③遇痹为肌痹。肌痹不已，复④遇邪者，则移入脾。其状，四肢懈惰，发咳呕汁。秋遇痹者为皮痹，则皮肤无所知。皮痹不已，又遇邪，则移入于肺。其状，气奔痛⑤。冬遇痹者为骨痹，则骨重不可举，不随而痛。骨痹不已，又遇邪，则移入于肾。其状喜胀。

诊其脉，大而涩者为痹；脉来急者为痹⑥。

［校勘］

①凝：原作"涘"，从《素问》痹论改。古书"涘"、"凝"二字有互用者，但两者音义不同，殆为形近之误。

②心下鼓，气暴上，逆喘不通：《素问》作"脉不通，烦则心下鼓，暴上气而喘"。《圣惠方》卷十九治风痹诸方作"心下鼓气，卒然逆喘不通"。

③仲夏：似应作"长夏"，才与脾王相称。

④复：原作"后"，从《圣惠方》改。

⑤痛：此前《圣惠方》有"喘"字。

⑥脉来急者为痹：此后《圣惠方》有"脉涩而紧者为痹也"八字。

［注释］

[1]顽厚：知觉迟钝，肌肤麻木。

[2]阳、阴：这里指皮肤、筋骨。《灵枢》寿夭刚柔篇："筋骨为阴，皮肤为阳"。

[3]已：停止，痊愈。

[4]鼓：鼓动，跳动。《素问注证发微》："心下鼓战也"。

[5]嗌(yì 益)：咽喉。

［语译］ 痹症是风、寒、湿三邪夹杂而来，合而伤人所致。

它的症状，肌肉麻木，或见疼痛。这是由于人体虚弱，毛孔开疏，所以感受风邪。病在皮肤的称为“风”，在筋骨的称为“痹”，皮肤、筋骨都病的，称为“风痹”。

其病在春天受邪而患痹症者为“筋痹”，表现为筋脉挛屈。筋痹未愈，又受邪的，就能转移入肝。其症状是，夜眠易惊，饮水多而小便频数。在夏天受邪而患痹症者为“脉痹”，表现为血行凝涩不畅，病人面色萎黄。脉痹未愈，又遇邪的，就能转移入心。其症状是，心下跳动，气往上冲，气逆气喘呼吸不畅，咽喉作干，时欲嗳气。在长夏受邪而患痹症者为“肌痹”，肌痹未愈而又受邪的，就能转移入脾。其症状是，四肢无力，时发咳嗽，呕吐液汁。在秋天受邪而患痹症者为“皮痹”，表现为皮肤感觉迟钝。皮痹未愈而又受邪的，就能转移入肺。其症状是，气急上冲胸痛。在冬天受邪而患痹症者为“骨痹”，表现为骨节沉重、难以举动，四肢不遂而痛。骨痹未愈而又受邪的，就能转移入肾。其症状是容易发胀。

诊察脉象，大而涩者是痹症；脉来急者，也是痹症。

二十一、风湿痹候※（22）

［原文］ 风湿痹病之状，或皮肤顽厚，或肌肉酸痛。风寒湿三气杂至，合而成痹。其风湿气多，而寒气少者，为风湿痹也。由血气虚，则受风湿，而成此病。久不瘥，入于经络，搏于阳经，亦变令身体手足不随。

［语译］ 风湿痹病的症状，或皮肤麻木，感觉迟钝，或肌肉痠痛。风、寒、湿三邪夹杂而来，合而伤人，成为痹症。其风湿邪多、寒邪少者，便为风湿痹。这是由于血气不足，感受风湿，而成此病。如经久不愈，邪入经络，搏击到阳经，也能转变而使肢体不遂。

二十二、风四肢拘挛不得屈伸候※(14)

[原文] 此由体虚，腠理开，风邪在于筋故也。春遇痹为筋痹，则筋屈。邪客关机[1]，则使筋挛；邪客于足太阳之络，令人肩背拘急也。足厥阴肝之经也，肝通主诸筋[2]，王[3]在春，其经络虚，遇风邪则伤于筋，使四肢拘挛，不得屈伸。

诊其脉，急细如弦者，筋急足挛也。若筋痹①不已，又遇于邪，则移变入肝。其病状，夜卧惊，小便数。

[校勘]

①痹：原作“屈”，从本卷风痹候改。

[注释]

[1]关机：与“机关”义同。在此是指关节。

[2]肝通主诸筋：《素问》阴阳应象大论：“肝生筋”；痿论：“肝主身之筋膜”。说明肝与筋膜的关系，肝之精气，生养筋膜，所以说肝通主诸筋。

[3]王(wàng望)：通“旺”，当旺。以下凡“王在夏”“王在秋”等，并同。

[语译] 四肢拘挛不得屈伸，是由于人体虚弱，皮肤汗孔开疏，风邪乘虚而入，损伤于筋所致。春天得痹症的为筋痹，表现为筋屈不伸。风邪侵入关节，可使筋肉拘挛；若风邪侵入足太阳之络，使人肩背拘急，两者有所不同。足厥阴为肝之经，肝通主一身之筋，旺于春季。其经络虚弱，遇风邪侵袭则伤于筋，使四肢拘挛，不能屈伸。

诊病人之脉，急细而弦的，多见筋肉紧急，两足拘挛。假如筋痹不愈，再受外邪的侵袭，则病变进一步发展，向内传变，病及于肝脏，其出现的症状为，夜寐自惊，小便频数。

[按语] 候中“邪客于足太阳之络，令人肩背拘急也”一段，与上下文义不相联属，是作为病理上的鉴别诊断，还是衍文，存疑待考。

二十三、风痹手足不随候(17)

［原文］ 风寒湿三气，合而为痹。风多者为风痹。风痹之状，肌肤尽痛。诸阳之经，尽起于手足，而循行于身体。风寒之客肌肤，初始为痹，后伤阳经，随其虚处而停滞，与血气相搏，血气行则迟缓，使机关弛纵，故风痹而复手足不随也。

［语译］ 风、寒、湿三邪合而伤人为痹症。风邪偏多的为风痹，其症状是肌肤尽痛。诸阳之经，都始于手足，而循行于身体。风寒之邪侵入肌肤，起初只是单一的痹症，以后又伤及阳经，并随其经气虚弱的地方而停滞，因而与血气相争，血气的运行迟缓，致使关节松弛，所以风痹而又手足不遂。

二十四、风湿痹身体手足不随候(16)

［原文］ 风寒湿三气，合而为痹。其三气时来，亦有偏多偏少，而风湿之气偏多者，名风湿痹也。人腠理虚者，则由风湿气伤之。搏于血气，血气不行，则不宣，真邪相击，在于肌肉之间，故其肌肤尽痛。然诸阳之经，宣行阳气，通于身体，风湿之气，客在肌肤，初始为痹。若伤诸阳之经，阳气行则迟缓，而机关弛纵，筋脉不收摄，故风湿痹而复身体手足不随也。

［语译］ 风、寒、湿三邪合而伤人为痹症。这三种病邪虽然常同时而来，但也有偏多偏少之分。如风和湿邪偏多的，名为风湿痹。人体肤腠虚弱者，易被风湿之邪所伤，搏击于血气，则血气阻滞，难以宣通，正气与邪气互相争夺，在于肌肉之中，所以肌肤尽痛。人体诸阳之经，是宣通运行阳气，使之通达于全身。如其风湿留于肌肤，当初只是单一的痹症。但如风湿继续伤诸阳经，则阳气的运行迟缓，因而关节松弛，筋脉不能收持，所以风湿痹而又伴有肢体瘫痪。

［按语］ 以上风痹、风湿痹、风四肢拘挛不得屈伸、风痹手足不遂及风湿痹手足不遂等五候，在病理上，有其内在的联系。

原书编次分散，殊感凌乱，为了便于比较分析，这里作了调整，进行集中论述。

二十五、血痹候(25)

［原文］ 血痹者，由体虚邪入于阴经故也。血为阴，邪入于血而痹，故为血痹也。其状，形体如被微风所吹。此由优①乐之人，骨弱肌肤盛，因疲劳汗出，卧不时动摇，肤腠开，为风邪所侵也。

诊其脉自微涩在寸口，而关上小紧，血痹也。宜可针引阳气，令脉和紧去则愈。

［校勘］

①优：原作“忧”，从《圣惠方》卷十九治风血痹诸方改。

［语译］ 血痹是由于人体虚弱，风邪侵入阴经所致。血属阴，邪入于血而致痹，所以称为血痹。其症状是，自觉身体如被微风所吹。这是由于生活优裕，喜欢享乐的人，往往骨弱而肌肤丰满，因活动劳累而易于出汗，睡眠时又常翻身松被，致使毛孔开疏，被风邪侵袭的缘故。

诊其脉，寸口微涩，关上小紧者为血痹之征。这种病情，可以用针刺方法，引导阳气，使经脉和调，风邪散而紧脉去，则其病自愈。

二十六、风惊候※(29)

［原文］ 风惊者，由体虚，心气不足，为风邪所乘也。心藏神，而主血脉。心气不足则虚①，虚则血乱，血乱则气并于血，气血相并，又被风邪所乘，故惊②不安定③，名为风惊。

诊其脉至[1]如数，使人暴惊，三四日自已。

［校勘］

①虚：此前《圣惠方》卷二十治风惊诸方有“血”字。

②惊：此前《圣惠方》有“多”字。

③不安定：此前《圣惠方》有“心神”二字。

[注释]

[1]至:脉搏的次数名“至”。

[语译] 风惊,是由于体虚,心气不足,被风邪侵犯所致。心藏神,又主脉。心气不足则体虚,体虚则血行逆乱,血行逆乱则气并于血分,气血相并,又被风邪所侵,所以表现为惊骇不安,这种证候,称为风惊。

诊其脉,至数增多而呈数象的,会使人突然发惊,但三四天后即可自愈。

二十七、风惊邪候(26)

[原文] 风惊邪者,由体虚,风邪伤于心之经也。心为手少阴之经,心气虚,则风邪乘虚伤其经,入舍[1]于心,故为风惊邪也。其状,乍[2]惊乍喜,恍惚[3]失常是也。

[注释]

[1]舍:这里作停留解。

[2]乍:忽然。

[3]恍惚:神思不定。

[语译] 风惊邪,是由于身体虚弱,风邪伤于心经所致。心属手少阴经,心气虚弱,风邪就乘虚伤其经脉,并深入而停留于心,所以就成为风惊邪病。它的症状,是忽惊忽喜,神思不定,失去常态。

二十八、风惊悸[1]候(27)

[原文] 风惊悸者,由体虚,心气不足,心之经①为风邪所乘;或恐惧忧迫,令心气虚,亦受于风邪。风邪搏于心,则惊不自安。惊不已,则悸动不定。其状,目睛不转,而不能呼。

诊其②脉,动而弱者,惊悸也。动则为惊,弱则为悸。

[校勘]

①经:原作“府”,从《外台》卷十五风惊悸方改。

②诊其:《金匮》第十六作“寸口”。

[注释]

[1]惊悸:惊悸是两种证候。“惊”,惊骇;“悸”,心跳。

[语译] 风惊悸,是由于身体虚弱,心气不足,风邪侵犯心经所致;或者由于恐惧、忧愁、紧张等因,使心气虚损,又受到风邪侵袭所致。风邪袭击于心,就会惊骇不能自安。惊不止,就心跳不定。其症状表现,呈一时性的眼睛不能转动,也不能叫呼。

诊其脉,动而弱者,就是惊悸之征。脉动为惊病,脉弱为悸病。

二十九、风惊恐候(28)

[原文] 风惊恐者,由体虚受风,入乘脏腑。其状,如人将捕之。心虚则惊,肝虚则恐。足厥阴为肝之经,与胆合;足少阳为胆之经,主决断[1]众事。心肝虚①而受风邪,胆气又弱,而为风所乘,故惊恐如人将捕之②。

[校勘]

①虚:此前《外台》卷十五风惊恐方有“既”字。

②故惊恐如人将捕之:原作“恐如人捕之”,从《外台》卷十五风惊恐方改。

[注释]

[1]决断:《素问》灵兰秘典:“胆者,中正之官,决断出焉”。谓胆刚正果决,直而不疑,故决断出焉。

[语译] 风惊恐,是由于体虚受风,风邪深入,侵犯脏腑所致。其症状表现,惊恐不安,似乎人将捕之。心气虚则易惊骇,肝气虚则易恐惧。足厥阴为肝经,肝与胆为表里;足少阳为胆经,胆主决断各种事物。如果心肝之气不足,感受风邪,胆气又虚弱,就会被风邪所侵犯,发生惊恐如人将捕之的证候。

[按语] 以上四候,论述风惊悸恐的发病原因及其临床表现。内容异中有同,可以联系起来探讨。

从证候上看，风惊是惊而脉数；风惊邪是乍惊乍喜，恍惚失常；风惊悸是由惊而悸，甚至目睛不转而不能呼；风惊恐则惊恐如人将捕之。四者之间，似有轻重缓急之分。其发病原因，虽与情志上的忧虑恐惧、肝胆之气虚怯等有密切的关系，但血虚而风邪伤心，则是共同的。其病症，每每突然发作，又易迅速恢复，具有“风者善行数变”的特征。所以列入风病诸候。

又，风惊候原书在风惊恐候之下，为了便于理解与分析，今移于风惊邪候之前。

卷二

风病诸候下　凡三十一论[1]

三十、历节风候(30)

[原文]　历节风之状,短气,自汗出,历节疼痛不可忍,屈伸不得是也。由饮酒腠理开,汗出当风所致也。亦有血气虚,受风邪而得之者。风历关节,与血气相搏交攻,故疼痛。血气虚,则汗也①。风冷搏于筋,则不可屈伸,为历节风也。

[校勘]

①也:《外台》卷十四历节风方作“出”。

[注释]

[1]凡三十一论:原书本卷凡三十论,今从卷三十一移入多忘候一条,成为三十一论。

[语译]　历节风的症状,主要是呼吸短气,自汗出,遍历关节疼痛而不可忍,关节不能屈伸。这是由于饮酒而皮肤汗孔开疏,汗出时当风所致;亦有因为血气虚弱,感受风邪而得病的。风邪侵入关节,与血气交相搏击,邪正相争,所以发生疼痛。因为血气虚弱,就容易出汗。风冷之邪袭击于筋脉,就不能屈伸,成为历节风。

三十一、风身体疼痛候(31)

[原文]　风身体疼痛者,风湿搏于阳气故也。阳气虚者,腠

理易开，而为风湿所折[1]，使阳气不得发泄，而与风湿相搏于分肉之间，相击，故疼痛也。

诊其脉，浮而紧者，则身体疼痛。

［注释］

［1］折：挫折，折伤。

［语译］ 风身体疼痛，是风湿之邪侵袭于阳气所致。阳气虚弱的人，皮肤汗孔易于开疏，而被风湿之邪所挫，使阳气不能向外发泄，而与风湿相争于分肉之间，正邪相争，所以发生疼痛。

诊其脉，浮而紧者，为身体疼痛之征。

三十二、风入腹拘急切痛[1]候(32)

［原文］ 风入腹拘急切痛者，是体虚受风冷，风冷客于三焦，经[2]于脏腑，寒热交争，故心腹拘急切痛。

［注释］

［1］拘急切痛：拘挛急迫，其痛很剧。“切痛”，痛如刀割。

［2］经：经过。在此含有侵入意思。

［语译］ 风邪入腹拘挛剧痛，是因为身体虚弱，感受风冷之邪，风冷侵入三焦，经过脏腑，寒与热气交相斗争，所以发生心胸和腹部拘挛剧痛。

［按语］ 凡风湿、风冷的侵袭，均能使人发生痛证。但搏于表，则留于分肉，证见身体疼痛；客于里，则经于脏腑，证见心腹拘急切痛。这是邪客深浅不同，所以证候的表里轻重亦异。

三十三、刺风候※(34)

［原文］ 刺风者，由体虚肤腠开，为风所侵也。其状，风邪走遍于身，而皮肤淫跃[1]。邪气与正气交争，风邪击搏，如锥刀所刺，故名刺风也。

［注释］

［1］淫跃：游走性的跳动感。淫，流移；跃，跳跃。

[语译] 刺风是由于体虚皮肤汗孔开疏，被风邪侵袭所致。其症状是，风邪走窜全身，皮肤上有游走性的跳动感。邪气与正气交争，风邪袭击于肌肤，就出现如刀锥所刺的痛感，所以称为刺风。

三十四、蛊风候(35)

[原文] 蛊风者，由体虚受风。其风在于皮肤，淫淫跃跃[1]，若画[2]若刺，一身尽痛；侵伤气血，其动作状如蛊毒[3]，故名蛊风也。

[注释]

[1]淫淫跃跃：即"淫跃"的叠词，注见前刺风候。

[2]画：通"划"。用尖锐的东西割开或刻痕。

[3]蛊毒：病名。参阅本书卷二十五蛊毒候。

[语译] 蛊风，是由于体虚感受风邪所致。这种风邪在于皮肤，使人有游走性的跳动感，像有东西划刺皮肤似的，全身都痛；伤及气血，则其发作犹如中了蛊毒，所以称为蛊风。

三十五、风冷候※(36)

[原文] 风冷者，由脏腑虚，血气不足，受风冷之气。血气得温则宣流，冷则凝涩。然风之伤人，有冷有热。若挟冷者，冷折于气血，使人面青心闷，呕逆吐沫，四肢痛冷，故谓之风冷。

[语译] 风冷，是由于脏腑虚弱，血气不足，感受风冷之邪所致。血气得到温暖就宣通流畅，遇到寒冷就凝聚涩滞。风邪伤人，有冷热不同，如果风挟寒冷的，则寒冷折伤血气，使人出现面青心闷、呕逆吐沫、四肢痛冷等症状，所以称为风冷。

三十六、风热候(37)

[原文] 风热病者，风热之气，先从皮毛入于肺也。肺为五脏上盖[1]，候身之皮毛。若肤腠虚，则风热之气，先伤皮毛，乃入

肺也。其状,使人恶风寒战[2],目欲脱[3],涕唾[4]出。候之三日内及五日内,目①不精明者是也。七八日微有青黄脓涕如弹丸[5]大,从口鼻内出,为善也。若不出,则伤肺,变咳嗽唾脓血也。

[校勘]

①目:原无,从《外台》卷十五风热方补。

[注释]

[1]肺为五脏上盖:肺位最高,居于其他诸脏之上。所以称为五脏上盖。《灵枢》九针论:"肺者,五脏六腑之盖也"。"盖",义同"伞"。

[2]寒战:即恶寒之甚,发生战栗。"战",通"颤"。发抖。

[3]目欲脱:形容眼球作胀,甚至突出,有如脱出之感。

[4]唾:口液;唾沫。

[5]弹丸:弹弓所用的泥丸、石丸或铁丸。

[语译] 风热病的发生,是由于风热之邪,先伤皮毛,侵入于肺所致。肺位最高,盖于诸脏上面,并司一身之皮毛。如果皮肤汗孔的卫外机能虚弱,那么风热之邪就会先伤皮毛,侵入于肺。其症状是,恶风寒颤,眼球作胀,似乎有脱出之感,并且流涕吐涎。在证候出现的三五天中,眼睛视物不清。至七八天时,稍有青黄色脓涕像弹丸大小,从口鼻排出,这是病情好转的现象。如无脓涕排出,就会伤及肺脏,变为咳嗽吐脓血之证。

三十七、风气候※(38)

[原文] 风气者,由气虚受风故也。肺主气[1],气之所行,循经络,荣脏腑,而气虚则受风。风之伤气,有冷有热,冷则厥逆,热则烦惋[2]。其因风所为,故名风气。

[注释]

[1]肺主气:《素问》五脏生成篇:"诸气者皆属于肺"。故言"肺主气"。

[2]烦惋：同“烦悗”，心烦胸闷。

[语译] 风气，是由于气虚而感受风邪所致。肺主气，气的运行，沿着经络，营养脏腑，如果气虚，就会受风。风邪伤气，有冷热的不同，冷则会发生厥逆，热则心烦胸闷。因为两者都是风邪致病，所以称为风气。

三十八、风冷失声候(39)

[原文] 风冷失声者，由风冷之气客于会厌，伤于悬雍①[1]之所为也。声气通发，事因关户。会厌是音声之户，悬雍①是音声之关。风冷客于关户之间，所以失声也。

[校勘]

①雍：原作“痈”，从《灵枢》忧恚无言篇改。

[注释]

[1]悬雍：即“悬雍垂”。俗称小舌头。

[语译] 风冷失声，是由于风冷之邪侵入会厌，伤及悬雍垂所致。声音的宣通与发扬，依靠关户的共同作用。会厌为声音的门户，悬雍垂为声音的关隘。现在风冷侵入悬雍垂和会厌的关户要道，所以就失声。

三十九、中冷声嘶[1]候(40)

[原文] 中冷声嘶者，风冷伤于肺之所为也。肺主气，五脏同受气于肺，而五脏有五声[2]，皆禀[3]气而通之。气为阳，若温暖则阳气和宣，其声通畅。风冷为阴，阴邪搏于阳气，使气道不调流，所以声嘶也。

[注释]

[1]中冷声嘶(sī 思)：即风冷伤肺而声音嘶哑。“中冷”作风冷伤肺解。

[2]五声：呼、笑、歌、哭、呻。分别为肝、心、脾、肺、肾所主之声，见《素问》阴阳应象大论。

[3]禀：承受。

[语译] 中冷声嘶，是风冷之邪伤于肺气所致。肺主一身之气，各脏都受气于肺，而五脏所主有五声，都禀受肺气才能通畅。气属阳，如若温暖，则阳气和利宣通，其发声亦通畅。风冷为阴邪，阴邪袭击于阳气，使气道失于和调流畅，所以就声音嘶哑。

[按语] 失声与声嘶在病理变化上，均有外感与内伤的不同。这两候列于风病诸候之下，又是风冷所致，属于外感病变。

四十、头面风候※(41)

[原文] 头面风者，是体虚诸阳经脉为风所乘也。诸阳经脉，上走于头面，运动劳役，阳气发泄，腠理开而受风，谓之首风[1]。病状，头面多汗恶风，病甚则头痛。又新沐[2]中风，则为首风。又新沐头未干，不可以卧，使头重身热，反得风则烦闷。

诊其脉，寸口阴阳表里互相乘[3]。如风在首，久不瘥，则风入脑，变为头眩。

[注释]

[1]首风：即“头面风”。

[2]沐：洗头。

[3]寸口阴阳表里互相乘：寸口为阳部，主上焦。阴阳表里，是指寸关尺三部所主的脏腑，腑属阳、主表，脏属阴、主里。“相乘”，是阴部反见阳脉，为阳乘阴；阳部反见阴脉，为阴乘阳。详见《脉经》。

[语译] 头面风，是由于体气虚弱，诸阳经脉被风邪侵犯所致。诸阳经脉，都上行于头面，如因运动劳役，阳气向外发泄，头面部的皮肤汗孔开疏而感受风邪致病，就称为“首风”。其症状是，头面部多汗而恶风，病重者感到头痛。又如刚洗过的头部，中了风邪，也可导致首风。还有，刚洗头而头发未干，不可以卧，卧则会使人头重身热，如反受风邪，就会使人心烦胸闷。

诊其脉，寸口阴阳表里互乘。如果风邪在于头部，病久不愈，就会因风邪入于脑中，变为头眩。

四十一、风头眩候※（42）

［原文］ 风头眩者，由血气虚，风邪入脑，而引目系[1]故也。五脏六腑之精气，皆上注于目，血气与脉并于上系①，上属于脑，后出于项中。逢身之虚，则为风邪所伤，入脑则脑转而目系急，目系急，故成眩也。

诊其脉，洪大而长者风眩。又得阳经②浮者，暂起[2]目眩也。风眩久不瘥，则变为癫疾。

［校勘］

①并于上系：《外台》卷十五风头眩方作“并上为系”。

②阳经：《外台》作“阳维”。

［注释］

［1］目系：眼球内连于脑的脉络。

［2］暂起：突然坐起、起立。“暂”，猝然、突然。《史记》李将军列传：“广（李广）暂腾而上胡儿马”。

［语译］ 风头眩，是由于血气虚弱，风邪入于脑中，牵引目系所致。五脏六腑的精气，都上输于目，血气和经脉并行于目系，向上连接于脑，向后出于项中。在身体虚弱之时，就会被风邪所伤，风邪入脑，则使头旋脑转而目系拘急，目系拘急，所以成为风头眩病。

诊其脉，洪大而长者，为风眩之征。又如阳经脉浮者，风邪上盛，其人暂起便发目眩。风眩经久不愈，可以变成癫疾。

四十二、风癫[1]候※（43）

［原文］ 风癫者，由血气虚，邪①入于阴经故也。人有血气少，则心虚而精神离散，魂魄妄行，因为风邪所伤，故邪入于阴，则为癫疾。又人在胎②，其母卒大惊，精气并居，令子发癫。其发则仆[2]地，吐涎沫，无所觉是也。原[3]其癫病，皆由风邪故也。

[校勘]

①邪:此前《外台》卷十五风癫方有“风”字。

②在胎:此后《外台》有“时”字。

[注释]

[1]风癫:在此指“癫痫”。俗称“羊癫风”。

[2]仆:跌倒。

[3]原:推求,考察。

[语译] 风癫,是由于血气虚弱,风邪侵入阴经所致。人当血气虚少之时,则心虚而精神离散,魂魄不安,而为风邪所伤,则邪入阴经,成为癫疾。还有,人在胞胎之时,其母亲如果突然受到大惊,惊则气乱,并于精气,亦能使子发癫。癫疾的发作,其人突然跌倒在地,口吐涎沫,失去知觉。推求癫病的发生原因,都是由于感受风邪之故。

四十三、五癫病候(44)

[原文] 五癫者,一曰阳癫,发如死人,遗尿,食顷[1]乃解。二曰阴癫,初生①小时,脐疮未愈[2],数洗浴,因此得之。三曰风癫,发时眼目相引[3],牵纵[4]反强[5],羊鸣,食顷方解。由热作汗出当风,因房室过度,醉饮,令心意逼迫,短气脉悸[6]得之。四曰湿癫,眉头痛,身重。坐[7]热沐头,湿结[8],脑汗②未止得之。五曰劳③癫,发作时时,反目口噤,手足相引,身热④。

诊其脉,心脉微涩,并脾脉紧而疾者,为癫脉也。肾脉⑤急甚,为骨癫疾。脉洪大而长者癫疾,脉浮大附阴[9]者癫疾,脉来牢⑥者癫疾。三部脉紧急者可治;发则仆地,吐沫无知,若强倞[10]起如狂及遗粪者难治。脉虚则可治,实则死。脉紧弦实牢者生,脉沉细小者死。脉搏大滑,久久自已。其脉沉小而疾不治,小牢急亦不可治。

[校勘]

①初生:《外台》卷十五五癫方作“坐”。

②汗：原作"沸"，从《千金方》卷十四第五改。

③劳：原作"马"，从本书卷三十七癫狂候改。

④身热：原作"身体皆然"，从《外台》改。此后《外台》尚有"坐小时膏气脑热不和，得之皆然"十三字。

⑤肾脉：原无，从《外台》补。

⑥牢：此后《外台》有"疾"字。

[注释]

[1]食顷：吃一顿饭的时间，形容时间很短。"顷"，短时间。

[2]脐疮未愈：新生儿脐带断后，创口尚未愈合。"疮"，通"创"。

[3]眼目相引：眼睛呆滞不动，像被牵拉住一般。引，牵拉。

[4]牵纵：形容一缩一伸的抽搐。

[5]反强：脊强反折。

[6]脉悸：意义不详，姑作"心悸"解。《灵枢》九针论云"心主脉"，故"脉悸"可能为"心悸"的同义词。

[7]坐：由于。

[8]结(jì 计)：通"髻"。结扎起来的头发。

[9]附阴：意义不详，据《脉经》卷五第二云："附阳脉强，附阴脉弱"，姑作"脉弱"解。一说尺为阴部，"附阴"就是见于尺部。并存待考。

[10]倞：同"劲"。

[语译] 癫病有五种：第一种谓阳癫，发作时似乎死人一般，小便失禁，约一餐饭时症状就能消失。第二种谓阴癫，由于初生时脐带断后创口尚未愈合，而多洗澡，因此得病。第三种谓风癫，发作时眼睛呆滞不动，肢体抽搐，脊强反折，发出像羊叫的声音，约一餐饭时症状才能缓解。这是由于劳动体热，汗出受风，或房事过度，醉酒等因，使心神紧急、短气心悸所致。第四种谓湿癫，症状是眉头痛，身体沉重。这是由于用热水洗头，头发未干，就结扎起来，头汗未止，难以发泄，而得此病。第五种谓劳癫，反复发作，症状是两眼上翻，口不能张，四肢痉挛，身体发热。

诊其脉，凡心脉微涩，兼脾脉紧急而数者，为癫病之脉。肾脉急甚者，则是骨癫病。此外，脉洪大而长、浮大而弱、或脉来牢者都是癫病。又如寸、关、尺三部脉紧急者，其癫可治；但如发时跌倒在地，口吐涎沫，失去知觉，或力大如狂，以及大便失禁者，就难以治疗。脉虚的可治，脉实则预后不良。脉紧弦实牢者，预后较佳；脉沉细小者，预后不良。脉搏大滑，病会慢慢地自愈。脉沉小而疾，或小牢急者，不易治愈。

［按语］ 本候论述五癫，内容不一致，有的只有症状，有的只有病因，有的两者兼有。其中阳癫、风癫与热癫，殆为癫痫的不同表现，也就是同中有异；热癫还可能包括高热引起的痉厥和热痉挛等。湿癫当与癫痫性头痛有关。阴癫未论述症状，仅述病因。至于“汗出当风”，“房室过度，醉饮”以及“热沐头”等有关病因的阐述，可能都为癫痫发病的诱因。

四十四、风狂病候(45)

［原文］ 狂病者①，由风邪入并于阳所为也。风邪入血，使人阴阳二气虚实不调，若一实一虚，则令血气相并。气并于阳则为狂，发或②欲走，或自高贤，称神圣是也。又肝藏魂，悲哀动中则伤魂，魂伤则狂妄不精明③[1]，不敢正当人[2]，阴缩④而挛筋，两胁骨不举[3]。毛瘁色夭[4]，死于秋⑤。皆由血气虚，受风邪，致令阴阳气相并所致，故名风狂。

［校勘］

①狂病者：《外台》卷十五风狂方作“风狂者”，义较长。

②或：《圣惠方》卷二十治风狂诸方作“时”。

③明：元本无“明”字。

④阴缩：原无，从《灵枢》本神篇补。

⑤死于秋：《圣惠方》作“者死”。

［注释］

[1]不精明：头脑昏乱，神志失常。《素问》脉要精微论：“头

者,精明之府”。

[2]不敢正当人:不敢正面向人,即不敢见人。

[3]两胁骨不举:胁肋牵引,不能举动。

[4]毛瘁色夭:毛发枯槁,肤色憔悴。

[语译] 狂病,是由风邪入并于阳经所致。风邪侵入血分,使人阴阳二气平衡失调,产生偏虚偏实的病变,如果是一实一虚,就会使血气相兼并。气并于阳,就能发狂。发作时狂妄乱走,或胡言乱语,妄自尊大。又,肝藏魂,悲伤过度就能伤魂,魂伤亦能使人狂妄失常,不敢见人,而且伴有阴器收缩,筋肉痉挛,胁肋牵引而不能举动等症。如见毛发枯槁,肤色憔悴,则为危重之候,往往不能延过秋天。这些病症,都是由于血气虚弱,感受风邪,使阴阳气相兼并所致,所以称为风狂。

四十五、风邪候※(46)

[原文] 风邪者,谓风气伤于人也。人以身内血气为正,外风气为邪。若其居处[1]失宜,饮食不节,致腑脏内损,血气外虚,则为风邪所伤。

故病有五邪:一曰中风,二曰伤暑,三曰饮食劳倦,四曰中寒①,五曰中湿,其为病不同。

风邪者,发则不自觉知,狂惑[2]妄言,悲喜无度是也。

[校勘]

①中寒:《难经》四十九难作“伤寒”,义同。

[注释]

[1]居处(chǔ 础):居住。在此引伸为起居。

[2]狂惑:即狂乱。“惑”,乱。

[语译] 风邪,是风气伤人致病的统称。人身以体内血气为正气,外感的风气为邪气。如果其人起居失宜,饮食不节,以致脏腑损伤于内,血气亏虚于外,就会被风邪所伤。

常见的致病邪气有五种:第一为中风,第二为伤暑,第三为饮食劳倦，第四为中寒，第五为中湿，这几种邪气为病，各不相同。

这里所指的风邪证候，是发病时失去知觉，言行狂乱，悲喜无常的一种病症。

四十六、风经五脏恍惚候(33)

[原文] 五脏处于内，而气行于外。脏气实者，邪不能伤。虚则外气[1]不足，风邪乘之。然五脏心为神，肝为魂，肺为魄，脾为意，肾为志。若风气经之，是邪干[2]于正，故令恍惚。

[注释]

[1]外气：外行之气。即上文“气行于外”的互辞。或谓卫外之气，亦通。

[2]干：犯。

[语译] 五脏居于体内，其气行于外部。脏气充盛，则邪气不能伤害。反之，脏气虚衰，则其外行之气不足，就易为风邪所侵。五脏各有所藏，心主藏神，肝主藏魂，肺主藏魄，脾主藏意，肾主藏志。如风邪内侵于脏，干犯五脏正气，就会使人神思恍惚不定。

[按语] 风经五脏恍惚候，原书次于风入腹拘急切痛候与刺风候之间，与前后病情不相连属，故移于此。

四十七、多忘候(卷三十一 10)

[原文] 多忘者，心虚也。心主血脉，而藏于神。若风邪乘于血气，使阴阳不和，时相并隔，乍虚乍实，血气相乱，致心神虚损而多忘。

[语译] 多忘一症，是由于心虚所致。因为心主血脉，心又藏神。假如风邪侵犯血气，使阴阳失调，相互并隔，忽虚忽实，则血与气相互扰乱，可致心神虚损，发生多忘证候。

[按语] 本候原在本书卷三十一瘿瘤等病候中，不伦不类，

今移于此，可与风惊、恍惚等候联系分析。

四十八、鬼邪候※（47）

［原文］ 凡邪气鬼物所为病也，其状不同。或言语错谬[1]，或啼哭惊走，或癫狂惛乱，或喜怒悲笑，或大怖惧[2]如人来逐①，或歌谣咏啸[3]，或不肯语。持针置发中，入病者门，取坍岸水，以三尺新白布覆之，横刀膝上。呼病者前，矜庄[4]观视病者语言颜色，应对不精明，乃以含水噀[5]之。勿令病者起，复低头视，满三噀后熟拭之[6]。若病困劣惛冥，无令强起，就视之，惛冥遂不知人，不肯语，以指弹其额，近发际，曰："欲愈乎？"犹不肯语，便弹之二七，曰"愈"。愈即就鬼，受以情实。

若脉来迟伏，或如鸡啄[7]，或去，此邪物也。若脉来弱、绵绵迟伏，或绵绵不知度数，而颜色不变，此邪病也。脉来乍大乍小，乍短乍长，为祸②脉。两手脉浮之细微③，绵绵不可知，俱有阴脉，亦细绵绵，此为阴跷阳跻[8]之脉也。此家曾有病痱④风死，苦恍惚亡人为祸也。脉来洪大弱者，社祟。脉来沈沈涩涩、四肢重，土祟。脉来如飘风，从阴趍[9]阳，风邪也。一来调，一来速，鬼邪也。脉有表无里，邪之祟上得鬼病也。何谓表里，寸尺为表，关为里，两头有脉，关中绝[10]不至也。尺脉上不至关，为阴绝；寸脉下不至关，为阳绝。阴绝而阳微，死不治也。

［校勘］

①逐：汪本作"捕"。

②祸：《脉经》卷四第二作"祟"。

③两手脉浮之细微：《脉经》卷二第四作"两手阳脉浮而细微"。

④痱：《脉经》作"鬼魅"。

［注释］

[1]错谬：错乱谬误。

[2]怖惧：即恐惧。"怖"，惶惧。

[3]歌谣咏啸：无乐器伴奏的歌唱称歌谣。曼声长吟，撮口发音而歌唱称咏啸。

[4]矜庄：端庄严肃。

[5]噀（xùn 巽）：喷水。

[6]熟拭之：即抹干喷上的水。

[7]鸡啄：真脏脉时出现的脉象之一，或称“雀啄”。

[8]阴跷阳跻：均为奇经八脉之一，其循行及病候见《难经》二十八难、二十九难。

[9]趍：同“趋”。

[10]绝：断。

四十九、鬼魅[1]候(48)

[原文] 凡人有为鬼物所魅，则好悲而心自动，或心乱如醉，狂言惊怖，向壁悲啼，梦寐①喜魇[2]，或与鬼神交通[3]，病苦乍寒乍热，心腹满，短气，不能饮食，此魅之所持②[4]也。

[校勘]

①寐：原作“寤”，从《圣惠方》卷五十六治鬼魅诸方改。

②持：《圣惠方》作“致”。

[注释]

[1]魅（mèi 妹）：鬼魅精怪。旧时迷信以为物老则成魅。

[2]魇（yǎn 掩）：梦魇。梦中遇可怕的事物而呻吟、惊叫。

[3]交通：指“性交”，简称“交”。参阅本书卷四十与鬼交通候、梦与鬼交通候。

[4]持：挟制。

[按语] 鬼邪候与鬼魅候内容多涉荒诞迷信，这是限于当时的历史条件。原文存而不论。其所述症状，大都是精神病的表现，有可以研究之处。又，因其与风癫、风狂等病相类似，都属于“风者善行而数变”的范围，故同列于风病诸候中。

五十、风瘙[1]隐轸[2]生疮候(51)

［原文］ 人皮肤虚，为风邪所折①，则起隐轸。寒②多则色赤，风多则色白，甚者痒痛，搔之则成疮。

［校勘］

①人皮肤虚，为风邪所折：《圣惠方》卷二十四风瘙瘾疹生疮诸方作“夫风邪客热在皮肤，遇风寒所折”。

②寒：《圣惠方》作“热”。

［注释］

[1]风瘙(sào 臊)：即皮肤瘙痒。“瘙”，义同“疮”，所以有时亦称风疮。

[2]隐轸(zhěn 枕)：今通作“瘾疹”，即“荨麻疹”，又称“风疹块”。“轸”，通“疹”。

［语译］ 人体皮肤虚弱，被风邪所侵犯，就会发生瘾疹。风邪多挟寒，如偏于寒者，其疹色赤，偏于风者，其疹色白，严重的又痒又痛，抓挠它就会破而成疮。

五十一、风瘙身体隐轸候※(52)

［原文］ 邪气客[1]于皮肤，复逢风寒相折，则起风瘙隐轸。若赤轸者，由凉湿折于肌中之热①，热结成赤轸也。得天热则剧，取冷则灭[2]也。白轸者，由风气折于肌中热，热与风相搏所为。白轸得天阴雨冷则剧，出风中亦剧，得晴暖则灭，著②衣身暖亦瘥也。

脉浮而洪，浮即为风，洪则为气强③。风气相搏，隐轸④，身体为痒。

［校勘］

①热：此前原有“极”字，从《外台》卷十五风搔身体瘾疹方删。

②著：《外台》作“厚”。

③脉浮而洪，浮即为风，洪则为气强：《外台》作“脉浮而大，浮为风虚，大为气强”。

④隐轸：此前《外台》有“即成”二字。

［注释］

［1］客：在此作寄客解。

［2］灭：消失。

［语译］ 邪气客留于皮肤，又遇风寒之邪的侵犯，就会发生风瘙隐疹。如见赤疹者，是由于凉湿之邪挫折肌中之热，使热结而成赤疹。这种赤疹，在天热时就加重，遇冷就会自行消失。白疹，是由于风气挫折肌肤郁热，郁热和风邪相争所致。这种白疹，在天阴下雨，气候寒冷时就加重，外出遇风也会加重，而在天晴温暖时，就会自行消失，多穿衣服，使身体温暖，也可使之痊愈。

诊其脉，浮而洪者，浮就是风邪，洪则为气盛。风气相争，所以出现隐疹，身体发痒。

五十二、风瘙痒候(53)

［原文］ 此由游风[1]在于皮肤，逢寒则身体疼痛，遇热则瘙痒。

［注释］

［1］游风：游走不定的风邪。

［按语］ 本书卷三十七亦有风瘙痒候，内容较此为详，可以参阅。

五十三、风身体如虫行候(54)

［原文］ 夫人虚，风邪中于荣卫，溢于皮肤之间，与虚热[1]并，故游奕[2]遍体，状若虫行也。

［注释］

［1］虚热：这里不是泛指一般的体虚发热。而是与前风瘙身

体隐疹候中的“肌中之热”同义语。

[2]游奕：游走不定。

[语译] 人体虚弱，风邪中伤于荣卫，泛溢于皮肤之间，与肌中之虚热相并，就会出现一种异感，遍体游走不定，如虫行之状。

五十四、风痒候(55)

[原文] 邪气客于肌，则令肌肉虚，真气散去，又被寒搏皮肤，皮外发，腠理闭，毫毛淫，邪与卫气相搏，阳胜则热，阴胜则寒，寒则表虚，虚则邪气往来，故肉痒也。凡痹之类，逢热则痒，逢寒则痛。

[按语] 本候内容，殆源于《灵枢》刺节真邪篇，但出入较大，文气不贯。兹节录《灵枢》原文如下，以供参考：“虚邪之中人也，洒淅动形，起毫毛而发腠理。其入深……搏于肉，与卫气相搏，阳胜者则为热，阴胜者则为寒。寒则真气去，去则虚，虚则寒搏于皮肤之间，其气外发，腠里开，毫毛摇，气往来行，则为痒。”

本候的中心大意尚较明确，指出风痒候是因邪气客于肌肉，发生肉痒，以示与皮肤瘙痒有别。

五十五、风瘖瘟[1]候(56)

[原文] 夫人阳气外虚则多汗，汗出当风，风气搏于肌肉，与热气并，则生瘖瘟。状如麻豆[2]，甚者渐大，搔之成疮。

[注释]

[1]瘖瘟：病名。指皮肤起疙瘩。字书无“瘟”字，考《医宗金鉴》卷七十四外科心法要诀中有“瘖瘤”，殆即此病。

[2]麻豆：形容瘖瘟的形状，小者如脂麻粒，大者如豆粒。

[语译] 人体卫外的阳气虚弱，就多汗出，如果汗出时受风邪，则风邪袭击于肌肉，与体内的热气相兼并，就会发生瘖瘟。形状如脂麻粒、豆粒，甚至逐渐扩大，抓挠它就会成疮。

五十六、恶风①须眉②堕落候(49)

[原文] 大风病,须眉②堕落者,皆从风湿冷得之,或因汗出入水得之,或冷水入肌体得之,或饮酒卧湿地得之,或当风冲③坐卧树下及湿草上得之,或体痒搔之,渐渐生疮,经年不瘥,即成风疾[1]。八方之风,皆能为邪。邪客于经络,久而不去,与血气相干,则使荣卫不和④,淫邪[2]散溢⑤,故面色败,皮肤伤,鼻柱[3]坏,须眉落。

西北方乾为老公,名曰金风,一曰黑风,二曰旋风,三曰愒风,其状似疾,此风奄奄忽忽,不觉得时,以经七年,眉睫堕落。

东风震为长男,名曰青风,一曰终风,二曰冲风,三曰行龙风,其状似疾,此风手脚生疮,来去有时,朝发夕发,以经五年,眉睫堕落。

东北方艮为少男,名曰石风,一曰春风,二曰游风,三曰乱风,其状似疾,此风体肉顽,班白如癞,以经十年,眉睫堕落。

北风坎为中男,名曰水风,一曰面(麫)风,二曰瓦字一作玄风,三曰敖风,其状似疾,春秋生疮,淫淫习习,类如虫行,走作无常,以经十年,眉睫堕落。

西南方坤为老母,名曰穴风,一曰吟风,二曰胪风,三曰脑风,其状似疾,不觉痛痒,体不生疮,真似白癞,以经十年,眉睫堕落。

东南方巽为长女,名曰角风,一曰因风,二曰历节风,三曰膀胱风,其状似疾,以此风有虫三色,头赤腹白尾黑,以经三年,眉睫堕落,虫出可治。

南方离为中女,名曰赤风,一曰水风,二曰摇风,三曰奸风,其状似疾,此风身体游游奕奕,心不肯定,肉色变异,以经十年,眉睫堕落。

西方兑为少女,名曰淫风,一曰缺风,二曰明风,三曰青风,其状似疾,此风已经百日,体内蒸热,眉发堕落[4]。

[校勘]

①恶风:《圣惠方》卷二十四治大风鬓眉堕落诸方作“大风”。《外台》卷三十有“恶疾大风方”,内容与此略同。

②须眉:《圣惠方》作“鬓眉”。

③冲:《圣惠方》无此字。

④和:元本作“利”字。

⑤溢:《圣惠方》作“逸”字。

[注释]

[1]风疾:这里指“恶风”、“大风”病。

[2]淫邪:邪气浸淫。

[3]鼻柱:鼻中隔或鼻梁。

[4]西北方乾为老公……眉发堕落:此八节文字,内容晦涩,不易理解,故保存原文,不作校释。

[语译] 大风病,是须眉脱落。这种病都是由于感受风湿冷邪所致,或因汗出入水而得之,或因冷水侵入肌体而得之,或因酒后卧于湿地而得之,或因对着风坐卧在树下或潮湿草地上得之,亦有因体痒抓挠而逐渐成疮,经年不愈,变成此疾者。总之,八方的虚风,都是致病的邪风。邪风侵入经络,久久不去,干犯到血气,就会使营卫不和,邪气浸淫,四处散溢,以致面色衰败,皮肤损伤,鼻柱塌陷,须眉脱落。

五十七、恶风候(50)

[原文] 凡风病,有四百四种,总而言之,不出五种,即是五风所摄。一曰黄风,二曰青风,三曰赤风,四曰白风,五曰黑风。凡人身中,有八万尸虫。共成人身,若无八万尸虫,人身不成不立,复有诸恶横病。诸风生害于人身,所谓五种风,生五种虫,能害于人。黑风生黑虫,黄风生黄虫,青风生青虫,赤风生赤虫,白风生白虫。此五种风,皆是恶风,能坏人身,名曰疾风,入五脏,即与脏食[1]。人虫生,其虫无量,在人身中,乃入骨髓,来去无

碍。若食[2]人肝，眉睫堕落；食人肺，鼻柱崩倒；食人脾，语声变散[3]；食人肾，耳鸣啾啾[4]，或如雷击；食人心，心不受触而死。

脉来徐去疾。上虚下实，此为恶风。

[注释]

[1]凡风病……即与脏食：此段文字，内容晦涩，不易理解，故保存原文，不作校释。

[2]食：通“蚀”。

[3]散（sǎn 伞）：散开。如“散碎”，“零散”。

[4]啾（jiū 纠）啾：虫、鸟的细碎鸣声。这里借以形容耳鸣的声音。

[语译] ……人体生虫，其虫的种类和数量很多，在人身中，能够侵入骨髓，来去通行无阻。如侵蚀人体肝脏，则眉睫脱落；侵蚀人体肺脏，则鼻梁塌陷；侵入人体脾脏，则说话的声音变松散而不集中；侵蚀人体肾脏，则耳中如有虫鸣，或如雷声；侵蚀人体心脏，则因心不受邪，一旦受到触犯，就能死亡。

其脉来徐去疾，是谓上虚下实，这是恶风之征。

[按语] 以上两候，原书列于风瘙瘾轸之前，今移于此，便于与诸癞候联系分析。

五十八、诸癞[1]候※（57）

[原文] 凡癞病，皆是恶风及犯触忌害[2]得之。初觉皮肤不仁，或淫淫[3]苦痒如虫行，或眼前见物如垂丝，或隐轸辄赤黑，此皆为疾始起，便急治之，断米谷肴鲑[4]，专食胡麻松术[5]辈，最善也。

夫病之生，多从风起，当时微发，不将为害，初入皮肤里，不能自觉。或流通四肢，潜于经脉；或在五脏，乍寒乍热，纵横脾肾，蔽诸毛腠理，壅塞难通，因兹气血精髓乖离，久而不治，令人顽痹。或汗不流泄，手足痠疼，针灸不痛；或在面目，习习奕奕[6]；或在胸颈，状如虫行；或①身体遍痒，搔之生疮；或身面肿，痛彻骨髓；或顽如钱大，状如蚝[7]毒；或如梳，或如手，锥刺不痛；或青赤黄黑，犹如腐木之形；或痛无常处，流移非一；或如酸枣，或如悬铃；或似绳缚拘急，难以俯仰，手足不能摇动，眼目浮②肿，内外生疮③，小便赤黄，尿有余沥，面无颜色[8]，恍惚多忘。其间变状多端。

毒虫若食人肝者，眉睫堕落。食人肺，鼻柱崩倒，或鼻生息肉塞④孔，气不得⑤通。若食人脾，语声变散。若食人肾，耳鸣啾啾，或如雷鼓之音。若食人筋脉，肢节堕落。若食人皮肉，顽痹不觉痛痒，或如针锥所刺，名曰刺风。若虫乘风走于皮肉，犹若外有虫行。复有食人皮肉，彻外从头面即起为疱肉[9]，如桃核小枣。从头面起者，名曰顺风；病从两脚起者，名曰逆风。令人多疮，犹如癣疥，或如鱼鳞，或痒或痛，黄水流出。初起之时，或如榆荚，或如钱孔，或青或白，或黑或黄，变异无定，或起或灭，此等皆病之兆状。

又云，风起之由，皆是冷热交通，流于五脏，彻入骨中⑥，虚风因湿和合虫生，便即作患。论其所犯，多因用力过度，饮食相违，行房太过，毛孔既开，冷热风入五脏，积于寒热，寒热之风交过通彻，流行诸脉，急者即患，缓者稍远。所食秽杂肉，虫生日久，冷热至甚，暴虫遂多，食人五脏骨髓，及于皮肉筋节，久久皆令坏散，名曰癞风。若其欲治，先与雷丸等散服之出虫。见其虫形青赤黑黄白等诸色之虫，与药治者，无有不瘥。

然癞名不一。木癞者，初得先当落眉睫，面目痒，如复生疮，三年成大患。急治之愈，不治患成。火癞者，如⑦火烧疮[10]，或断人支节，七年落眉睫。急治可愈，八年成疾难治。金癞者[11]……初得眉落，三⑧年食鼻⑨，鼻柱崩倒叵[12]治，良医能愈。土癞者，身体块磊如鸡子、弹丸许。此病宜急治之，六年便成大患，十五年不可治。水癞者，先得水病，因即留停，风触发动，落人眉须。不急治之，经年病成。蟋蟀癞者，虫如蟋蟀，在人身体内，百节头皆欲血出。三年叵治。面(麸)癞者，虫⑩如面(麸)，举体艾白[13]。难治,熏药可愈,多年叵治。白⑪癞者,斑驳[14]或白或赤。眉须堕落亦可治,多年难治。疥⑫癞者,状似癣瘙,身体狂痒。十年成大患,可急治之愈。风癞者⑬,风从体入。或手足刺痛⑭,风冷痹痴[15]。不治二十年后,便成大患,宜急治之。蚼[16]癞者,得之身体沉重,状似风癞。积久成大患,速治之愈。酒癞者,酒醉卧黍穰[17]上,因汗体虚,风从外入,落人眉须,令人惶惧,小治大愈⑮。

[校勘]

①或:原无,从《外台》卷三十诸癞方补。

②浮:原作"流",从《圣济总录》卷十八大风癞病篇改。

③内外生疮:《圣济总录》无此四字。

④塞:原无,从《外台》补。

⑤得:原无,从《外台》补。

⑥彻入骨中:《千金翼》卷二十一耆婆治恶病篇作"通彻骨髓"。

⑦如:此前《外台》有"生疮"二字。

⑧三:《外台》作"二"字。

⑨鼻:原无,从《外台》补。

⑩虫:此后《外台》有"出"字。

⑪白:原作"雨",从《外台》改。

⑫疥:原作"麻",从《外台》改。

⑬风癞者:原无,从《外台》补。

⑭痛:原作"疮",从《千金翼》改。

⑮小治大愈:《千金翼》作"速治可差"。

[注释]

[1]癞(lài 赖):恶疾。相当于现在的麻风病。

[2]忌害:禁忌或有害的事物。

[3]淫淫:流貌。《楚辞》"涕淫淫其若霰"。在此形容身体上的一种游走感,即文中所说的"苦痒如虫行"。

[4]肴鲑(yáo guī 摇龟):荤菜鱼腥。鲑,鱼名。鲑科鱼类的通称。

[5]胡麻松术:即脂麻、松脂、白术。脂麻、白术可补益肝肾脾胃;松脂、白术可祛风燥湿,治恶疮、疥癣、大风、顽痹。

[6]习习奕奕:形容感觉异常。习习,微风吹拂貌;奕奕,闪动不定貌。

[7]蚝(cì 次):同"蛓"。毛虫,有毒螫人。

[8]颜色:色彩。在此指面部色泽。

[9]疱肉:皮肤上长的肉疙瘩。在此指麻风病人的皮肉变形。

[10]火烧疮:被火烧灼后,破溃成疮。现在通称烧伤。

[11]者:此后原文有"是天所为也,负功德崇"九字,今不作语译,并删之。

[12]叵(pǒ 颇):不可。

[13]举体艾白:全身苍白。举,全;艾白,如艾叶的苍白色。

[14]斑驳(bó 博):颜色杂而不纯。

[15]痹痴:费解。疑为"痹凝"之误。

[16]蚼(xún 旬):虫名。

[17]黍穰(shǔ ráng 鼠攘):黍的茎秆。旧时北方多用以铺床或作燃料。黍,亦称"糜子","稷",子粒供食用或酿酒。

[语译] 凡属癞病,都是由于恶风侵袭和触犯忌害所致。初起时,感觉皮肤麻木不仁,或皮肤有游走性的痒感,似有虫爬行,或眼前见有垂丝样的东西,或皮肤出现隐疹,多为赤黑色,这些症状,都是本病的初起现象,应该及时治疗,并断绝米谷鱼肉,但吃脂麻、松脂、白术一类的东西,是为最好。

本病的发生,多从恶风引起。当时只有轻微的症状发生,病人不以为有什么危害。恶风初入皮肤中,病人没有什么感觉。以后病邪入里,或流窜于四肢,潜伏于经脉;或深入于内脏,发为忽寒忽热,风邪纵横于脾肾之间,遮蔽肤腠毛孔,使之闭塞难通,因此气血精髓失于协调，日久不治，使人肌肤麻木，出现各种症状。有的汗液不能排泄，手足痠疼，针刺艾灸不知疼痛；有的症状表现在面目部，如被微风所吹，如掣引跳动；有的在胸颈部，症状如有虫行的感觉；有的遍身瘙痒，搔处生疮；有的身面肿痛，痛彻骨髓；有的局部顽麻如铜钱大小，有如被毛虫之毒所螫，其形如梳如手，锥刺也不觉疼痛；有的皮肤出现各种颜色，或青、或赤、或黄、或黑，肌肤破损，形如腐木；有的痛无常处，流动转移，不固定在一处；有的肌肤出现结节，如酸枣，如悬铃，大小不一；还有的全身筋脉拘急，如被绳索捆绑，难于俯仰，手足活动不利，眼睑浮肿，内外眦生疮，小便黄赤，尿后淋沥不尽，面无色泽，神思恍惚多忘。总之，本病症状的变异是多种多样的。

如本病的毒虫侵蚀人体肝脏者，则眉毛睫毛脱落。虫蚀人体肺脏者，则鼻柱塌陷，或鼻生息肉，堵塞鼻孔，呼吸之气不通。如虫蚀人体脾脏者，则语声散乱。如虫蚀人体肾脏者，则耳鸣如有虫鸟之声，或如擂鼓的声音。如虫蚀人体筋脉者，则四肢关节下垂，不能举动。如虫蚀人体皮肉者，则皮肤麻木，不知痛痒，或如锥针所刺，这种症候，也称“刺风”。如虫乘风邪，窜到皮肉，则体表有似虫行。还有虫蚀皮肉，则全身体表，首先从头面开始，出现疙瘩，肌肉硬结，如核桃或小枣。这种症候，从头面先起者，称为“顺风”；病从两足先起者，称为“逆风”。它会使人多处生疮，犹如皮癣、疥疮，或如鱼鳞一般，或痒或痛，流出黄水。初起之时，或如榆荚，或如钱孔，其色或青或白，或黑或黄，变化无定。其疮或起或灭，隐现无常，这些皆是癞病的先兆症状。

还要指出，恶风的起因。大都由于气候失常，冷热交错，流于内脏，深入骨髓，风邪与湿邪混合而生虫，从而危害人体。其患者的发病因素，大多是由于用力过度，饮食失常，房事太过，以致汗孔开疏，寒热风邪侵入内脏。这种寒热风邪越积越多，以致交互贯通，流行于全身经脉，快的立即发病，慢的发病较迟。同时，进食不洁的各种荤腥物，也可生虫，加之日久积累的寒热风邪过甚，因而暴虫增多，日久就能侵蚀五脏骨髓，以及皮肉筋脉关节，时间久了，都能使其损害，这就成为“癞风”。若要治疗，可先给服雷丸散等药驱虫，再根据所出之虫的形色，用更恰当有效的药物治疗，没有不愈的。

但是癞名不止一种。有称木癞者，得病之初，应当先见眉毛睫毛脱落，面目发痒，如再皮肤生疮，三年就成大患。急速治疗，可望痊愈，不治就大患酿成了。有称火癞者，皮肤生疮，像火烧疮，也可有四肢关节畸形残废，病经七年，则眉睫脱落。急速治疗，可望痊愈，否则到第八年病已酿成，就难以治愈。有称金癞者，开始得病就眉毛脱落，到三年时恶虫蚀鼻，就鼻柱塌陷，不可治疗，只有高明的医生可能治愈。有称土癞者，身体结块，如鸡蛋、弹丸那样大小。此病应急速治疗，否则，六年就成为大患，十五年就不能治了。有称水癞者，是先患水肿，因而病邪停留，再被风邪触发，以致须眉脱落。不急治疗，经年即能病成。有称蟋蟀癞者，毒虫如蟋蟀，在人体内，使全身百节头都像要出血。病经三年就不可治疗。有称面癞者，毒虫似面条，全身苍白。很难治疗，需用熏药可望治愈，但病已多年的，仍不可治。有称为白癞者，肤色斑驳，或白或赤。此病即使须眉脱落，也可治疗，唯病已多年的难治。有称疥癞者，症状像诸癣风瘙，身体奇痒。此病经十年，成为大患，可以早治使愈。有称风癞者，是风邪侵入体内，因而手足刺痛，风冷麻木。此病不治，二十年后，就成为大患，应急速治疗。有称蛐癞者，得病以后感到身体沉重，症状似乎风癞。此病积久，亦成大患，早治可愈。有称酒癞者，是由于酒醉后睡在黍秸上，因汗出而体虚，风从体外侵入，使人眉须脱落，而产生恐惧，其实病情并不严重，只要经过简单的治疗，就可很快痊愈。

五十九、乌癞候(58)

［**原文**］ 凡癞病，皆是恶风及犯触忌害所得。初觉皮毛变

异，或淫淫苦痒如虫行，或眼前见物如垂丝，言语无定，心常惊恐。皮肉中或如桃李子，隐轸赤黑，手足顽痹，针刺不痛，脚下①不得蹹[1]地。凡食之时，开口②而鸣，语亦如是，身体疮[2]痛③，两肘如绳缚，此名乌④癞。

［校勘］

①脚下：此后《圣惠方》卷二十四治乌癞诸方有"痛顽"二字。

②开口：此后《圣惠方》有"取气"二字。

③疮痛：《圣惠方》作"生疮痛痒而时如虫行"。

④乌：原作"黑"，从《圣惠方》改。

［注释］

［1］蹹：同"踏"，"蹋"。踩，著地。

［2］疮：同"创"。创口；在此指皮损。

［语译］ 凡是癞病，都由于恶风的侵袭和触犯忌害所致。初起时发现皮肤颜色变异，或感到皮肤上有游走性的痒感，犹如虫爬行，或眼前见有东西，如下垂的细丝，言语失常，时自惊怖恐怯，皮肉中有结节，如桃李实大小，皮肤发出隐疹，其色赤黑，手足麻木，针刺也不知疼痛，脚底不能著地。在进食时，往往张口吸气而发出声音，说话时也是这样。身体因有皮损而疼痛，两肘像绳捆，难以伸展。这就称为"乌癞"。

六十、白癞候(59)

［原文］ 凡癞病，语声嘶破①[1]，目视不明，四肢顽痹，支节火燃②，心里懊热③，手脚俱缓，背膂[2]至④急，肉如遭劈⑤，身体手足隐轸起，往往正白在肉里，鼻有息肉，目生白珠当瞳子[3]，视无所见，此名白癞。

［校勘］

①破：《圣惠方》卷二十四治白癞诸方作"嗄"。

②支节火燃：《圣惠方》作"身体大热"。

③热：《圣惠方》作"懑"。

④至:《圣惠方》作"拘"。

⑤遭劈:《圣惠方》作"针刺",《圣济总录》卷十八白癞作"刀劈"。

[注释]

[1]嘶破:声音嘶哑破碎。

[2]背膂(lǚ旅):即背脊骨。"膂",脊椎骨。亦指脊椎骨两侧的肌肉。

[3]当瞳子:遮蔽瞳孔。"当",遮蔽。

[语译] 凡是癞病,语声嘶破,视物模糊,四肢麻木,关节热如烧灼,心中烦热,手脚弛缓无力,背脊却有拘急感,肌肉疼痛,如被刀劈,身体手足出现疹点,常为纯白色,并且隐在皮肉里面,并不隆起,鼻中生息肉,眼睛生白翳,遮蔽瞳孔,因而看不见东西等等,这就称为"白癞"。

[按语] 以上恶风、诸癞诸候,名称虽不同,而其实都是指的麻风病。《素问》、《灵枢》对麻风病症已有记载,但较简略。本书综合前代的成就,对麻风病的论述,有了很大发展,归纳起来,主要有以下几点。(1)病因方面,已由自然因素的"风",进而考虑到生物因素的"虫",提出了毒虫、暴虫之说。(2)在分类方面,将癞病分为十三种。这种分类,虽然不尽恰当,而且还夹杂了个别非麻风病的皮肤病,但却反映出当时对麻风病的认识,已有相当的水平。(3)对本病的症状,如眼、鼻、关节等损害,作了比较具体的描述。特别是皮肤损害的形态、色泽以及感觉等,记载尤为详细。此外,还对各种癞病的预后,进行了适当的估计。

卷三

虚劳病诸候上　凡三十九论

［提要］　本篇论述虚劳病诸候，包括三、四两卷。其内容主要是五劳、六极、七伤。同时以五脏为纲，分述各种虚证，如脾胃病有不能食、不能消谷、痰饮、积聚、癥瘕，以及吐逆、下利、秘涩等。肺病有上气、少气、咳嗽等。心肝病有肢体筋骨病、脉结、惊悸、失眠、汗出、血证等。肾病有虚劳骨蒸，发热、无子、少精、失精，以及前阴诸病等。最后论及风劳、大病后虚不足，指出病后要注意调理，免致反复。

一、虚劳候※（1）

［原文］　夫虚劳者，五劳、六极、七伤是也。五劳者，一曰志劳，二曰思劳，三曰心劳，四曰忧劳，五曰瘦①劳。又肺劳者，短气而面肿，鼻不闻香臭。肝劳者，面目干黑，口苦，精神不守，恐畏不能独卧，目视不明。心劳者，忽忽[1]喜忘，大便苦难，或时鸭溏[2]，口内生疮。脾劳者，舌本苦直[3]，不得咽唾。肾劳者，背难以俯仰，小便不利，色赤黄而有余沥[4]，茎[5]内痛，阴湿囊生疮，小腹满急。

六极者，一曰气极，令人内虚，五脏不足，邪气多，正气少，不欲言。二曰血极，令人无颜色，眉发堕落，忽忽喜忘。三曰筋极，令人数转筋[6]，十指爪甲皆痛，苦倦不能久立。四曰骨极，令人瘦削[7]齿苦痛，手足烦疼，不可以立，不欲行动。五曰肌极，令人羸瘦无润泽，饮食不生肌肤。六曰精极，令人少气[8]，噏噏然[9]内虚，五脏气不足，发毛落，悲伤喜忘。

七伤者，一曰阴寒。二曰阴萎[10]。三曰里急。四曰精连连②。五曰精少，阴下湿。六曰精清。七曰小便苦数，临事不卒③[11]。又，一曰大饱伤脾，脾伤，善噫，欲卧，面黄。二曰大怒气逆伤肝，肝伤，少血目𬮤[12]。三曰强[13]力举重，久坐湿地伤肾，肾伤、少精，腰背痛，厥逆下冷。四曰形寒寒饮伤肺，肺伤，少气，咳嗽，鼻鸣。五曰忧愁思虑伤心，心伤，苦惊喜忘善怒。六曰风雨寒暑伤形，形伤，发肤枯夭④。七曰大恐惧不节伤志，志伤，恍惚不乐。

男子平人[14]脉大为劳，极虚亦为劳。男子劳之为病，其脉浮大，手足烦，春夏剧，秋冬差[15]。阴寒精自出，酸削不能行⑤。寸口脉浮而迟，浮即为虚，迟即为劳，虚则卫气不足，劳⑥则荣气竭。脉直上者迟⑦逆虚也。脉涩无阳[16]，是肾气少。寸关涩，无血气，逆冷是大虚。脉浮微缓，皆为虚，缓而大者劳也。脉微濡相搏为五劳，微弱相搏虚损为七伤。

[校勘]

①瘦：《千金方》卷十九第八作“疲”。

②精连连：《普济方》卷二百二十七虚劳门作“精漏遗”。

③卒：《外台》卷十七五劳六极七伤方作“举”。

④发肤枯夭：《外台》作“发落，肌肤枯夭”。

⑤酸削不能行：原作“痠癖”，从《金匮》第六改。

⑥劳：原作“浮”从《金匮》第十三改。

⑦迟：《外台》卷十七，五劳六极七伤方无“迟”字。

[注释]

[1]忽忽：心中空虚恍惚。

[2]鸭溏：大便水粪杂下，泄泻如鸭屎称鸭溏。亦称“鹜溏”。“溏”，即大便溏泄。

[3]舌本苦直：舌根苦于强硬。

[4]余沥：谓小便以后尚滴沥不净。“沥”，水下滴。

[5]茎(jīng 泾)：在此指阴茎。

[6]转筋：肌肉跳动抽掣。通常指腓肠肌痉挛。

[7]瘮削：肢体瘮痛消瘦。

[8]少气：呼吸气息不足。

[9]噏噏(xī 吸)然：形容气短乏力，言语不能接续。噏，同“吸”。

[10]阴萎：阴茎痿软不举。亦称“阳痿”。

[11]临事不卒：这里指“早泄”。“事”，房事。“卒”，完毕。

[12]目闇(àn 暗)：目视昏暗。

[13]强(qiǎng 襁)：强迫，勉强。

[14]平人：这里是指外表如常，但实际气血已经虚损的病人。

[15]差(chā 叉)：在此作“减轻”，“好转”解。

[16]无阳：在此作无阳脉解。《脉经》卷一第九“凡脉大为阳，浮为阳，数为阳，动为阳，长为阳，滑为阳”。

[语译] 虚劳病，主要是指五劳、六极、七伤。五劳，一曰志劳，二曰思劳，三曰心劳，四曰忧劳，五曰瘦劳。又有以五脏分为五劳者。如肺劳病人，呼吸短促，面部微有浮肿，鼻子闻不出香臭。肝劳病人，面目干黑，口苦，神魂不定，恐惧不敢独眠，又目力减退，视物不清。心劳病人，心中空虚，恍惚不安，记忆力减退。大便常难解，有时又便泄如鸭溏，同时伴见口中生疮。脾劳病人，舌根部强直，影响吞咽唾液。肾劳病人，腰背不利，难以俯仰，小便不利，色黄赤，尿后余沥不尽，尿道内疼痛，阴囊部常有湿汗，并且生疮，小腹部胀满拘急不舒。

六极，是指气极，血极，筋极，骨极，肌极，精极。所谓极，是意味着正气虚极。一名气极，是正气内虚，五脏亏损，邪气多而正气少，所以病人精神萎靡，不愿讲话。二名血极，病人面无血色，眉发脱落。神思恍惚，记忆力减退。三名筋极，病人经常转筋，十指爪甲皆痛，肢体倦怠，不能久立。四名骨极，病人两腿痠痛消瘦，牙齿亦痛，手足烦热疼痛，不可以立，不欲行动。五名肌极，病人肌肉消瘦，色泽枯槁，饮食不生肌肤。六名精极，病人呼吸短促，言语难以连续。五脏精气皆虚，毛发脱落，情绪悲伤而容易忘事。

七伤，是指阴寒，阴萎，里急，精连连，精少，阴下湿，精清，小便苦数，临事不卒等。这里所说的七伤，都是肾脏亏损疾患，如一阴寒，即指前阴部寒冷。二阴萎，即阴茎不能勃起。三里急，指小腹拘急。四精连连，即经常遗精，滑精。五精少，指精液不足，阴囊部潮湿。六精清，指精液稀薄清冷。七小便苦数，临事不卒，是指肾虚尿频，房事时阳萎早泄。七伤除上述外，还有按照五脏分证的，如一是大饱伤脾，脾伤则时欲嗳气，倦怠欲卧，面色萎黄。二是大怒气逆伤肝，肝伤则血少，两目昏暗，视物不清。三是强力举重，久坐湿地伤肾，肾伤则精气虚少，腰背痠痛，四肢厥冷，腰以下尤冷。四是形寒饮冷伤肺，肺伤则见少气，咳嗽和鼻鸣等症。五是忧愁思虑伤心，心伤则神志不宁，常见易惊、喜忘、善怒等症。六是风雨寒暑伤形，形体受伤则毛发肌肤缺乏营养，枯干失于润泽。七是大恐惧不节伤志，志伤则精神恍惚，情绪忧郁。

诊其脉，男子外形虽如常人，但其脉大而无力，便为虚劳的脉象；反之，脉来极虚，不耐寻按，亦为虚劳之脉。男子虚劳病人，脉见浮大，为阴虚阳浮，往往出现手足烦热，春夏病情加重，秋冬较轻，所谓“能冬不能夏”。同时，可见阴寒，遗精，足下肢痠痛削瘦，不能行动等症。假如寸口脉浮而迟，则浮为虚，迟为劳，虚则卫气不足，劳则营气内竭，是营卫气血俱伤。如其脉来弦直而上逆，并见迟象者，为虚劳病。如其脉涩而无阳脉，是为肾气衰少。如其寸关脉涩，则为气血亏损；再见四肢逆冷，便为正气大虚。总之，脉浮微缓者，都为虚象；若缓而兼大者，便为虚劳。脉来微濡相兼，微为正气虚，濡为阳不足，是五劳的脉象；若微弱相兼为虚损七伤之脉。

二、虚劳羸瘦候※(2)

［原文］ 夫血气者，所以荣养其身也。虚劳之人，精髓萎竭[1]，血气虚弱，不能充盛肌肤，此故羸瘦也。

［注释］

［1］萎竭：枯萎衰竭。

［语译］ 人体的血气，所以荣养四肢百骸，充润一身。病成虚劳，则精髓日渐枯竭，血气也随之虚弱，不能充实皮肤肌肉，所以身体羸弱消瘦。

三、虚劳不能食候(3)

［原文］ 脾候身之肌肉，胃为水谷之海。虚劳则脏腑不和，脾胃气弱，故不能①食也。

［校勘］

①能：《圣惠方》卷二十八，治虚劳不思食诸方作"思"。

［语译］ 脾主肌肉，肌肉为脾脏的外候，胃主纳谷，为水谷之海。虚劳病人，脏腑功能失调，脾胃之气亦随之减弱，所以食欲不振，饮食少进。

四、虚劳胃气虚弱不能消谷候(4)

［原文］ 胃为腑，主盛水谷，脾为脏，主消水谷。若脾胃温和，则能消化。今虚劳血气衰少，脾胃冷弱，故不消谷也。

［语译］ 胃为腑，主受盛水谷，脾为脏，主运化水谷精微。如脾胃之气温和，则纳谷运化功能正常。现在病成虚劳，则血气衰少，脾胃亦随之虚冷衰弱，所以不能消化水谷。

［按语］ 以上二候，均为脾胃虚弱病证，但前者不能食，是病偏于胃；后者不能消谷，是病偏于脾。因此，不能食候的"脾胃气弱"可理解为胃气虚弱；不能消谷候的"脾胃冷弱"可理解为"脾气冷弱"。

脾胃为气血生化之源，后天之本。脾胃虚弱，则饮食消化的功能减退，影响着虚劳病的恢复。因此在虚劳候、虚劳羸瘦候后，紧接着提出不能食、不能消谷等问题，这是虚劳重视调理脾胃，亦是治病求本的意义。

五、虚劳三焦不调候(5)

[原文] 三焦者，谓上中下也。若上焦有热，则胸膈否满[1]，口苦咽干；有寒则吞酢[2]而吐沫。中焦有热，则身重目黄；有寒则善胀而食不消。下焦有热，则大便难；有寒则小腹痛而小便数。三焦之气，主焦①熟水谷，分别清浊，若不调平，则生诸病。

[校勘]

①焦：《难经》三十一难作“腐”。

[注释]

[1]否(pǐ 痞)满：痞塞满闷。“否”通“痞”。

[2]吞酢(cù 醋)：即“吞酸”。“酢”，酸也。“酢”与“醋”，古书每互用。

[语译] 三焦，是指上焦、中焦、下焦。如上焦有热，则热气熏胸膈，可见有胸膈痞塞满闷，口苦咽干等症；有寒，则寒伤胸脘阳气，出现吞酸吐涎沫等症。如中焦有热，则热瘀脾胃，出现身体困重，巩膜发黄等症；有寒，则运化不及，出现腹胀满，饮食不消等症。如下焦有热，则热迫大肠，大便坚燥难解；有寒，则寒伤肾阳，出现小腹疼痛，小便频数等症。在正常情况下，三焦气化的作用，是熟腐水谷，泌别清浊，促进新陈代谢的。但在虚劳病人，则三焦之气不和调，能导致偏寒偏热的各种疾病。

六、虚劳寒冷候※(6)

[原文] 虚劳之人，血气虚竭，阴阳不守[1]，脏腑俱衰，故内生寒冷也。

［注释］

［1］阴阳不守：阴阳不能维系正常状态。守，保持不失。

［语译］　虚劳病人，由于血气虚竭，阴阳不能保持正常状态，脏腑因而衰弱；如阳气偏衰，则内生寒冷。

七、虚劳客热候(13)

［原文］　虚劳之人，血气微弱，阴阳俱虚，小劳则生热，热因劳而生，故以名客热[1]也。

［注释］

［1］客热："客热"先至为主，后至为客，在此作主客先后理解。即先有小劳，而后发热，热因劳动产生，所以称为客热。这种客热，实质就是虚热。

［语译］　虚劳病人，血气微弱，阴阳俱虚，稍有劳动，动则阳气外浮，便生虚热。热因操劳而致，所以称为客热。

［按语］　本候虚劳客热，责之血气微弱，阴阳俱虚，小劳而生热，与后世所称劳伤发热(或简称劳热)，有其相似之处。李东垣详论劳倦发热，气虚发热，并提出甘温除热之法，有其渊源与发展。

八、虚劳热候(15)

［原文］　虚劳而热者，是阴气不足，阳气有余，故内外生于热，非邪气从外来乘也。

［语译］　虚劳发热，是由于阴气不足，阳气有余所致。阴虚生内热，阳盛生外热，所以内外皆热，这种发热，并非外邪乘袭而来。

九、虚劳寒热候(38)

［原文］　劳伤则血气虚，使阴阳不和，互有胜弱故也。阳胜则热，阴胜则寒，阴阳相乘，故发寒热。

［语译］　劳伤则血气虚弱，使阴阳失去和调，互有盛衰。阳胜阴则发热，阴胜阳则生寒，阴阳互相乘加，所以发为寒热之症。

［按语］ 发寒发热是虚劳病人的常见症状。血气虚弱，阴阳不和，是其基本病机。这里指出，虚劳寒冷，是阳虚生寒；虚劳客热，是劳伤阳气外浮；虚劳热候，是阴虚阳盛；虚劳寒热，是阴阳互有盛衰，这就具体地反映了虚劳病人的几种热型，汇而观之，可以较全面地掌握虚劳寒热的大体病情。

又，以上四候，原书分列四处，为了便于比较分析，这里集中在一起论述。

十、虚劳四肢逆冷候(8)

［原文］ 经脉所行，皆起于手足。虚劳则血气衰损，不能温其四肢，故四肢逆冷[1]也。

［注释］

［1］四肢逆冷：即四肢厥逆寒冷。简称“四逆”。

［语译］ 人身经脉的运行，皆起始于手足，虚劳则血气衰少亏损，不能温养其四肢，所以四肢厥逆冷。

十一、虚劳手足烦疼候(9)

［原文］ 虚劳血气衰弱，阴阳不利①，邪气乘之，冷热交争，故以烦疼[1]也。

［校勘］

①利：正保本作“和”。

［注释］

［1］烦疼：手足烦热疼痛。

［语译］ 虚劳病人，血气衰弱，阴阳不和，邪气乘袭，寒热交争，热气乘阴则烦，寒气乘阴则疼，所以出现手足烦疼。

十二、虚劳痰饮候(7)

［原文］ 劳伤之人，脾胃虚弱，不能克消[1]水浆[2]，故为痰饮①也。痰者，涎液结聚，在于胸膈；饮者，水浆停积，在膀胱也。

［校勘］

①饮：原无，从上下文义补。

［注释］

［1］克消：即消化。克，制胜。

［2］水浆：在此指水谷。

［语译］ 虚劳损伤病人，脾胃之气虚弱，不能消化水谷，输布津液，以致津液停聚，变为痰饮。所谓痰，是稠黏的涎液，结聚于胸膈；所谓饮，是清稀的水浆，停积在膀胱。

［按语］ 痰饮的病名，《金匮》早有记载，但痰之与饮，没有明确区分。本书指出"痰者涎液结聚"，"饮者水浆停积"，是为两者分论的早期文献。至于文中提及痰在胸膈，饮在膀胱，是由于胸膈为肺胃所主，气郁生热，易于生痰，膀胱化气而通行津液；膀胱之气不化，易于停饮，这是从病理变化而言的，不局限指部位。又，这里是作为虚劳病的一个兼证提出的，所以论证比较简略，本书卷二十有痰饮病诸候，可以参阅。

十三、虚劳积聚候(10)

［原文］ 积聚者，腑脏之病也。积者，脏病也，阴气所生也。聚者，腑病也，阳气所成也。虚劳之人，阴阳伤损，血气凝① 涩，不能宣通经络，故积聚于内也。

［校勘］

①凝：原作"涘"，从《圣惠方》卷二十八治虚劳积聚诸方改。参阅本书卷一风痹候"凝"字校勘。又湖本作"滞"。

［语译］ 积聚病，是腑脏的病变。所谓积，是属于脏病，脏为阴，为阴气凝积于五脏所生。所谓聚，是属于腑病，腑为阳，为阳气郁聚于六腑所成。虚劳病人，阴阳之气损伤，血气凝聚涩滞，经络不能宣通，所以成为积聚，生于内脏。

［按语］ 本候是论虚劳而产生积聚，积聚为虚劳的一个兼证。本书卷十九有积聚病诸候，对积与聚的论述较详，可以参阅。

十四、虚劳癥瘕候(11)

［原文］ 癥瘕病者，皆由久寒积冷，饮食不消所致也。结聚牢强，按之不能转动为癥；推之浮①移为瘕。虚劳之人，脾胃气弱，不能克消水谷，复为寒冷所乘，故结成此病也。

［校勘］

①浮：《圣惠方》卷二十八治虚劳癥瘕诸方作“转”。

［语译］ 癥瘕病，皆是由于久寒积冷伤中，饮食不能消化所致。结聚坚硬，有形可征。如其癥块按之不能转动者，称为癥，如其推之浮动可移者，称为瘕。虚劳病人，脾胃之气衰弱，不能消化水谷，复为寒冷之气所乘袭，就能结成此病。

［按语］ 本候论述虚劳病人产生癥瘕，癥瘕是虚劳的兼证。本书卷十九有癥瘕病诸候，内容较详，可以参阅。

十五、虚劳上气[1]候(12)

［原文］ 肺主于气，气为阳，气有余则喘满逆上。虚劳之病，或阴阳俱伤，或血气偏损，今是阴不足，阳有余，故上气也。

［注释］

[1]上气：即气息喘促，呼多吸少，肺气上逆。

［语译］ 肺主气，气属阳，阳气有余，以致喘逆上气。虚劳病人，有阴阳两伤者，或血气偏损者，现在是阴气不足，阳气有余，阴虚阳盛，因而形成上气。

十六、虚劳少气候※(14)

［原文］ 虚劳伤于肺，故少气。肺主气，气为阳，此为阳气不足故也。

［语译］ 虚劳病人，肺气损伤，所以少气、呼吸微弱而不足。因为肺是主气的，气属阳，这种少气症状，是阳气不足所致。

十七、虚劳咳嗽候(36)

[原文] 虚劳而咳嗽者，脏腑气衰，邪伤于肺故也。久不已，令人胸背微痛，或惊悸烦满，或喘息上气，或咳逆唾血[1]，此皆脏腑之咳①[2]也。然肺主于气，气之所行，通荣脏腑，故咳嗽俱入肺也。

[校勘]

①咳：《圣惠方》卷二十七虚劳咳嗽诸方作“相克”。

[注释]

[1]唾血：唾液内带血。

[2]脏腑之咳：即五脏六腑的咳嗽。参阅本书卷十四咳嗽病诸候。

[语译] 虚劳病人咳嗽，是由于脏腑之气虚衰，邪气伤害于肺所致。但久咳不愈，可以伤损其他脏腑，出现胸背微痛，或惊悸，心烦胸闷，或喘息上气，或咳痰带血等症，这些都是诸脏腑之咳。然而肺是主气的，肺气通行全身，营养五脏，所以脏腑之咳，都与肺脏有关。

[按语] 以上虚劳上气、少气和咳嗽三候，原书分列三处，今调整集中在一起论述，便于联系分析。

十八、虚劳伤筋骨候(18)

[原文] 肝主筋而藏血，肾主骨而生髓。虚劳损血耗髓，故伤筋骨也。

[语译] 肝脏主筋而藏血，肾脏主骨而生髓。虚劳病人，损伤血液，损耗骨髓，因而伤及筋骨。

十九、虚劳筋挛候(19)

[原文] 肝藏血而候筋，虚劳损血，不能营养于筋，致使筋气极虚，又为寒邪所侵，故筋挛也。

[语译] 肝藏血而外候于筋，虚劳病人，损伤肝脏血液，不能营养于筋，致使筋气极虚，又被风邪所侵袭，所以筋急而拘挛。

二十、虚劳风痿痹[1]不随候(21)

[原文] 夫风寒湿三气合为痹。病在于阴[2]，其人苦筋骨痿枯，身体疼痛，此为痿痹之病，皆愁思所致，忧虑所为。

诊其脉，尺中虚小者，是胫[3]寒痿痹也。

[注释]

[1]痿痹：指肢体萎弱而又痹痛。

[2]病在于阴：指病在筋骨。《灵枢》寿夭刚柔篇："在外者，筋骨为阴，皮肤为阳"。

[3]胫：自膝至足称胫，泛指小腿。

[语译] 风、寒、湿三气杂至，伤于人为痹症。如其病发于筋骨，则患者筋骨萎弱枯瘦，身体又疼痛，而且手足不随，这就是痿痹的病症。虚劳病人而兼患痿痹不随者，除有风寒湿外，还都是由于愁思忧虑等内因所引起。

诊察脉象，如尺中虚小而乏力，常为小腿寒冷痿痹之征。

二十一、虚劳体痛候※(37)

[原文] 劳伤之人，阴阳俱虚，经络脉①涩，血气不利。若遇风邪与正风相搏，逢寒则身体痛，值热则皮肤痒。

诊其脉紧濡[1]相搏，主体节痛②。

[校勘]

①脉：《圣惠方》卷二十九虚劳身体疼痛诸方作"凝"。

②紧濡相搏，主体节痛：《圣惠方》作"紧者，则肢体疼痛也"。

[注释]

[1]濡：软的意思。浮而迟细，虚软无力称濡脉。

[语译] 虚劳病人，阴阳皆虚，经络血脉凝涩，血气运行

不畅。假使感受邪气，则邪气与正气相互搏结，病在经络之间，如遇寒冷气候，就感觉身体疼痛，遇到温暖天气，则又会皮肤发痒。

诊其脉，紧主寒邪，濡主血气虚，紧濡互见，表明正邪相搏，血虚而有寒，所以为身体骨节疼痛之征。

二十二、虚劳膝冷候※(65)

［原文］ 肾弱髓虚，为风冷所搏故也。肾居下焦主腰脚[1]，其气荣润骨髓，今肾虚受风寒，故令膝冷也。久不已，则脚酸痛屈弱。

［注释］

[1]肾居下焦主腰脚：《素问》金匮真言论："病在肾，俞在腰股"。王注："腰为肾府，股接次之，故兼言之"，所以谓肾主腰脚。

［语译］ 虚劳膝冷，是由于肾弱髓虚，又为风冷外邪侵袭所致。肾处下焦，主腰脚部位，肾气能营养滋润骨髓，现在因虚劳肾虚，而又受风寒侵袭，所以引起膝冷。如膝冷久久不愈，则会使两脚痠疼，屈弱无力，难以举动。

二十三、虚劳髀枢[1]痛候(67)

［原文］ 劳伤血气，肤腠虚疏，而受风冷故也。肾主腰脚，肾虚弱，则为风邪所乘，风冷客于髀枢之间，故痛也。

［注释］

[1]髀(bì 婢)枢：相当于股骨大关节，即髋关节部位。"髀"，股外部。"枢"，转轴。

［语译］ 虚劳病人患髀枢疼痛，是由于劳伤血气，肤腠空虚，感受风冷之邪所致。肾主腰脚，如肾气虚弱，腰脚得不到荣养，复为风冷乘袭，风湿邪气停留于髋关节部位，所以髀枢局部发生疼痛。

二十四、虚劳偏枯候(68)

[原文] 夫劳损之人,体虚易伤风邪。风邪乘虚,客于半身,留在肌肤,未即发作;因饮水,水未消散,即劳于肾,风水相搏,乘虚偏发,风邪留止,血气不行,故半身手足枯细,为偏枯也。

[语译] 虚劳病人,身体虚弱,易为风邪所伤。风邪乘虚,侵袭于患者的半侧身体,初起留在肌肤,未即发病;后来又因饮水,水气不能及时消散,加上劳伤肾气,以致风邪与水气相互搏结,乘虚偏发于半身。由于风邪逗留,血气不能正常运行,因而形成偏枯之症。

[按语] 以上七候,虚劳伤筋骨候、筋挛候、风痿痹不随候、体痛候、膝冷候、髀枢痛候及偏枯候,均属肌肉筋骨病变,原书分列五处,散见三、四两卷,今调整集中在一起论述,便于联系分析。

二十五、虚劳目暗候(22)

[原文] 肝候于目而藏血。血则荣养于目。腑脏劳伤,血气俱虚,五脏气不足,不能荣于目,故令目暗也。

[语译] 肝开窍于目主藏血。血气上行荣养于目。如其腑脏劳伤,血气皆虚,五脏之血气不足,则血虚不能上荣于目,所以两目昏暗不明。

二十六、虚劳耳聋候(23)

[原文] 肾候于耳,劳伤则肾气虚,风邪入于肾经,则令人耳聋而鸣;若膀胱有停水,浸渍[1]于肾,则耳聋而气满。

[注释]

[1]浸渍:水湿浸润渗透。

[语译] 肾气通于耳,耳为肾之外候。劳伤病人,肾气亏虚,如风邪入伤肾经,则肾虚风动,病人苦耳聋耳鸣;假如膀胱有

停水，则水气浸渗于肾经，病人不仅耳聋，而且还有气闭满闷的感觉。

［按语］ 本候指出，肾虚耳聋有两种病情，一种是肾虚风动，一种是肾虚湿聚。风胜则动，所以耳聋且耳鸣；湿胜则肿，所以耳聋且气满。

二十七、虚劳脉结[1]候(27)

［原文］ 脉动而暂止，因不能还而复动，是脉结也。虚劳血气衰少，脉虽乘气而动，血气虚，则不能连属，故脉为之结也。

［注释］

[1]脉结：亦称结脉。《脉经》卷一第一："结脉，往来缓，时一止，复来"。

［语译］ 脉搏在跳动过程中，有突然的中止现象，不能自还而复动者，称为脉结。虚劳病人，气血不足，血虚则不能充盈血脉，气虚则不能鼓舞血行，因此脉虽乘气而动，但其来不能连属，所以出现脉结。

［按语］ 关于结脉，《伤寒论》辨脉法云："脉来缓，时一止复来者，名曰结"，是指迟脉中有歇止现象称结脉。而本候则是泛指脉搏有暂止的，统称结脉。两者不尽相同。

二十八、虚劳惊悸候(20)

［原文］ 心藏神而主血脉。虚劳损伤血脉，致令心气不足，因为邪气所乘，则使惊而悸动不定。

［语译］ 心藏神而主血脉。虚劳病人，损伤血脉，血虚不能养心，致使心气不足，又为邪气所乘，则心神不安，所以发生惊骇而悸动不定之证。

［按语］ 本候论虚劳惊悸，谓由于心气不足而邪气所乘，这里"邪气"，不一定是外感之邪，当为内伤七情之类的情志刺激。由于血气虚损，不能养心，心气不足，所以产生心悸。如再加上

七情刺激，则更伤心神而使惊悸不定。这种惊悸，与本书卷一风惊悸候，有所不同，一为风邪致病，一为虚劳所致，以此为辨。

二十九、虚劳不得眠[1]候(24)

［原文］ 夫邪气之客于人也，或令人目不得眠，何也？曰：五谷入于胃也，其糟粕、津液、宗气[2]分为三隧[3]。故宗气积于胸中，出于喉咙，以贯心肺而行呼吸焉。荣气者，泌其津液，注之于脉也，化为血以荣四末，内注五脏六腑，以应刻数[4]焉。卫气者，出其悍[5]气之慓疾[6]，而先行于四末分肉皮肤之间而不休者也①。昼行于阳，夜行于阴。其入于阴，常从足少阴之分②间[7]，行于五脏六腑。今邪气客于脏腑，则卫气独营其外，行于阳，不得入于阴，行于阳，则阳气盛，阳气盛则阳跷[8]满，不得入于阴，阴气虚，故目不得眠。

［校勘］

①也：原无，从《太素》卷十二营卫气行补。

②分：此后原有“肉”字，从《太素》删。

［注释］

[1]眠：通“瞑”，寐也，合目。下同。

[2]宗气：指水谷所化生的精微之气，与吸入的大气相合而积于胸中的动气。

[3]隧(suì 遂)：潜道。《素问》调经论：“五脏之道，皆出于经隧。”

[4]刻数：古代以铜壶盛水滴漏计时，一昼夜水下百刻，称“刻数”。在此指营卫循行于周身有一定时数。

[5]悍(hàn 旱)：强劲；急暴。

[6]慓(piào 票)疾：迅速猛烈。

[7]分间：指部分或部位。

[8]阳跷：奇经八脉之一，阳跷脉自足之申脉穴上行于目。

［语译］ 邪气客于人身，有时会使人不得合目安眠，这是什

么原因？答曰：在正常情况下，饮食入胃，经过消化之后，把糟粕、津液与宗气分为三条隧道去运行。糟粕则从下焦排出体外，宗气则积聚于胸中，经过喉咙，贯通心、肺，以行呼吸作用。营气是把分泌的津液注入于血脉，化为血液，外以营养四肢，内则运行于五脏六腑。而其运行的速度快慢，则相当于滴漏一定的刻数。卫气出自水谷之悍气，其运行速度较快，先行于人体四肢分肉皮肤之间，日夜运行而无休止。白天运行于阳分，夜里运行于阴分。其运行于阴分时，常从足少阴经的申脉穴部位开始，以次行于五脏六腑。虚劳病人，由于邪气侵袭于五脏六腑，阻碍卫气的正常运行，卫气只能独营于外而行阳分，不能内入于阴分，行于阳则阳气偏盛，阳气盛则阳跷脉满，不能入于内则阴气虚，阳盛阴虚，所以使人不能合目安眠。

三十、大病后不得眠候(25)

[原文] 大病之后，脏腑尚虚，荣卫未和，故生于冷热[1]。阴气虚，卫气独行于阳，不入于阴，故不得眠。若心烦不得眠者，心热也；若但虚烦而不得眠者，胆冷[2]也。

[注释]

[1]生于冷热：容易产生虚寒虚热。

[2]胆冷：指胆腑虚寒。

[语译] 大病以后，病人的脏腑虚衰未复，荣卫亦未调和，因而容易产生虚寒虚热的证候。如由于阴气虚，卫气独行于阳，不得入于阴，就会形成阴虚阳盛的失眠证。如因心烦而失眠的，病情多为心经虚热；如果只是虚烦而不得眠的，病情多为胆腑虚寒。

三十一、虚劳喜梦候(62)

[原文] 夫虚劳之人，血气衰损，脏腑虚弱，易伤于邪。正①邪[1]从外集②内，未有定舍[2]，反③淫于脏，不得定处，与荣卫

俱行,而与魂魄飞扬,使人卧不得安,喜梦。凡④气淫于腑,则梦⑤有余于外,不足于内;气淫于脏,则梦⑤有余于内,不足于外。

若阴气盛,则梦涉大水而恐惧。阳气盛,则梦大火燔爇[3]。阴阳俱盛,则梦相杀毁伤⑥。上盛则梦飞,下盛则梦坠。甚饱则梦行⑦,甚饥则梦卧⑧。肝气盛则梦怒;肺气盛则梦恐惧哭泣⑨;心气盛则梦喜笑恐畏;脾气盛则梦歌乐,体重手足⑩不举;肾气盛则梦腰脊两解不属[4]。凡此十二盛者,至而泻之立已。

厥⑪气[5]客于心,则梦见山岳熛火⑫[6]。客于肺,则梦飞扬,见金铁之器及⑬奇物。客于肝,则梦见山林树木。客于脾,则梦见丘陵大泽,坏屋风雨。客于肾,则梦见临渊⑭[7],没于水中。客于膀胱,则梦游行。客于胃,则梦饮食。客于大肠,则梦田野。客于小肠,则梦游聚邑街衢[8]。客于胆,则梦斗讼自刳[9]。客于阴⑮,则梦接内[10]。客于项,则梦⑯斩首。客于胫,则梦行走而不能前,又居深地中⑰。客于股肱⑱,则梦礼节拜起⑲。客于胞⑳,则梦溲便㉑。凡此十五不足者,至㉒而补之,立已。寻其兹梦[11],以设法治,则病无所逃矣。

[校勘]

①正:原无,从《甲乙经》卷六第八补。《灵枢》淫邪发梦篇亦有“正”字。

②集:《甲乙经》、《灵枢》均作“袭”。

③反:原无,从《甲乙经》、《灵枢》补。

④凡:原无,从《甲乙经》补。

⑤梦:原无,从《甲乙经》补。

⑥毁伤:原无,从《甲乙经》补。《素问》脉要精微论亦有“毁伤”二字。

⑦行:《甲乙经》、《灵枢》作“予”。

⑧卧:《甲乙经》、《灵枢》作“取”。

⑨哭泣:此后原有“飞扬”二字,从《脉经》卷六第七删。《甲乙经》作“则梦哭泣,恐惧飞扬”。

⑩手足:原作“身”,从《甲乙经》改。《脉经》亦作“身”。

⑪厥:《中藏经》卷上第二十四作“邪”。

⑫山岳熛火:《甲乙经》、《灵枢》作“丘山烟火”。

⑬及:原无,从《甲乙经》补。

⑭渊:原作“深”,从《甲乙经》、《灵枢》改。

⑮阴:此后《甲乙经》、《灵枢》有“器”字。

⑯梦:此后原有“多”字,从《甲乙经》、《灵枢》删。

⑰又居深地中:《甲乙经》、《灵枢》作“及居深地窌苑中”。

⑱肱:原无,从《甲乙经》、《灵枢》补。

⑲起:《甲乙经》作“跪”。

⑳胞:此后《甲乙经》有“脜”字。

㉑溲便:此后《甲乙经》有“利”字。

㉒至:原无,从《甲乙经》补。

[注释]

[1]正邪:《类经》“凡阴阳劳逸之干于外,声色嗜欲之动于内,但有干于身心者,皆谓之正邪”。

[2]未有定舍:没有安定下来。

[3]燔爇(fán ruò 凡弱):焚烧。“爇”,同“焫”。

[4]两解不属:分解为二,不相连属。

[5]厥气:在此指邪气。

[6]熛(biāo 标)火:迸飞的火焰。

[7]临渊:如临深渊,有恐惧感。

[8]聚邑街衢:指城市街道。

[9]自刳:用刀自杀。

[10]接内:指性交。

[11]兹梦:这许多梦。“兹”,此。

[按语] 本候论述致梦的原因并及其许多梦境,是从人体的脏腑血气,阴阳虚实立论的,内容很多,供参考,不作语译。

三十二、病后虚肿候(26)

［原文］ 夫病后经络既虚，受于风湿，肤腠闭塞，荣卫不利，气不宣泄，故致虚肿。虚肿不已，津液[1]涩，或变为微水也。

［注释］

［1］津液：这里是泛指水液，尤其是水湿之气。

［语译］ 病后经络既已虚弱，再感受风湿之邪，则皮肤毛窍为之闭塞，营卫运行不利，气化功能也就失于宣畅，这样就会导致皮肤虚肿。虚肿不愈，水湿滞留，有可能形成轻度水肿。

三十三、虚劳浮肿候(43)

［原文］ 肾主水，脾主土。若脾虚则不能克制于水，肾虚则水气流溢，散于皮肤，故令身体浮肿。若血气①俱涩，则多变为水病也。

［校勘］

①血气：汪本作“气血”。

［语译］ 肾主水，脾主土。虚劳病人，脾虚不能制水，肾虚又不能化水，则水气流散于肌肤，所以引起身体浮肿。如再加上血气运行不畅，则多变为水肿病。

三十四、虚劳汗候(28)

［原文］ 诸阳主表，在于肤腠之间。若阳气偏虚，则津液发泄，故为汗。汗多则损于心，心液为汗故也。

诊其脉，寸口弱者，阳气虚，为多汗脉也。

［语译］ 人体诸阳之气主表，温养肤腠而卫外。虚劳病人如阳气偏虚，卫外不固，则体内津液，易于发泄为汗。汗为心液，汗多则损伤心气。

诊其脉，寸口脉虚弱的，便为阳气虚，多汗的脉象。

三十五、虚劳盗汗候(29)

［原文］ 盗汗者，因眠睡而身体流汗也，此由阳虚所致。久不已，令人羸瘠枯瘦[1]，心气不足，亡津液故也。

诊其脉，男子平人脉虚弱细微，皆为盗汗脉也。

［注释］

［1］羸瘠枯瘦：形容身体瘦弱而脊骨显露。

［语译］ 盗汗，是在入睡后身体汗出，醒后则汗敛。这是由于卫外的阳气虚所致。久久不止，津液耗损太多，能使人羸瘦枯槁，心气不足，这都与亡津液有关。

诊其脉，如在男子平人见到虚弱或细微的，都是盗汗之征。

［按语］ 从临床来说，自汗多责之阳虚，盗汗多责之阴虚，但盗汗也有属于阳虚的。本候所论，即是其例。阳虚盗汗的脉象，表现为虚弱或细微；如果脉见浮数或弦急或细数，即为阴虚盗汗，应加区别。

三十六、大病后虚汗候(31)

［原文］ 大病之后，复为风邪所乘，则阳气发泄，故令虚汗。汗多亡阳[1]，则津液竭，令人枯瘦也。

［注释］

［1］亡阳：这里的亡阳，应作伤阳理解，不能作为亡阳证看待。

［语译］ 大病之后，体气多弱，复为风邪所侵袭，则阳气发泄，所以产生虚汗。汗出过多，阳气更伤，津液枯竭，肌肉腠理得不到充养，能使人枯瘦。

三十七、风虚汗出候(32)

［原文］ 夫人䐃①肉[1]不牢，而无分理[2]，理粗而皮不致者，腠理疏也。此则易生于风，风入于阳[3]，阳虚则汗出也。

若少气口干而渴，近衣则身热如火，临食则流汗如雨，骨节懈惰[4]，不欲自劳②[5]，此为漏风，由醉酒当风所致也。

[校勘]

①䐃：原作“胭”，是锓梓之误，今改。鄂本作“肌”，《圣惠方》、《普济方》均作“䐃”。

②劳：原作“营”，从《千金方》卷八第一改。

[注释]

[1]䐃(jūn 菌)肉：突起的肌肉，如肱二头肌与腓肠肌等。

[2]分理：肌肉的纹理。《灵枢》寿夭刚柔篇：“形充而大肉无分理不坚者肉脆”。

[3]阳：指卫分、卫阳。

[4]懈(xiè 解)惰：骨节松弛，怠惰无力。

[5]不欲自劳：即懒于劳动。

[语译] 凡是人体的䐃肉不坚实，而无纹理，皮肤粗疏而不致密，则腠理虚疏。这种人容易感受风邪，风邪侵入卫分之后，阳虚不固，就易于汗出。

如患者气息低微少力，口干作渴，怕热，稍加衣服则身热如火，进食时则汗出如雨，全身骨节松弛无力，懒于动作，这是漏风证，由于醉酒后受风邪所致。

[按语] 本候应分两段读，上段是论“风虚汗出”的一般病理变化，下段是专论“漏风”。关于漏风一证，《千金方》卷八列入杂风状第一，《外台》风病中有风多汗及虚汗方，《圣惠方》、《普济方》均把本候列入风病。从本候的内容看，亦是风病证候。本书列入虚劳，可能是错简，或者是与诸汗证连类而及。

又，这里论汗出，都着重在卫阳不固，汗多则心气不足，形体羸瘦。论述不够全面，因为虚劳病中，尚有阴虚之汗，与肺、肝、肾等脏有关，应全面分析。

三十八、虚劳心腹否满候(33)

[原文] 虚劳损伤,血气皆虚,复为寒邪所乘,脏腑之气不宣发于外,停积在里,故令心腹否满也。

[语译] 虚劳损伤病人,血气都已虚弱,复为寒邪所侵袭,则脏腑之气不能宣畅通达于外,寒邪反而停积在里,与脏腑之气相搏结,所以产生心腹痞满。

三十九、虚劳心腹痛候(34)

[原文] 虚劳者,脏气不足,复为风邪所乘,邪正相干,冷热击搏,故心腹俱痛。

[语译] 虚劳病人,脏气不足,复为风邪所乘袭,以致邪气干犯正气,冷热之气相互搏击,所以产生心腹俱痛之证。

[按语] 本候论述心腹痛,是作为虚劳的一个兼证。本书卷十六有心腹痛病诸候,论述较详,可以参阅。

卷四

虚劳病诸候下　凡三十六论

四十、虚劳骨蒸[1]候(40)

[原文]　夫蒸病有五。一曰骨蒸，其根在肾。旦起体凉，日晚即热，烦躁，寝不能安，食无味，小便赤黄，忽忽烦乱，细喘无力，腰疼，两足逆冷，手心常热。蒸盛伤内①，则变为疳[2]，食人五脏。二曰脉蒸，其根在心。日增烦闷，掷手出足，翕翕思水[3]，口唾白沫，睡即浪言[4]，或惊恐不定，脉数②。若蒸盛之时，或变为疳，脐下闷③，或暴利不止。三曰皮蒸，其根在肺。必大喘鼻干，口中无水，舌上白，小便赤如血。蒸盛之时，胸满或自称得④注热[5]，两胁下胀。大嗽彻背连胛[6]疼，眠寐不安。或蒸毒伤脏，口内唾血。四曰肉蒸，其根在脾。体热如火，烦躁无汗，心腹鼓胀，食即欲呕，小便如血，大便秘涩。蒸盛之时，身肿目赤，寝卧不安。五曰内蒸，亦名血蒸。所以名内蒸者，必外寒而内热，把手附[7]骨。而内热甚，其根在五脏六腑。其人必因患⑤后得之，骨肉自消，饮食无味，或皮燥而无光。蒸盛之时，四支渐细⑥，足趺[8]肿起。

又有二十三蒸。一胞[9]蒸，小便黄赤。二玉⑦房[10]蒸，男则遗沥漏精[11]，女则月候不调。三脑蒸，头眩闷热。四髓蒸，髓沸热⑧[12]。五骨蒸，齿黑。六筋蒸，甲焦[13]。七血蒸，发焦⑨。八脉蒸，脉不调⑩。九肝蒸，眼黑。十心蒸，舌干⑪。十一脾蒸，唇焦[12]。十二肺蒸，鼻干。十三肾蒸，两耳焦。十四膀胱蒸，右耳偏焦。十五胆蒸，眼白失色[13]。十六胃蒸，舌下痛。十七小肠蒸，下唇焦[14]。十八大肠蒸，鼻右孔干痛。十九三焦蒸，生病[15]乍寒乍热。二十肉蒸[16]，二十一肤蒸[17]，二十二皮蒸[18]，二十三气蒸，遍身热[19]。

凡诸蒸患，多因热病患愈后，食牛羊肉及肥腻，或酒或房，触犯而成此疾。久蒸不除，多变成疳，必须先防下部，不得轻妄治也[20]。

［校勘］

①伤内：此前原有“过”字，从《外台》卷十三虚劳骨蒸方删。

②数：此前《圣惠方》卷三十一治骨蒸劳诸方有“浮”字。

③闷：《圣惠方》作“胀痛”。

④或自称得：《圣惠方》无此四字。

⑤患：《圣惠方》作“热病”。

⑥渐细：《圣惠方》作“无力”。

⑦玉：《圣惠方》无“玉”字。

⑧髓沸热：此后《圣惠方》有“心昏”二字。

⑨焦：此后《圣惠方》有“落”字。

⑩脉不调：此后《圣惠方》有“或急或纵”一句。

⑪舌干：原作“唇焦”，从《外台》改。

⑫唇焦：原作“舌干”，从《外台》改。

⑬眼白失色：此后《圣惠方》有“无故常惊”一句。

⑭下唇焦：《圣惠方》作“下焦热，尿即痛”。

⑮生病：原作“亦杂病”，从《圣惠方》改。

⑯肉蒸：此后《圣惠方》有“肌肉消瘦”一句。

⑰肤蒸：《圣惠方》作“气蒸，即喘息急”。

⑱皮蒸：此后《圣惠方》有“即筋皮挛缩”一句。

⑲气蒸，遍身热：《圣惠方》作“偏身蒸，体气热”。

⑳多变成疳，必须先防下部，不得轻妄治也：《圣惠方》卷三

十一治骨蒸劳诸方作“多致危笃，必须早疗也”。义较长。

［注释］

［1］骨蒸：病理名称。因为蒸病的主要症状为内热，而虚劳久病伤肾，故虚劳内热统称骨蒸。但肾蒸亦称骨蒸，与标题的虚劳骨蒸又有广义与狭义之分。

［2］疳：蒸病之重者；或称疳劳。亦有以年龄分疳与劳者，如《医宗金鉴》：“十五岁以上者，病则为劳；十五岁或以下者，皆名为疳”。

［3］翕（xī 吸）翕思水：形容口干欲饮而屡伸其舌舔唇。《诗·小雅》“载翕其舌”，笺：“翕，犹引也”。又，翕作“火盛”解，翕翕形容热甚，亦通。

［4］浪言：胡言乱语。

［5］注热：即注病发热。注病见本书卷二十四，可参。

［6］胛：肩胛。

［7］附：近；著。

［8］趺（fū 夫）：同“跗”。足背。

［9］胞：通“脬”。俗称“尿脬”。脬音“抛”。“胞”，在此亦读“抛”。

［10］玉房：指精宫或胞宫。本书卷一风惊候《养生方》云：“精藏于玉房”。

［11］遗沥漏精：“遗沥”，是小便后留有余尿，淋沥不尽，与卷三“余沥”同。“漏精”，是精液不经房事而自动漏出。

［12］沸热：形容热甚如沸汤。

［13］焦：在此比喻极干。

［语译］ 蒸病有五种：第一称为骨蒸，它的根源在肾。病人早晨体温正常，入暮就发热，烦躁不能安睡，饮食无味，小便黄赤，心中恍恍惚惚，心烦意乱，微喘无力，腰部疼痛，两脚逆冷，手心常热。蒸热太盛而伤于内，就能变为疳劳，侵蚀五脏。第二为脉蒸，它的根源在心。病人心中烦闷，日渐加剧，掷手出足，常欲

露出被外，口干欲饮，唾出白沫，入睡即胡言乱语，或惊恐不安，脉数。如蒸热太盛之时，亦可转变为疳劳，脐下胀闷，或突然泻利不止。第三称为皮蒸，它的根源在肺。病人必大喘而鼻干，口燥无津，舌苔白，小便色赤如血。蒸热太盛之时，则感胸满，或如注病发热，两胁下发胀，大声咳嗽，牵连背部，肩胛疼痛，不能安睡。或者蒸病的邪毒损伤肺脏，则见唾血。第四称为肉蒸，它的根源在脾。病人身体蒸热发烫，烦躁无汗，心腹部胀满如鼓，进食就欲呕，小便色赤如血，大便秘结。蒸热太盛之时，则身肿目赤，不能安睡。第五称为内蒸，亦名血蒸。其所以称为内蒸，是由于病人必外寒而内热，以手重按着骨，则感到内热更甚，它的根源在于五脏六腑。这种病情，必是由于其他疾患之后得病，症状是骨肉消瘦，饮食无味，或皮肤干燥而没有光泽。蒸热太盛之时，则四肢更趋细瘦，足背浮肿。

此外，还有二十三蒸。一为胞蒸，症见小便黄赤。二为玉房蒸，男子则小便常遗余沥，并且精液漏出；女子则月经不调。三为脑蒸，症见头眩闷热。四为髓蒸，其症骨髓热甚如沸。五为骨蒸，症见牙齿发黑。六为筋蒸，症见爪甲焦枯。七为血蒸，症见头发焦枯。八为脉蒸，其脉缓急不调。九为肝蒸，症见两眼发黑。十为心蒸，症见舌干。十一为脾蒸，症见口唇干焦。十二为肺蒸，其症鼻孔干燥。十三为肾蒸，症见两耳干枯。十四为膀胱蒸，症见右耳干枯。十五为胆蒸，白睛失去原有的色泽。十六为胃蒸，症见舌下疼痛。十七为小肠蒸，其症下唇干焦。十八为大肠蒸，症见右侧鼻孔干燥疼痛。十九为三焦蒸，其症忽寒忽热。二十为肉蒸，二十一为肤蒸，二十二为皮蒸，二十三为气蒸，全身气蒸。

凡是以上各种蒸病，大多由于热病初愈之后，贪吃牛羊肉及油腻食物，或因饮酒，或因房事，触犯了禁忌而成。久蒸不愈，多转变成疳劳。治疗时必须先固护下焦，不可轻率乱治。

［**按语**］　蒸病的主证是内热，内热伤阴日久不愈，即变为疳劳，这是蒸病的基本病情。在隋唐以前，虚劳的范围比较广泛，

既概括了过劳及病后引起的慢性疾患，亦包涵了一些慢性传染性疾病，如结核病之类。后世称前者为虚劳，后者为劳瘵，骨蒸病候，主要见于劳瘵之病。这里叙症甚多，而且都是根据脏腑论证的，这是反映劳瘵病久，已损及诸脏腑。

四十一、虚劳舌肿候(41)

[原文] 心候舌，养于血，劳伤血虚，为热气所乘；又，脾之大络，出于舌下。若心脾有热，故令舌肿。

[语译] 心开窍于舌，血以养心，劳伤之人，血气多虚，被热邪所侵；脾脉"连舌本，散舌下"。如其心脾两经有热，均能导致舌肿。

四十二、虚劳手足皮剥候(42)

[原文] 此由五脏之气[1]虚少故也。血[2]行通荣五脏，五脏之气，润养肌肤。虚劳内伤，血气衰弱，不能外荣于皮，故皮剥也。

[注释]

[1]气：在此包括血，作气血理解。下文"气"字同。

[2]血：在此包括气，作血气理解。

[语译] 虚劳病人手足皮肤剥脱，这是由于五脏的气血虚少所致。血气的运行，普遍地荣养五脏，五脏的气血，滋养肌肤。虚劳病人，内伤脏腑，血气衰弱，不能外荣于皮肤，所以手足皮肤剥脱。

[按语] 手足皮肤剥脱证候，多见于大病之后的恢复期，此和内脏的气血虚衰，有直接关系，所以称之为虚劳手足皮剥；如其属于皮肤病的手足皮剥，则又当别论。

四十三、虚劳烦闷候(44)

[原文] 此由阴阳俱虚，阴气偏少，阳气暴胜，则热乘于心，

故烦闷也。

［语译］ 虚劳病至阴阳俱虚，每每出现偏胜症候。如果阴气偏于不足，则阳气相对的过盛，虚热入侵于心，就能引起心中烦闷。

四十四、虚劳口干燥候※(39)

［原文］ 此由劳损血气，阴阳断隔，冷热不通，上焦生热，令口干燥也。

［语译］ 虚劳病人的口干燥，是由于劳伤血气，即阴阳升降之机阻隔，冷热之气不能相互交通，则上焦生热，热灼津液而感到口干燥。

［按语］ 本候文字简略，《圣济总录》卷九十一虚劳口干燥的论述，较此为详，录附以供参阅。“水性润下，阳与之升，故津液相成，神乃自生。今肾居下焦，膀胱为表，膀胱者，津液之腑。若其人劳伤，阴阳断隔，不能升降，下焦虚寒，上焦生热，热即水不胜火，津液涸竭，致有口舌干燥之候。”

四十五、虚劳凝唾[1]候(45)

［原文］ 虚劳则津液减少，肾气不足故也。肾液为唾，上焦生热①，热冲咽喉，故唾凝结也。

［校勘］

①上焦生热：《圣惠方》卷二十九治劳虚唾稠粘诸方作“上焦若虚，虚则生热”。

［注释］

［1］凝唾：唾液凝结而黏稠。

［语译］ 虚劳病人的凝唾，是由于津液减少，肾气不足所致。因为肾之液为唾，肾虚水不上承，则上焦生热，热冲咽喉，所以唾液凝结黏稠。

四十六、虚劳呕逆唾血[1]候(46)

[原文] 夫①虚劳多伤于肾。肾主唾,肝藏血,胃为水谷之海。胃气逆则呕,肾肝伤损,故因[2]呕逆唾血也。

[校勘]

①夫:原作“大”,从元本改。

[注释]

[1]呕逆唾血:指呕吐的涎唾中带血。

[2]因:随;因而。

[语译] 虚劳病多伤及于肾。肾在五液主唾,肝主藏血,胃为水谷之海。胃气以下行为顺,上逆则为呕吐,加之肾肝损伤,所以又随着呕吐而涎唾中带血。

四十七、虚劳呕血候(47)

[原文] 此内伤损于脏也。肝藏血,肺主气。劳伤于血气,气逆则呕,肝伤则血随呕出也。损轻则唾血,伤重则吐血。

[语译] 虚劳呕血,是由于内伤损及脏气所致。肝主藏血,肺主于气。劳伤血气,肺胃之气上逆,则为呕吐,肝脏受伤所以血随气逆而呕出。如其劳损轻者,仅在唾涎中带血,劳伤重者,则见吐血。

[按语] 上候云“呕逆唾血”,本候云“损轻则唾血”,二者同为“唾血”,但前者责之于肝肾,后者责之于肝肺,似有同而不同之处。

又,这里的唾血、呕血、吐血,与本书卷二十七的吐血、呕血、唾血诸候不尽相同。因为这里所论的出血,是虚劳的一个兼症,不是泛论血证,应加区别。

四十八、虚劳鼻衄候(48)

[原文] 肺主气而开窍于鼻,肝藏血。血之与气,相随而行,

俱荣于脏腑。今劳伤之人,血虚气逆,故衄。衄者,鼻出血也。

［语译］ 肺主气而开窍于鼻,肝主藏血。血之与气,本来是相随而行,俱荣养于脏腑的。现在劳伤之人,肝血虚而又肺气上逆,所以血随气逆,发生衄血。所谓衄血,即是鼻中出血。

四十九、虚劳吐下血候(49)

［原文］ 劳伤于脏腑,内崩[1]之病也。血与气相随而行,外养肌肉,内荣脏腑。脏腑伤损,血则妄行。若胸膈气逆,则吐血也;流于肠胃,肠虚则下血也;若肠虚而气复逆者,则吐血、下血;表虚者,则汗血[2]。皆由伤损极虚所致也。

［注释］

［1］内崩:内脏出血。崩,是形容出血量很多,很急,犹如堤防之突然崩决。

［2］汗血:指皮肤汗孔出血,亦称"肌衄"。

［语译］ 虚劳损伤脏腑,能导致内脏出血之病。血和气是伴随运行的,在外则荣养肌肉,在内则荣养脏腑。现在脏腑损伤,所以血就妄行。如其胸膈之气上逆,就表现为吐血;妄行之血流入肠胃,适值肠虚,就表现为下血;如上述二者并见,肠虚而又复气逆,就表现为吐血、下血;如其血妄行而值表虚,就表现为汗血。所有这些证候,都是由于伤损虚极所致。

五十、虚劳呕逆候(35)

［原文］ 劳伤之人,五脏不安,六腑不调。胃为水谷之海,今既虚弱,为寒冷所侵,不胜[1]于水谷,故气逆而呕也。

［注释］

［1］胜(shēng 升):承受;担当。

［语译］ 劳伤的人,五脏不适,六腑失调。胃主纳谷,为水谷之海,现因劳伤,胃气已经虚弱,又被寒冷之邪所侵袭,则不能担当水谷的消化之任,所以胃气上逆呕吐。

五十一、虚劳吐利候(50)

[原文] 夫大肠虚则泄利[1],胃气逆则呕吐。虚劳又肠虚胃逆者,故吐利。

[注释]

[1]泄利:即泄泻。

[语译] 大肠虚弱就会泄泻,胃气上逆就会呕吐。虚劳而兼有肠虚胃逆的,就会出现吐利并作之证。

五十二、虚劳兼痢候(51)

[原文] 脏腑虚损,伤于风冷故也。胃为水谷之海,胃冷肠虚则痢也。

[语译] 虚劳而兼患痢疾,是由于脏腑本已虚损,又伤风冷之邪所致。胃主纳谷,为水谷之海,肠道主消导传化,现在胃冷肠虚,水谷不化,所以发生痢疾。

[按语] 这里的"痢",是指水谷痢,而且是虚劳虚寒病情,所以病机重点在于"胃为水谷之海"和"胃冷肠虚",可以参阅本书卷十七水谷痢候。

五十三、虚劳秘涩[1]候(52)

[原文] 此由肠胃间有风热故也。凡肠胃虚,伤风冷则泄利;若实,有风热,则秘涩也。

[注释]

[1]秘涩:指大便秘结难出。

[语译] 大便秘涩,是由于肠胃中有风热所致。大凡肠胃虚弱,感受风冷,则生泄泻;如肠胃腑实,中有风热,则会导致大便秘涩。

五十四、虚劳小便利[1]候(53)

[原文] 此由下焦虚冷故也。肾主水,与膀胱为表里;膀胱主藏津液。肾气衰弱,不能制于津液,胞内虚冷,水下不禁,故小便①利也。

[校勘]

①小便:原无,从《外台》卷十七虚劳小便利方补。

[注释]

[1]小便利:小便清长。

[语译] 虚劳病人小便清长,这是由于下焦虚冷所致。肾主水,与膀胱相表里;膀胱主藏津液。肾气衰弱,不能制化津液,脬中虚冷,所以水液下行,不能禁止,发生小便清长之证。

五十五、虚劳小便难候(54)

[原文] 膀胱津液之腑,肾主水,二经共为表里。水行于小肠,入于胞而为溲便[1],今胞内有客热,热则水液涩,故小便难。

[注释]

[1]溲便:在此指小便。

[语译] 膀胱是藏津液之腑,肾为水脏,二经相为表里。水液下行于小肠,流入脬中而为小便。现在脬中有客热,热灼津伤,水液涩少,所以小便不利。

五十六、虚劳小便余沥候(55)

[原文] 肾主水。劳伤之人,肾气虚弱,不能藏水,胞内虚冷,故小便后,水液不止而有余沥。

尺脉缓细者,小便余沥也。

[语译] 肾主水。劳伤病人,肾气虚弱,不能贮藏水液,尿胞又虚冷,所以小便之后,水液仍不止住,而有余沥点滴。

诊其脉,尺脉缓而细者,为肾气亏损,是小便余沥之证。

五十七、虚劳小便白浊候(56)

[原文] 劳伤于肾,肾气虚冷故也。肾主水而开窍在阴[1],阴为溲便之道。胞冷肾损,故小便白而浊也。

[注释]

[1]开窍在阴:肾开窍于二阴,即前阴与后阴,但此处单指前阴。下同。

[语译] 虚劳小便白浊,是由于虚劳伤肾,肾气虚冷所致。肾主水,开窍于前阴,而前阴为小便的通道。因为脬内虚冷,肾气亏损,所以小便变白而混浊。

五十八、虚劳无子候(16)

[原文] 丈夫无子者,其精清如水,冷如冰铁,皆为无子之候。又泄精,精不射出,但聚于阴头,亦无子。无此之候,皆有子。交会当用阳时,阳时从夜半至禺中是也。以此时有子,皆聪明长寿。勿用阴时,阴时从午至亥,有子皆顽暗而短命,切宜审详之。凡妇人月候来时,候一日至三日,子门开,若交会则有子;过四日则闭,便无子也。

男子脉得微①弱而涩,为无子,精气清冷也。

[校勘]

①微:《金匮》第六作“浮”。

[按语] 男子精清、精冷,以及交会精泄而不射出,为虚劳无子之候,是临床可见的。男子脉微弱而涩,是精血内虚,真阴不足的反映,多精气清冷而无子,亦是临床所常见的。但交会当用阳时以下一段文字,事涉诞妄,可存而不论。

又,虚劳无子候及下条虚劳里急候,原书在第三卷,今移于此,便于与下文少精、失精等肾虚诸候联系分析。

五十九、虚劳里急候※(17)

[原文] 虚劳则肾气不足,伤于冲脉[1]。冲脉为阴①脉之海[2],起于关元[3],关元穴在脐下随腹直上至咽喉。劳伤内损,故腹里拘急也。

上部之脉微细而卧引里急,里急心膈上有热者,口干渴。寸口脉阳弦下急,阴弦里急。弦为胃气虚,食难已②[4]饱,饱则急痛不得息。寸微、关实、尺弦紧者,少腹腰背下苦拘急痛,外如不喜寒,身愦愦[5]也。

[校勘]

①阴:《素问》痿论作"经"。

②已:《外台》卷十七虚劳里急方作"用"。

[注释]

[1]冲脉:奇经八脉之一。其循行有几说,本候所云,是源于《素问》举痛论及《灵枢》五音五味篇。

[2]阴脉之海:冲脉为"十二经之海",亦称"血海",(《灵枢》海论)或"经络之海"(《灵枢》五音五味)。十二经中包括六阴经,且血为阴,故此云"阴脉之海"。

[3]关元:经穴名。在脐下三寸。

[4]已:太;过。《孟子》"仲尼不为已甚者"。注:"不欲为已甚太过也"。

[5]愦愦:昏乱;胡涂。在此引申为不适。

[语译] 虚劳病人,肾气不足,损伤于冲脉。冲脉为阴脉之海,起于关元穴,从腹部直上,上至咽喉。劳伤患者,肾气内损,冲脉失于濡养,所以腹里拘挛紧缩不舒。

诊其脉,上部之脉微细者;多在眠卧时引起腹里拘急;里急而又心膈上有热者,则口干欲饮。寸口脉阳部见弦脉,则下部拘急;阴部见弦脉,则腹里拘急。弦脉亦为胃气虚弱之征,胃虚则不能消化,进食不能过饱,过饱则脘腹急痛,不能呼吸。寸口脉微，关上脉实，尺中弦紧者，亦见少腹腰背下拘急疼痛，形寒畏冷，全身不适。

六十、虚劳少精候(57)

[原文] 肾主骨髓，而藏于精。虚劳肾气虚弱，故精液少也。

诊其脉，左手尺中阴绝[1]者，无肾脉[2]也。若足两髀里急①，主精气竭少，为劳伤所致也。

[校勘]

①若足两髀里急：《圣惠方》卷三十治虚劳少精诸方作“若是体里拘急”。

[注释]

[1]阴绝：在此作“脉短”解。左尺阴绝，乃肾气虚弱之脉，与《伤寒论》平脉法中“尺脉上不至关为阴绝”之属于死脉者不同。

[2]无肾脉：左尺为肾脉。无肾脉，即上文左尺阴绝之意。《脉经》卷二第一“左手关后尺中阴绝者，无肾脉也。苦足下热，两髀里急，精气竭少，劳倦所致”，当为这里所本。

[语译] 肾主骨髓，而所藏为精液。虚劳伤肾，则肾气虚弱，所以精液减少。

诊其脉，左手尺中脉短的，为肾气虚弱之象。假如再见两股内侧紧急，则为精气严重不足之征，这是由于劳伤所致。

六十一、虚劳尿精[1]候(58)

[原文] 虚劳尿精者①，肾气衰弱故也。肾藏精，其气通于阴。劳伤肾虚，不能藏于精，故因小便而精液出也。

[校勘]

①虚劳尿精者：原无，从《外台》卷十六虚劳尿精方补。

[注释]

[1]尿精：在小便时精液泄出。

［语译］ 虚劳尿精，是由于肾气衰弱所致。肾主封藏精液，肾气通于前阴。虚劳损伤肾脏，肾气虚弱，肾关不利，不能封藏精液，所以随着小便而精液亦漏出。

六十二、虚劳溢精[1]见闻精出候(59)

［原文］ 肾气虚弱，故精溢也。见闻感触，则动肾气，肾藏精，今虚弱不能制于精，故因见闻而精溢出也。

［注释］

［1］溢精：亦称“漏精”。因见闻感触而精液漏出。

［语译］ 肾气虚弱，不能固摄精液，所以精液易于溢出。有因所见所闻而溢精者，这是感触伤动肾气，肾虚不能摄制精液，所以见闻感触而精即溢出。

［按语］ 张景岳云：“精之藏制虽在肾，而精之主宰则在心”，“正以心为君火，肾为相火，心有所动，肾必应之”，所以精不能藏而漏出。这里虚劳溢精见闻精出，责之于肾，是从“肾气虚弱”、“不能制于精”的角度提出的，与张氏论证的重点不同。但就全面而论，“见闻精出”感触而动，实际也不能离开于心，所以后世对遗精、漏精，往往责之心肾两病。

六十三、虚劳失精候(60)

［原文］ 肾气虚损，不能藏精，故精漏失。其病小腹弦急[1]，阴头寒[2]，目眶痛①，发落。

诊其脉，数而散者，失精脉也。凡脉芤动微紧，男子失精也。

［校勘］

①目眶痛：《金匮》第六作“目眩”。

［注释］

［1］小腹弦急：指小腹部有紧张感。

［2］阴头寒：即龟头寒冷。

［语译］ 虚劳精液漏失，是由于肾气虚损，不能藏精所致。

其病常见小腹部拘急，阴头寒冷，目眶作痛，头发脱落等症。

诊其脉，数而散者，是失精之脉。大凡脉见芤动微紧，在男子亦是失精之征。

［按语］ “失精”是精液漏失的统称，可以概括遗精、滑精，但下文尚有梦泄精候，则这里似专指滑精。

六十四、虚劳梦泄精[1]候(61)

［原文］ 肾虚为邪[2]所乘，邪客于阴，则梦交接。肾藏精，今肾虚①不能制②精，因③梦感动而泄也。

［校勘］

①虚：此后《外台》卷十六虚劳梦泄精方有“弱”字。

②制：此后《外台》有“于”字。

③因：此前《外台》有“故”字。

［注释］

［1］梦泄精：即梦遗。

［2］邪：在此可作五志之火理解，尤其是君相之火，与梦遗有密切关系。本卷虚劳喜梦候作“厥气”，如云：厥气“客于阴，则梦接内”，可参考。

［语译］ 肾气虚弱，为邪气所乘，邪气客于前阴，就会梦中交接。因为肾主藏精，现在肾气虚弱，不能制约精液，所以因梦感触，即能遗精。

［按语］ 以上五候，虚劳少精、尿精、见闻精出、失精和梦泄精，均责之于肾气虚弱，不能制于精，是从“肾藏精”的角度立论的，重点很明确。但亦要考虑到其他脏的影响，如心与肝等，可结合具体病情研究。

六十五、虚劳尿血候(63)

［原文］ 劳伤①而生客热，血渗于胞故也。血得温而妄行，故因热流散，渗于胞而尿血也。

［校勘］

①劳伤：《圣惠方》卷二十九治虚劳小便出血诸方作“夫虚劳之人，阴阳不和”。

［语译］　虚劳尿血，是由于劳伤产生虚热，热迫血溢，渗入脬中所致。因为血分受热，就会流散妄行，渗于脬中，随小便而出，即为尿血。

六十六、虚劳精血出候(64)

［原文］　此劳伤肾气故也。肾藏精，精者血之所成也。虚劳则生七伤六极，气血俱损，肾家偏虚，不能藏精，故精血俱出也。

［语译］　虚劳精血俱出，这是由于劳伤肾气所致。因为肾主藏精，而精是由血所生成。虚劳至七伤六极，血气都已损伤，而肾脏尤其偏虚，不能制约精液，所以精血俱出。

六十七、虚劳阴冷候(66)

［原文］　阴阳俱虚弱故也。肾主精髓，开窍于阴。今阴虚阳弱，血气不能相荣，故使阴冷也。久不已，则阴萎弱[1]。

［注释］

[1]阴萎弱：阴茎不能勃起，或举而不坚。亦称阳痿。萎，亦作“痿”。

［语译］　虚劳而阴茎发冷，这是由于阴阳二气俱虚所致。肾主藏精，又主骨髓，并开窍于前阴。现在阴虚又阳弱，则血气不荣，不能煦濡于前阴，所以引起阴茎寒冷。假如久久不愈，能够发成为阴痿。

六十八、虚劳阴萎候※(69)

［原文］　肾开窍于阴，若劳伤于肾，肾虚不能荣于阴器，故萎弱也。

诊其脉，瞥瞥如羹上肥[1]者①，阳气微；连连②如蜘蛛丝者①[2]，阴气衰。阴阳衰微，风邪[3]入于肾经，故阴不起，或引小腹痛也。

［校勘］

①者：原无，从《外台》卷十七虚劳阴萎方补。

②连连：《伤寒论》辨脉法作"萦萦"。

［注释］

［1］瞥瞥如羹上肥：形容阳气衰微的脉象，浮虚无力，不耐寻按。"瞥瞥"，浮薄之意，又不定貌。"羹上肥"，指羹汤上漂浮的油脂。

［2］连连如蜘蛛丝者：形容阴气不足的脉象。"连连"，是连绵不绝。"蜘蛛丝"，是形容脉象细微，难以寻按。

［3］风邪：作风冷之邪理解。

［语译］ 肾开窍于前阴，假如虚劳伤肾，肾气不能外荣于阴器，就会产生阴痿不举。

诊其脉，瞥瞥如羹上肥者，这是阳气微弱；再见连连如蜘蛛丝者，这是阴气亦已衰少。阴阳之气俱衰微，又以风冷之邪侵入于肾经，所以阴器不能勃起，有的还能引起小腹作痛。

六十九、虚劳阴痛候※(70)

［原文］ 肾气虚损，为风邪所侵，邪①气[1]流入于肾经，与阴气相击，真邪交争，故令阴痛。但冷者唯痛，挟热则肿。

［校勘］

①邪：原无，从《外台》卷二十六阴痛方补。

［注释］

［1］邪气：据以下"冷者唯痛"之文，则此邪气当为风冷之邪。

［语译］ 虚劳而肾气虚损，又被风冷之邪所侵袭，邪气流入肾经，与阴气相搏击，正气邪气交争，所以使得前阴疼痛。只感受风冷之邪者，仅有疼痛；如兼挟热邪，就会伴有肿胀。这是"寒胜则痛，热胜则肿"的缘故。

七十、虚劳阴肿候(71)

[原文] 此由风热客于肾经,肾经流[1]于阴器,肾虚不能宣散[2],故致肿也。

[注释]

[1]流:指经脉流注。

[2]肾虚不能宣散:指肾气虚弱,不能宣散风热之邪。

[语译] 虚劳阴肿,是由于风热之邪侵袭于肾经所致。因为肾之经脉流注于阴器,肾虚不能宣散邪气,风热客于肾经,所以前阴生肿。

七十一、虚劳阴疝[1]肿缩候(72)

[原文] 疝[2]者,气痛也。众筋会于阴器。邪客于厥阴、少阴之经,与冷气相搏,则阴痛肿而挛缩。

[注释]

[1]阴疝:即癞疝。

[2]疝:有两种解释,一泛指寒邪引起的腹部疼痛,一指疝气病。这里是指后者。

[语译] 所谓阴疝:是疝气作痛之病。各经的经筋都会合于阴器。诸筋皆属于肝,前阴又属于肾。假如邪气侵入足厥阴肝、足少阴肾的经脉,与寒冷之气相搏,寒凝则气滞,所以阴睾疼痛肿大,而阴茎挛缩。

七十二、虚劳阴下痒湿候※(73)

[原文] 大虚劳损,肾气不足,故阴冷,汗液自泄①,风邪乘之,则搔痒。

[校勘]

①故阴冷,汗液自泄:《圣惠方》卷三十虚劳阴下湿痒生疮诸方作"故阴汗自泄也"。

［语译］ 严重的亏虚和劳损，肾气不足，所以前阴发冷，而且阴汗自出，假使再被风邪侵袭，则风邪与湿相搏，郁而生热，发生阴下搔痒。

七十三、虚劳阴疮候(74)

［原文］ 肾荣于阴器，肾气虚，不能制津液，则汗湿。虚则为风邪所乘，邪客腠理，而正气不泄，邪正相干，在于皮肤，故痒，搔之则生疮。

［语译］ 肾气是荣养阴器的，虚劳伤肾，肾虚不能制约津液，就会阴下汗湿。假如再被风邪乘虚而入，停留于肌腠，而正气虚弱，不能宣泄邪气，则风邪与湿结合，与正气搏击，病变在于阴部皮肤，所以发痒，如搔破感染，就会生疮。

［按语］ 以上七候阴冷、阴痿、阴痛、阴肿、阴疝、阴下痒湿及阴疮，都是前阴部位的病变，所以调整集中在一起论述，便于联系分析。从虚劳来看，当以阴痿、阴冷为主。至于阴痛、阴肿、阴疝、阴下痒湿、阴疮等，临床上有虚实寒热，应作具体分析。不过，在总的病情方面，与肾气都有一定的关系，所以连类而及。

七十四、风虚劳①候※(75)

［原文］ 风虚者，百疴之长[1]。劳伤之人②，血气虚弱，其肤腠虚疏，风邪易侵，或游易[2]皮肤，或沉滞脏腑，随其所感，而众病生焉。

［校勘］

①风虚劳：《圣惠方》卷二十七作“风劳”。

②劳伤之人：此后《圣惠方》卷二十七治风劳诸方有“表里多虚”四字。

［注释］

[1]风虚者，百疴之长：即“风为百病之长”的意思。“风虚”，义同“虚风”，为致病之风；“疴”，病。

［2］游易：亦作“游奕”，即游走的意思。

［语译］ 风为百病之长。劳伤之人，血气虚弱，皮肤毛窍疏松，易被风邪侵袭。风邪侵入于身体以后，或游走于皮肤，或深入留滞于脏腑，每每随着所感受的部位不同，而发生各种不同的疾病。

七十五、诸大病后虚不足候(30)

［原文］ 大病者，中风、伤寒、热病劳损① 、温疟之类是也。此病之后，血气减耗，脏腑未和，故使虚乏不足。虚乏不足，则经络受邪，随其所犯，变成诸病。

［校勘］

①热病劳损：原作热劳，热劳不能作为大病，有误，从《圣惠方》卷二十七治虚劳不足诸方改。

［语译］ 凡患大病者，如中风、伤寒、热病劳损以及温疟之类。在这些大病之后，血气都已损耗，脏腑未易调和，所以每使人虚乏不足。虚乏不足，则经络亦虚，易于受邪，每每随其邪气所犯之处，变生各种后遗症。

［按语］ 本候主要指出了大病之后，身体虚弱，抵抗力差，容易感受外邪，发生各种变症和后遗症，目的是使人注意病后护理，促进恢复，免致反复。

又，本条原在第三卷，因其内容，是诸大病后致虚不足，是概指诸虚，所以移此。

卷五

腰背病诸候 凡九论

［提要］ 本篇论述腰背诸病，内容以腰痛为主。根据病因和病情的不同，腰痛分为肾虚、风痹、劳伤、臂腰及卧湿五种证候，并比类而及肾着腰痛。又从病程的久暂，分为卒腰痛、久腰痛等。此外，还论及背偻候，因此候与风湿腰痛有一定的关系。

原书尚有胁痛一候，因与腰背痛牵涉较少，故移入卷十六与胸胁痛候相毗连，以便联系分析。

一、腰痛①候※(1)

［原文］ 肾主腰脚，肾经虚损，风冷乘之，故腰痛也。又邪客于足少阴之络，令人腰痛引少腹，不可以仰息②[1]。

诊其尺脉沉，主腰背痛。寸口脉弱，腰背痛。尺寸俱浮直上③直下，此为督脉腰强痛④。

凡腰痛病有五：一曰少阴，少阴肾也。十⑤月[2]万物阳气⑥伤，是以腰痛。二曰风痹，风寒著腰，是以痛⑧。三曰肾虚，役用[3]伤肾，是以痛⑧。四曰臂腰[4]，坠堕伤腰，是以痛⑧。五曰寝卧湿地⑦，是以痛⑧。

［校勘］

①痛：原作“病”。从本书目录改。元本亦作“痛”。

②邪客于足少阴之络……不可以仰息：《素问》缪刺论作“邪客于足太阴之络，令人腰痛引少腹控胁，不可以仰息”。

③直上：原无，从《脉经》卷二第四补。

④腰强痛：《脉经》作“腰背强痛，不得俯仰”。

⑤十：《太素》卷八经脉病解作“七”。

⑥阳气：此后《素问》脉解篇有“皆”字。

⑦寝卧湿地：《千金方》作“取寒眠地，地气所伤”。

⑧痛：《千金方》卷十九第七作“腰痛”。

[注释]

[1]仰息：仰伸而行呼吸之貌。

[2]十月：属亥月，此时阳气衰，阴气盛。

[3]役用：使致力于劳作。

[4]𦡊(kuì 溃)腰：见本卷𦡊腰候。

[语译] 肾主腰脚，肾经虚弱，风冷外邪乘虚侵入，所以引起腰痛。此外，邪气侵入足少阴经的络脉，亦能使人腰痛并痛引少腹，不能伸腰仰息。

诊其脉，尺部脉沉，主腰背痛，寸口脉弱，亦主腰背痛。如果寸至尺部都见脉浮而且直上直下，这是督脉病引起的腰背强痛。

腰痛病，常见有五种：一是少阴，少阴为肾，阴气之始生，十月万物阳气衰退，所以腰痛。二是风痹，为风寒之邪滞留于腰而痛。三是肾虚，乃劳役疲竭伤肾而痛。四是𦡊腰，为坠堕跌倒，伤腰而痛。五是寝卧湿地，寒湿侵袭而引起腰痛。

二、腰痛不得俯仰候※(2)

[原文] 肾主腰脚，而三阴三阳十二经[1]八脉①[2]，有贯肾络于腰脊者，劳损于肾，动伤经络，又为风冷所侵，血气击搏，故腰痛也。阳病者不能俯，阴病者不能仰，阴阳俱受邪气者，故令腰痛而不能俯仰。

[校勘]

①八脉：此前《圣惠方》卷四十四腰痛强直不能俯仰诸方有“奇经”二字。

［注释］

［1］三阴三阳十二经：指手足三阴经和三阳经，共为十二经脉。

［2］八脉：即奇经八脉。指督脉、任脉、冲脉、带脉、阳跷、阴跷、阳维、阴维。

［语译］ 肾主腰脚，而人体十二经脉与奇经八脉，有的贯连肾脏系络腰脊。劳役而损于肾，势必扰动和伤及其经络，又感受风寒，邪与气血相击搏，所以引起腰痛。阳受病则阳脉急而不能前俯；阴受病则阴脉急而不能后仰，阴阳同时受病，则阴阳经脉俱急，所以使腰痛而不能俯仰自如。

三、风湿腰痛候(3)

［原文］ 劳伤肾气，经络既虚，或因卧湿当风，而风湿乘虚搏于肾①经，与血气相击而腰痛，故云风湿腰痛。

［校勘］

①肾：原书重一“肾”字。疑衍，从《圣惠方》卷四十四风湿腰痛诸方删。

［语译］ 风湿腰痛，是因劳役过度而损伤肾气，经络已经亏虚，或因卧处湿地而又当风不蔽，风湿乘虚侵入肾经，与血气相搏，引起腰痛，所以称为风湿腰痛。

四、臂腰候(7)

［原文］ 臂腰者，谓卒然伤损于腰而致痛也。此由损血[1]搏于背①脊所为，久不已，令人气息乏少，面无颜色，损肾故也。

［校勘］

①背：《圣惠方》卷四十四臂腰痛诸方作“腰”。

［注释］

［1］损血：因伤致损，血渗成瘀。

［语译］ 臂腰，就是突然坠堕跌仆，损伤腰部引起腰痛。这

是因为损伤血脉而瘀聚于腰背部所致，延久不愈，可使病人出现呼吸缓弱，面无润色，这是肾受损之故。

［按语］ 本候即第一条腰痛候，腰痛有五、四曰臂腰的病理变化及临床见症。原书次肾着腰痛之下，今前移，便与风湿腰痛相连贯。

五、卒腰痛候(4)

［原文］ 夫劳伤之人，肾气虚损。而肾主腰脚，其经贯肾络脊，风邪乘虚，卒入肾经，故卒然而患腰痛。

［语译］ 积而劳伤的病人，肾气往往虚损。而肾主腰脚，它的经脉贯肾络脊，今风邪乘虚，猝然侵入肾经，所以突然发生腰痛。

六、久腰痛候(5)

［原文］ 夫腰痛，皆由伤肾气所为。肾虚受于风邪，风邪停积于肾经，与血气相击，久而不散，故久腰痛。

［语译］ 大凡腰痛病，皆是由于损伤肾气所致。肾虚感受风邪，风邪停留于肾经，与血气相搏击，久而不去，所以成为久腰痛。

［按语］ 以上二候，指出腰痛有二种情况：一是“风邪乘虚猝入肾经”，表现为突然腰痛；一是“风邪停积于肾经，久而不散”，表现为久腰痛。临床所见，往往前者为病之始发，而后者为前者的延续，如不注意彻底治疗，常使两种症候交替出现，不易治愈。

七、肾著[1]腰痛候(6)

［原文］ 肾主腰脚。肾经虚则受风冷，内有积水，风水相搏，浸积①于肾，肾气内著，不能宣通，故令腰痛。其病状，身重腰冷，腰②重如带五千钱[2]，如坐于水③，形状如水④，不渴，小便

自利，饮食如故。久久变为水病，肾湿故也。

［校勘］

①积：《外台》卷十七肾着腰痛方作“渍”。

②腰：原作“腹”，从《脉经》卷六第九改。

③于水：《金匮》第十一作“水中”。

④形状如水：《金匮》作“形如水状”。

［注释］

［1］著（zhuó着）：即着的本字。

［2］腰重如带五千钱：比喻腰部沉重，动作不利感。

［语译］

肾主腰脚。肾经经气虚则易受风冷之侵，而致水湿内积，风与水相搏，浸润及肾，肾气被困着于内，不能宣通，所以发生腰痛。其病之状，病人自觉身体重坠，腰部沉冷，如腰缠五千钱，又如坐浸在水里，症状有如患水，而不渴，小便通利，饮食如常。这种病长期迁延其转归即是水病。因肾困于水湿故也。

［按语］ 肾著腰痛是由于肾阳虚不能化湿，风冷与水湿着于腰部，所以身重腰冷，如坐水中。口不渴，小便自利，饮食如故，说明本候重点是局限于腰部的疼痛，至于内脏病变尚不明显。

八、腰脚疼痛候(8)

［原文］ 肾气不足，受风邪之所为也。劳伤则肾虚，虚则受于风冷，风冷与真气交争，故腰脚疼[①]痛。

［校勘］

①疼：原脱，从本候标题补。元本亦有“疼”字。

［语译］ 腰脚疼痛是肾气不足，受风邪所侵之缘故。过劳会使肾气虚，肾气虚则易受风冷之邪，邪与正气相争夺，故使腰脚疼痛。

九、背偻[1]候(9)

［原文］ 肝主筋而藏血。血为阴，气为阳。阳气，精则养神，柔则养筋。阴阳和同，则血气调适，共相荣养也，邪不能伤。若虚，则受风，风寒搏于脊膂之筋[2]，冷则挛急，故令背偻。

［注释］

[1]背偻(lóu 娄)：曲背。“偻”，曲而俯之貌。

[2]脊膂(lǚ 旅)之筋：即背脊两旁之筋。“脊膂”，即脊梁骨。

［语译］ 肝主筋而藏血。血属于阴，气属于阳。阳气内化精微则养神，外为柔滑则养筋。阴阳平和协同，则血气调匀适度，共相荣养体质增强抗力，邪气便不能伤害。若虚，则易受风寒，风寒入搏于脊膂之筋，筋遇寒则挛急，所以形成背偻。

消渴病诸候　凡八论

［提要］ 本篇是专论消渴病诸候。消渴病由于在证候上差异，这里分为消渴、渴利和内消三证。篇内“强中”病与消渴病因同样是由于服用石药，肾虚有热所引起，所以连类而及。

一、消渴候※(1)

［原文］ 夫消渴者，渴不止，不小便①是也。由少服五石[1]诸丸散，积经年岁，石势②[2]结于肾中，使人下焦虚热。及至年衰，血气减少，不复能制[3]于石。石势②独盛，则肾为之燥，故引水而不小便也。其病变多发痈疽，此坐热气留于经络不引③，血气壅涩，故成痈脓。

诊其脉，数大者生，细小浮④者死。又沉小者生，实牢⑤大者死。

有病口甘者，名为何，何以得之？此五气[4]之溢也，名曰脾瘅[5]。夫五味入于口，藏于胃，脾为之行其精气。溢⑥在脾，令人口甘，此肥美之所发。此人必数食甘美而多肥，令人内热⑦，甘者令人满⑧，故其气上溢，转⑨为消渴。

厥阴之病，消渴重⑩，心中疼⑪，饥而不欲食，甚则欲吐蛔。

［校勘］

①不小便：原作“小便多”，从《外台》卷十一消渴方改。《医心方》、《圣惠方》亦均作“不小便”。本候下文亦作“不小便”。

②势：《医心方》卷十二第一作“热”。

③留于经络不引：《外台》作“留于经络，经络不利”。

④浮：此后《脉经》卷四第七有“短”字。

⑤牢：《脉经》作“坚”。“牢”与“坚”是通假字，古书有时互用。牢是牢脉。

⑥溢：《太素》卷三十脾瘅消渴作“液”，《素问》奇病论作“津液”。

⑦令人内热：此前《素问》有“肥者”二字，《外台》有“肥”字。

⑧满：此前《素问》有“中”字。《外台》同。

⑨转：原无，从《太素》补。

⑩重：《伤寒论》厥阴篇作“气上撞心”。

⑪疼：此后《伤寒论》有“热”字。

［注释］

[1]五石：五种石类药物。《抱朴子》金丹卷第四作丹砂、雄黄、曾青、白矾、磁石，本书卷六解散病诸候记载是钟乳、硫黄、白石英、赤石脂、紫石英。

[2]石势：石药的力量。

[3]制：克制；控制。

[4]五气：即脾气。《素问集注》：“五气者土气也，土位中央，在数为五，在味为甘、在臭为香、在脏为脾”。一说五气是五味之气。义亦可通。

[5]脾瘅：病名。是脾有积热，上泛为口甘的一种病变。“瘅”，是热的意思。

［语译］ 消渴病的症状，表现为口渴不止，饮水多而不小便。这是由于少壮时多服五石制成的诸种丸散，经年累月，石药的力量积聚于肾中，致使下焦产生虚热。到了年老的时候，血气减少，阴津不足，不再能克制石药，石药的力量独盛，肾就因而燥热，所以口渴多饮，小便不多。这种病到后期，每发痈疽，这是由于石药热毒，蓄积于经络不得宣散，血气壅滞，所以变生痈脓。

就其脉诊判断预后，一般数大者预后较佳，细小浮者，预后不良。又如脉沉小者预后佳；实牢大者预后差。

有患口中甜的，是什么病，怎样得的？这是脾气上溢于口，称为脾瘅。在正常的情况下，五味入于口，藏于胃，由脾为之运化精微，输布五脏。现在运化失职，脾气上溢，因而使人口甜，这是由于多食甘美肥厚的食物，使人产生内热，多食甘味，使人中满，所以如果脾气上溢，亦可转变成消渴病。

厥阴病亦有消渴的症状，严重的并见胃部疼痛，感到饥饿而不欲饮食，甚或呕吐蛔虫。

［按语］ 本候论述消渴，其主要症状是“渴不止，不小便”，是消渴病的一个证候。其病因，责之少壮时，内服五石散一类石药，以致积热在内，到了年老血气衰少，因而发病。

由于《诸病源候论》成书年代，正是六朝炼丹术盛行，服用五石散、寒食散一类石药的风气很盛，后遗症亦多。因此本书对消渴、渴利、内消、强中等候的论述，都指出与服用五石有关。

本候指出消渴的另一个原因，是由于平日多吃了甜味美食，或肥腻的东西，而成“脾瘅”，发展亦为消渴。此外，还论及消渴病的并发症痈疽。其原因是由于石药热气留滞于经络，血气壅滞不通，热毒的熏蒸而致。

末段“厥阴之病……”，是源于《伤寒论》厥阴篇与《金匮》消渴小便不利淋病篇，这里的消渴，是指口渴而言。即厥阴病的一个症状，和消渴病不同，应加以区别。

又，消渴病在《金匮》，没有分证，至《病源》分为消渴、渴利、内消三个证候，盖源于《小品方》。《医心方》卷十二载《小品方》说："……石热结于肾中，使人下焦虚热，小便数利，则作消利。消利之病，不渴而小便自利也；亦作消渴，消渴之疾，但渴不利也；又作渴利，渴利之病，随饮小便也"。不过《病源》把《小品方》的消利名称改为"内消"，而内消文中仍然保存"消利"一词。至于分证内容，与《小品方》是完全一致的。

二、渴病候(2)

［原文］　五脏六腑，皆有津液。若脏腑因虚实而生热者，热气在内，则津液竭少，故渴也。夫渴数饮，其人必眩。背寒而呕者，因利[1]虚故也。诊其脉，心脉滑甚，为善渴。其久病变成①发痈疽，或成水疾[2]。

［校勘］

①成：《外台》卷十一渴后恐成水病方作"或"。

［注释］

[1]利：指小便利，即多尿。亦可与下文渴利候联系，作病名理解。

[2]或成水疾：指消渴病后，可并发水肿。

［语译］　五脏六腑，都有津液，以资营养。如脏腑因虚或实而生热，热气在体内消耗津液，所以口渴。口渴而频频饮水，其人必眩。或兼背寒、呕吐的，这是由于小便多而致虚的缘故。诊其脉，见心脉滑甚者，为善渴之征。消渴病延久不愈，每易并发痈疽或者变成水肿。

三、大渴后虚乏候(3)

［原文］　夫人渴病者，皆由脏腑不和，经络虚竭所为。故病虽瘥，血气未复，仍虚乏也。

［语译］　患渴病的人，都是由于脏腑不和，经络虚竭所致。所以有些患者，渴病虽已减轻，血气未易恢复，仍然虚弱无力。

四、渴利候(4)

[原文] 渴利者,随饮随①小便故也。由少时服乳石[1],石热盛时②,房室过度,致令肾气虚耗,下焦生热,热则肾燥,燥③则渴,肾虚又不得传制[2]水液,故随饮随①小便。以其病变,多发痈疽。以其内热,小便利故也。小便利,则津液竭,津液竭,则经络涩,经络涩,则荣卫不行,荣卫不行,则由热气留滞,故成痈疽。

[校勘]

①随:原无,从《医心方》卷十二第二补。

②石热盛时:《圣惠方》卷五十三渴利成痈疽诸方作"乳石热盛"。

③燥:此前《外台》卷十一渴利虚经脉涩成痈脓方有"肾"字。

[注释]

[1]乳石:指钟乳石等一类石药。

[2]传制:即传化、节制的意思。

[语译] 渴利的症状,主要是口渴多饮,饮后随即小便。这是由于少壮时多服钟乳石一类的石药,石热盛时,房室过度,以致肾气亏耗,下焦生热,热则导致肾燥,肾燥则口渴引饮,而肾虚又不能传化、节制饮入的水液,所以随饮而随小便。渴利病每多并发痈疽,这是因为内热,小便又多,体内津液枯竭,津液竭,则经络干涩,经络涩,则荣卫周流不畅,荣卫不畅,则热气停滞,所以成为痈疽。

五、渴利后损候(5)

[原文] 夫渴利病后,荣卫虚损,脏腑之气未和,故须各宣畅也。

[语译] 渴利病以后,人体荣卫虚损,脏腑之气不调和,所以应使脏腑之气和荣卫的运行,各自恢复通畅。

六、渴利后发疮候(6)

［原文］ 渴利之病，随饮随①小便也。此谓服石药之人，房室过度，肾气虚耗故也。下焦生热，热则肾燥，肾燥则渴。然肾虚又②不能制水，故小便利。其渴利虽瘥，热犹未尽，发于皮肤，皮肤先有风湿，湿热相搏，所以生疮。

［校勘］

①随：原无，从上条渴利候补。

②又：原作"人"，从元本改。上条渴利候亦作"又"。

［语译］ 渴利病，是口渴引饮，随饮而随小便。这是服石药的人，房室过度，以致肾脏精气虚耗之故。肾虚则下焦生热，热则肾气偏燥，肾燥则口渴引饮。而肾气虚者，又不能节制水液，所以小便利。如渴利虽见减轻，但热尚未尽，从皮肤外发，更因皮肤先感风湿，湿与热相搏结，所以产生疮疡。

七、内消候(7)

［原文］ 内消病者，不渴而小便多是也。由少服五石，石热结于肾内，热之所作也①。所以服石之人，小便利者，石性归肾，肾得石则实②，实②则消水浆，故利。利多不得润养五脏，脏衰则生诸病。由肾盛之时，不惜其③气，恣[1]意快情，致使虚耗，石热孤[2]盛，则作消利[3]，故不渴而小便多也。

［校勘］

①也：原在上句"内"字后，从《外台》卷十一消中消渴肾消方改。

②实：鄂本作"热"。

③其：《外台》作"真"。

［注释］

[1]恣：放纵的意思。

[2]孤：作"独"或"特"字解。

[3]消利：原为《小品方》病名，《病源》改作内消，义同。

[语译] 内消病是口不渴而小便多。这是由于年少时服五石之药，石药热毒结聚肾中，热毒发作所致。服石药的人，其所以小便利者，是因为石性重坠而易归入于肾，肾得石药就会热实，热实则消水液，所以小便利。小便利则津液不足，不能润养五脏，脏气虚衰，就会引起各种病证。由于肾气盛壮之时，不知爱惜精气，纵情房室，致使阴精虚耗，石热独盛，就成为消利，所以不渴而小便多。

[按语] 本候指出内消病的主要症状是"不渴而小便多"。"不渴"二字，须灵活看待，不能拘泥，是渴饮的程度较消渴、渴利为轻而已。若与小便相对比，则小便多于所饮。所以《千金方》说："内消之为病，当由热中所作也，小便多于所饮，令人虚极短气"。

文中云"肾得石则实，实则消水浆，故利"，以"消水浆"为小便利的原因，殊难理解，存疑待考。

又，本书论消渴，尚无"三消"名称，亦无上消、中消、下消的专条论述。这里的内消即是肾消，亦即后世所说的下消。《外台》卷十一引《古今录验》云："消渴病有三：一渴而饮水多，小便数、无脂似麸片甜者，皆是消渴病也。二吃食多，不甚渴，小便少、似有油而数者，此是消中病也。三渴饮水而不能多，但腿肿，脚变瘦小，阴痿弱，数小便者，此是肾消病也"。叙述较此详细，并有所发展，录附以供参考。

八、强中候(8)

[原文] 强中病者，茎长兴盛不痿①，精液自出。是由少服五石，五石热住于肾中，下焦虚。少壮之时，血气尚丰，能制于五石，及至年衰，血气减少，肾虚不复能制精液。若精液竭，则诸病生矣。

[校勘]

①痿：《千金方》卷二十一第一作"交"。

［语译］ 强中病，是阴茎坚长，不肯痿软，精液自动流出。这是由于少壮时服用五石壮阳热药，石热停聚于肾中，下焦虚损所致。少壮之时，血气尚丰盛，能够克制石药之热，及至年老体衰，血气减少，肾气虚损，不再能控制精液。假如精液自出不止，则精气枯竭，就会诸病丛生。

［按语］ 强中病，宋前医书，多归入消渴门中，认为是服用五石所致。后世又归入肾病门中，与遗精、阳痿等并论，认为与酒色过度有关。这种分类的演变，亦反映着祖国医药的发展与时代风格不同。

卷六

解散病诸候 凡二十六论

[提要] 本篇论述解散病，重点是叙述解救寒食散发动为病的各种症候，共计二十六论。其中，第一候内容很多，从诊断、服药、护理，各种反应，解救方法，以及作者的看法等，都有所论及。以后二十五候，是第一候中部分内容的复述和补充，但对病理阐发较多。

一、寒食散发[1]候(1)

[原文] 夫散脉[2]或洪实；或断绝不足[3]，欲似死脉；或细数；或弦驶[4]。坐①所犯非一故也。脉无常投②[5]，医不能识。热多则弦驶；有癖[6]则洪实；急痛则断绝。凡寒食药率[7]如是，无苦[8]，非死候也。勤从节度[9]，不从节度则死矣。

[校勘]

①坐：《千金翼》卷十五第三作“其”。

②投：《医心方》卷十九第三作“度”。

[注释]

[1]寒食散发：寒食散一名五石散。因服散以后，宜寒食、冷水洗，取寒解药热，所以称“寒食散”。服寒食散后，有正常反应，亦有不良反应，这种情况叫做“发动”，简称“发”或“动”。

[2]散脉：在此是指服寒食散后所出现的脉象。散，指寒食散。

[3]断绝不足：指脉象沉细欲绝。

[4]駃(kuài 快)：同"快"。

[5]投：指脉的搏动。《脉经》卷四第六"脉来五十投而不止者，五脏皆受气，即无病"。

[6]癖(pǐ 劈)：食不消。在此指药石不消而成块。

[7]率：大抵、大概。

[8]苦：病也。《庄子》："以为有苦而欲死也"。

[9]节度：即法度；常规的意思。

[语译] 服寒食散后的脉象，有的洪实有力；有的沉细欲绝，似乎如死脉；有的细数；有的弦数。这是因为各人所犯的病情不同。脉无一定的脉象，医生也不易识别。但一般地说，属于热的，脉多弦数；如药积不散，脉多洪实有力；腹痛急剧的，脉多沉细欲绝。服寒食散后的脉象，大抵如此，没有什么严重病痛，并不是死候。只要时刻注意服药常规，不然的话，是有一定危险性的。

[原文] 欲服散，宜诊脉候，审正其候，尔[1]乃毕愈。脉沉数者难发，难发当数下之；脉浮大者易发也。人有服散两三剂不发者，此人脉沉难发，发不令人觉，药势[2]行已①，药但于内发，不出形于外。欲候知其得力[3]，人进食多，是一候；气下颜色和悦，是二候；头面身瘙痒②是三候；策策③[4]恶风，是四候；厌厌[5]欲寐，是五候也。诸有此证候者，皆药内发五脏，不形出于外。但如方法，服散勿疑。但数下之，则内虚，自当发也。诸方互有不同，皇甫[6]唯④欲将冷[7]，廪丘公[8]欲得暖将[9]之意，其多有情致[10]也。世人未能得其深趣[11]，故鲜[12]能用之。然其方法，犹多不尽。但论服药之始，将息之度，不言发动之后，治解之宜，多有阙略[13]。江左[14]有道弘道人[15]，深识法体[16]，凡所救疗，妙验若神。制《解散对治方》云。

[校勘]

①行已：《千金翼》卷十五第三作"已行"。

②瘙痒：原作“痒瘙”，从《千金翼》改。

③策策：《千金翼》作“涩涩”。

④唯：原作“推”，从汪本改。

[注释]

[1]尔：如此。

[2]药势：药物作用。

[3]得力：发生作用。

[4]策策：形容瑟缩恶风貌。《千金翼》作“涩涩”，义较明白。

[5]厌厌：精神不振貌。

[6]皇甫：即皇甫谧，字士安，晋代名医，著有《针灸甲乙经》。

[7]将冷：“将”，将息；调养。“冷”，冷洗；寒食。

[8]廪（lǐn 凛）丘公：即陈廪丘，晋代人。是提倡服寒食散者。

[9]暖将：取暖将息。

[10]情致：意义；道理。

[11]深趣：即深意。

[12]鲜：少的意思。

[13]阙略：缺略不全。“阙”，同“缺”。“略”，粗略。

[14]江左：一称江东，即长江下游南部地区。

[15]道弘道人：“道弘”，晋代人。“道人”，修道之人，古称方士。

[16]法体：即法度。

[语译] 服用寒食散，应了解服药者的脉象，并密切注意他的证候反应，这样才能及时作出处理，给以相应的解救方法。从脉象来说，服寒食散，脉象沉数的人，药力难于发动，难发动的当服攻下药；脉象浮大的人，就容易发动。有人在服寒食散两三剂后，药力没有发动者，可能此人的脉是沉的，所以难于发动，发动了也不易使人觉察。有时即使药力已起作用了，不过发动于内，并不表现在外面。要知道它是否已得药力，可观察以下几点：饮

食增多，这是一种状况；气息和顺，面色和悦，这是第二种状况；头面、身体皮肤瘙痒，这是第三种状况；瑟缩恶风，这是第四种状况；神情不振，想睡觉，这是第五种状况。凡是见到这些表现的，说明药力已经在内脏发动，还没有表现于外。但可以照常服药，不必怀疑。如时常服些泻下药，那么体内虚弱，药力自然会发动起来。服寒食散的方法很多，而且各有不同。例如皇甫氏主张冷食将息，而廪丘公则主张取暖将息，各有理由。后人未能深刻地理解它的意义，所以很少能恰当地使用它。然而这些方法，尚不完备，因为只谈到开始如何服法，如何将息，并没有讨论药力发动后的解救方法，有很多缺略不全的地方。江南有个道弘道人，深晓服寒食散的法度，凡是经过他治疗的，效果都很好。他曾写作过《解散对治方》，具体内容如下。

[原文] 钟乳对[1]术，又对栝蒌，其治主肺，上通头胸。术动[2]钟乳，胸塞短气；钟乳动术，头痛目疼。又钟乳虽不对海蛤，海蛤能动钟乳①。海蛤动乳②，则目痛短气③。有时术动钟乳，直[3]头痛胸塞。然钟乳与术所可为患，不过此也。虽所患不同，其治亦一矣。发动之始，要[4]其有由，始觉体中有异，与上患相应，便速服葱白豉汤[5]。

又云：硫黄对防风，又对细辛，其治主脾肾，通腰脚。防风、细辛④动硫黄，烦疼腰痛⑤，或瞋忿[6]无常，或下利⑥不禁。防风、细辛能动硫黄，硫黄不能动彼。始觉发，便服杜仲汤[7]。

白石英对附子，其治主胃，通至脾肾。附子动白石英，烦满腹胀；白石英动附子，则呕逆不得食，或口噤不开，或言语难，手脚疼痛。觉发，服生麦门冬汤[8]。

紫石英对人参，其治主心肝，通至腰⑦脚。人参动紫石英，心急而痛，或惊悸不得眠卧，或恍惚忘误，失性发狂⑧。或黯黯[9]欲眠，或愦愦喜瞋，或瘥或剧，乍寒乍热，或耳聋目暗。又防风虽不对紫石，而能动紫石，紫石由防风而动人参。人参动，亦心痛烦热，头项强。始觉，便宜服麻黄汤⑨[10]。

赤石脂对桔梗，其治主心，通至胸背。桔梗动赤石，心痛口噤，手足逆冷，心中烦闷；赤石动桔梗，头痛目赤，身体壮热。始觉发，即温酒饮之，随能数杯[11]，酒势行则解。亦可服大麦麨[12]良，复若不解，复服。

术对钟乳，术发则头痛目赤，或举身[13]壮热，解与钟乳同。附子对白石英，亦对赤石脂。附子发则呕逆，手脚疼，体强骨节痛，或项强面目满肿，饮酒食麨自愈。若不愈，与白石英同解。人参对紫石英，人参发则烦热，头项强，解与紫石英同。桔梗对赤石脂，又对茯苓，又对牡蛎，桔梗发则头痛目赤，身体壮热，解与赤石同⑩。干姜无所偏对。

［校勘］

①海蛤能动钟乳：原无，从《千金方》卷二十四第三补。

②乳：原无，从《外台》卷三十七乳食阴阳体性并草药触动形候补。

③短气：原作“气短”，从汪本改。

④细辛：原无，从《外台》补。

⑤烦疼腰痛：《千金方》作烦热、脚疼、腰痛。

⑥利：原作“痢”，从鄂本改。

⑦腰：原作“肾”，从《千金方》改。

⑧发狂：原作“狂发”，从《千金方》改。

⑨麻黄汤：《千金方》作人参汤。

⑩解与赤石同：此后《千金方》尚有一段文字：“茯苓发则壮热烦闷，宜服大黄黄芩汤方。牡蛎发则四肢烦热，心腹烦闷，极渴，解与赤石脂同”。

［注释］

［1］对：配的意思。

［2］动：发动，触动。

［3］直：但。

［4］要：大约。

[5]葱白豉汤：葱白、豉、甘草、人参(录自《千金方》卷二十四第三)。

[6]瞋(chēn 琛)忿：睁目大怒。

[7]杜仲汤：杜仲、枳实、甘草、李核仁、栀子、豉(录自《千金方》)。

[8]生麦门冬汤：生麦门冬、甘草、麻黄、豉(录自《千金方》)。

[9]黯黯：昏昏；沉默。

[10]麻黄汤：麻黄、人参、甘草、葱白、鼓、大麦奴(录自《外台》卷三十七乳石阴阳体性并草药触动形候)。

[11]随能数杯：按平时饮酒耐受量的大小，饮服数杯。能(nài 耐)，通"耐"。

[12]大麦麨(chǎo 绍)：即炒大麦粉。米麦蒸后磨粉称麨。

[13]举身：全身。

[语译] 钟乳对白术，又对栝蒌，药势发动后的救治主要在肺，发动时其作用上通于头部和胸部。同时钟乳与白术，又可以相互发动。白术发动钟乳，出现胸闷气短；钟乳发动白术，出现头痛目疼。又钟乳虽不动海蛤，海蛤却能发动钟乳。海蛤发动钟乳，则出现目疼短气。有时白术发动钟乳，就出现头痛胸闷。不过钟乳与白术所产生的病证，亦仅仅如此。虽然有时出现的症状不同，而解救治疗的方法是基本相同的。在药力开始发动之时，服药的人总是有些反应，感觉和往常不同，出现上述各种症状，便应及时解救，速服葱白豉汤。

又说：硫黄对防风，又对细辛，药势发动后的救治主要在脾、肾，发动时其作用下通于腰脚部位。防风、细辛都能发动硫黄，出现烦疼腰痛，或时愤怒，情志变化无常，或下利不禁等症。可是防风、细辛虽能发动硫黄，而硫黄却不能发动它们。在开始感觉发动时，即应及时解救，服用杜仲汤。

白石英对附子，药势发动后的救治主要在胃，其作用通至脾肾。附子和白石英又能相互发动，附子发动白石英，则胸部烦闷，腹部胀满；白石英发动附子，则呕逆不能饮食，或牙关紧急，口不能张，或语言困难，或手脚疼痛。自觉发动时，便须服生麦门冬汤。

紫石英对人参，药势发动后的救治主要在心肝，其作用通至腰脚部位。人参能发动紫石英，出现心中急痛，或惊恐心跳，不能安眠，或心中恍惚，健忘误事，或精神失常，甚至发狂，或昏昏欲睡，或心烦意乱，喜怒无常等症。这些症状，或轻或重，并时寒时热，或见耳聋，或目视昏暗。又防风虽不对紫石英，但能发动紫石英，紫石英由于防风而发动人参。人参被发动，亦见心痛烦热，头项强直等症。在自觉发动时，便须服用麻黄汤。

赤石脂对桔梗，药势发动后的救治主要在心，其作用通至胸背部。桔梗发动赤石脂，则见心中急痛，口噤不开，手足逆冷，心中烦闷等症；赤石脂发动桔梗，则见头痛目赤，身体壮热等症。在开始感觉发动时，即应加以处理，可饮温酒，随平时酒量大小，喝上几杯，等到酒势运行，以上诸症即可解除。亦可以吃炒大麦粉，此法很好，如病仍不解，可以再吃。

白术对钟乳，白术发动则见头痛目赤，或见全身大热，解救方法与钟乳相同。附子对白石英，亦对赤石脂。附子发动则见呕逆，手脚疼痛，身体强直，骨节疼痛，或见颈项强直，面目浮肿。解救方法，可以饮温酒，吃炒大麦粉，自能痊愈。如不愈，用白石英的解救方法。人参对紫石英，人参发动则见心中烦热，头项强直，解救方法与紫石英相同。桔梗对赤石脂，又对茯苓，又对牡蛎，桔梗发动则见头痛目赤，身体大热，解救方法与赤石脂相同。干姜没有相对的药。

[原文] 有说者云，药性草木则速发而易歇[1]，土石则迟发而难歇也。夫服药草石俱下于喉，其势厉[2]盛衰，皆有先后，其始得效，皆是草木先盛耳，土石方引日月[3]也，草木少时便歇①，石势犹自未成[4]。其病者，不解消息[5]，便谓顿休[6]，续后更服；或谓病痼[7]药微，倍更增石；或更杂服众石，非一也。

[校勘]

①歇：原作“老”，从元本改。

[注释]

[1]歇：消失。

[2]势厉：药效发作。“势”，药势，药力。“厉”，奋起。

[3]方引日月：当延迟一些时间。“方”，当。“引”，延长。

[4]成：通“盛”。

[5]不解消息：犹言不了解这种情况。

[6]顿休：指药力顿时消失。

[7]痼：久病、重病。

[语译] 有人说，药物的性能，属于草木一类的，见效快而消失亦快，属于土石一类的，见效慢而消失亦慢。因此，药物服下以后，药效的出现，各有先后，其首先发挥药效的，大都是属于草木一类的药物。至于土石药的效力，当延迟一些时间，才能出现。由于草木的药效发挥早，在短时间内即消失，此时石药尚未发挥其作用。而患者不知道观察药后情况，斟酌调节，就认为药力已经消失了，可以继续服用；或者认为病重药轻，不见效可以加倍用量；或者再吃其他的石药，凡此种种，情况不一。

[原文] 石之为性，其精华之气，则合五行，乃益五脏，其滓秽便同灰土也。夫病家气血虚少，不能宣通，杂石之性，卒相和合，更相尘瘀[1]，便成牢积[2]。其病身不知，是石不和[3]，精华不发，不能致热消疾，便谓是冷盛牢剧[4]，服之无已。不知石之为体，体冷性热，其精华气性不发，其冷如冰。而疾者，其石入腹即热，既不即热，服之弥多[5]。是以患冷癖之人，不敢寒食，而大服石，石数弥多，其冷癖尤剧，皆石性不发而积也。亦有杂饵诸石丸酒，单服异石，初不息，唯以大①散[6]为数而已。有此诸害，其证甚多。

[校勘]

①大：原作“夫”，从元本改。

[注释]

[1]尘瘀：即淤积。“尘”，通“陈”。

[2]牢积：坚积；癖积。

[3]和：合适；适宜。

[4]牢剧：指病情顽固而严重。

[5]弥多：更多；越多。

[6]大散：即寒食散。

[语译] 石药的性能，其精华之气，按五行配合，可以用来补益五脏，其渣滓部分，等于灰土，是没有用处的。假如患者气血不足，不能运化石药，多种石药的作用互相和合，复与气血互相淤积，便能产生癖积。这种病证，当初并不感觉，亦不知道石药用得不合适，石药精华没有发挥出来，不能产生药热，消除疾病，反而误认为自己寒冷重了，病情顽固而严重，仍然服药不停。殊不知石药有体性两个方面，其体冷，其性热，假如精华之气性不能发动，石体寒冷如冰，反能使人增病。患者不了解这种情况，认为服了石药就能产生药热，现在没有发生药热，可能是药力不够，于是愈服愈多，后患也就愈来愈大。所以患冷癖的人，大多不敢服寒食。而大量服用石药，石药数量越多，其冷癖更加严重，原因都是寒食散用得不当，石药的精华未能发挥作用，而石体的沉积却增加病情。亦有乱服各种带有石药的丸剂酒剂，或者单服某种石药，当初不注意它的不良反应，只知道服寒食就算数而已。往往服药不当，有这样许多害处，而且后遗症亦甚多。

[原文] 《小品方》[1]云：道弘道人制《解散对治方》说，草石相对之和[2]，有的能发动为证。世人逐易[3]，不逆[4]思寻古今方说，至于动散[5]，临急便就服之，既不救疾，便成委祸[6]。大散由来是难将[7]之药，夫以大散难将而未经服者，乃前有慎耳。既心期得益，苟就服之，已服之人，便应研习救解之宜，异日动之，便得自救也。夫身有五石之药，而门内无解救之人，轻信对治新方，逐易服之，从非弃是，不当枉命误药邪?!

检《神农本草经》[8]说，草石性味，无对治之和，无指的发动之说，按其对治之和，亦依本草之说耳。且大散方说，主患[9]注[10]药物，不说其所主治，亦不说对和指①的发动之性也。览皇甫士安撰解散说及将服消息节度，亦无对和的发之说也。复有廪丘家，将温法以救变败之色，亦无对和的②动之说。若以药性相对为神[11]者，栝蒌恶干姜，此是对之大害者。道弘说对治而不辨[12]，此道弘之方，焉[13]可从乎？今不从也，当从皇甫节度，自更改栝蒌，便为良矣。患热则不服其药，惟患冷者服之耳，自可以除栝蒌。若虚劳脚弱者，以石斛十分代栝蒌；若风冷上气咳者，当以紫菀十分代栝蒌，二法极良。若杂患常疾者，止除栝蒌而已，慎勿加余物。

[校勘]

①指：元本无此字。

②的：此后元本有“发”字。

[注释]

[1]《小品方》：书名，晋陈延之撰。

[2]和：合在一起。

[3]逐易：贪图便利。

[4]逆：事前；预先。

[5]动散：服寒食散后发动。

[6]委祸：困顿之患。“委”通“萎”。

[7]将：掌握运用。

[8]《神农本草经》：为我国最早的一部本草专书。约成书于秦汉时代。原书佚，现存本为后人所辑。

[9]主患：主治疾病。

[10]注：记载；罗列。

[11]神：明显。

[12]辨：讲清楚。

[13]焉(yān 烟)：哪儿；哪里。

[语译]《小品方》说：道弘道人写的《解散对治方》指出，草药与石药有相对的合在一起，确能相互发动，发生不良反应。但现在有些人贪图便利，不能事前思寻古今各种方说以及药物发动的作用，临到危急就随便服用解救药。这样，既不能达到解救的目的，而且会成为困顿之患。寒食散从来就是难于掌握运用的药物，正因为如此而未曾服用者，就要事先有所慎重。既然希望用了要得到好处，苟且服用了，已经服用的人，就应该研习解救的方法，日后石药发动，就能自己处理解救。凡服用五石药物者，如果家里没有懂得解救的人，而轻信对治新方，贪图便利，放弃正确的服法，反而采用错误服法，岂不因药误而枉送性命吗？！

查考《神农本草经》记载，只谈到草药石药的性味，没有提及药物的"对治之和"，也没有"指的发动"之说。药物的"对治之和"，亦应根据本草论述。而且寒食散的方说，仅称能治许多疾病和罗列药品，并没有说这些药物怎样能够治病，亦没有讲"对和""指的发动"的性能。再看看皇甫士安所述解散说和将息法度，也没有"对和"、"的发"的论述。还有廪丘公用温法将息，以解救寒食散的变症坏症，亦没有"对和"、"的发"之说。假如以药性相对为害最明显的而言，无如栝蒌恶干姜了，这是相对之为害最大者。道弘道人虽说药物的对治，而没有讲清楚那些危害。对道弘道人的方子，哪里可以完全相信？现在不能相信他，应该从皇甫士安的法度，把栝蒌改掉，便安全了。因为患热病的，不需要服寒食散，只有患冷疾的方服此药，当然应该把栝蒌去掉。如属于虚劳脚弱患者，以石斛十分代替栝蒌；属于风冷喘咳患者，以紫菀十分代替栝蒌，这两种方法很好。如果是杂症和一般普通疾病，就只要除掉栝蒌，不宜加其他药物。

[原文] 皇甫云，然寒食药者，世莫知焉。或言华佗，或言仲景，考之于实，佗之精微，方类单省[1]；而仲景经[2]有候氏黑散、紫石英方，皆数种相出入，节度略同。然则寒食紫①石二方，出自仲景，非佗也。且佗之为治，或刳[3]断肠胃，涤洗五脏，不纯

任方也。仲景虽精，不及于佗。至于审方物之候，论药② 石之宜，亦妙绝众医。

及寒食之疗者，御[4] 之至难，将之甚苦。近世尚书[5] 何晏[6]，耽[7] 声好色，始服此药，心加开朗，体力转强，京师[8] 翕然[9]，传以相授，历岁之困[10]，皆不终朝[11] 而愈。众人喜于近利，未睹后患。晏死之后，服者弥繁，于时不辍，余亦豫[12] 焉。或暴发不常，夭害年命。是以族弟长互，舌缩入喉。东海[13] 王良夫，痈疮陷[14] 背。陇西[15] 辛长绪，脊肉烂溃。蜀郡[16] 赵公烈，中表六丧[17]。悉寒食散之所为也。远者数十岁，近者五六岁，余虽视息[18]，犹溺[19] 人之笑耳。而世人之患病者，由不能以斯为戒，失节之人多来问余，乃喟然欢曰：今之医官，精方不及华佗，审治莫如仲景，而竞服至难之药，以招甚苦之患，其夭死者，焉可胜计哉！咸宁[20] 四年，平阳[21] 太守[22] 刘泰，亦沉斯病[23]，使使[24] 问余救解之宜，先时有姜子者，以药困绝，余实生之，是以闻焉。然身自荷毒[25]，虽才士不能书，辨者不能说也。苟思所不逮，暴至不旋踵[26]，敢以教人乎？辞不获已，乃退而惟之[27]，求诸《本草》，考以《素问》[28]，寻故事之所更[29]，参气物[30] 之相使[31]，并列四方之本，注释其下，集而与之。匪曰我能也。盖三折臂[32] 者，为医非生而知之，试验亦其次也。

［校勘］

①紫：原作“草”，从上文改。

②药：汪本作“草”。

［注释］

[1]单省：用药单纯而品味少。

[2]仲景经：张仲景的著作。这里当指目前通行的《金匮要略方论》，因为寒食、紫石二方见于此书。

[3]刳(kū 枯)断：开刀；动手术。

[4]御：驾御，掌握运用。

[5]尚书：官名。魏晋时尚书为协助皇帝处理国家政务的重

要官员。

[6]何晏：三国魏人，累官尚书，倡导玄学，著有《道德论》。

[7]耽(dān 单)：沉溺；入迷。

[8]京师：古时称首都为京师。晋代首都在洛阳。

[9]翕(xī 吸)然：一致认为很好，如“舆论翕然”。

[10]困：陷在艰难痛苦里面，此处指为病所困。

[11]不终朝：谓不满一天，形容时间很短。“终朝”，指一天。

[12]豫(yù 予)：参与。

[13]东海：地名，今山东郯城县。

[14]陷：这里作“烂穿”解。“陷”，陷落、深入。

[15]陇西：地名，今甘肃陇西县。

[16]蜀郡：地名，今成都地区。

[17]中表六丧：表亲中间有六个人因服此药而死亡。“中表”，指父之姐妹、或母之兄弟姐妹的子女，现在通称表亲。

[18]视息：犹言生存。息，呼吸。《宋书·徐湛之传》“靦然视息，忍此余生”。

[19]溺：《释名》：溺，弱也，不能自胜也。

[20]咸宁：晋武帝年号。

[21]平阳：地名，今山西临汾市。

[22]太守：汉晋时官职名称，为一郡行政的最高长官。

[23]亦沉斯病：也患这种疾病。“沉”，没，沉陷的意思。“斯”，此。

[24]使使：派遣一个使者。前者“使”字是动词，后者“使”字是名词。

[25]荷毒：中毒。“荷”，受的意思。

[26]暴至不旋踵：言疾病突然发生。“不旋踵”，即不及转身，形容来得很快。

[27]惟之：思考。

[28]《素问》：书名，是现存的古典医籍之一，全称《黄帝内经

素问》。

[29]更：经历。

[30]气物：气候方物。

[31]相使：相互关系。

[32]三折臂：亦作“三折肱”。参阅本书卷首宋序“三折”注。

[语译] 皇甫士安说：关于寒石散的方源，现在大都不了解，有的说出自华佗，有的说出自张仲景。其实华佗的技术虽然高明，可是他的方剂，大都用药单纯，品味很少；而张仲景著作中载有侯氏黑散、紫石英方，皆是多味药物组成，而且方药法度略同。从此推论，寒食、紫石二方，是出于张仲景，不是华佗。同时，华佗的技术，精于外科，肠胃开刀，洗涤五脏，是他的擅长，并不单纯依靠方剂。在这方面，张仲景是不及华佗的。但在审察方物的情况，论证药石的宜忌，则张仲景的医学成就，是超越群医之上的。

至于用寒食散治病，掌握运用是很困难的，将息也极为艰苦。近代尚书何晏，沉溺于声色，把身体搞垮了。初服此药，心情开朗，体力转强。这个消息一经传开，京师一致好评，互相传授，服寒食散的风气非常盛行，许多经年不愈的疾病，服之都能很快痊愈。许多人满足于眼前效果，没有看到它的后患。何晏死后，服散的人更多了，没有间断，我也参与其中，服用此散。服用寒食散后，有的突然发生不测，夭折生命。族弟长互中毒后，舌缩入喉。东海王良夫发生痈疮，背部烂穿了。陇西辛长绪，脊肉溃烂。蜀郡赵公烈的中表亲中间有六人丧命。这些都是服寒食散所造成的危害。远则隔上数十年，近则五六年，后患都暴露出来了。我虽然生存下来，还不胜人家的讥笑。有许多患者，还不能从此吸取教训，服药将息失度，发生了反应，多来问我，要求解救方法。我同情地慨叹道：现在的医生，撰方之精，不及华佗，审证论治，不如仲景，但却竞相服用这种很难掌握的药物，招致极痛苦的疾病，其夭折死亡的人，怎能计算得清呢！咸宁四年，平阳太守刘泰，亦因服寒食散而沉困于这种病境，派人来问我解救方法。因为以前有个姜姓的人，也是服寒食药几至危殆，我把他治好了，所以他听到了这个消息。然而自身受毒体会较深，这种痛苦，虽然有才能的人，亦不能描写出来，善于分析研究的人，亦不能说得清楚。对此问题如果思考不周，祸害马上就会发生，怎敢把它轻率教人呢？因为推却不了，只好冷静的认真思考，求教《本草》，研究《素问》，寻思一下服寒食散中毒的经过情况，参考气候方物的相互关系，并列四方之本，在下面加了注释，汇集起来付与来人。这不是说我有才能，不过是受过教训，有些实践经验。古人说“三折肱知为良医”，作为一个医生，不是生而知之的，除了学习之外，在实践中获得经验，也是其中的一个方面。

[原文] 服寒食散，二两为剂，分作三贴。清旦温醇酒[1]服一贴，移日[2]一丈，复服一贴，移日二丈，复服一贴，如此三贴尽。须臾，以寒水洗手足，药力①行者，当小痹，便自②脱衣，以冷水极浴，药势益③行，周体凉了，心意开朗，所患即瘥。虽羸困着床[3]，皆不终日[4]而愈。

人有强弱，而耐药。若人羸弱者，可先小食[5]乃服，若人强者，不须食也。有至三剂药不行者，病人有宿癖者，不可便服也，当先服消石大黄④丸下去，乃可服之。

[校勘]

①药力：原作“药气两”，从《千金翼》卷二十二第二改。

②自：原作“因”，从《千金翼》改。

③势益：《千金翼》作“力尽”。

④黄：原无，从《千金翼》补。

[注释]

[1]醇酒：厚味的美酒。

[2]移日：指日影移动，古代以日晷测日影的移动以定时刻。这里所谓日移一丈，即日影移动一丈所需的时间。

[3]着床：卧床不起。

[4]终日：即终朝。

[5]小食：稍吃一点东西。

[语译] 服寒食散的具体方法是，以二两为一剂，分作三贴。清晨空腹用温醇酒调服一贴，俟日影移过一丈时，再服一贴，移过二丈时，再服一贴，如此服完三贴。过一些时间，便用冷水洗手足，如药力发生作用，当身上有些麻痹感时，便把衣服脱掉，用冷水尽力洗浴，药力进一步发挥，就感觉全身凉爽，心境开朗，所患疾病即随之而解。即使此人病情严重，羸弱困疲，卧床不起，服用此药，都能很快痊愈。

但须注意，各人的体质不一样，有强有弱，有耐药，有不耐药。如病体羸弱的，可先稍吃一些东西，然后服药。如体质强健的，不需先进饮食，清晨空腹时服用温醇酒即可。亦有服散至三剂，药力仍然不发生作用的，可能此人宿有癖积，不能直接服寒食散，应当先服消石大黄丸，下去癖积，然后才能服用寒食散。

[原文] 服药之后，宜烦劳[1]，若羸着床不能行者，扶起行之。常当寒衣、寒饮、寒食、寒卧，极寒益善。若药未发①者，不可浴，浴之则矜寒[2]，使药噤②[3]不发，令人战掉[4]，当更温酒饮食，起跳踊[5]，舂③磨[6]出力，令温乃浴，解则止，勿过多也。又当数冷食，无昼夜也，一日可六七食，若失食饥，亦令人寒，但食则温矣。若老小不耐药者，可减二两，强者过二两。

[校勘]

①发：原作“散”，从《千金翼》卷二十二第二改。

②噤：原作“蹝”，从鄂本改。

③舂：原作“春”，从元本改。

[注释]

[1]烦劳：多劳动。“烦”同“繁”。

[2]矜(qín 芩)寒：恶寒，怕冷。“矜”，苦的意思。

[3]噤：与“禁”通，禁闭在内。

[4]战掉：战栗；振掉。

[5]跳踊：跳跃。

[6]舂磨：舂米推磨。

[语译] 服寒食散之后，应该多劳动，使药力容易运行。假如病人羸弱，卧床不能行动的，可搀扶起来，进行活动。平常应当少穿些衣服，经常寒饮寒食，床铺亦应单薄一些，尽量带寒凉将息更好。但如药力尚未发动，不可用冷水浴，否则产生恶寒，使药力禁闭，不易发动，会使人寒颤发抖。应当更饮温酒热食，同时要活动，如跳跃，舂米，推磨之类，使身体温暖，然后再用冷水洗浴，待药热发散即止，不可过度。又当频频冷食，无分昼夜，一日可吃上六七次，如失食受饥，中阳不足，亦能使人生寒，只要吃些东西，身体亦就温暖了。一般来讲，老年少小，不耐药的，用量可少于二两，身体强壮者，亦可多于二两。

[原文] 少小气盛①及产妇卧不起，头不去巾帽，厚衣对火者，服散之后，便去衣巾，将冷如法，勿疑也。虚人亦②治，又与此药相宜，实人勿服也。药③虽良，令人气力兼倍，然甚难将息④。大要在能善消⑤息节度，专心候察，不可失意，当绝人事。唯病着床，虚所不能言⑥，厌病[1]者，精意能尽药意者，乃可服耳。小病不能自劳者，必废失节度，慎勿服也。

[校勘]

①少小气盛：《千金翼》卷二十二第二作“若老小上气”。

②亦：《千金翼》作“易”。

③药：此前《千金翼》有“此”字。

④将息：此后原有“适”字，衍文，今删。《千金翼》作“将适”，义同。

⑤消：《千金翼》作“将”。

⑥虚所不能言：《千金翼》作“医所不能治”。

[注释]

[1] 厌病：即寐多惊梦之病。“厌”同“魇”。参阅本书卷二十三卒魇死候，魇不寤候。

[语译] 少小上气的人以及产妇卧床不起，戴巾着帽，厚衣烤火者，服了寒食散之后，便须去掉巾帽，少穿衣服，取冷将息如法，不要怀疑，不要怕着凉。虚弱的人亦能治疗，而且与此药合适，但体质壮实的人不要服。寒食散虽然是好药，服了能使人气力增加，但很难将养调理。服用此药，关键在于将息合度，专心致志的观察，不能疏忽大意，同时要禁绝繁杂的事务。所以只有因病卧床，很虚弱的人，以及魇病患者，而能细心按照用药注意事项的人，才可以服用。假如仅有些小病，又不能按照要求自行劳动，这种人必然要违反用药法度，慎勿服用，免致发生事故。

[原文] 若夫①伤寒者，下后乃服之，便极饮冷水。若产妇中风寒，身体强痛，不得动摇者，便温服一剂，因以寒水浴即瘥。以[1]浴后身有痹处者，便以寒水洗使周遍[2]。初得小冷，当数食饮酒，于意[3]复②愦愦不了快者，当复冷水浴，以病③甚者水略不去体也。若药④偏在一处，偏痛、偏冷、偏热、偏⑤痹及眩、烦⑥、腹满者，便以水逐洗，于水下即了了矣。如此昼夜洗，药力尽[4]乃止。

[校勘]

①夫：原作"大"，形近之误，今从本文文义改。

②复：原作"后"，从《千金翼》卷二十二第二改。

③以病：原无，从《千金翼》补。

④药：《千金翼》作"病"。

⑤偏：原无，从《千金翼》补。

⑥烦：《千金翼》作"心"。

[注释]

[1]以：通"已"。

[2]周遍：遍及周身。

[3]于意："于"通"如"。"意"，指心意。

[4]药力尽：即药力尽行。

[语译] 假如是伤寒病人，须待攻下以后，方可服寒食散，服后要尽量多饮冷水。假如是产妇中风寒，身体强痛，不能转

动，就温服一剂，以后用冷水洗浴，病就见愈。已经浴后，身体局部感觉麻痹，是药力已行，就得再用冷水洗使周遍身体。如初觉小冷，即当时常吃一些东西，饮些热酒，如还是心烦意乱，不爽快的，当再用冷水洗浴，因为病情较重，水少不能解药热，所以身体亦不得凉爽。如其药力偏于一处，或偏痛、或偏冷、或偏热、或偏痹、或头眩、心烦、腹满，这时便用冷水逐洗，病人在水里就会感到舒服，这样不分昼夜的洗浴，务使药力尽行为止。

[原文] 凡服此药，不令人吐下①也，病皆愈。若膈上大满[1]欲吐者，便餔[2]食②即安矣。服药之后，大便当变于常，故③小青黑色，是药染耳，勿怪之也。若亦④温温[3]欲吐，当遂吐之，不令极[4]也，明旦当更服。

[校勘]

①下:《千金翼》卷二十二第二无此字。

②食:此前《千金翼》有“少冷”二字。

③故:《千金翼》作“或”。

④亦:《千金翼》作“大”。

[注释]

[1]大满(mèn 闷):很闷。“满”,同“懑”。闷的意思。

[2]餔(bǔ 哺):通“哺”,进食。

[3]温温:形容胃中泛泛不适。

[4]极:穷。最大限度,极度的意思。

[语译] 凡服寒食散，不至使人上吐下泻，其病都能治好。假如服散之后，病人觉得胸膈很烦闷，恶心欲吐，便给予少量冷食，就会感觉舒适。在服散以后，大便当异于寻常，少见青黑色，这是药物所染的颜色，不要见怪。假如服药以后，胸脘很不舒服，胃中泛泛欲吐，就让他吐掉，但不能吐得过甚。同时把药暂时停下，明天清晨再服。

[原文] 若浴晚者，药势必不行，则不堪冷浴，不可强也，当如法更服之。凡洗太早，则药禁①寒[1]；太晚，则吐乱，不可失过

也。寒则出力洗，吐则速冷食。若以②饥为寒者，食自温。常当将冷，不可热灸之③也。若温衣温食温卧，则吐逆颠覆[2]矣，但冷饮食冷浴则瘥矣。

［校勘］

①禁：《千金翼》卷二十二第二作"噤"。

②以：原作"不"，从《千金翼》改。

③灸之：《千金翼》作"向火"。

［注释］

[1]禁寒：药力为外寒遏抑。

[2]颠覆：犹"颠倒"，谓神志错乱。

［语译］ 服寒食散后将息，应该冷水洗浴。假如洗浴太晚，药势必然不行，药势不行，就不要再冷浴，不能勉强，待明日如法再服药。凡冷水洗浴，要注意及时，否则每有不良反应。如果洗得太早，则药力为外寒遏抑，不能发动；太晚，又每使人呕吐烦乱，对于这一点，不能弄错。假如感到寒冷，就用力洗，使之温，如果呕吐，就赶快吃些冷食，以压药热。假如因为忍饥少食，中阳虚馁生寒的，只要进些饮食，就能寒去复温。总之，服散方法，常当取冷将息，不可取暖温灸。假如温衣温食温卧，更增药热，则必然发生吐逆，神志错乱，但只要冷饮食、冷水洗，就能解救。

［原文］ 凡服药者，服食皆冷，唯酒冷热自从。或一月①而解，或二十余日解，常饮酒令体中醺醺[1]不绝；当饮醇酒，勿饮薄白酒[2]也，体内重，令人变乱。若不发者，要当先下，乃服之也。

［校勘］

①月：原作"日"，从《千金翼》卷二十二第二改。

［注释］

[1]醺醺（xūn 熏）不绝：保持醉醺醺的状态。"醺"，酒醉的样子。

[2]薄白酒：是与醇酒比较而言。俗称淡水酒，新酒。

［语译］ 凡服寒食散后，衣服饮食，皆宜取冷，就是寒冷将

息。惟独饮酒，可以冷热自便。服药以后，或一个月解散，或二十余日解散。但当常常饮酒，经常保持醉醺醺的状态；而且应当饮浓厚的好酒，不要饮淡水酒，因为质量差的酒有不良反应，体内不适，使人头昏变乱。如果服散以后药力不发动者，不能连续服用，应当先用些泻药，然后再服药，避免石药蓄积为患。

[原文] 寒食药得节度者，一月辄①[1]解，或二十日解，堪[2]温不堪寒，即以解之候也。

其失节度者，头痛欲裂，坐②服药食温作癖，急宜下之。

或两目欲脱，坐犯热在肝，速下之，将冷自止。

或腰痛欲弊③[3]，坐衣厚体温，以冷洗浴，冷石熨也。

或眩冒欲蹶[4]，坐衣厚④犯热，宜淋⑤头，冷洗之。

或腰⑥痛欲折，坐久坐下温⑦，宜常令床上⑧，冷水洗也。

或脚痛欲折，由久坐下温，宜坐单床上，以冷水洗即愈⑨。

或腹胀欲决[5]，甚者断衣带，坐寝处久下热，又得温⑩，失食失洗不起行，但冷食冷洗当风立⑪。

[校勘]

①辄：原作“转”，从《外台》卷三十七饵寒食五石诸杂石等解散论并法改。

②坐：《千金翼》卷二十二第三作“由”，《外台》作“为”，意略同。

③弊：《千金翼》作“折者”。

④厚：原作“裳”，从《千金翼》改。

⑤淋：原作“断”，从《外台》改。《千金翼》作“针”。

⑥腰：《外台》作“脚”。

⑦下温：《外台》作“温处”。

⑧宜常令床上：《千金翼》作“宜卧单床行役”。

⑨或脚痛欲折……以冷水洗即愈：此条原在“或身皮楚痛”之下，今移此。因此条与前“腰痛欲折”条内容基本相同，在《千金翼》、《外台》中均只存“脚痛欲折”条。

⑩温：此前《外台》有“衣”字。

⑪当风立：《外台》作“当风取冷须臾即差”。

[注释]

[1]辄：遇事即然，往往的意思。

[2]堪：可，能。

[3]弊：作“折”或“断”字解。

[4]蹶（jué 厥）：跌倒。

[5]决：作“裂”字解。

[语译] 寒食散服用得法，将息合度，往往一个月就能解散，或者二十日亦能解散。怎么知道已经解散？因为此人已经能够温食、温衣、温卧，而不耐寒冷了，这就是解散的征象。

服散将息失度，不良反应就很多：例如症见头痛欲裂，这就是因为服散以后，不是取冷而反温食，使散药癖积在内，热气上冲所致，赶快用攻下法下去药积。

或两目作胀，如欲外脱，这是由于肝脏受热所致，应立即泻下，并给以冷食、冷洗等取冷将息的方法，病症就能解除。

如腰痛欲折，这是由于衣着太厚，身体过暖所致，用冷水浴，冷石熨即可。

如头眩昏冒，几欲跌仆，这是由于衣着太厚，触犯热气所致，宜用水淋头部，并用冷水洗之。

如腰（脚）痛欲折，因久坐温暖之处，下部受热所致，宜常在床上，用冷水洗浴。

如腹胀欲裂，严重的像要撑断衣带，这是因为久卧温暖之处受热，没有及时饮食，及时洗浴，也不活动所致，只要冷食、冷洗，当风站立，即能减轻。

[原文] 或心痛如刺，坐当食而不食，当洗而不洗，寒热相结，气①不通，结在心中，口噤②不得息，当校口[1]。但与热酒，任本③性多少，令酒气得行④，气自通。得噫[2]，因以冷水浇淹手巾，著所苦处[3]，温复易之，自解。解便速冷食，能多益善。于诸

痛之内，心痛最急，救之⑤若赴汤火[4]，乃可济耳。

[校勘]

①气：此后《医心方》卷十九第四有“结”字。

②噤：原无，从《医心方》补。

③本：《千金翼》卷二十二第三无此字。

④令酒气得行：原作“其令酒气两得行”，从《千金翼》改。

⑤救之：此前《外台》卷三十七饵寒食五石诸杂石等解散论并法有“宜速”二字。

[注释]

[1]校口：牙关紧急，口不能张。“校”通“绞”。

[2]噫：嗳气。

[3]苦处：指心痛部位。

[4]若赴汤火：指不避艰险，迅速救治。

[语译] 假如病人出现心中刺痛，这是因为服散后，当食不食，当洗不洗，以致寒热之气不散，相互搏结，气机不得宣通，结聚在心中所致。这种心痛很严重，症见牙关紧急，口不能张。解救方法，当饮热酒，尽量使饮，能饮多少即给多少，使酒气畅行，能得嗳气，就是气机通达的征象。再用冷水湿手巾外敷心胸部位，频频更易，保持手巾冷湿，这样，病情就能缓解。缓解之后，还宜从速冷食，能多吃一些更好。各种痛证之中，心痛是最严重而且危险的，应该不避艰险，从速抢救，才能转危为安。

[原文] 或有气断绝，不知人，时蹶[1]，口不得开，病者不自知，当须傍人救之，要以热酒为性命之本。不得下者，当斲齿[2]以酒灌咽中；咽中塞逆，酒入復①还出者，但与勿止也，出復内之，如此或半日，酒下气苏，酒不下者，便杀人也。

[校勘]

①復：原作“腹”，形近之误，从《医心方》卷十九第四改。

[注释]

[1]蹶：跌仆。

[2]斲(zhuó 琢)齿：凿掉牙齿。

[语译] 服寒食散不得法，病人突然呼吸停止，神志昏迷，一时仆倒，口噤不开，这时病人已无知觉，需要傍人抢救。急救方法，惟有热酒可以挽救性命。如口噤不开，不能饮酒者，应凿去一个牙齿，从牙缝中把酒灌下；如果吞咽困难，咽中阻塞，灌下后又吐出者，仍应继续灌酒，不要停止，这样或许要经半天时间，只要能把热酒灌下，正气就能复苏，神志亦能清醒，如热酒不能下腹，则每每危及生命。

[原文] 或下利如寒中[1]，坐行止[2]食饮①犯热所致，人多疑冷病②，人又③滞癖[3]，皆犯热所为，慎勿疑也，速脱衣冷食饮冷洗也。

[校勘]

①食饮：此后原书重一"饮"字，衍文，今删。《医心方》卷十九第四亦作"食饮"。

②疑冷病：《千金翼》卷二十二第三作"疑是卒疾"。《医心方》作"疑是本疾"。

③人又：《医心方》作"又有"。

[注释]

[1]寒中：病名。在此指受寒泄泻。

[2]行止：生活起居。

[3]滞癖：即痢疾。

[语译] 从略。

[原文] 或百节痠疼，坐卧太厚，又入温被中，衣温不脱衣故也。卧下当极薄单衣①，不著棉也，当薄且垢故[1]，勿著新衣，多著故也。虽冬寒常当被头[2]受风，以冷石熨，衣带不得系也。若犯此痠闷[3]者，但入冷水浴，勿忍病而畏浴也。

[校勘]

①卧下当极薄单衣：《外台》卷三十七饵寒食五石诸杂石等解散论并法作"但单床薄被单衣"。

［注释］

［1］垢故：不清洁的旧衣服。

［2］被头：披头散发。“被”通“披”。

［3］瘘闷：瘘痛烦闷。

［语译］ 从略。

［原文］ 或矜战[1]恶①寒如伤寒，或发热如疟，坐失②食忍饥，洗冷不行，又③坐食臭故也，急冷洗起行。

或恶食如臭物[2]，坐温食④作癖也，当急下之，若不下，万救终不瘥也。

或咽中痛，鼻塞清涕出，坐温衣近火故也，但脱衣冷水洗当风，以冷石熨咽颡[3]，五六遍自瘥。

或胸胁气逆，干呕，坐饥而不食，药气熏膈故也，但冷食冷饮冷洗即瘥。

或食下便出[4]不得安，坐有癖，但下之。

或淋不得小便，坐⑤久坐温处⑥，及骑马鞍，热入膀胱也，冷食，以冷水洗小腹，以冷石熨一日即止。

或大行⑦难，腹中牢固⑧如蛇盘[5]，坐犯温久积腹中，干粪不去故也。消酥蜜⑨膏便寒服一二升，津⑩润则下，不下更服即瘥。

［校勘］

①恶：原作“患”，形近之误，从《千金翼》卷二十二第三改。

②失：原无，从《千金翼》补。

③又：原作“便”，从《千金翼》改。

④食：原作“衣”，从《千金翼》改。

⑤坐：原无，从前后文例补。

⑥处：原无，从《外台》卷三十七饵寒食五石诸杂石等解散论并法补。

⑦大行：《千金翼》作“大便”。

⑧固：原作“因”，从元本改。

⑨蜜：原作“若”，从《千金翼》改。

⑩津:原作“浸”,从《千金翼》改。

[注释]

[1]矜战:同兢战、噤颤,即形容恶寒时汗毛竖起,皮肤起粟。

[2]恶食如臭物:《千金翼》、《外台》均作“恶食臭如死物气”。

[3]颡(sǎng 嗓):即额。

[4]出:呕吐;吐出。

[5]蛇盘:指腹中的干粪块成串,按之逶迤屈曲,犹如蛇盘的样子。

[语译] 从略。

[原文] 或寒栗头掉[1],不自支任[2],坐食少,药气行于肌肤,五脏失守,百脉摇动,与正①气争竞故也。弩②力强饮热酒以和其脉,强冷食冷饮以定其脏,强起行以调其关节,强洗以宣其拥[3]滞③,酒行食充,关机以调,则洗了[4]矣。云了者,是瑟然[5]病除,神明了然之状也。

[校勘]

①正:原无,从《千金翼》卷二十二第三补。

②弩:通“努”。鄂本作“努”。

③强洗以宣其拥滞:原无,从《千金翼》补。

[注释]

[1]掉:摇动。

[2]不自支任:自己不能支持。形容恶寒战栗得很厉害。

[3]拥:作“壅”字解。

[4]洗了:指病愈。“洗”,除去;“了”,精神爽快之意。

[5]瑟然:同“释然”,形容疾病消失。

[语译] 假如出现寒战头摇,甚至自己不能支持的,这是因为进食太少,药气浮行于肌表,五脏失于内守,百脉动摇,药气与正气交争所致。这时应该尽量饮热酒以调和血脉,尽量进冷食、冷饮以安定脏气,勉力起床行动以流畅关节,强冷洗以宣通药气壅滞,使得酒气畅行,饮食内充,关节调和,病情就能了然问愈。

所谓了然者，就是症状消除，精神爽快。

[原文] 或关节强直，不可屈伸，坐久停息，不习①烦劳，药气停止，络结不散越，沉滞于血中②故也。任力[1]自温，便冷洗即瘥。云任力自温者，令行动出力，从劳则发温也，非厚衣近火之温也。

[校勘]

①不习：鄂本作“不息”，《医心方》卷十九第四作“不自”，《千金翼》卷二十二第三作“不”字。

②血中：《千金翼》作“筋血”。

[注释]

[1]任力：用力。

[语译] 假如出现关节强直，不能屈伸的，这是因为服药以后，长时间休息，不从事劳动，以致药气停留，结聚不能散越，沉滞于血中所致。解救方法，应该尽力劳动，使筋骨血脉温通，再行冷水洗浴，病就自愈。所谓用力使温，主要是指行动出力，从事劳动，“动则生阳”，筋骨血脉便自温和，并非多加衣服，或者烤火使之温暖之意。

[原文] 或小便稠数，坐热食及啖诸含热物饼黍之属故也。以冷水洗少腹，服栀子汤即瘥。

或失气[1]不可禁，坐犯温不时[2]洗故也。冷洗自寒即止。

或遗粪不自觉，坐久坐下温，热气上入胃，大肠①不禁故也。冷洗即瘥。

或目痛如刺，坐热②气冲肝，上奔两眼故也。勤冷食，清旦以③小便洗，不过三日④即瘥。

[校勘]

①大肠：原作“少腹”，从《外台》卷三十七饵寒食五石诸杂石等解散门改。

②热：此后原书重“热”字，衍文，从元本删。

③以：原作“温”，从《千金翼》卷二十二第三改。

④日:原无,从《千金翼》补。

[注释]

[1]失气:矢气;放屁。

[2]不时:不及时。

[语译] 从略。

[原文] 或耳鸣如风声,汁出①,坐自劳出力过度,房室不节,气迸奔耳故也。勤好饮食,稍稍行步,数冷②食节情即止。

[校勘]

①汁出:《千金翼》卷二十二第三作“又有汁出者”。

②冷:原无,从《千金翼》补。

[语译] 假如感觉耳鸣,如刮风的声音,并且耳中流出脓水,这是因为劳动过度伤气,房室不节伤精,正气内虚,药热乘虚奔迸于耳中所致。解救方法,应该改善饮食,增加营养,稍稍散步,活动气血。同时经常冷食,节制情欲,这样病情就能控制。

[原文] 或口伤舌强烂燥,不得食①,坐食②少,谷气不足,药在③胃脘中故也。急作栀子豉汤。

[校勘]

①口伤舌强烂燥,不得食:《千金翼》卷二十二第三作“口中伤烂,舌强而燥,不得食味者”。

②坐食:原无,从《医心方》卷十九第四补。

③药在:《千金翼》作“药气积在”。

[语译] 假如出现口中溃烂,舌强硬而干燥,不能饮食,这是因为药后饮冷食太少,谷气不充,药热积在胃中,热气上冲所致。急宜清解胃中郁热,用栀子豉汤。

[原文] 或手足偏痛,诸节解①身体发痈疮鞕[1]结②,坐寝处久,不自移徙,暴热偏并,聚在一处。或鞕结核痛甚者③,发如痈,觉便以冷水洗,冷石熨。微者,食顷散也;剧者,数日水不绝乃差,洗之无限,要瘥为期。若乃④不瘥,即取磨刀石火烧令热赤,以石投苦酒[2]中,石入苦酒皆破裂,因捣以汁和涂痈上,三即

瘥⑤。取粪中大蛴螬，捣令熟，以涂痈上，亦不过三再即瘥，尤良。

[校勘]

①诸节解：《千金翼》卷二十二第三作“诸骨节解”。《医心方》卷十九第四作“诸节欲解”。

②身体发痈疮鞕结：《千金翼》作“身体发痈及疮结核者”。《医心方》“鞕结”作“坚结”。

③或鞕结核痛甚者：《千金翼》作“若坚结极痛甚者”。《医心方》“或鞕结核”作“或坚结核”。

④乃：原作“大”，从《千金翼》改。

⑤三即瘥：《千金翼》作“日二三止”。

[注释]

[1]鞕(bào 报)：《字汇补》引《病源》音报。俗云鞕起。《千金翼》、《医心方》“鞕”均作“坚”，鞕又是坚硬之意，在此以后者义长。

[2]苦酒：即醋。

[语译] 假如服寒食散不得法，病人出现手足偏着一处疼痛，诸节骱及身体发生痈疮硬结，这是因为药后寝卧时间太久，不自移动，石药暴热偏并，聚在一处所致。如果肿硬结核而痛甚者，必发痈脓。解救方法，应该在刚发觉时，使用冷水洗浴，冷石磨熨患处。病轻的，很快就能消散；病重的，要连治数日，才能缓解。主要用冷水，尽量洗之，以病情见瘥为止。如其还不好转，就用磨刀石火煅，煅令发赤，投入醋中。石入醋中就脆裂，再捣成粉，和水涂敷在痈疮上，这样三次，病就能愈。还有一种治法，用粪中大蛴螬虫，捣令烂熟，涂敷痈疮上，亦不过三两次，病就能治好，这种方法更佳。

[原文] 或饮酒不解，食[1]不复下，乍寒乍热，不洗便热，洗复寒，甚者数十日，轻者数日，昼夜不得寐，愁忧恚怒[2]，自惊跳悸恐，恍惚忘误者，坐犯温积久，寝处[3]失节，食热作癖内实，使

热与药并行，寒热交争。虽以法救之，终不可解也。吾尝如此，对食[1]垂涕，援刀欲自刺，未及得施，赖家亲见迫夺，故事不行。退而自思①，乃强食冷饮水遂止，祸不成若丝发[4]矣！凡有寒食散药者，虽素聪明，发皆顽嚚[5]，告令难喻②。以此死者，不可胜计，急饮三黄汤[6]下之。当吾之困也，举家知亲，皆以见分别，赖三③兄士元，披方得三黄汤方，合使吾服，大下即瘥。自此常以救急也。

［校勘］

①思：原作“佳”，从《千金翼》卷二十二第三改。

②告令难喻：原作“若舍难愈也”。从《外台》卷三十七饵寒食五石诸杂石等解散论并法改。

③三：原作“亡”，从《千金翼》改。

［注释］

[1]食：指寒食散。

[2]恚（huì 会）怒：怨恨愤怒。

[3]寝处：坐卧；起居。

[4]若丝发：如一丝一发，相差极为微细。在此是借喻祸不成者相差一点，很危险。

[5]顽嚚（yín 银）：愚蠢而顽固。

[6]三黄汤：大黄、黄连、黄芩、芒硝、甘草（录自《千金翼》卷二十二第四）。

［语译］ 假如饮酒尚不能解救，寒食药又不能及时下去，病人就会出现乍寒乍热症状，不冷洗便觉发热，冷洗了又复畏寒，病甚者可以拖延数十日，轻的也要几天，烦躁不宁，日夜不得安寐，精神失常，或忧愁，或愤怒，易惊惕，易悸恐，神思恍惚，健忘误事，这是因为药后犯温，药积时久，同时又起居失节，误食热食，致石药蓄积，形成实证，实热与药气相并，所以寒热交争。这种变证，虽然按法救治，亦不易很快痊愈。我曾有此教训，看到寒食药就要流涕泪，发恨要援刀自刎，还未刺下，被家属看到而

抢救，故没有发生事故。后来自己冷静下来，想法解救，强冷食、冷饮、冷水洗，症状才控制。祸害未成，相差只在丝发之间！凡于服寒食散的人，虽然平时很聪明，但一旦发生反应，就变得愚昧无知，虽然把解救方法告诉他，亦很难被接受。因此而遭致死亡的，真是数不胜数。这时急饮三黄汤，泻去石药之毒，就能救治。当初我服寒食散出现这种反应，在很痛苦的时候，全家知亲好友都认为我不能救了，只好含泪告别，章赖三兄士元，找到三黄汤这张方子，配药给我饮服，获得大下，病情就愈。自此以后，常常用以救急，效果很好。

[原文] 或脱衣便寒，着衣便热，坐脱著之间无适，故小寒自可著，小温便脱，又① 洗之即慧[1]矣。慎勿忍，使病发也。洗可得了然瘥，忍之则病成矣。

或齿龂②[2]肿唇烂，齿牙摇痛，颊车噤，坐犯热不时救故也。当风张口，使冷气入咽，漱寒水即瘥。

或周体患肿，不能自转徙[3]，坐久停息，久③ 不饮酒，药气沉在皮肤之内，血脉不通故也。饮酒冷洗自劳行即瘥。极④ 不能行，使人扶或车行之，事宁违意，勿听从之，使支节柔调⑤ 乃止，勿令过差⑥，过则使极，更为失度，热者复洗也。

[校勘]

①又：原作“即”，从《千金翼》卷二十二第三改。

②龂：原无，从《千金翼》补。

③久：《外台》卷三十七饵寒食五石诸杂石等解散论并治作“又”。

④极：此前《千金翼》有“若”字。

⑤柔调：《千金翼》作“调柔”，《外台》作“调畅”。

⑥差：《外台》作“度”。

[注释]

[1]慧：清爽。这里作病愈解。

[2]龂(yín 银)：同“龈”，牙根肉。

[3]转徙：转动；移动。

[语译] 从略。

[原文] 或患冷食不可下，坐久冷食，口中①不知味故也。可作白酒糜②[1]益著[2]酥，热食一两顿，闷者，冷饮还冷食。

或阴囊臭烂，坐席厚下热故也。坐冷水中即瘥。

或脚趾间生疮，坐著履温故也。脱履著屐[3]，以冷水洗足即愈。

或两腋下烂作疮，坐臂胁相亲[4]也。以物悬手离胁③，冷熨之即瘥。

或嗜寐不能自觉[5]，坐④久坐热闷故也。急起洗浴饮冷，自精了[6]。或有澼也，当候所宜下之。

或夜不得眠，坐食少热在内故也。当服栀子汤，数进冷食。

或咳⑤逆，咽中伤，清血出[7]，坐卧温故也，或食温故也，饮冷水冷熨咽外也⑥。

[校勘]

①口中：此前原有“食”字，衍文，今删。

②糜：原作“麋”，从《千金翼》卷二十二第三改。

③以物悬手离胁：《千金翼》作“以物隔之”。

④坐：原无，从前后文例补。

⑤咳：《千金翼》作“呕”。

⑥外也：《千金翼》作“即止”。

[注释]

[1]糜：指糜粥。

[2]益著：多加；多和。

[3]屐（jī 奇）：木底有齿的鞋子，一称木屐。

[4]相亲：相近；迫近。

[5]自觉：自己觉醒。

[6]精了：作清醒解。“精”，明的意思。“了”，慧然。

[7]清血出：吐出纯血。“清”，纯、净。

［语译］ 从略。

［原文］ 或得伤寒，或得温疟，坐犯热所为也。凡常服寒食散，虽以久①解而更病者，要先以寒食救之，终不中冷[1]也。若得伤寒及温疟者，亦②可以常药治之，无咎[2]也，但不当饮热药耳。伤寒药皆除热，疟药皆除癖，不与寒食相妨，故可服也。

［校勘］

①以久：《外台》卷三十七饵寒食五石诸杂石等解散论并法作"已热"。

②亦：原作"卒"，从《医心方》卷十九第四改。

［注释］

[1]中冷：病名。亦作中寒，谓中于寒邪，寒饮食致病。这里包括服寒食散后的冷食冷洗在内。

[2]咎(jiù 救)：灾祸；罪责。在此引申作妨害解。

［语译］ 或者得伤寒病，或者得温疟，这是因为受邪热所致。凡曾服过寒食散，虽然解除已久，而病又复发的，应该先用寒食散解救方法，如冷食、冷洗等，并不会发生中冷之变。如服寒食散又得伤寒、温疟之病的，亦可用伤寒、温疟的常规治疗，没有妨碍，但不能服热药。因为治伤寒的药都能退热，治温疟的药都能治癖，与寒食散没有矛盾，因此可以服用。

［原文］ 或药发辄尸卧①[1]，不以语人②，坐热气盛，食少，谷不充，邪干正性[2]故也，饮热酒冷食自劳便佳。

［校勘］

①尸卧：原作"并卧"，从《千金翼》卷二十二第三改。《医心方》卷十九第四作"屏卧"。

②不以语人：《千金翼》作"不识人"。

［注释］

[1]尸卧：僵卧。

[2]正性：正常性情。

［语译］ 从略。

[原文] 或寒热累日①,张口大呼,眼视高[1],精候不与人相当[2],日用水百余石,洗②浇不解者,坐不能自劳,又饮冷酒,复食温食③。譬如暍人[3],心下更寒,以冷救之愈剧者,气结成冰,得热熨饮则冰销气通,暍人乃解。令药热④聚心,乃更寒战,亦如暍人之类也,速与热酒,寒解气通,酒力⑤行于四肢,周体悉温,然后以冷水三斗洗之,侭⑥然[4]了了矣。

河东[5]裴季彦服药失度,而处三公[6]之尊,人不敢强所欲,已错之后,其不能自知,左右人不解救之。救之法,但饮冷水,以水洗之,用水数百石,寒遂甚,命绝于水中,良可痛也。夫以十石焦炭,二百石水沃[7]之,则炭灭矣。药热虽甚,未如十石之火也。沃之不已,寒足杀人,何怨于药乎,不可不晓此意。世人失救者,例多如此。欲服此药者,不唯己自知也,家人皆宜习之,使熟解其法,乃可用相救也。吾每一发气绝不知人,虽复自知有方,力不复施也。如此之弊,岁有八九,幸家人大小以法救之,犹时有小违错,况都不知者哉。

[校勘]

①日:原作"月",从《千金翼》卷二十二第三改。

②洗:原无,从《千金翼》补。

③温食:此后《千金翼》有"故也"二字。

④热:《千金翼》作"气"。

⑤力:原作"两",据前文文例改。

⑥侭:原作"惧",从元本改。

[注释]

[1]眼视高:两目上视,即"戴眼"。

[2]精候不与人相当:谓目直视、斜视,视线不能与人相对。"精候",指瞳子的视线。

[3]暍人:中暑病人。

[4]侭(jǐn 仅)然:完全。

[5]河东:地名。今山西永济县。

［6］三公：为汉晋时代称太尉、司徒、司空为三公，封建王朝负责军政的最高官职。

［7］沃：浇灌。

［语译］ 假如出现寒热连日不退，气喘、张口大呼吸，两眼上视，看不见人，一天用水百余石，浇洗不能解救。这是因为服药以后，没有劳动，饮了冷酒又复热食，将息反常所致。譬如中暑病人，外表身热，汗出恶寒，而心下更寒，用冷水抢救，病情就会加重，这是由于寒气太甚，阳气冰伏，只要给以热熨热饮，寒气消散，阳气宣通，中暑病情就会解除。现在病人将息失度，使药热聚于心中，加以大量用水浇洗，以至寒战，亦如中暑病人用大量冷水抢救的情况一样，反而加重了病情。赶快给以热酒，使寒气解除，阳气宣通，酒力达到四肢，周身温热，然后用冰水三斗洗之，就完全可以痊愈。

河东裴季彦服寒食散将息失度，但是他是大官，人家不敢强制他应该怎样解救，已经发生错误了，他自己不了解，旁人亦不懂得给他解救。其实只要饮些冷水，再用冷水洗之即可。现在错误地用水数百石，水多寒气甚，把性命害了，多么可惜。比喻十石炭火，用二百石水浇灌之，炭火总要熄灭。现在药热虽甚，总抵不上十石炭火。用水浇灌不停，水寒之气足以杀人，为什么去抱怨于药呢，不能不了解这种道理。社会上有许多失救病例，多是犯此错误。假如要服寒食散，不但自己要知道解救方法，而且家里的人亦都应该熟悉，一旦发病就可用以救治了。我每次发病，几如气绝，不省人事，虽然自己晓得解救方法，但已无气力，不能解救。如此发病，一年要有八九次，幸好家中人大小都了解解救方法，给我抢救，但有时还会出些小问题，何况家中的人都不了解，那危险性就更大！

［原文］ 或大便稠数，坐久失节度，将死候也，如此难治矣。为可与汤下之①，倘十得一生耳，不与汤必死，莫畏不与也，下已致死，令人不恨也②。

或人已困③而脉不绝，坐药气盛行于百脉，人之真气已尽，唯有药气尚自独行，故不绝，非生气也。或死之后，体故[1]温如人肌④，腹中雷鸣，颜色不变，一两日乃似⑤死人耳。或灸之寻[2]死，或不死，坐药气有轻重，故有死生。虽灸得生，生⑥非已疾之法，终当作祸，宜慎之，大有此故[3]也。

［校勘］

①为可与汤下之：《外台》卷三十七饵寒食五石诸杂石等解散论并法作“可与前大黄黄芩栀子芒硝汤下之”。

②令人不恨也：《外台》作“可为必死之疗，不可不利致死，令人恨也”。

③已困：原作“困已”，从《医心方》卷十九第四改。

④体故温如人肌：《外台》作“体因温如生人肌”。

⑤似：《外台》作“作”。

⑥生：《医心方》无此字。

［注释］

[1]故：仍旧。

[2]寻：旋即；俄顷之间。

[3]此故：这些事故。

［语译］ 从略。

［原文］ 或服药心中乱①，坐服温药与疾争结故也。法当大吐下；若不吐下当死，若不吐死者②，冷饮自了然瘥。

或偏臂脚急痛，坐久借持[1]卧温，不自转移，热气入肌，附骨故也，勤以布冷水淹擒[2]之，温复易之。

或臂脚偏急苦痛者，由久坐卧席温下热，不自移转，气入肺胃脾骨③故也。勤以手巾淹冷水迫之[3]，温则易之，如此不过两日即瘥④。

或肌皮鞹⑤如木石枯，不可得屈伸，坐食热卧温作癖久不下，五脏隔闭，血脉不周通故也。但下之，冷食饮酒，自劳行即瘥。

或四肢面目皆浮肿，坐食饮温，又不自劳，药与正气停并⑥故也。饮热酒冷食，自劳冷洗之则瘥。

［校勘］

①心中乱：《外台》卷三十七饵寒食五石诸杂石等解散论并治作“心闷乱”。

②若不吐死者：《外台》作“若吐不绝者”。

③气入肺胃脾骨：《外台》作“气入肺脾胃”。

④或臂脚偏急……两日即瘥：此条原在下段“或苦头眩目疼不用食”之下，但文字与前条大同小异，移此以便比较。本条可能是重出，《千金翼》、《外台》均只存一条。

⑤肌皮鞹：《千金翼》卷二十二第三作“肌肉坚”。《外台》作“肌肤坚”。

⑥停并：《千金翼》作“相隔”。

［注释］

［1］借持：同“倚息”。言病人倚床而卧。“借”，依靠。“持”，支持。

［2］搶（tà 塌）：同“搨”，即湿敷。

［3］迫之：义同“搨之”。

［语译］ 从略。

［原文］ 或瞑[1]无所见，坐饮食居处温故也。脱衣自洗，但冷饮食，须臾自明了。

或鼻中作㬷鸡子[2]臭，坐著衣温故也。脱衣冷洗即瘥。

或身皮①楚痛，转移不在一处，如风②，坐犯热所为，非得风也。冷洗冷石③熨之即瘥。

或苦头眩目疼不用食，由食及犯热，心膈有澼[3]故也。可下之。

［校勘］

①身皮：《千金翼》卷二十二第三作“身肉”。

②如风：《千金翼》作“如似游风者”。

③冷石：原无，从《千金翼》补。

[注释]

[1]瞑（míng 冥）：闭目。这里作目暗发黑解。

[2]鰕（duàn 段）鸡子：没有孵成的鸡蛋。“鰕”，即孵卵不成的蛋。

[3]澼：通“癖”。

[语译] 从略。

[原文] 凡治寒食药者[1]，虽治得瘥，师终不可以治为恩[2]，非得治人后忘得效也，昔如文挚[3]治齐王[4]病，先使王怒，而后病已。文挚以是虽愈王病，而终为王所杀。今救寒食者，要当逆常理，反正性，或犯怒之，自非达者[5]，得瘥之后，心念犯怒之怨，不必得治之恩[6]，犹齐王杀文挚也，后与太子不能救，况于凡人[7]哉。然死生大事也，如知可生，而不救之，非仁者也。唯仁者心不已[8]，必冒犯怒而治之，为亲戚之故，不但其人而已。

[注释]

[1]治寒食药者：指寒食药发动而解救之。

[2]以治为恩：指解救得愈而居动。

[3]文挚（zhì 至）：人名。东周宋国名医。

[4]齐王：东周齐国闵王。

[5]达者：通达情理之人。

[6]不必得治之恩：不一定重视获得解救的恩情。

[7]凡人：指没有地位的普通人。

[8]心不已：不忍坐视。

[语译] 从略。

[原文] 凡此诸救，皆吾所亲更[1]也，试之不借问于他人也，要当违人理，反常性。

重衣更寒[2]，一反也；饥则生臭①[3]，二反也；极则自劳[4]，三反也；温则滞利[5]，四反也；饮食欲寒[6]，五反也；痈疮水洗[7]，六反也。

当洗勿失时，一急也；当食不忍饥，二急也；酒必淳清令温，三急也；衣温便脱，四急也；食必极冷，五急也；卧必衣②薄，六急也；食不厌多，七急也。

冬寒欲火，一不可也；饮食欲热，二不可也；当疹自疑[8]，三不可也；畏避风凉③，四不可也；极不能行，五不可也；饮食畏多，六不可也；居贪④厚席，七不可也；所欲从意[9]，八不可也。

务违常理，一无疑也；委心弃本[10]，二无疑也；寝处必寒，三无疑也。

［校勘］

①臭：原作“寒”，从元本改。

②衣：《外台》卷三十七张文仲论服石法作“榻”。

③凉：《外台》作“湿”。

④贪：原作“贫”，从《外台》改。

［注释］

[1]亲更：亲身经历，即自己的实践经验。“更”，经历。

[2]重衣更寒：寒食人宜薄衣冷洗，今重衣应暖而反更寒，是热极生寒，所以谓之反常现象。

[3]饥则生臭：谓服石之人忍饥失食，亦嗳腐食臭，与常人之食不消化，嗳腐食臭者不同。

[4]极则自劳：常人疲极宜休息，而服石之人则虽然疲劳，还当多劳动，借以消散石气。

[5]温则滞利：一般受冷易下利，得温便愈。而服石人得温则泄，得冷即愈。

[6]饮食欲寒：一般饮食温暖，则五脏调和，而服石人则饮食寒冷，才得安稳。

[7]痈疮水洗：一般痈疮，宜温热消散，而服石人的痈疮，则宜冷敷冷洗。

[8]当疹(zhěn 诊)自疑：谓当医生诊病而怀疑之。“疹”，为“诊”之假借字。

[9]所欲从意：任心所欲。

[10]委心弃本：委弃自己的本性，服从服石的将息法度。

[语译] 这些解救事宜，都是我亲身实践的经验，可以试用，不必去借助于旁人，以免延误病情。对寒食散发动后的解救，应当有违于人之情理和本性，才能获得一定的疗效。概括来讲，就是：六反、七急、八不可、三无疑。

所谓"六反"，就是服散以后，有六种反常情况：穿厚衣反更寒冷，这是一反；虽然忍饥失食，仍有嗳腐食臭，这是二反；即使非常疲乏，还要多加劳动，这是三反；多得温热，反致滞利，这是四反；饮食不需温热，而要寒冷，这是五反；患痈疮外症，宜用冷水洗、冷湿敷，这是六反。

所谓"七急"，就是服散以后，有七件事情应该急办。应冷洗，不能延误时间，这是一急；当频食，不能忍饥，这是二急；饮酒必须淳清，且宜温热，这是三急；宜少穿衣服，觉温便脱，这是四急；要冷食冷饮，越冷越好，这是五急；卧时衣被必须单薄，这是六急；要频食，次数越多越好，这是七急。

所谓"八不可"，就是指八种禁止。冬寒季节，烤火取暖，这是一不可；吃热饮热食，这是二不可；当医生诊病而怀疑之，这是三不可；畏避当风取凉，冷洗湿敷，这是四不可；因为疲乏而不起行劳动，这是五不可；饮食怕多，忍饥失食，这是六不可；居处床席厚暖，这是七不可；任心所欲，不遵守服石将息法度，这是八不可。

此外尚有："三无疑"，就是有三个问题不要怀疑：解救散药发动，不同于一般常理，这是一无疑；委弃自己的本性，服从服石的将息法度，这是二无疑；居处必须寒冷，这是三无疑。

[按语] 本候论证了解散病的很多问题。其中，首先提出"散脉"，体现了当时重视脉诊，以"平脉辨证"为主的学术思想。其次，指出服寒食散后有"易发"与"难发"之别，这大都与服散人的体质相关。第三，提出服寒食散的将息方法，强调将息很难

办，但一定要重视它。对“将冷”、“将暖”进行了分析，并指出不足之处。第四，论述解散对治方法，由于寒食散方药物配伍有相反发动的缺点，因此引起很多反应，应该有所加减，并注意及时解救治疗。第五，论证药物性能，对草药与石药混合使用，药力药效参差不齐，应熟悉掌握；同时指出，石药虽能治病，亦有疗效，但不良反应较大，有一定的适应证，不能盲目滥用。第六，对寒食散的方源作了考证，并认为出自张仲景。第七，指出服寒食散要了解解散方法，一旦发生反应，可以及时解救，否则遗患无穷，并列举了受害者的事例，以资警戒。第八，指出服寒食散的具体方法，如一般用药，老少差异，以及将息法度，强调冷食、冷饮、冷洗、冷衣、冷卧，多劳动，饮温醇酒。同时对各种具体病人服散作出了必要说明。至于服散见效和解散时间，亦指出一个大体日期。第九，集中讨论违反将息法度的各种原因和见症，并提出一些治疗方法。第十，重申服用寒食散不得法有性命危险，而解救方法亦异乎寻常。能把病治好，不要居功。第十一，最后归纳了服散以后有几个反常症候，急需注意和应该避免的，谓“六反”、“七急”、“八不可”、“三无疑”。这些论述，反映了作者对服寒食散具有丰富的实践经验，而且有一定的倾向性，不主张推广使用。今天我们学习后，对东汉至隋唐盛行一时的寒食散，亦可以有一个大体的了解。

此文对寒食散的有关问题，讨论得很具体，但是没有提出方药，可能限于全书体例，着重论述“源候”之故。但在该书相近时代的著作如《千金》、《千金翼》、《外台》等，保存有关方剂，这里用注释形式，摘抄附录，以便参考。

二、解散痰澼候(2)

［原文］ 服散而饮过度，将适失宜，衣厚食温，则饮结成痰澼。其状，痰多则胸膈否满，头眩痛；澼结则心胁结急是也。

［语译］ 服散而饮水过度，再加将息失宜，如穿着太厚，饮

食太热，则药不能发，与饮结聚而成痰癖。临床症状，假如是痰饮多，则见胸膈痞闷，头眩作痛等症；假如饮结成癖，则心胁之间坚结而拘急不适。

三、解散除热候(3)

[原文] 夫服散之人，觉热则洗，觉饥则食，若洗食不时，失其节度，令石势壅结，否塞不解而生热，故须以药除之[1]。

[注释]

[1]以药除之：用泻下药，除去寒食散的壅滞。

[语译] 从略。

四、解散浮肿候(4)

[原文] 服散而浮肿者，由食饮温而久不自劳，药势与血气相并，使气壅在肌肤，不得宣散，故令浮肿。或外有风湿，内有停水，皆与散势[1]相搏，致令烦热而气壅滞，亦令浮肿。若食饮温不自劳而肿者，但烦热虚肿而已；其风湿停水而肿者，则身①肿而烦热，或小便涩而肿。

[校勘]

①身：原作“心”，参考本书卷二十一风水候改。

[注释]

[1]散势：即寒食散的作用。义同“石势”。“散势”、“石势”有时作“散热”、“石热”，义亦略同。

[语译] 服散而出现浮肿证候者，是由于食饮温热，又长时间不劳动，违反了服药将息法度，以致药势与血气相并，壅滞于肌肤之间，不得宣散，所以发生浮肿。或者外受风湿，内停水饮，皆能与寒食散的作用相搏结，致使邪郁而烦热，气机壅滞，亦能发生浮肿。两者如何区别？如是饮食温热，久不劳动而产生的浮肿，则病人但觉烦热虚肿而已；假如是风湿与停水所致的浮肿，则病人身肿而又烦热，或者小便短涩不利而身肿。

五、解散渴候(5)

［原文］ 夫服石之人，石势①归于肾，而势①冲腑脏，腑脏既热，津液竭②燥[1]，肾恶燥，故渴而引饮也。

［校勘］

①势：《医心方》卷二十第四十作“热”。

②竭：原作“渴”，据《医心方》改。

［注释］

[1]竭(jié捷)燥：枯竭干燥。

［语译］ 从略。

六、解散上气候(6)

［原文］ 服散将适失所[1]，取温太过，热搏荣卫而气逆上，其状，胸满短气是也。

［注释］

[1]将适失所：即将息失度。

［语译］ 从略。

七、解散心腹痛心襟①候(7)

［原文］ 膈间有寒，胃脘有热，寒热相搏，气逆攻腹乘心，故心腹痛。其寒气盛，胜于热气，荣卫秘②涩不通，寒气内结于心，故心腹痛而心襟寒[1]也。其状，心腹痛而战襟，不能言语是也③。

［校勘］

①襟：《医心方》卷二十第十一作“噤”。

②秘：《医心方》作“否”。

③膈间有寒……言语是也：《医心方》卷二十引《病源》此候分作两条。“膈间有寒……故心腹痛”为一条，“其寒气盛……不能言语是也”为另一条。

[注释]

[1]心凚寒：谓心中寒冷。“凚”，寒貌。

[语译] 服散以后，寒热之气错杂为患，膈间有寒，胃脘有热，寒热互相搏结，以致气机逆乱，下攻于腹，上乘于心，则出现心腹痛症。如其寒气偏盛，胜于热气，则阴寒凝聚，荣卫痞涩不通，寒气内结于心中，所以心腹疼痛，而且心中寒冷。临床见症，主要是心腹痛而寒战，不能言语。

八、解散大便秘难候(8)

[原文] 将适失宜，犯温过度，散势①不宣，热气积在肠胃，故大便秘难也。

[校勘]

①势：《医心方》卷二十第三十七作“热”。

[语译] 从略。

九、解散虚冷小便多候(9)

[原文] 将适失度，热在上焦，下焦虚冷，冷气乘于胞，故胞冷不能制于小便，则小便多。

[语译] 服散以后，将息失度，如药热浮于上焦，则上焦热盛，上盛必下虚，所以下焦虚冷，冷气乘于尿胞，尿胞虚冷，不能约束小便，则小便变多。

十、解散大便血候①(10)

[原文] 将适失度，或取热，或伤冷，触动于石，冷热交击[1]，俱乘于血，致动血气，血渗入于大肠，肠虚则泄，故大便血。

[校勘]

①候：原作“脉”，从本书目录改。

[注释]

[1]交击：即交争。

[语译] 服散以后，将息失度，或者受热，或者伤冷，触动了石药，以致冷热交争，冷热之气俱伤于血脉，则血逆妄行，渗入于大肠，大肠虚则下泄，所以大便出血。

十一、解散卒下利候(11)

[原文] 行止违节[1]，饮食失度，犯触解散，而肠胃虚弱，故卒然下利也。

[注释]

[1]行止违节：生活起居违反常度。

[语译] 从略。

十二、解散下利后诸病候(12)

[原文] 服散而饮食失度，居处违节，或霍乱，或伤寒，或服药而下利，利虽断而血气不调，石势因动，致生诸病。其状，或手足烦热，或口噤，或呕逆之类是也，随其病证而解之。

[语译] 服散之后，而饮食失度，生活起居违反将息的常规，或患霍乱，或患伤寒，或服散后卒然下利，下利虽止，而血气不调，石药因虚发动，以致变生诸病。其病状，或者手足烦热，或者口噤不开，或者呕逆之类，都是药热为患，可根据不同的证候反应，给以恰当的解救。

十三、解散大小便难候(13)

[原文] 积服散，散势盛在内，热气乘于大小肠，大小肠否涩[1]，故大小便难也。

[注释]

[1]否(pǐ 痞)涩：同“秘涩”。

[语译] 从略。

十四、解散小便不通候(14)

[原文] 夫服散石者,石势①归于肾,而内生热,热结小肠,胞内否涩,故小便不通。

[校勘]

①势:《医心方》卷二十第三十三作"热"。

[语译] 从略。

十五、解散热淋候(15)

[原文] 夫服散石,石势归于肾。若肾气宿虚[1]者,今因石热,而又将适失度,虚热相搏,热乘于肾。肾主水,水行小肠,入胞为小便。肾虚则小便数,热结则小便涩,涩则茎内痛[2],故淋沥不快也。

[注释]

[1]宿虚:素虚。

[2]茎内痛:尿道疼痛。

[语译] 服用散石药,其作用能达到肾脏,如此人肾气素虚,今因散石药热,而又将适失度,则肾虚与药热相搏,药热必然伤害肾脏。肾是主水的,水液流经小肠,渗入尿胞,排泄体外,即为小便。现在肾气虚,水行失常,则小便频数,药热结于下焦,则小便赤涩,尿道刺痛,所以淋沥不畅,形成热淋。

十六、解散发黄候(16)

[原文] 饮酒内热因服石,石势又热,热搏脾胃。脾胃主土,其色黄而候于肌肉,积热蕴结,蒸发于肌肤,故成黄也。

[语译] 饮酒之人,中焦素多湿热,更因服散石药,石药作用又产生药热,两热相加,伤害脾胃。脾胃主中土,其色黄,外候于肌肉。现在积热蕴结于脾胃,蒸发于肌肤,所以发黄,成为黄病。

十七、解散脚热腰痛候(17)

［原文］ 肾主腰脚,服石热归于肾。若将适失度,发动石热,气乘腰脚,石与血气相击,故脚热腰痛也。其状,脚烦热而腰挛痛。

［语译］ 肾主腰脚,服散以后,石热下归于肾。假如将息失度,必致发动石热,其气下乘于腰脚,石热与肾经血气互相搏结,便致脚热腰痛。其症状,主要是两脚烦热,腰部挛急疼痛。

十八、解散鼻塞候(18)

［原文］ 石发则将冷,其热尽之后,冷气不退者,冷乘于肺。肺主气,开窍于鼻。其冷滞结不①宣通,故鼻塞。

［校勘］

①不:此前《医心方》卷二十第七有“气”字。

［语译］ 石药发动,应该将冷,这是常规。假如药热消尽之后,而冷气没有消退,则冷气乘侮于肺。肺主气,开窍于鼻。冷气结滞不散,肺气不得宣通,便能发生鼻塞。

十九、解散发疮候(19)

［原文］ 将适失宜,外有风邪,内有积热,热乘于血,血气壅滞,故使生疮。

［语译］ 服散而将息失宜,复感风邪,则内有药热,外加风邪,风邪与药热伤害血脉,血气壅滞,所以发生疮疡。

二十、解散痈肿候(20)

［原文］ 六腑不和而成痈[1]。夫服散之人,若将适失宜,散动热气[2],内乘六腑。六腑血气,行于经脉。经脉为热所搏,而外有风邪乘之,则石热壅结,血气否涩,而成痈肿。

［注释］

[1]六腑不和而成痈:六腑属阳,主表。六腑不和则营卫不

行，气血留滞于皮腠而发为痈。此说源于《灵枢》脉度篇："六腑不和则留为痈"。本书三十二卷有详细论述，认为痈发于六腑，疽连于五脏，可以参阅。

[2]散动热气：寒食散发动，产生药热。

[语译] 六腑不和，发而为痈。服散之人，假如将息失宜，散药发动，产生药热，可以内乘于六腑。因为六腑血气行于经脉。经脉之气为石热所伤害，并有外感风邪乘之，则石热壅结于经脉，不得宣散，血气不通，热蒸肉腐，所以发生痈肿。

二十一、解散烦闷候(21)

[原文] 将适失宜，冷热相搏，石势不宣化，热气乘于脏，故令烦闷也。

[语译] 服散而将息失宜，则冷热之气互相搏结，药力不能宣散，必然药热内乘于脏，使人烦闷不舒。

二十二、解散呕逆候(22)

[原文] 将适失宜，脾胃虚弱者，石势结滞，乘于脾胃，致令脾胃气不和，不胜于谷，故气逆而呕，调之即愈。

[语译] 服散而将息失宜，脾胃虚弱的人，每致石势结滞于中焦，邪乘虚入，脾胃更加不和，食谷不化，升降乖常，因此胃气上逆而呕吐。此时解救，应该除去石热，调和脾胃，病情就能向愈。

二十三、解散目无所见目疼候(23)

[原文] 将适失宜，饮食乖度[1]，膈内生痰热，痰热之气熏肝，肝候目，故目无所见而疼痛。

[注释]

[1]乖(guāi 掴)度：违反法度。"乖"，违反，违背。

[语译] 从略。

二十四、解散心腹胀满候(24)

[原文] 居处犯温,致令石势不宣,内壅腑脏,与气[1]相搏,故心腹胀满。

[注释]

[1]气:指脏腑之气。

[语译] 从略。

二十五、解散挟风劳候(25)

[原文] 本患风劳,而服散石,风劳未尽,石势因发,解石之后,体尚虚羸,故犹挟风劳也。

[语译] 本患风劳病,服用散石药以后,风劳病没有治好,散石药热却发动了,经过解救,散石的不良反应已经消除,但体质尚然虚弱,这时病情,仍然是风劳为患。

二十六、解散饮酒发热候(26)

[原文] 服散而积饮酒,石因酒势而盛,敷散经络,故烦而发热也。

[语译] 服散后而过多饮酒,石热因酒势而太盛,敷布浮散于经络,所以使人烦闷而发热。

卷七

伤寒病诸候上　凡三十三论

［提要］ 本篇论述伤寒病，有七、八两卷。其内容大都渊源于《素问》热论、《伤寒论》、《金匮要略》及《脉经》等。但编写体裁，与《注解伤寒论》不同，是以证候为主，把各方面的资料加以归纳整理的，大体可分为以下几类。

如伤寒候、伤寒中风候、伤寒一日候、二日候至九日以上候以及伤寒发汗不解候、伤寒取吐候等为一类，重点讨论伤寒的病因病理，以及传经、两感等几个主要问题。又如伤寒咽喉痛候、口疮候、斑疮候、谬语候以及心腹胀满候、大小便不通候等为又一类，这是以常见的主要证候，从六经病证中集中在一起，综合分析论证，此为上下两卷中的重要部分。又如伤寒登豆疮候、伤寒变成黄候、伤寒热毒利候、脓血痢候、脚气候、霍乱候及疟病等为一类，这里列举一些烈性传染病和有急性发作过程的杂病，此与伤寒是连类而及，其中大部分在以后各卷又有专篇叙述。又如伤寒病后热不除候，伤寒病后不得眠候，以及不得食、虚汗、劳复、食复等候，为又一类，论述伤寒的病后诸症。最后还有伤寒令不相染易候，提出“预服药及为方法以防之”，提示伤寒病有预防方法。这是防治结合的早期资料。

一、伤寒候※(1)

［原文］ 经言，春气温和，夏气暑热，秋气清凉，冬气冰寒，

此则四时正气之序也[1]。冬时严寒，万类深藏，君子固密[2]，则不伤于寒。夫触冒之者，乃为伤寒①耳。其伤于四时之气[3]，皆能为病，而以伤寒为毒[4]者，以其最为杀厉之气[5]也。即病②者，为伤寒；不即病者，其寒毒藏于肌骨中，至春变为温病；夏变为暑病。暑病者，热重于温也。是以辛苦之人，春夏必有③温病者，皆由其冬时触冒之所致，非时行之气[6]也。其时行者，是春时应暖而反寒；夏时应热而反冷；秋时应凉而反热；冬时应寒而反温，非其时而有其气。是以一岁之中，病无少长，多相似者，此则时行之气也。

夫伤寒病者，起自风寒，入于腠理，与精气[7]交争，荣卫否隔[8]，周行不通。病一日至二日，气在孔窍皮肤之间，故病者头痛恶寒，腰背强重，此邪气在表，洗浴发汗即愈。病三日以上，气浮在上部，胸心填塞，故头痛，胸中满闷，当吐之则愈。病五日以上，气深结在脏，故腹胀身重，骨节烦疼，当下之则愈。

[校勘]

①寒：原无，从《伤寒论》伤寒例补。

②即病：此前《伤寒论》有“中而”二字。

③必有：《伤寒论》作“多”字。

[注释]

[1]四时正气之序也：四时正常气候的秩序。

[2]固密：保护于密室。

[3]气：在此指邪气。以下“气在孔窍皮肤之间”、“气浮在上部”及“气深结在脏”等的气字，义均同此。

[4]为毒：为害最甚的意思。

[5]杀厉之气：肃杀毒厉之气，为使人致病最强烈的邪气。

[6]时行之气：即四时反常之气，能引起流行性的季节性传染病的致病因素。又称“时气”、“天行”。

[7]精气：这里作正气理解。

[8]荣卫否隔：荣卫运行不通畅。“否隔”，痞塞阻隔。

[语译] 医经上说：春季温和，夏季暑热，秋季清凉，冬季寒冷，这是四时正常气候的演变规律。冬天严寒，一切生物处于深藏状态，注意保养身体的人，保护于密室，防避这种气候，就不致被寒冷侵袭。否则，感受了寒邪，就要患伤寒病。其实，感受四时的邪气，都能致病，而特别提出伤寒之为害者，因为它是最厉害的肃杀之气，容易使人致病。感受寒邪，即时发病的，称为伤寒；没有即时发病，寒邪藏于肌肉筋骨之间，到春天发病的，称为温病；到夏天发病的，称为暑病。所谓暑病，其热势重于温病。有些人在春夏季多患温病，就是由于冬天触冒寒邪，深伏于体内所致，并非时行之气所引起。所谓时行之气，即春季应温暖而反寒；夏季应暑热而反冷；秋季应清凉而反热；冬季应寒冷而反温，非其时而有其气，均可使人致病。所以在同一时期中，无论老幼所患之病，症状相似，这就是"时行之气"所引起的。

凡是伤寒病，都因为感受风寒，侵入腠理，与正气相争，荣卫运行不畅所致。病起一至二日，邪气在毛窍、皮肤之间，所以患者头痛，恶寒，腰背强急沉重，活动不利，这是病邪在表，用洗浴发汗的方法即能治愈。如其病至三日以上，病邪稽留于上部胸膈之间，症状表现为头痛，胸中满闷不舒，由于病在上焦，当用吐法，即可治愈。若病至五日以上，邪气深结于里，症状表现为腹胀身重，骨节烦疼，当用下法，即可治愈。

[按语] "伤寒"这一病名，有广义和狭义之分，本节所说冬时严寒，"触冒之者，乃为伤寒"，是指狭义的伤寒；《素问》热论篇所说"今夫热病者，皆伤寒之类也"，是指广义的伤寒，为一切外感疾病之统称。

本节又提出感寒而"即病者为伤寒，不即病……至春变为温病，夏变为暑病"。这些不即病的病候，不仅在发病季节上有不同，而且其病机的性质和传变，都有差异。所以后世又将"即病者"归属于新感，"不即病"的温病、暑病，归属于伏气。

[原文] 夫热病者，皆伤寒之类也。或愈或死，其死① 皆以

六七日间,其愈皆以十日以上何也?巨阳[1]者,诸阳之属[2]也,其脉连于风府[3],故为诸阳主气。故人之伤于寒也,则为病热,热②虽甚不死;其两感[4]于寒而病者,必死。

两感于寒者,其脉应[5]与其病形何如?两伤③于寒者,病一日,则巨阳与少阴俱病。则头痛、口干烦满。二日,则阳明与太阴俱病。则腹满、身热、不食、谵言[6]。三日,则少阳与厥阴俱病。则耳聋、囊[7]缩,厥逆;水浆不入,则不知人,六日而死。夫五脏已伤,六腑不通,荣卫不行,如是之后,三日乃死何也?阳明者,十二经脉之长也,其气血盛,故不知人,三日其气乃尽,故死。

其不两伤③于寒者,一日巨阳受之,故头项痛,腰背强。二日阳明受之,阳明主肉,其脉夹鼻络于目,故身热目疼④而鼻干,不得卧也。三日少阳受之,少阳主骨,其脉循胁络于耳,故胸胁痛耳聋。三阳经络皆受病,而未入通⑤于脏[8]也,故可汗而已。四日太阴受之,太阴脉布于胃,络于嗌,故腹满而嗌干。五日少阴受之,少阴脉贯肾络肺,系舌本,故口热⑥、舌干而渴。六日厥阴受之,厥阴脉循阴器而络于肝,故烦满而囊缩。三阴三阳,五脏六腑皆病,荣卫不行,五脏⑦不通则死矣。

[校勘]

①其死:原无,从《素问》热论篇补。

②热:原无,从《素问》补。

③伤:《素问》作“感”。

④目疼:原无,从《素问》补。

⑤通:《素问》无此字。

⑥热:《素问》作“燥”。

⑦五脏:《太素》卷二十五热病诀作“腑脏”。

[注释]

[1]巨阳:即太阳经。

[2]诸阳之属:人体阳经都统摄于太阳的意思。

[3]风府:穴名。在项后,入发际一寸,属督脉经。为督脉、

太阳经、阳维之交会处。

[4]两感:指互为表里的阴阳两经同时受病。

[5]脉应:相应的经脉。如巨阳与少阴,阳明与太阴,少阳与厥阴等。

[6]谵言:言语错乱。亦称“谵语”。

[7]囊:指阴囊。

[8]脏:指三阴经,与三阳经对举而言。

[语译] 大凡发热的疾病,都属于伤寒一类。有痊愈的,也有死亡的。其死亡者,大多在发病后六、七天之间,痊愈的大多在十天以上,这是为什么呢?因为太阳统摄一身的阳经,它的经脉与督脉的风府相连,汇集诸阳经的经气,所以为诸阳之统率,主一身之表。人体受寒邪侵袭以后,就会发热,由于只是阳经受邪,发热虽甚,不至于死亡;至如阴阳两经同时感受寒邪而发病,就不免有死亡的危险了。

如果是两感于寒,它的相应经脉和症状如何呢?两感伤寒,第一天太阳与少阴两经同病,发生头痛、口干、烦满等症。第二天阳明与太阴两经同病,发生腹满、发热、不思食、谵语等症。第三天少阳与厥阴两经同病,发生耳聋、阴囊上缩、四肢厥逆等症;如发展到水浆不能入口、昏迷不知人事,那么到第六天就会死亡。至于五脏受伤,六腑不通,营卫气血运行停滞,在这种情况下,经三天而死,这是什么原因呢?因为阳明为十二经脉之长,气血两盛,一旦受病而昏不知人,三天以后,气血衰竭,就会导致死亡。

如果不是两感伤寒,则一日太阳受病,常见头项疼痛、腰脊强急不舒等症。二日阳明受病,阳明主肌肉,它的经脉挟鼻,络于目,所以症见身热、目痛、鼻干、不能安卧。三日少阳受病,少阳主骨,它的经脉循行两胁,络于耳,所以症见胸胁痛、耳聋。以上三阳经皆受病,尚未入里侵犯三阴,所以可用发汗方法而治愈。至于四日,则太阴受病,太阴经脉分布于胃,上挟咽嗌,所以症见腹满而咽嗌发干。五日则少阴受病，少阴经脉属肾，上络于肺，连及舌本，所以症见口燥热、舌干而口渴。六日则厥阴受病，厥阴经脉绕阴器，络于肝，所以症见烦满而阴囊上缩。病至三阴三阳经均传遍，五脏六腑都受病，则营卫不行，脏腑不通，病情危重，可致死亡。

[原文] 其不两感于寒者，七日巨阳病衰，头痛少愈。八日阳明病衰，身热少愈。九日少阳病衰，耳聋微闻。十日太阴病衰，腹减①如故，则思饮食。十一日少阴病衰，渴止不满，舌干已而嚏②。十二日厥阴病衰，囊纵少腹微下。大气[1]皆去，病日已矣。

治之奈何？治之各通其脏脉，病日衰。其病未满三日者，可汗而已；其病三日过者，可泄之而已。太阳病，头痛至七日已[2]上，并自当愈，其经竟[3]故也。若欲作再经[4]者，当针补③阳明，使经不传则愈矣。

[校勘]

①减：原作"满"，从《素问》热论篇改。

②嚏：原作"咳"，从《素问》改。

③补：《伤寒论》太阳病篇作"足"。

[注释]

[1]大气：在此是指邪气。

[2]已：通"以"，古书"已"、"以"二字常互用。

[3]竟：完毕，尽。

[4]再经：再次循经而传。

[语译] 伤寒病如果不是两感于寒者，到了第七日，太阳病衰，头痛好转。八日阳明病衰，身热减轻。九日少阳病衰，听觉逐渐恢复。十日太阴病衰，腹胀消，思饮食。十一日少阴病衰，口渴止，不烦满，舌不干，能打喷嚏。十二日厥阴病衰，阴囊松弛而微下，少腹也觉舒服。这样，邪气已去，病也就痊愈了。

治疗伤寒病的方法如何？其治疗的原则是，疏通其脏腑经脉，使邪气衰退而病愈。发病未满三天的，可用汗法治愈；超过三天的，可用下法治愈。太阳病至七天以后，亦有自愈的，这是因为邪气传经已经终了的缘故。如果七天以后未愈，有再经之势者，可以针足阳明经穴，使太阳之邪不再传入阳明，疾病就痊愈了。

［按语］ 古人认为伤寒病的发展，是按六经层次传递，从三阳经传至三阴经，一日一经，七日传变终了，为一周期。这一传经学说，前人有不同看法。在临床上应以证候的表现，作为分析病情传变的依据。

［原文］ 相病[1]之法，视色听声，观病之所①。候脉要诀，岂不微乎。脉洪大者，有热，此伤寒病也。夫伤寒脉洪浮，秋佳春成病[2]。寸口脉紧者，伤寒头痛。脉来洪大，伤寒病。

少阴病，恶寒身②拳③而利，手足四逆者，不治；其人吐利，躁逆者死。利止而眩，时时自冒[3]者死。四逆，恶寒而拳，其脉不至，其人不烦而躁者死。病六日，其息高[4]者死。

伤寒热盛，脉浮大者生；沈小者死。头痛，脉短涩者死；浮滑者生。未得汗，脉盛大者生；细小者死。诊人瀼瀼大热[5]，其脉细小者，死不治。伤寒热病，脉盛躁不得汗者，此阳之极，十死不治。未得汗，脉躁疾，得汗生；不得汗难瘥。头痛脉反涩，此为逆，不治；脉浮而大易治；细微为难治。

［校勘］

①所：此后《脉经》卷五第三有“在”字。

②身：原无，从《伤寒论》少阴病篇补。

③拳：“踡”之通假。下同。

［注释］

［1］相病：诊察疾病。

［2］秋佳春成病：诊脉察病，宜结合四时变化。《素问》玉机真脏论：“脉从四时，谓之可治”；“脉逆四时，为不可治。”秋脉浮洪为从，故谓之佳；春脉浮洪为逆，故谓成病。

[3]冒:眩冒;昏晕。

[4]息高:呼吸浅表而迫促的现象。

[5]瀼(ráng 攘)瀼大热:汗多而高热。瀼瀼,露盛貌。这里形容汗多。

[语译] 诊察疾病的方法,望神色,听声音,可以观察疾病的所在。同时脉诊是一门很深奥的学问,但亦有要诀。如脉来洪大者,为有热,这是伤寒病的脉象。如伤寒而脉浮洪,秋天见此为佳象,春天见此则为病成。如寸口脉紧者,主外感风寒,当见头痛等证。脉来洪大,乃是伤寒热盛之病。

少阴病,恶寒而踡卧,下利,手足逆冷,为阴盛阳微,不易治疗;若见呕吐,下利,躁而四逆者,为死候。若下利虽止,而见头眩,时时目眩昏晕者,亦死。若手足逆冷,恶寒而踡卧,脉绝不至,病人不烦,但躁扰不宁者,亦死。病至六、七日,呼吸浅表而急促者,亦死。

伤寒里热盛,脉见浮大的,是脉证相符,为有生机;如见沉小,则正气衰竭,属于死证。伤寒病见头痛等表证,如脉短涩的,为津液虚竭,主死;如见浮滑,表明正气尚盛,为佳象。表证无汗,脉象大而有力的,主生;细小的主死。伤寒病,汗多而高热,脉象细小的,为邪盛正虚,不治。伤寒热病,脉盛而躁动,不得汗者,此为邪热过盛,多属死证。身无汗,而脉见躁疾,通过治疗,得汗者生;如仍无汗则难以痊愈。伤寒表证,见头痛而脉反涩者,为脉证相逆,不治;如脉浮而大者,为脉证相符,容易治疗;脉细微的,为难治。

[原文] 发汗若吐下者,若亡血[1]无津液者,而阴阳自和必愈。夫下后发汗,其人小便不利,此亡津液,勿治,其小便利①,必自愈。

阳已虚,尺中弱者,不可发其汗也。咽干者,不可发其汗也。

伤寒病,脉弦细,头痛而发热,此为属少阳。少阳不可发汗,发汗则谵②语[2],为属胃。胃和则愈,不和则烦而悸。

少阴病,脉细沉而微③,病在里,不可发其汗。少阴病,脉微,亦不可发汗。无④阳故也。阳已虚,尺中弱涩者,复不可下。

太阳病,发热而恶寒,热多而寒少,脉微弱,则无阳,不可发其汗;脉浮,可发其汗。发热自汗出而不恶寒,关上脉细数,不可吐。若诸四逆病厥者,不可吐,虚家亦然。寒多热少,可吐者,此谓痰多也。治疟亦如之。头项不强痛,其寸脉微浮⑤,胸中愊牢⑥[3],冲喉咽不得息,可吐之。

［校勘］

①利:原无,从《伤寒论》太阳病篇补。

②诫:《伤寒论》少阳病篇作"谵"。下同。

③微:《伤寒论》少阴病篇作"数"。

④无:《伤寒论》作"亡"。

⑤其寸脉微浮:原作"其脉微",从《伤寒论》太阳病篇改。

⑥愊牢:《伤寒论》作"痞鞕"。

［注释］

[1]亡血:即失血。

[2]诫(xián 咸)语:在此与谵语义同。

[3]愊(bì 壁)牢:痞满坚硬之意。"愊",郁结。"牢",坚硬。《伤寒论》作"痞鞕",义同。

［语译］ 伤寒病,经过发汗,催吐,泻下,或者失血,以致津液损耗,此时如果阴阳仍能调和,病必可愈。又如下后复加发汗,病人小便不利,这是亡津液的缘故,无须治疗,待小便自利,说明津液来复,其病可愈。

伤寒病,阳气已虚,尺部脉弱者,不可发汗,津液不足,咽喉干燥者,亦不可发汗。

伤寒病,脉弦细,头痛而发热者,此为属于少阳病。少阳病在半表半里,不可发汗,误发其汗,可致热盛谵语,这是津伤而邪传阳明。经过治疗,如邪去胃和,病可向愈;如胃气仍然不和,则会出现烦而心悸等症。

少阴病，脉细沉而微，为病在于里，里气已虚，不可发汗。少阴病脉微，亦为病在里，不可发汗，因为亡阳之故。里阳已虚，尺脉弱而涩者，是阴津亦虚，复不能用下法。

太阳病，发热而恶寒，热多寒少，脉微弱者，则为亡阳，不可发其汗；若脉浮者，为病邪在表，可以发汗解表。如伤寒发热，自汗出而不恶寒，本为阳明热实，如关上脉细数，为里气已虚，不可用吐法。若阳虚四肢厥冷诸证，为阳气已虚，不可用吐法，其他虚证，亦是这样。伤寒病而寒多热少，有可用吐法者，这是属于痰实郁结的病证。治疗痞疾用吐法，也是这个原因。若头项并不强痛，而寸脉微浮，胸中郁闷痞硬，气上冲咽喉，甚至不能呼吸的，这是胸中邪实，可用吐法。

［原文］ 治伤寒欲下之，切其脉牢[1]，牢实之脉，或不能悉解，宜摸视手掌，濈濈[2]汗湿者，便可下矣；若掌不汗，病虽宜下，且当消息，温暖身体，都皆津液通，掌亦自汗，下之即了矣。

太阴之为病，腹满吐食，不可下，下之益甚①，时腹自痛，下之，胸下结牢[3]。脉浮，可发其汗。阳明病，心下牢满[4]，不可下，下之遂利，杀人，不可不审，不可脱尔[5]，祸福正在于此。

太阳与少阳并②病[6]，心下牢，头项强而③眩，不可下。三阳合④病[7]，腹满身重，大小便调，其脉浮牢而数，渴欲饮水，此不可下。

［校勘］

①腹满吐食，不可下，下之益甚：《伤寒论》太阴病篇作“腹满而吐，食不下，自利益甚。”

②并：原作“合”，从《伤寒论》太阳病篇改。

③而：原无，从《伤寒论》补。

④合：原作“并”，从《伤寒论》阳明病篇改。

［注释］

[1]脉牢：即牢脉。

[2]濈（jí 辑）濈：微微汗出貌。

[3]结牢：与“痞鞕”同义。

[4]牢满：与“痞鞕”、“结牢”、“痞满”同义。

[5]脱尔：脱略、轻慢之意。

[6]并病：一经症状未罢，又见另一经症状，称为并病。

[7]合病：二经同时受病。

[语译] 治疗伤寒病，如用下法，必需见牢实之脉。但即使见到牢实之脉，有时也不都能下之而解，尚需抚摸并观察其手掌，如有微汗湿润的，则阳明里实已结，可以下之；如手掌无汗，病虽宜下，仍当注意观察。使其身体温暖，津液通达，手掌有汗，这时给以攻下，病情也就解除了。

太阴病，其症为腹满、呕吐，不可攻下，误下则病情更重，可致腹部时时疼痛，胸下痞鞕等症。太阴病脉浮，为邪气尚有外达之机，可用发汗方法。阳明病，症见心下痞鞕满闷，为邪结胃脘，不可攻下，误下则下利不止，以致病情恶化，应加审慎，不可轻忽，生死之变，关键正在于此。

太阳与少阳并病，症见心下痞鞕，头项强痛而目眩者，不可攻下。三阳经合病，出现腹满身重，大小便自调，脉象浮牢而数，口渴欲饮水等症，亦不可攻下。

[按语] 本候相当于伤寒病的总论，其内容渊源于《素问》热论和《伤寒论》，对伤寒的定义，病因，六经形证，传经变化，诊断预后，治疗大法，以及汗、吐、下的注意事项等方面，都作了重点讨论，实为以下伤寒诸候的开端。

二、伤寒中风候①(4)

[原文] 伤寒中风②之状，阳浮而阴弱③，阳浮热自发，阴弱汗自出，啬啬[1]恶寒，淅淅[2]恶风，噏噏[3]发热，鼻鸣[4]干呕，此其候也。

太阳病中风，以火劫发其汗，邪风被火热，血气流溢失常④，两阳[5]相熏灼，其身发黄。阳盛即欲衄；阴⑤虚则小便难。阴阳俱虚竭,身体则枯燥,但头汗出,齐颈而还。腹满微喘,口干咽烂,或不大便,久则谵言,甚者至哕,手足躁扰,循衣摸床[6]。小便利者,其人可治。

阳明中风,口苦而咽干,腹满微喘,发热恶寒⑥,脉浮若紧,下之则腹满,小便难。阳明⑦病,能食为中风;不能食,此为中寒。

少阳中风,两耳无闻,目赤,胸中满而烦,不可吐之⑧。吐之⑧则悸而惊。

太阴中风,四肢烦疼,其脉阳微阴涩而长,为欲愈。

少阴中风,其脉阳微阴浮,为欲愈。

厥阴中风,其脉微浮,为欲愈;不浮,为未愈。

[校勘]

①伤寒中风候:原作"中风伤寒候",从《外台》卷二伤寒门改。《圣惠方》卷十亦作"伤寒中风"。同时,本篇七十余候绝大多数均以"伤寒"标题。

②伤寒中风:原作"中风伤寒",从《圣惠方》卷十"治伤寒中风诸方"改。又,《伤寒论》太阳病篇作"太阳中风"。

③阳浮而阴弱:原无,从《伤寒论》太阳病篇补。

④失常:《伤寒论》作"失其常度"。

⑤阴:原无,从《伤寒论》补。

⑥微喘,发热恶寒:原作"微热恶寒",从《伤寒论》阳明病篇改。

⑦明:原无,从汪本补。

⑧吐之:《伤寒论》少阳病篇作"吐下"。

[注释]

[1]啬(sè 涩)啬:恶寒貌。畏缩怯敛的意思。

[2]淅(xī 息)淅:恶风貌。冷水洒身不禁其寒的意思。

[3]噏(xì 吸)噏:《伤寒论》作翕翕,义同。象羽毛覆在身上,产生温热之感。

[4]鼻鸣:鼻塞不通,偶而气通,则作鼻鸣。

[5]两阳:这里指“风”与“火”。

[6]循衣摸床:病人昏迷时两手不自主的抚摸动作。

[语译] 伤寒病的中风证候,脉象阳浮而阴弱,这是由于风邪伤卫,卫阳外浮,所以发热,卫被邪扰不护营,营阴弱不能内守,所以汗出。同时见到啬啬恶寒,淅淅恶风,翕翕发热,以及鼻鸣干呕等症,这就是伤寒中风证。

太阳病中风,若误用火劫方法发汗,则风邪加上火热,必使血气流行失常,风邪与火交相熏灼,能使病人身体发黄。阳热上盛,血受热迫,能上行为衄;阴虚津亏,则小便艰涩。阴阳俱虚竭,则身体肌肤枯燥,只有头部汗出,齐颈为止。若腑热内结,则腹满微喘,口干咽烂,或大便不通,久则神昏谵语,甚至呃逆,手足躁扰,寻衣摸床。当此之时,小便通利者,可知津液未涸,尚有治愈的可能。

阳明中风,其证口苦咽干,腹满微喘,发热恶寒,脉浮而紧,不可用下法。若误下之,则中气受伤,津液损耗,必致腹满,小便难等变症。阳明病,中风与中寒的区别,在能食与否,能食者,为中风;不能食者,为中寒。

少阳中风,其证耳聋目赤,胸中满闷而烦。此系少阳邪热,并非痰水实邪壅阻胸膈,不可催吐。如误用吐法,反致损气耗液,见心悸,惊骇等症。

太阴中风,证见四肢烦疼,如其脉来阳微阴涩而长,为将要痊愈的征象。

少阴中风,脉见阳微阴浮,亦为欲愈的征象。

厥阴中风,如脉见微浮,为将要痊愈的征象;脉不浮,则其病未愈。

[按语] 本候原标题为“中风伤寒候”,但其内容是论述伤寒病的中风证候,它把《伤寒论》的六经中风证集中在一起,便于汇通参阅,因此据《外台》卷二伤寒门改作“伤寒中风候”。

宋·林亿等校正《外台》时，认为此标题是错误的，他说“伤寒论伤寒中风自是两疾，今云伤寒中风，非”。这里可能有些误解，因为本候所说的“伤寒”，是指整个伤寒病而言，“中风”则仅是伤寒病中的一个证候，不与伤寒并立。即不是中风与伤寒两个病。假如中风作为病的话，已见于本书第一卷，明显与此有别。

又，本候原书列在伤寒发汗不解和取吐候之后，因其内容是论述六经中风，属于表证，所以移此与伤寒候相衔接。

三、伤寒一日候(5)

[原文] 伤寒一日，太阳受病。太阳者，膀胱之经也，为三阳之首，故先受病。其脉络于腰脊，主于头项，故得病一日而头项背膊[1]腰脊痛也。

[注释]

[1]膊(bó 博)：肩膊；胳膊。

[语译] 从略。

四、伤寒二日候(6)

[原文] 伤寒二日，阳明受病。阳明胃之经也，主于肌肉，其脉络鼻入目，故得病二日，肉①热鼻干，不得眠也。诸阳在表，表始受病，在皮肤之间，可摩膏[1]火灸，发汗而愈。

[校勘]

①肉：《外台》卷一论伤寒日数病源并方同。《素问》热论及本卷伤寒候作“身”。

[注释]

[1]摩膏：古代的治病方法之一，用药膏摩擦体表一定部位，以治疗疾病。

[语译] 从略。

五、伤寒三日候(7)

［原文］ 伤寒三日，少阳受病。少阳者，胆之经也，其脉循于胁，上于颈耳，故得病三日，胸胁热①而耳聋也。三阳经络始相传，病未入于脏，故皆可汗而解。

［校勘］

①热：《外台》卷一论伤寒日数病源并方作“痛”。

［语译］ 从略。

六、伤寒四日候(8)

［原文］ 伤寒四日，太阴受病。太阴者，脾之经也，为三阴之首。是故三日已前，阳[1]受病讫[2]，传之于阴，而太阴受病焉。其脉络于脾，主于喉嗌①，故得病四日，腹满而嗌干也。其病在胸鬲，故可吐而愈。

［校勘］

①络于脾，主于喉嗌：《外台》卷一论伤寒日数病源并方同。《素问》热论及本卷伤寒候作“布于胃，络于嗌”。

［注释］

[1]阳：这里指太阳、阳明、少阳三经。

[2]讫：终止，完了。

［语译］ 从略。

七、伤寒五日候(9)

［原文］ 伤寒五日，少阴受病。少阴者，肾之经也，其脉贯肾络肺，系于舌，故得病五日，口热①舌干，渴而引饮也。其病在腹，故可下而愈。

［校勘］

①热：《素问》热论篇及《外台》卷一伤寒日数病源并方均作“燥”。

［语译］ 从略。

八、伤寒六日候(10)

［原文］ 伤寒六日，厥阴受病。厥阴者，肝之经也，其脉循阴器络于肝，故得病六日，烦满而囊缩也。此则阴阳俱受病，毒气在胃，故可下而愈。

［语译］ 从略。

［按语］ 以上六候，叙述伤寒三阳三阴经受病的证候、传变病情及其治法，与前伤寒候重复。其中伤寒二日以下的各种治法，仅举其大体而言，临床上不能拘泥于按日论治之说，下文伤寒发汗不解候和伤寒取吐候已具体论及，可以参阅。同时，这里的治法，与《伤寒论》不尽相同，盖是别一家言，《病源》广为搜集罗列者。

九、伤寒七日候(11)

［原文］ 伤寒七日，病法当小愈，阴阳诸经，传病竟故也。今七日已后，病反甚者，欲为再经病也，再经病者，是阴阳诸经络，重受病故也。

［语译］ 从略。

［按语］ 本候论述伤寒再经的病理，其中“伤寒七日，病法当小愈”与前伤寒候“太阳病，头痛至七日已上，并自当愈，其经竟故也”意同，这里重申其义，可以互参。

十、伤寒八日候(12)

［原文］ 伤寒八日，病不解者，或是诸阴阳经络重受于病，或因发汗吐下之后，毒气未尽，所以病证犹在也。

［语译］ 伤寒至于八日，其病仍然不解者，或为三阴三阳诸经再次受病，或是虽经发汗、吐、下治疗，邪气未尽，所以病证还存在。

十一、伤寒九日已上候(13)

［原文］ 伤寒九日已上病不除者，或初一经受病，即不能相传；或已传三阳讫，而不能传于阴，致停滞累日，病证不罢者；或三阳三阴传病已竟，又重感于寒，名为两感伤寒，则腑脏俱病①，故日数多而病候改变。

［校勘］

①名为两感伤寒，则腑脏俱病：《外台》卷一论伤寒日数病源并方无此十一字。

［语译］ 伤寒至于九日以上，其病仍然不解，有多种原因，或者由于初起一经受病，邪不内传；或者三阳经传变终了，而不传阴经，以至稽留多日，病证不解；或者三阳三阴传经终了，又重感寒邪，称为两感伤寒，腑脏俱病，所以病日多而病候起了变化。

十二、伤寒发汗不解候(2)

［原文］ 伤寒初一日至二日，病在皮肤，名为在表。表者阳也，法宜发汗。今发汗而不解者，此是阳不受病。阳受病者，其人身体疼痛，发热而恶寒，敕啬[1]拘急，脉洪大，有此证候，则为病在表，发汗则愈。若但烦热，不恶寒，身不疼痛，此为表不受病，故虽强发其汗，而不能解也。

［注释］

[1]敕(chì 翅)啬：形容恶风寒而身体拘急之状。“敕”，为策之同音假借字。

［语译］ 伤寒病初起一日至二日，病在皮肤，称为表证。表证病在于阳，治疗应该发汗。现在用发汗方法而病仍不愈，说明此病不在于表。因为风寒束表的病证，应有身体疼痛，恶寒发热，颈项拘急，脉洪大等症，有此证候，为病在于表，通过发汗解表，其病可愈。如其但见烦热，并不恶寒，身体亦不疼痛，此为病不在表，所以虽然发汗，其病不能解除。

十三、伤寒取吐候(3)

[原文] 伤寒大法，四日病在胸鬲，当吐之愈。有得病二、三日，便心胸烦闷，此为毒气[1]已入，有痰实者，便宜取吐。

[注释]

[1]毒气：在此指病邪。

[语译] 伤寒大法，第四日病在胸膈，应该用吐法而愈。但亦有得病二、三日，就出现心胸烦闷等可吐证候。这是邪毒已入胸膈，并有痰实，便当探吐。

十四、伤寒咽喉痛候(14)

[原文] 伤寒病，过经[1]而不愈，脉反沉迟，手足厥逆者，此为下部脉不至，阴阳隔绝，邪客于足少阴之络①，毒气上熏，故咽喉不利，或痛而生疮。

[校勘]

①络：《外台》卷二伤寒咽喉痛方作“经”。

[注释]

[1]过经：伤寒自一日至六日传三阳三阴经尽，至七日当愈，七日不愈，病必再传。过经，指超过循经相传的日期。

[语译] 伤寒过了循经传遍的日子而病仍不愈，脉象反见沉迟，手足厥冷，这是足少阴经脉的不足，阴虚于下，阳浮于上，阴阳隔绝的表现。由于邪在足少阴经，邪毒上蒸，所以症见咽喉不利，或疼痛生疮。

[按语] 咽痛一症，是因邪客足少阴经，上乘咽喉所致，据《伤寒论》少阴病篇记载，其病因有属于客热内郁的，有属于风寒外束的，本候所述，又为虚阳上浮所致。病因、症状各有不同，临床应详审病机，随证施治。

十五、伤寒斑疮候(15)

［原文］ 伤寒病，证在表，或未发汗，或经发汗未解，或吐下后而热不除，此毒气盛故也。毒既未散，而表已虚，热毒乘虚出于皮肤，所以发斑疮隐疹如锦文，重者，喉口身体皆成疮也。

［语译］ 伤寒病，证候在表，或者未经发汗，或者虽经发汗，表仍未解，或者吐下以后，而发热仍然未除，这是毒气盛的缘故。邪毒未散，而其表已虚，热毒乘虚出于皮肤，于是发生斑疮隐疹，色红如锦纹，病情严重者，咽喉、口唇以及肢体皮肤等处，都能发生疮疡。

十六、伤寒口疮候(16)

［原文］ 夫伤寒，冬时发其汗，必吐利，口中烂生疮，以其热毒在脏，心脾烦壅①，表里俱热②，热不已，毒气熏上焦故③也。

［校勘］

①热毒在脏，心脾烦壅：原无，从《外台》卷二伤寒口疮方补。

②热：此前原有“虚”字，从《外台》删。

③故：原脱，从鄂本补。此后《外台》有“令口舌干燥生疮”七字。

［语译］ 伤寒病，在冬季发汗，出现吐利，口中烂生疮等症，这是因为热毒在于内脏，壅结心脾之间，加上伤寒发热，成为表里俱热之症，邪热不去，毒气兼挟脏热，熏蒸于上焦之故。

十七、伤寒登豆疮[1]候(17)

［原文］ 伤寒热毒气盛，多发疱疮，其疮色白或赤，发于皮肤，头作瘭[2]浆，戴白脓者，其毒则轻；有紫黑色作根，隐隐在肌肉里，其毒则重。甚者五内[3]七窍皆有疮。其疮形如登豆，故以名焉。

［注释］

［1］登豆疮：《肘后方》称"虏疮"。《圣惠方》作豌豆疮，以后又称天痘，现在通称天花。"登豆"，古之礼器、祭器，圆形有盖，木制的称豆，瓦制的称登。疮形如登豆，故名登豆疮。

［2］瘭（biāo 标）浆：指豆疮凸起有浆液。

［3］五内：即五脏。

［语译］ 伤寒热毒邪气壅盛，有发为疱疮者，疱疮色白或红，高出皮肤，有头灌浆，渐成白色脓疱，这是热毒较轻的证候；如其疱疮色暗紫黑，并有根盘，隐隐在肌肉里面，为热毒重的证候。病情严重者，七窍内脏都能发疮。这种疱疮状如登豆，所以称为登豆疮。

十八、伤寒登豆疮后灭瘢候(18)

［原文］ 伤寒病发疮者，皆是热毒所为。其病折[1]则疮愈，而毒气尚未全散，故疮痂虽落，其瘢犹黶[2]，或凹凸肉起，所以宜用消毒灭瘢之药以傅[3]之。

［注释］

［1］病折：病势减退。

［2］黶（yǎn 奄）：黑色。

［3］傅：通"敷"。

［语译］ 伤寒发登豆疮皆是热毒所致。随着病势减退，则疮亦逐渐痊愈，如果邪毒未能全散，则疮痂虽然脱落，其瘢痕仍为黑色，或遗留疤痕，皮肤凹凸不平，此时可用消毒灭瘢的药物，作外敷治疗。

［按语］ 登豆疮即后世所称的"天痘"，在葛洪《肘后方》中即有记载，本候所述则更为深入而系统，不仅对天痘的病因、证候有比较细致的描述，而且指出了病证轻重的鉴别要点。可见祖国医学早在一千多年之前，就对这类烈性传染病有详细的观察记载。

十九、伤寒谬语[1]候(19)

[原文] 伤寒四五日,脉沉而喘满者,沉为在里,而发汗,其①津液越出,大便为难,表虚里实,久久②则谳语。

发汗后③,重发其汗,亡阳谳语④,其脉反和者,不死。

阳明病,下血而谳语者,此为热入血室[2],但头汗出,当刺期门[3]穴,随其实者而泻之,濈然汗出者则愈。

病若谳言妄语,身当有热,脉当得洪大,而反手足四厥,脉反沉细而微者,死病也。

谳言妄语身热,脉洪大者生,沉细微,手足四逆者死。

[校勘]

①汗,其:《伤寒论》阳明病篇作"其汗"。

②久久:《伤寒论》作"久"字。

③后:《伤寒论》作"多"字。

④谳语:此后《伤寒论》有"脉短者死"四字。

[注释]

[1]谬语:语言错乱。即谵语。

[2]血室:有二种解释,一、认为即冲脉,以冲为血海。二、认为指肝脏,以肝为藏血之脏。

[3]期门:足厥阴经穴名。在乳下二、三肋之间。

[语译] 伤寒四五日,见脉沉、气喘胸满等症,脉沉为病在于里,反而误发其汗使津液外泄,以致胃肠燥结,大便困难。表气已虚而里实结滞,病情延久,可引起谵语。

伤寒病人已经发汗,而复重发其汗,则阳气外亡,心神浮越,发生谵语,此时如果脉象平和,表明阴阳尚未离绝,预后尚可。

阳明病,大便下血而谵语,此为邪热陷入血室,只有头部出汗,当刺期门,泻其热邪,使之得汗而愈。

病人若神昏谵语,当伴见身大热,脉洪大等症,这是脉证相应,预后良好;假如反见四肢厥冷,脉沉细微,则证实脉虚,脉证不符，预后不良。

二十、伤寒烦候(20)

[原文] 此由阴气少，阳气胜，故热而烦满也。

少阴病，恶寒而拳，时自烦，欲去其衣被者，可治也。

病脉已解，而反发烦① 者，病新瘥，又强与谷，脾胃气尚弱，不能消谷，故令微烦，损谷即愈。

少阴病，脉微细而沉，但欲卧，汗出不烦，自欲② 吐，五六日③，自利后④，烦躁不得卧寐者死。

发汗后下之，脉平而小烦，此新虚不胜谷气[1]故也。

[校勘]

①反发烦：《伤寒论》劳复病篇作“日暮微烦”。

②自欲：原作“欲自”，从《伤寒论》改。

③五六日：此前《伤寒论》有“至”字。

④后：《伤寒论》作“复”字。

[注释]

[1]谷气：这里指食物。

[语译] 伤寒病见发热烦满之症，这是由于阴气少，阳气盛，所以发热而烦闷。

少阴病，恶寒踡卧，本是阳虚阴盛之症，但时自心烦不安，欲去衣被者，又为阳气渐复的现象，可治。

病人脉象已经缓和，反感心烦者，这是病体初愈，进食过多，而脾胃之气尚弱，难以消化的缘故，所以微烦。只需减少进食，病即可愈。

少阴病，脉微细而沉，嗜睡，汗出，并无心烦，有欲吐之象。病延五六日，发生下利后，又见烦躁不能安卧，此为阴阳离决的征兆，预后不良。

病人经发汗攻下以后，其脉搏趋于平和，略有心烦，这是病体初复，胃气尚虚，不能消化食物的缘故。

二十一、伤寒虚烦候(21)

[原文] 伤寒发汗吐下已后，腑脏俱虚，而热气不散，故虚烦也。

[语译] 伤寒经过发汗吐下以后，腑脏之气虚弱，而余热未尽消散，尚扰于胸膈之间，所以虚烦不宁。

二十二、伤寒烦闷候(22)

[原文] 伤寒毒气攻胃，故烦闷。或服药已后，表不解，心下有水气，其人微呕，热满而烦闷也。

[语译] 伤寒邪热犯胃，可以引起烦闷。或经治疗以后，表邪仍未解除，心下又有水气，水与邪热相搏，亦能引起轻微的呕吐，胸脘热满而烦闷等症。

二十三、伤寒渴候(23)

[原文] 伤寒渴者，由热气入于脏，流于少阴之经。少阴主肾，肾恶燥，故渴而引饮。

厥阴，渴欲饮水者，与之愈①。

[校勘]

①厥阴，渴欲饮水者，与之愈：原在下条伤寒呕候之末，当为错简，今移于此。

[语译] 伤寒口渴的原因，是由于邪热内传，流入足少阴经。少阴属肾，肾恶燥，现在肾脏有热，津液耗损，不能上承，所以口渴引饮。

厥阴病亦有口渴之证，渴欲饮水，这是阴尽阳复之象，少少与饮之，其病即愈。

[按语] 伤寒口渴，除太阴病外，其他各经病证均可出现。太阳表证无口渴，而太阳表不解有水气，或热入膀胱，多有口渴；少阳小柴胡汤证也有“或渴”的兼证；阳明则无论经证腑证

均以口渴为里热转盛的主要标志；少阴有热，津液衰少，可以致渴。下焦虚寒，气不化水亦能致渴；厥阴则更有消渴一证。同一口渴，而病因不同，证候各异，《伤寒论》记载颇多，可以参阅。

二十四、伤寒呕候(24)

［原文］ 伤寒阳明病，热入胃与谷气并，故令呕。或已经吐下，虚热在脏，必饮水，水入则胃家虚冷，亦呕也。

伤寒发热无汗，呕不能食，而反汗出濈然，是为转在①阳明。

伤寒呕多，虽有阳明证，不可攻也。

少阴病，下利，脉微涩，呕而汗出②者，必数更衣反少[1]，当温其上，灸之③。

［校勘］

①在：《伤寒论》阳明病篇作“属”。

②呕而汗出：原作“者即呕汗”，从《伤寒论》少阴病篇改。

③灸之：原作“灸其”，从《伤寒论》改。又，此后原有“厥阴，渴欲饮水者，与之愈”十字，与标题内容不符，当为错简，今移“伤寒渴候”。

［注释］

[1]数更衣反少：即大便次数增多而数量反少。

［语译］ 伤寒阳明病，邪热侵入胃腑，与谷气相并，热与食相互搏击，可以发生呕吐。或者经过吐下以后，胃气受伤，邪热仍然在里，必欲饮水，水入不化，反致胃气虚冷，亦能引起呕吐。

伤寒发热无汗的太阳表证，如见呕而不能饮食，并且濈然汗出，这是邪热已经传入阳明。

若伤寒呕吐较多，虽有阳明腑证，是病邪未全入里；不可用攻下方法。

少阴病，下利，脉微涩，呕而汗出者，这是亡阳亡血亡津液之证。每见大便次数增多而数量很少，此为阳气下陷，当用温法灸法，急救回阳。

［按语］ 本候综合伤寒呕候，有阳明病热与谷气相并致呕者；有胃虚、饮水不化致呕者；有伤寒表证转入阳明致呕者；有少阴亡阳，阳气上越致呕等。同时说明伤寒呕多，虽有阳明腑证，亦不可攻；亡阳致呕，宜用温灸。这种辨证求因，审因论治的方法，颇有启发意义。

二十五、伤寒干呕候(25)

［原文］ 此谓热气在于脾胃也。或发汗解后，胃中不和，尚有蓄热[1]，热气上熏，则心下否结[2]，故干呕。

［注释］

［1］蓄热：作余热逗留解。

［2］否结：气机痞塞不通。“否”，同“痞”。

［语译］ 伤寒干呕，有因邪热留在脾胃，胃气上逆而致的。亦有因伤寒发汗后，表症虽解，而胃气未和，尚有余热留连，热气上熏，以致气机痞塞，胃失和降而致的。

二十六、伤寒吐逆候(26)

［原文］ 伤寒少阴病，其人饮食入口①则吐，或心中温温，欲吐不能，当遂吐之。若始得之，手足寒，脉弦迟，此中②有寒饮，不可吐也，当温之。

病人脉数，数为有热，当消谷引食。反吐者，师发其汗，阳微，膈气虚，脉则为数，数为客阳[1]③，不能消谷，胃中虚冷故④也。

［校勘］

①口：原无，从《伤寒论》少阴病篇补。

②中：《伤寒论》作“膈上”。

③客阳：《伤寒论》太阳病篇作“客热”。

④故：此后《伤寒论》少阴病篇有“吐”字。

［注释］

［1］客阳：即“客热”，在此作虚热解。

［语译］ 伤寒少阴病，饮食入口即吐，或者心中泛泛作嗯，欲吐不能，这是胸中有实邪，当用吐法治之。如其得病之始，即手足厥冷，脉弦迟的，这是胸中有寒饮停聚，阳气不能外达，便不可用吐法，当用温法治之。

病人脉数，数为热象，应当易饥而能食。现在反而吐逆，这是因为发汗不当，伤及阳气，胸膈气虚，所以这种数脉，是属假热，不能消谷，因胃中虚冷，胃气上逆，所以发生吐逆。

二十七、伤寒哕候(27)

［原文］ 伤寒大吐下之后，极虚，复极汗出者①，以其人外气怫郁，复与之水②，以发其汗者，因得哕。所以然者，胃中寒③冷故也。

伤寒哕而腹④满者，视其前后[1]，知何部不利，利之即愈。

阳明病能食，下之不解，其人不能食，攻其热必哕，所以哕者，胃中虚冷故也。又病人本虚，伏热在胃，则胸满，胸满则气逆，气逆不可攻其热，攻其热，必哕。

［校勘］

①复极汗出者：原作“复虚极”，从《伤寒论》厥阴病篇改。

②以其人外气怫郁，复与之水：原作“其水郁”，从《伤寒论》改。

③胃中寒：原作“背寒中”，从《伤寒论》改。

④腹：原无，从《伤寒论》补。

［注释］

［1］前后：前指小便，后指大便。

［语译］ 伤寒大吐、大下之后，正气极度虚弱，医者误认为邪气怫郁于表，表证未解，又给予饮水发汗治疗，以发其汗，从而引起呃逆。这是因为屡经误治，胃中寒冷所致。

如果伤寒病人患呃逆，并且腹部胀满者，应观察病人的大小便，是哪一方面不通利，采取相应的方法通利之，呃逆就能治愈。

阳明病初时能食，医者误认为腑实而攻下之，其病不解，反不能食，这是误攻其热，胃中虚冷，寒气上逆，发生呃逆。若病人中气本虚，而伏热在胃，见有胸满气逆等症状，也不能用攻法，误攻其热，亦可引起胃虚呃逆。

二十八、伤寒喘候(28)

[原文] 伤寒太阳病，下之微喘者，外未解故也。

夫发汗后，饮水多①者，必喘。以水停心下，肾气[1]乘心故喘也。以水灌[2]之，亦令喘也。

[校勘]

①多：原无，从《伤寒论》太阳病篇补。

[注释]

[1]肾气：这里作水气理解。

[2]水灌：古时以冷水潠灌治疗热郁不得外泄之证，为水治法之一。

[语译] 伤寒太阳病，误下之后，发生微喘者，这是表邪不解，肺气上逆之故。

发汗之后，恣意多饮，势必致喘，这是水停心下，水气上逆所致。如汗后，再以冷水潠灌，水寒之气内侵于肺，亦可发生气喘。

二十九、伤寒厥候(29)

[原文] 厥者，逆也。逆者，谓手足逆冷也。此由阳气暴衰，阴气独盛，阴胜于阳，故阳脉为之逆，不通于手足，所以逆冷也。

伤寒一日至四五日，厥者必发热。前发热者后必厥，厥深热亦深，厥微热亦微。厥应①下之，发其汗者，口伤烂赤[1]。

伤寒，先厥后②发热，下利必自止。而反汗出，必咽喉中强痛，甚为喉痹[2]。发热无汗，而利必自止，不止，便脓血。便脓血者，其喉不痹。

伤寒先厥者，不可下之③。发热④而利者，必止，见厥复利。

伤寒病，厥五日，热亦五日，设六日，当复厥，不厥之者，自愈。厥不过五日，以热五日⑤，故知愈也。发热而厥，七日而下利者，为难治。

伤寒脉促⑥，手足厥逆者，可灸之。

下利，手足厥，无脉，灸之不温，反微喘者，死。

下利，厥，烦躁不能卧者，死。

病六七日，其脉数⑦，手足厥，烦躁，阴⑧厥不还者，死。

发热下利至厥不止者死。

下利后，其脉绝，手足厥，卒时[3]脉还，手足温者为生，不还者死。

[校勘]

①应：原无，从《伤寒论》厥阴病篇补。

②后：原无，从《伤寒论》补。

③先厥者，不可下之：《伤寒论》无“者不可下之”五字。

④发热：此前《伤寒论》有“后”字。

⑤厥不过五日，以热五日：原作“厥不过热五日”，从《伤寒论》改。

⑥伤寒脉促：原作“其脉从”，从《伤寒论》改。

⑦数：《伤寒论》作“微”。

⑧阴：此前《伤寒论》有“灸厥”二字。

[注释]

[1]口伤烂赤：口舌生疮，红肿糜烂。

[2]喉痹：病名。参看本书卷三十喉痹候。

[3]卒(zuì 醉)时：即一昼夜的时间。“卒”，亦作“晬”。

[语译] 厥逆，即手足逆冷。是由于阳气突然衰弱，阴气独盛，阴寒之气胜于阳气，阳脉之气为逆，不能达于四肢，所以四肢

逆冷。

伤寒一日至四五日，先发热后手足厥冷，这种厥逆，是由于邪热内郁，阳气不布引起的热厥。热厥的轻重程度，反映着热势的轻重，厥逆重的里热亦重，厥逆轻的里热亦轻。治法当用攻下。若误用解表发汗，必更劫夺阴液，邪热反炽，可以发生口腔糜烂。

伤寒先四肢厥冷，下利，后复转发热，这是阳气来复，其下利必自止。但如利止厥回而阳复太过，发热汗出，津耗阴伤，又能使咽中梗痛，甚至引起喉痹。所以阳复发热，当以不汗出为宜，只有这样，下利才能停止。假如下利仍然不止，则热伤下焦，可出现大便脓血。因为热在下焦而便脓血，其热不再上冲，所以不致发生喉痹。

伤寒阳微，四肢厥冷，伴有下利，不可攻下，如阳气来复而发热，下利可自愈。若复见厥逆，则下利又可再度发生。

伤寒病邪入厥阴，厥而复热，热而复厥，这是阴阳胜复的表现，可从厥与热之变化，分析病势的进退。如厥逆五天，发热五天，若阴胜于阳，则第六日又当发厥，如厥未作，这表明阴阳已趋平和，其病必愈。若发热而四肢厥冷，为阴盛于内，阳气浮越，至七日复又下利，则阳气更衰，阴气更甚，其病难治。

伤寒阴邪内盛，阳气阻抑，以致脉促，手足厥冷，可用灸法，急救回阳。

下利，手足厥冷，无脉，用灸法治疗，手足仍然不能转温，反增微喘，这是阳虚气脱，属于死候。

下利，手足厥冷，烦躁不得安卧者，此为阴阳离决，亦属死候。

伤寒六七日，脉数，手足厥冷，烦躁，阴厥四肢不能转温者，属于死候。

伤寒，发热，下利，甚至四肢厥冷不止者，亦属死证。

如果下利后，脉绝，手足厥逆，经过一昼夜，脉搏又出现，手足转温者，即为阳气来复，病有生机，预后尚好；若脉绝不还，则属死候。

［按语］ 本候综合分析厥证，首先明确厥逆的病理，然后列举十种厥逆症候，论述其脉证变化，以及预后良恶，颇具辨证意义，汇通参阅，对厥逆之证，可以得其要领。

三十、伤寒悸候(30)

［原文］ 悸者，动也，谓心下悸动也。此由伤寒病发汗已后，因又下之，内有虚热则渴，渴则饮水，水气乘心，必振寒而心下悸也。

太阳病，小便不利者，为多饮水，心下必悸。小便少者，必苦里急。

夫脉浮数，法当汗出而愈，而[1]下之，身体重心悸，不可发汗，当自汗出而解。所以然者，尺中脉[2]微，里虚，须表里实[3]，津液自和，便自汗出愈也。

［校勘］

①而：《伤寒论》太阳病篇。作"若"，义通。

②脉：原无，从《伤寒论》补。

③须表里实：原作"表实"，从《伤寒论》改。

［语译］ 悸，就是动的意思，这里指心下的悸动。每由伤寒发汗以后，复用攻下，里有虚热，阴伤液耗，以致口渴引饮，饮水过多，则水气凌心，所以发生寒战而心下动悸。

太阳病，小便不利者，为饮水过多，水气上逆，必致心下悸动。若小便少者，饮水多则水蓄下焦，必致少腹急迫。

伤寒脉浮数，是为表证，治当发汗。而反误下之，以致里气虚弱，出现身重、心悸等症。不可再行发汗，待其正气恢复，能自汗出而解。这是为什么？因为病人尺中脉微，里气已虚，须待表里充实，津液自和，便能自汗出而痊愈。

三十一、伤寒痓[1]候(31)

[原文] 痓之为状，身热足寒，项颈强，恶寒，时头热，面目热①，摇头，卒口噤，背直身体反张是也。此由肺移热于肾，传而为痓②。痓有刚柔，太阳病，发热无汗，而反恶寒，为刚痓；发热汗出而恶寒，为柔痓。诊其脉沉细③，此为痓也。

[校勘]

①面目热：《金匮》第二作“面赤目赤”。

②传而为痓：元本作“传为柔痓”。

③细：此前《金匮》有“而”字。

[注释]

[1]痓(cì 厕)：病名。义同“痉”。以项背强急、口噤、四肢抽搐、角弓反张为主症。

[语译] 痉病的症状，为身体发热，两足寒冷，颈项强急，怕冷，有时头面烘热，两目发赤，摇头，突然口噤，背脊强直，角弓反张。这是由于肺经邪热，移传于肾，热灼津伤，发为痉病。痉病有刚痉与柔痉之分。太阳病，发热无汗，而恶寒者，称为刚痉；发热有汗，而恶寒者，称为柔痉。诊其脉，沉细者，为里阴不足，不能养筋，这是痉病的脉象。

[按语] 伤寒热病引起痉病的，原因甚多，本节主要引用《伤寒论》刚痉、柔痉二证，这仅是痉病的一部分。临床所见，属于邪热亢盛，阴虚动风所致的痉病比较多。本候“肺移热于肾，传而为痉”的论述，对于邪热亢盛，伤及肾阴，从而引起痉病的机理，已有一定的认识。

三十二、伤寒心否候(32)

[原文] 太阳少阳①并病，脉浮②紧，而下之，紧反入里[1]，则作否。否者，心下满也。

病发于阴[2]者，不可下，下之则心下否，按之自耎[3]，但气否耳，不可复下也。

若热毒乘心，心下否满，面赤目黄，狂言恍惚者，此为有实，宜速吐下之。

[校勘]

①少阳：原作“少阴”，从《伤寒论》太阳病篇改。

②浮：原作“数”，从《伤寒论》改。

[注释]

[1]紧反入里：指在表的寒邪反向内传。

[2]阴：在此作里虚解。

[3]耎(ruǎn 软)：与“软”同义。

[语译] 伤寒太阳少阳并病，脉来浮紧，这是表证仍在，而误用下法，则正气受伤，表邪内陷，气机痞阻，形成痞证。痞的证候，就是心下痞满。

病人平素胃气虚弱，病发里虚，不宜攻下，如其误下，则正虚邪陷，亦能发生心下痞，但按之自软，这是无形之气痞，不可再用下法。

至若热毒结于心下，而致心下痞满，面赤目黄，狂言，精神恍惚者，则属实热重证，急宜用催吐或攻下方法治之。

三十三、伤寒结胸候(33)

[原文] 结胸者，谓热毒结聚于心胸也。此由病发于阳，而早下之，热气乘虚，而否结不散也。按之痛，其脉寸口浮，关上反自沉是也。脉大不可下，下之即死。脉浮而大，下之为逆。

若[①]阳脉浮，关上细沉紧，而饮食如故，时时下利[②]者，名为脏结。脏结病，舌上白胎滑，为难治。不往来寒热，其人反静，舌上胎滑[③]者，不可攻之。

[校勘]

①若：原作“而”，从元本改。

②时时下利：原作“时小便利”，从《伤寒论》太阳病篇改。

③胎滑：原作“不胎”，从《伤寒论》改。

［语译］ 所谓结胸，是指热毒结聚于心胸之间。此病的形成，是由于伤寒病在于表，过早地使用下法，以致热气乘虚内陷，与素有之邪气相搏，结于心胸不散所致。其症状为，胸脘部鞕满，按之作痛，寸口脉浮，关上脉沉等。假使结胸证脉大者，是为病邪在上，不可攻下，下之可产生严重后果。脉浮而大，用下法是误治，所以称为逆。

如果心下鞕满，按之痛，而寸部脉浮，关上脉细沉紧，饮食尚可，时时下利的，名为脏结证。脏结而舌上见白胎滑者，为阳虚寒结，其病难治。如脏结而不往来寒热，病人反很安静，舌上苔滑者，亦为阴寒内盛，不可攻下。

［按语］ 结胸是由伤寒误下，邪热与痰水相搏所致。它与脏结一证，同具心下鞕痛症状，但前者属实属热，常伴大便秘结，后者属虚属寒，时时下利，二者病情不同。至于结胸证脉浮大者，“下之为逆”，这是因为寸口脉浮为病在上焦，病既误下成结胸，再下之则表邪尽陷，病更加剧，正气不支，有虚脱致死的危险。但结胸证关上脉沉或脉沉而紧，里有实邪者，也当使用下法，如大陷胸汤、丸之类。这一点须加注意。

卷八

伤寒病诸候下　凡四十五论[1]

三十四、伤寒余热①[2]候(34)

[原文]　伤寒病,其人或未②发汗吐下,或经服药已后,而脉洪大实数,腹内胀满,小便赤黄,大便难,或烦或渴,面色变赤,此为腑脏有结热[3]故也。

[校勘]

①余热:《圣惠方》卷十二作"余热不退"。

②或未:《圣惠方》治伤寒余热不退诸方作"已经"。

[注释]

[1]凡四十五论:原书是四十四论,今从本书二十一卷移入一候,成为四十五论。

[2]余热:指余热不退。这里所指的"余热"是属于实热,这个"余"字,应作"饶"、有余解,不是剩余的意思。

[3]结热:余热结聚不退。

[语译]　伤寒病,或者没有经过发汗吐下,或者已经服药以后,而病邪未除,脉来洪大数实,腹部胀满,小便赤黄,大便难解,或有心烦,或者口渴,病人面色变赤,这是由于邪热传里,结于腑脏不能消退所致。

三十五、坏伤寒候(50)

[原文] 此谓得病十二日已上,六经俱受病讫,或已发汗吐下,而病证不解,邪热留于腑脏,致令病候多变,故曰坏伤寒。

本太阳病不解,转入少阳,胁下牢满,干呕不能食,往来寒热,尚未吐下,其脉沉紧,与小柴胡汤;若已吐下发汗①,饮柴胡②证罢,此为坏病。知犯何逆,以法治之。

寸口脉洪而大,数而滑,洪大荣气长[1],滑数胃气实。荣长阳即盛,怫郁③不得出,胃实即牢,大便难即干燥。三焦闭塞,津液不通,医发其汗④,阳气盛不用⑤,复重下之,胃燥热⑥畜[2],大便遂傧[3],小便不利。荣卫相搏,心烦⑦发热,两目如火,鼻干面正赤,舌燥齿黄焦,故大渴,过经成坏病。

[校勘]

①发汗:此后《伤寒论》少阳病篇尚有"温针、谵语"四字。

②饮柴胡:《伤寒论》作"柴胡汤"。

③怫郁:原作"郁怫",从《脉经》卷七第十五改。

④医发其汗:原作"医已发",从《脉经》改。

⑤用:《脉经》作"周"。

⑥热:原无,从《脉经》补。

⑦心烦:原作"烦心",从《脉经》改。

[注释]

[1]荣气长:荣分热盛。"长",盛的意思。

[2]畜(xù 蓄):通"蓄",聚的意思。

[3]傧(bīn 宾):在此作秘结或坚硬理解。

[语译] 伤寒得病十二日以上,六经均已传遍,或经汗、吐、下等法治疗,而病证仍未解除,邪热留连于腑脏,以致病情多变,所以称为坏伤寒。

例如本是太阳病,因邪热不解而传入少阳,出现胁下鞕满,干呕不能食,往来寒热等症,如尚未用过吐下等法误治者,虽脉见沉紧，病证没有传变，仍可用小柴胡汤；如果已经发汗、吐、下，小柴胡汤证已罢，这就成为伤寒坏病。此时应当详加审察，是由何法误治，然后选用适当的方法治疗。

再如病人寸口脉洪而大，数而滑，洪大是荣气盛，滑数是胃气实。荣盛，则阳气亢盛，邪热怫郁，不得外泄；胃实，则热灼津伤，大便干结难解。邪热内踞，致使三焦闭塞，津液不通，此时医者妄发其汗，徒使津液耗夺，阳盛不解，继而又再次攻下，重伤津液，更致肠胃干燥，热蓄于里，遂致大便秘结，小便短赤不利。如此荣卫之热相搏，热极化火，出现心烦发热，目赤如火，鼻干面红，舌燥，齿焦黄，大渴引饮等症，这是伤寒过经不愈而变成的坏病。

［按语］ 本候论述坏伤寒，亦即伤寒坏病。论述了坏伤寒的概念，例举出二例坏伤寒证。一为太阳表证不解，转入少阳，误用汗、吐、下等法治疗，变为坏病。二为阳热亢盛，误用汗下，耗伤津液，导致胃燥热蓄，成为坏病。

又，本候原在伤寒阴阳毒与伤寒百合候之间，与前后都无关系，今移于此。

三十六、伤寒五脏热候(35)

［原文］ 伤寒病，其人先苦身热，嗌干而渴，饮水即心下满，洒淅身热[1]，不得汗，恶风，时咳逆者，此肺热也。若其人先苦身热嗌干，而小腹绕脐痛，腹下满，狂言默默[2]，恶风欲呕者，此肝热也。若其人先苦手掌心热，烦心欲呕，身热心下满，口干不能多饮，目黄，汗不出，欲得寒水，时妄笑者，此心热也。若其人先苦身热，四肢不举，足胫寒，腹满欲呕而泄，恶闻食臭者，此脾热也。若其人先苦嗌干，内热连足胫，腹满大便难，小便赤黄，腰脊痛者，此肾热也。

［注释］

［1］洒(xiǎn 显)淅身热：恶寒战栗而又身体发热。“洒淅”，

寒栗貌。

[2]狂言默默：病人时而狂言乱语，时而默不作声。

[语译] 伤寒病，其人先见身热，咽干而渴，饮水后即感心下胀满，恶寒战栗，身体发热，不得汗出而恶风，时见咳嗽气逆等症，这是肺热证。如其人先见身热，咽干，小腹胀满，绕脐疼痛，时或狂言，时或默不作声，恶风而欲呕等症，这是肝热证。如其人先见手掌心发热，心烦欲呕，身发热，心下痞满，口干而不能多饮，欲得冷水，目睛发黄，汗不得出，时常妄笑等症，这是心热证。如其人先是身热，四肢不能抬举，足胫部发冷，腹部胀满欲呕，大便泄泻，恶闻食物臭气等症，这是脾热证。如其人先见咽干，内热，其热连及足胫，腹部胀满，大便难解，小便黄赤，腰脊疼痛等症，这是肾热证。

三十七、伤寒变成黄候(36)

[原文] 阳明病无汗，小便不利，心中懊侬，必发黄。

若被火[1]，额上微汗出，而但① 小便不利，亦发黄。

其人状变黄如橘色，或如桃枝色，腹微满。此由寒湿气不散，瘀热在于脾胃故也。

[校勘]

①而但：《伤寒论》阳明病篇无此二字。

[注释]

[1]被火：用火法治疗。如烧针、灸、熏、熨等，皆是火法。

[语译] 伤寒病发黄，有由于阳明病无汗，又小便不利，热郁于内，不得外越，以致湿热郁蒸，心中懊侬，发为黄疸者。

如阳明病误用火法，使邪热更炽，仅额上微汗出，周身无汗，小便不利，热郁不能发越，又不得下泄亦能发黄。

病人发黄，有鲜黄如橘子色者，是为阳黄；亦有黄褐如桃枝色，腹部微作胀满者，便为阴黄。阴黄是由于寒湿之气不能消散，阳黄是由于湿热瘀郁于脾胃而成。

三十八、伤寒心腹胀满痛候(37)

［原文］ 此由其人先患冷癖，因发热病，服冷药及饮冷水，结在心下，此为脏虚，动于旧癖故也。或吐下已后，病不解，内外有热，故心腹胀满痛，此为有实也。

［语译］ 伤寒病心腹胀满作痛，这是由于患者原有冷癖宿疾，因为发热病，服了寒冷药及饮冷水，水饮停结于心下所引起的，这是中阳受损，阳虚水停，引动旧癖的缘故。亦有由于吐下以后，非但病证不解，反使病邪内传，表里皆热，热结气滞，亦致心腹胀满作痛，这是内有实邪之故。

三十九、伤寒宿食不消[1]候(38)

［原文］ 此谓被下后，六七日不大便，烦热不解，腹满而痛，此为胃[2]内有干粪，挟宿食故也。或先患寒癖，因有宿食，又感于伤寒，热气相搏，故宿食不消。

［注释］

［1］宿食不消：即伤食、食积。谓谷食入胃，隔宿尚未能消化。

［2］胃：在此当指肠道。

［语译］ 伤寒病宿食不消，有由于攻下以后，又六七日不大便，见烦热不解，腹满而痛等症，这是由于肠腑有燥屎内结，宿食未消所致。亦有由于病人先有寒癖，后因饮食不节，宿食内停，复加外感寒邪，入里化热，互相搏结，形成宿食不消之证者。

四十、伤寒大便不通候(39)

［原文］ 伤寒，阳脉微而汗出少，为自和，汗出多为太过。阳脉实①，因发其汗，汗出多者，亦为太过。太过者，阳气绝于里[1]。阳气绝于里，则津液竭，热结在内，故大便牢[2]而不通也。

[校勘]

①阳脉实:原作“阳明脉实”,从《伤寒论》阳明病篇改。

[注释]

[1]阳气绝于里:阳气极盛于里。“绝”,极盛。“里”,指阳明。

[2]大便牢:大便硬结。“牢”,即“坚”或“硬”的意思。《伤寒论》作“大便鞕”。

[语译] 伤寒病,阳部脉微而汗出少,是为脉证相应,其病当自和。如汗出过多,便为太过。或者阳脉实,因发其汗,汗出多的,亦是太过。所谓太过者,是指阳热极盛于里。阳气极盛于里,则津液耗竭,热气结聚于阳明,所以粪块硬结,大便不通。

四十一、伤寒小便不通候(40)

[原文] 伤寒,发汗后而汗出不止,津液少,胃内极干,小肠有伏热,故小便不通。

[语译] 伤寒病,发汗以后而汗出不止,则津液损少,胃内因而干燥,小肠挟有伏热,就会导致小便不通。

四十二、伤寒热毒利候(41)

[原文] 此由表实里虚[1],热气乘虚而入,攻于肠①胃,则下黄赤汁,此热毒所为也。

[校勘]

①肠:原作“脾”,从汪本改。

[注释]

[1]表实里虚:谓外有伤寒表实证而内则肠胃又虚弱。“里”,指肠胃。这里的里虚,是与表实比较而言的。

[语译] 伤寒热毒利证,是由于其人表实里虚,热毒之气乘虚入里,侵袭肠胃所致。其主要症状,利下黄赤汁,这是热毒内侵所引起的。

四十三、伤寒脓血利候(42)

［原文］ 此由热毒伤于肠胃，故下脓血如鱼脑，或如烂肉汁，壮热而腹①痛，此湿毒气盛故也。

［校勘］

①腹：原作“肠”，从下文伤寒利候改。《圣惠方》卷十三伤寒下脓血痢诸方亦作“腹”。

［语译］ 伤寒脓血痢，是由于热毒之气伤于肠胃所致。肠胃受伤，所以下痢脓血，有如鱼脑，或如烂肉汁，发热很高，而且腹痛，这是湿热毒气太盛之故。

［按语］ 以上二候，热毒利和脓血利在伤寒病中论述，盖因其发病急，而表证重，热毒为甚之故。本书卷十七有痢病诸候，可以参阅。

四十四、伤寒利候(43)

［原文］ 伤寒病，若表实里虚，热乘虚而入，攻于肠胃，则下黄赤汁。

若湿毒气盛，则腹痛壮热，下脓血如鱼脑，如烂肉汁[1]。

若寒毒入胃，则腹满，身热，下清[2]。下清者①，不可攻其表，汗出必胀满，表里俱虚故也。

伤寒六七日不利，更发热而利者，其人汗出不止者死，但有阴无阳[3]故也。

下利有微热，其人渴，脉弱者，今自愈。

脉沉②弦者，下重[4]，其脉大者，为未止；脉微弱数者，为欲自止，虽发热不死。

少阴病，从九日，而③身手足尽热，热在膀胱，必便血。

下利寸脉反浮数④，尺中自涩⑤，其人必清[5]脓血。

若利止恶寒而拳，手足温者，可治也。

阳明病，下利，其脉浮大，此皆为虚弱，强下之故。

伤寒下利,日十余行,其脉反实死。

[校勘]

①下清者:《伤寒论》厥阴病篇作“下利清谷”。

②脉沉:此后原有“弱”字,从《伤寒论》移于下文“脉微”之下。

③而:《伤寒论》少阴病篇作“一”。

④寸脉反浮数:原作“脉浮数”,从《伤寒论》厥阴病篇改。

⑤涩:原作“滑”,从《伤寒论》改。

[注释]

[1]伤寒病……如烂肉汁:以上二候语译见前不重复。

[2]下清:即下利清谷。

[3]有阴无阳:这里作阴盛格阳解。

[4]下重:即里急后重。

[5]清:同“圊”,即厕所。这里作大便解。

[语译] 如寒毒侵入肠胃,则中阳虚弱,能引起腹满,身热,下利清谷等症。下利清谷者,虽有表证,不可发汗,因汗出以后,阳气更虚,必致腹部胀满更甚,这是表里俱虚之故。

伤寒六七日,四肢厥冷,并无下利。现在却突然发热下利,若再汗出不止,则是将死之候,因为这是阴盛格阳,阳气将绝的现象。

如下利,有微热,其人口渴,脉弱者,是阳气来复的现象,病可自愈。

下利而脉沉弦,为邪结在里,大肠气机壅滞,当见里急后重。此时脉大者,为邪气尚盛,利不能止;如脉微弱而数,为邪气已衰,正气来复,下利将愈,虽发热亦无妨。

少阴病,八九日,如见全身四肢发热,这是邪气由里向外,少阴之邪传于膀胱,膀胱热甚,伤及血络,可致便血。

下利,寸脉反浮数,尺中自涩,这里阳复太过,损伤阴血,可致大便脓血。

若下利虽止，而恶寒踡卧，仍为阴盛之象，手足温者，阳气未竭，病属可治。

阳明病，下利，其脉浮大无力，这是里气虚弱，强用攻下所致。

伤寒病下利，日十余次，里气已虚，其脉反实，这是邪胜正衰，脉证不符，预后不良。

[按语] 本候综合分析伤寒下利证，举出寒热虚实的各种病情，加以比较论证，并指出预后的良恶。又，这里的下利，包括泄泻与痢疾在内，在当时病名，二者尚未明确区分。

四十五、伤寒上气候(45)

[原文] 此由寒毒气伤于太阴经也。太阴者肺也。肺主气，肺虚为邪热所客，客则胀[1]，胀则上气也。

[注释]

[1]胀：指“肺胀”。

[语译] 伤寒上气，是由于外感寒毒之气，伤于手太阴肺经所致。肺是主气的，肺虚为寒邪所伤，入里化热，客于肺经，肺气则胀，肺胀气逆，所以发生喘息上气。

四十六、伤寒咳嗽候(46)

[原文] 此由邪热客于肺也。上焦有热，其人必饮水，水停心下，则肺为之浮，肺主于咳，水气乘之，故咳嗽。

[语译] 伤寒咳嗽，是由于邪热犯肺所致。因上焦有热，病人口渴引饮，饮水过多，不能输布，停于心下。水气上乘，使肺气不能肃降，因而发生咳嗽。

四十七、伤寒衄血候(47)

[原文] 伤寒病衄血①者，此由五脏热结所为也。心主于

血，肝藏于血，热邪伤于心肝，故衄血也。衄者，鼻血出也。肺主于气，而开窍于鼻，血随气行，所以从鼻出。

阳明病口燥，但欲漱水，不欲咽者，必衄。

衄家不可攻其表，汗出额上②，脉③急而紧，直视而不能眴[1]，不得眠。

亡血，不可攻其表，汗出④则寒栗而振。

太阳病⑤脉浮紧，发热，其身无汗，自衄者愈。

[校勘]

①衄血：原作“血衄”，从《外台》卷二伤寒衄血门改。

②汗出额上：《外台》同。《伤寒论》太阳病篇作“汗出必额上陷”。

③脉：原作“葅”，从《伤寒论》改。

④汗出：《伤寒论》作“发汗”。

⑤太阳病：原无，从《伤寒论》补。

[注释]

[1]眴(xuàn 炫)：目睛转动。

[语译] 伤寒病衄血者，是由于五脏热结所致。因为心主血，肝藏血，邪热内伤心肝，迫血妄行，所以衄血。衄者，指鼻孔出血。肺主气而开窍于鼻，血随气上，因此血从鼻出。

阳明病，热在气分，当大渴引饮。今口燥，但欲漱水而不欲咽，是邪热迫血，必致衄血。

衄血的患者，阴血已虚，虽有可汗之征，亦不可任意发汗。如果误发其汗，可致汗出额上，脉急而紧，两目直视，目睛不能转动，以及不能入睡等症。

失血的病人，亦不可发汗。若误发其汗，则阴虚阳亦外亡，可发生寒栗而振。

太阳病，脉浮紧，发热而身无汗，此时若出现衄血，则邪随衄解，其病自愈。

四十八、伤寒吐血候(48)

［原文］ 此由诸阳[1]受邪，热初在表，应发汗而汗不发，致使热毒入深，结于五脏，内有瘀积，故吐血。

［注释］

［1］诸阳：指诸阳经脉。

［语译］ 伤寒三阳经脉受邪，初起发热在表，应该发汗而解，没有及时发汗，致使邪热内传，结于五脏，热迫血溢，血瘀积于内，随气上逆，所以吐血。

四十九、伤寒阴阳毒候(49)

［原文］ 夫欲辨阴阳毒病者，始得病时，可看手足指，冷者是阴，不冷者是阳。若冷至一二三寸者病微，若至肘膝，为病极，过此难治。

阴阳毒病无常也，或初得病便有毒，或服汤药，经五六日以上，或十余日后不瘥，变成毒者。其候身重背强，喉咽痛，糜粥不下；毒气攻心，心腹烦痛，短气，四支厥逆，呕吐；体如被打发斑，此皆其候。重过三日则难治。

阳毒者，面目赤，或便脓血；阴毒者，面目青而体冷。若发赤斑，十生一死，若发黑斑，十死一生。阳毒为病，面目斑斑如锦纹，喉咽痛，清便脓血，七日不治，五日可治，九日死，十一日亦死。

［语译］ 凡辨别阴阳毒，当疾病初起之时，可抚摸其手足指(趾)，冷者为阴毒，不冷者为阳毒。阴毒，冷至手足指(趾)一二三寸者，病尚轻浅；冷至肘膝者，病情重笃；过肘膝以上则为难治。

阴阳毒的形成，并不一致，或病初起时即有毒，或经过服药治疗，五六日以上或至十余日后不愈，而变成毒者。阴阳毒的临床证候，有身重，背强，咽喉痛，稀粥不能下咽；毒气内攻于心，致心腹烦闷作痛，短气，四肢厥逆，呕吐；身体犹如被打伤，出现发斑等症。严重的三日以后即难治。

阳毒病，面目红赤，或便下脓血；阴毒病，面目发青，肢体发冷。这种病，如发红斑，十生一死，预后较好，如发黑斑，十死一生，预后不良。阳毒的病证，面目赤，斑斑如锦纹，咽喉痛，便下脓血，超过七日的不治，在五日以内的可治，九日的死，十一日的亦死。

［按语］ 文中“阳毒为病……十一日亦死”之下，似脱阴毒为病云云一段文字。

《金匮》、《脉经》等所记载的阴阳毒，与本候略有差异，录此以供参考。《金匮》“阳毒之为病，面赤斑斑如锦文，咽喉痛，吐脓血，五日可治，七日不可治”。“阴毒之为病，面目青，身痛如被杖，咽喉痛，五日可治，七日不可治”。《脉经》“阳毒为病，身重腰背痛，烦闷不安，狂言或走，或见鬼，或吐血下痢，其脉浮大数。面赤，斑斑如锦纹，喉咽痛，唾脓血，五日可治，至七日不可治也。有伤寒一二日便成阳毒，或服药吐下后变成阳毒”。“阴毒为病，身重背强，腹中绞痛，咽喉不利，毒气攻心，心下坚强，短气不得息，呕逆，唇青面黑，四肢厥冷，其脉沉细紧数，身如被打。五六日可治，至七日不可治也。或伤寒初病一二日，便结成阴毒，或服药六七日以上至十日，变成阴毒”。

五十、伤寒百合候(51)

［原文］ 百合病者，谓无经络，百脉一宗[1]，悉致病也。多因伤寒虚劳，大病之后不平复，变成斯疾也。其状，意欲食，复不能食，常默默，欲得卧，复不得卧，欲出行，复不能行，饮食或有美时，或有不用饮时。如强健人，而卧不能行，如有寒，复如无寒，如有热，复如无热，口苦①，小便赤黄。

百合之病，诸药不能治，得药即剧吐利，如有神灵者。身形如和，其人脉微数，每尿辄头痛，其病六十日乃②愈；若尿头不痛，淅淅然者，四十日愈；若尿快然，但眩[3]者，二十日愈。

其[4]证或未病而预见，或病四五日而出，或病二十日、一月微见。其状，恶寒而呕者，病在上焦也，二十三日当愈。其状，腹满微喘，大便鞕，三四日一大便，时复小溏者，病在中焦也，六十三日当愈。其状，小便淋沥难者，病在下焦也，四十三日当愈。各随其证，以治之耳。

[校勘]

①口苦：原作“苦”，从《金匮》第三改。《千金方》作“至朝口苦”。

②乃：原作“不”，从《金匮》改。《外台》卷二伤寒百合病亦作“乃”字。

③但眩：《外台》同。《金匮》作“但头眩”。

④其：原作“体”，从《金匮》、《外台》改。

[注释]

[1]一宗：一起，一本。

[语译] 百合病，其意是谓此病不分经络，百脉一起受病。多因伤寒或虚劳等大病以后，没有很好恢复引起的。病人的症状，意欲食又不能食，常默默不欢，欲卧又不能安卧，欲行又不能出行，饮食有时吃得很香，有时又杳不思食。外表像健康人一样，但卧床不欲行动，似觉恶寒，而又不是真的恶寒，似觉发热，而又不是真的发热，口苦，小便黄赤等等。

这种百合病，诸药不能治，服药后即会发生剧烈的呕吐下利，好象有鬼神一样。身形似乎和平，但其脉微数，每溺时就头痛，这种病情，约六十日乃愈；如溺时头不痛，但感身体微恶风者，约四十日可愈；如小便畅利，头不痛，但昏眩者，约二十日可愈。

有的百合病，并没有患过伤寒，一开始即见本病，有的患伤寒四五日，二十日或一月后才逐渐出现。如症见恶寒而呕者，为病在上焦，二十三日可愈。症见腹满微喘，大便坚鞕，三四日才通一次，有时又大便溏软者，为病在中焦，约六十三日可愈。症见小便淋沥不畅者，为病在下焦，约四十三日可愈。临床可依其证候，给以适当的治疗。

五十一、伤寒狐惑候(52)

［原文］ 夫狐惑二病者，是喉阴[1]之为病也。初得状如伤寒，或因伤寒而变成斯病。其状，默默欲眠，目挛不得卧①，卧起不安。虫食于喉咽为惑，食于阴肛②为狐。恶饮食，不欲闻食臭，其人面目翕③赤翕③黑翕③白。食于上部，其声嗄[2]；食于下部，其咽干。此皆由湿毒气所为也。

［校勘］

①目挛不得卧：《金匮》第三作“目不得闭”。

②肛：元本无。《金匮》亦无。

③翕：《金匮》均作“乍”字。

［注释］

[1]喉阴：指咽喉与前后二阴部位。

[2]嗄(shà 霎)：嘶哑。

［语译］ 狐与惑两种病候，是发生于咽喉和前后二阴的病变。初发病时，很象伤寒，或者就是由伤寒转变而成。狐与惑的症状，默默欲眠，但又两目拘挛，不得闭目安卧，卧起不安。如虫蚀于咽喉部，称为惑；虫蚀于前阴和肛门，称为狐。如上下兼病的，就称之为狐惑。其病除以上所述之外，同时可见厌食，厌闻饮食的气味，面目颜色不正常，乍红、乍黑、乍白。其中蚀于上部的惑病，并见声音嘶哑；蚀于下部的狐病，并有咽干。这两种病证都是湿毒之气所致。

五十二、伤寒湿䘌候(53)

［原文］ 凡得伤寒、时气、热病，腹内有热，又人食少，肠胃空虚，三虫[1]行作求食，食人五脏及下部。䘌病[2]之候，齿断①

无色，舌上尽白，甚者唇里有疮，四支沉重，忽忽喜眠，如此皆为虫食其肛。肛烂见五脏即死。当数看其上唇内有疮唾血，唇内如粟疮者，则心内懊憹痛，此虫在上，食其五脏；下唇内生疮者，其人不寤，此虫食下部。皆能杀人。

［校勘］

①断：原无，从《外台》卷二伤寒𧏾疮方补。

［注释］

［1］三虫：指长虫，赤虫，蛲虫。详见本书卷十八九虫病诸候。

［2］𧏾（nì 匿）病：虫蚀病。详见本书卷十八湿𧏾病诸候。

［语译］　凡是得伤寒、时气、热病等，腹内湿热蕴蒸，又因其人胃肠虚弱，饮食减少，三虫因而发动，侵蚀人体的五脏及下部肛门，就能导致本病。𧏾病的证候，为齿龈无色泽，舌上满布白苔，甚则唇内生疮，四肢沉重，精神恍惚，疲乏嗜卧等，这些症状，都是有虫侵蚀肛门。假使肛门糜烂，烂见内脏者，则死。因此，应时常诊察上下唇，分析病情变化，如上唇内有粟粒样疮疡，唾液带血，病人心烦懊憹而痛的，为虫在上部，蚀其五脏，如下唇内生疮，病人嗜卧不醒者，为虫蚀下部，病变在肛门。温𧏾一证，不论病变部位如何，久病不愈，均有导致死亡的危险。

五十三、伤寒下部痛候(54)

［原文］　此由大肠偏虚，毒气冲于肛门。故下部卒痛，甚者痛如鸟啄。

［语译］　伤寒病见下部疼痛者，这是由于大肠虚弱，湿热邪毒侵犯肛门所致。毒气下冲，所以下部突然疼痛，甚至痛得像鸟啄一样。

五十四、伤寒内有瘀血候(61)

［原文］　夫人先瘀结在内，因伤寒病，若热搏于久瘀，则发

热如狂；若有寒，则小腹满，小便反利。宜下之。其脉沉结者，血证谛[1]也。

[注释]

[1]谛(dì 帝)：确凿无疑的意思。

[语译] 病人原有瘀血内结，因患伤寒病，如其邪热与瘀血相搏，则发热而神情不安，有如发狂；若有寒，寒邪与血相搏，则少腹坚满，小便反利。这些都是内有瘀血，宜用攻下方法治之。诊其脉，脉来沉结者，则瘀血内结之征，已确凿无疑了。

[按语] 文中"若有寒"三字，疑误。《伤寒论》太阳病篇抵当汤、丸证诸条，均言瘀热在里，未言属寒者。当然，瘀血亦有寒凝脉涩而致的，但此节系抵当汤条文，不属于寒证，存疑待考。

又，本候原在伤寒病后六候之下，因伤寒病后诸候调整于后，所以移此。

五十五、伤寒毒攻眼候(62)

[原文] 肝开窍于目。肝气虚，热乘虚上冲于目，故目赤痛；重者生疮翳白膜息肉。

[语译] 肝脏开窍于目。如肝气虚，则伤寒热毒便能乘虚上冲于目，因此目赤而痛；热毒严重者，可致目生疮翳白膜息肉等证。

[按语] 《外台》卷二伤寒攻目生疮兼赤白翳方，记载《病源》内容，今录之，供参阅。"目者，脏腑之精华，肝之外候也。伤寒热毒壅滞，熏蒸于肝，上攻于目，则令目赤肿痛；若毒气盛者，眼生翳膜。又，肝开窍于目。肝气虚，热乘虚上冲于目，故目赤痛，重者生疮翳白膜息肉"。

五十六、伤寒毒攻手足①候(63)

[原文] 此由热毒气从内而出，循经络攻于手②足也。人五脏六腑，井荥③[1]俞，皆出于手足指，故毒从脏腑而出。

［校勘］

①伤寒毒攻手足：原作“伤寒毒攻足”，《外台》卷二作“伤寒手足欲脱疼痛”。《圣惠方》卷十二作“伤寒毒气攻手足”，从《外台》、《圣惠方》补“手”字。

②手：原无。从《外台》补。

③荥：原作“荣”，形近之误，今改之。

［注释］

［1］井荥：即五输穴中井穴荥穴。

［语译］ 伤寒热毒之气攻于手足，这是热毒从内而出，循经络以至于手足。因为人之五脏六腑的井荥俞穴，都出于手足指，所以热毒之气从脏腑而出，便能循经络而攻于手足。

五十七、伤寒毒流肿候(64)

［原文］ 人阴阳俱虚，湿毒气与风热相搏，则荣卫涩，荣卫涩则血气不散，血气不散则邪热致壅，随其经络所生而流肿也。

［语译］ 由于人体阴阳两虚，湿毒之气侵袭，复与外感风热相搏结，以致荣卫运行涩滞，血气不畅，邪热壅聚，随其经络的循行之处，引起移行不定的肿胀。

［按语］ 本条仅述伤寒毒流肿的病因病机，未言及症状.本书卷三十一肿病诸候中有流肿候，可以参阅。

五十八、伤寒肺痿候(69)

［原文］ 大发汗后，因复下之，则亡津液，而小便反利者，此为上虚[1]不能制于下也。虚邪中于肺，肺痿之病也。欲咳而不能，唾浊[2]涎沫，此为肺痿之病也。

［注释］

［1］上虚：指肺气虚。

［2］唾浊：指稠粘的痰液。《金匮》第七作“浊唾”，义同。

［语译］ 伤寒大发汗后，复行攻下，则津液耗损，当此之时，

小便应少，今反利者，这是由于汗下之后，肺气虚弱，不能制约于下之故。肺气虚而为邪所中，便成为肺痿。其症咳而无力，咯吐稠痰涎沫。

五十九、肺痿候(卷二十一 5)

[原文] 肺主气，为五脏上盖。气主皮毛，故易伤于风邪。风邪伤于腑脏，而血气虚弱，又因劳役大汗之后，或经大下而亡津液，津液竭绝，肺气壅塞，不能宣通诸脏之气，因成肺萎也。其病，咳唾而呕逆涎沫，小便数是也。咳唾咽燥，欲饮者必愈。欲咳而不能咳，唾①干沫而②小便不利者难治。

诊其寸口脉数，肺萎也，甚则脉浮弱。

[校勘]

①唾：《脉经》卷八第十五作“咳则出”。

②而：《脉经》作“久久”。

[语译] 肺主一身之气，盖于五脏之上。其气外通于皮毛，所以易为风邪所伤害。假如风邪伤害腑脏，血气因而虚弱，又因劳动后大汗出，或者经用下法等损伤津液，则津液枯竭，肺气壅塞，肺失宣化通调诸脏气的功能，这就是肺痿的成因。其症状，咳嗽多唾，甚至呕逆，吐涎沫，小便频数。如其咳唾咽燥，而欲饮者，为肺津损伤而阳气有来复之机，其病可以向愈。如其欲咳而不能咳，咳则吐干沫，而且小便不利的，为肺气大虚，津液耗竭，就比较难治。

诊其脉，寸口脉数者，多为肺痿之征，病情严重者，其脉浮弱无力，是津伤气虚之象。

[按语] 本候原在卷二十一脾胃病诸候中，与原书诸候无连属，今移于此，与伤寒肺痿候可以联系分析。

六十、伤寒失声候(70)

[原文] 邪客于肺，肺主声，而通于气。今外邪与真气相

搏，真气虚而邪气胜，故声为之不通也。

［语译］ 伤寒失声，是由于外邪客于肺脏所致。因肺主音，通内外之气。现在邪客于肺，与真气相搏，邪气胜而正气虚，则肺脏之气失宣，所以声音不能通达。

［按语］ 失音一症，外感内伤皆可引起。前者多为“金实不鸣”，属实。后者多为“金破不鸣”，属虚。本候邪客于肺，肺气失宣，以致失声，当属实证；若病久，邪尽而肺气受损，出现失音，即属虚证。

六十一、伤寒梦泄精候(71)

［原文］ 邪热乘于肾，则阴气虚，阴气虚则梦交通[1]。肾藏精，今肾虚不能制于精，故因梦而泄。

［注释］

［1］梦交通：即梦中性交。

［语译］ 伤寒病，邪热侵犯肾脏，则肾阴受损，阴虚则阳亢，就会发生梦交通。因为肾主藏精，现在肾虚不能固摄精液，所以就会发生梦遗。

六十二、伤寒病后胃气不和利候(44)

［原文］ 此由初受病时，毒热气盛，多服冷药，以自泻下，病折已后，热势既退，冷气乃动，故使心下愊牢，噫哕食臭，腹内雷鸣而泄利①。此由脾胃气虚冷故也。

［校勘］

①泄利：《圣惠方》卷十三治伤寒后脾胃气不和诸方作“不能饮食，四肢无力”。

［语译］ 伤寒初得病时，因为毒热气盛，多用寒冷药，泻下其热，经治后，病情减轻，邪热亦退，但脾胃之阳却因此受损，冷气乘虚发动，致使胃脘部郁闷痞窒，嗳气打呃，有食臭气，肠鸣而且下利，这是由于脾胃之气受损，中气虚冷所致。

［按语］ 本候原在伤寒利和伤寒上气候之间，与前后均不连属，今移于此，可与伤寒病后诸候联系分析。

六十三、伤寒病后热不除候(55)

［原文］ 此谓病已间[1]，五脏尚虚，客邪未散，真气不复，故旦暮犹有余热如疟状。此非真实，但客热也。

［注释］

[1]病已间：谓病势已减退。“间”，远。在此引申为疾病稍愈的意思。

［语译］ 伤寒病情已经减轻，但五脏仍然虚弱，余邪未尽，真气未全恢复。所以早晚尚有余热，有如疟疾。这种病后余热不除，不属于邪盛的实热，而是正虚余邪留连的客热。

［按语］ 自此以下六候，均是论述伤寒病后诸证，原书列于伤寒下部痛和伤寒内有瘀血候之间，不伦不类，今移于此，与伤寒病后诸候集中在一起，便于联系分析。

六十四、伤寒病后渴候(56)

［原文］ 此谓经发汗、吐、下已后，腑脏空虚，津液竭绝，肾家有余热，故渴。

［语译］ 伤寒病后口渴，是由于伤寒病经过发汗、催吐、攻下以后，腑脏虚弱，津液耗竭，而肾经有余热未尽，所以发生口渴。

六十五、伤寒病后不得眠候(57)

［原文］ 夫卫气昼行于阳，夜行于阴。阴主夜，夜主卧，谓阳气尽，阴气盛，则目瞑[1]矣。今热气未散，与诸阳并，所以阳独盛，阴偏虚，虽复病后，仍不得眠者，阴气未复于本故也。

［注释］

[1]目瞑(míng 冥)：在此作目合欲寐解。“瞑”，目合。

［语译］ 人身的卫气，白天行于阳分，夜间行于阴分。在正常情况下，夜间阳气尽，阴气盛，所以目瞑而欲寐。现在伤寒病后，余热尚未消散，与阳气相并，因而阳气独盛，阴气偏虚，所以在病后，仍然不能睡眠，这是阴气未能恢复到本来状态的缘故。

六十六、伤寒病后虚羸候(58)

［原文］ 其人血气先虚，复为虚邪所中，发汗吐下之后，经络损伤，阴阳竭绝，热邪始散，真气尚少，五脏犹虚，谷神[1]未复，无津液以荣养，故虚羸而生病焉。

［注释］

[1]谷神：即水谷之精气。

［语译］ 病人先有血气不足，又为外邪侵袭，经发汗、吐、下等治疗以后，热邪虽退，而经络受损，气血阴阳均虚，此时病人真气尚少，五脏犹虚，脾胃谷气亦未恢复，因此缺乏水谷津液以荣养全身，所以形体羸弱而生病。

六十七、伤寒病后不能食候(59)

［原文］ 此由阳明太阴受病，被下之后，其热已除，而脾胃为之虚冷，谷气[1]未复，故不能食也。

［注释］

[1]谷气：在此指胃气。

［语译］ 伤寒病后不能食，是由于足阳明和足太阴受病，因为伤寒被攻下以后，邪热虽已解除，而脾胃之气为之虚冷，脾胃的运化功能尚未恢复，所以不能食。

六十八、伤寒病后虚汗候(60)

［原文］ 夫诸阳在表，阳气虚则自汗。心主于汗，心脏偏虚，故其液妄出也。

［语译］ 阳气行于体表，有固腠理而卫外的作用。现在阳气虚弱，卫外不固，所以发生自汗。汗为心液，如心阳虚，卫阳不固，亦能引起虚汗。

六十九、伤寒病后脚气候(65)

［原文］ 此谓风毒湿气，滞于肾经。肾主腰脚，今肾既湿，故脚弱而肿。其人小肠有余热，即小便不利，则气上，脚弱而气上，故为脚气也。

［语译］ 伤寒病后发生脚气，这是由于风毒湿气壅滞于肾经所致。因为肾主腰脚，今风毒湿气伤肾，随经下注，以致两足软弱而肿胀。假如病人小肠有余热，小便不利，湿气不能下行，则气反上逆，以致脚弱而气上，所以成为脚气病候。

［按语］ 本候论述伤寒病后发生脚气，当是伤寒病的并发症。关于脚气病的具体病情，参看本书卷十三脚气病诸候。

七十、伤寒病后霍乱候(66)

［原文］ 霍乱吐下，利止后，更发热①。

伤寒其脉微涩，本是霍乱，今是伤寒，却四五日至阴经上，转入阴当利，本素呕下利者不治。若其人似②欲大便，但反失气而不利，是为更属阳明，必强③[1]，十三④日愈。所以然者，经竟故也。

下后当强⑤，强能食者愈。今反不能食，到后经[2]中颇能食，复一经[3]能食，过之一日当愈。若不愈者，不属阳明也。

恶寒脉微而复⑥利，利止必亡血[4]。

［校勘］

①霍乱吐下，利止后，更发热：《伤寒论》霍乱病篇原文是“问曰：病发热头痛，身疼恶寒，吐利者，此属何病，答曰：此名霍乱，自吐下，又利止，复更发热也”。

②似：原作“即”，从《伤寒论》霍乱病篇改。

③必强：原作“心强”，《伤寒论》作“便必鞕”，据此，则“心”为“必”字之误，故改。

④十三：原作“二十二”，从《伤寒论》改。

⑤当强：《伤寒论》作“当便鞕”。

⑥复：原作“后”，从《伤寒论》改。

[注释]

[1]强(jiàng酱)：不柔和，在此作“硬”解，指大便硬。古书“强”、“硬”二字时有互用者。

[2]后经：即伤寒七日不解再行传经。

[3]复一经：与“后经”意同。

[4]亡血：在此作津液内竭理解。

[语译] 霍乱吐泻，利止以后，复见发热者，说明里气已和，但表尚未解。

伤寒其脉微涩，这是因为先病霍乱，里气已虚所致。今伤寒四五日，正是传至阴经的时候，邪传入阴，就会出现下利。如其素有呕吐下利，现在又见下利，必致正气重虚，其病不治。如果病人似欲大便，但仅有矢气，并不下利，这是病邪转属阳明，大便一定很硬。十三日当愈，这是传经已尽的缘故。

下利后大便当硬。大便硬而能食者，这是胃气和的表现，其病当愈。现在反而不能进食，到后一传经病程中很能食，再过一经能食，隔一天，其病就能痊愈了；如果不愈，那就不是转属阳明。

霍乱恶寒脉微，而复下利，这是阴阳俱竭之症，如此时其人下利停止，便为津液已经内竭。

[按语] 本候讨论霍乱的病理变化及其预后良恶，并分析了与伤寒病的关系。但霍乱不一定出现在伤寒病后，所以标题与内容不全相符。

又，本书卷二十二有专篇讨论霍乱病，可以参阅。

七十一、伤寒病后疟候(67)

[原文] 病后邪气未散,阴阳尚虚,因为劳事,致二气[1]交争,阴胜则发寒,阳胜则发热,故寒热往来,有时休作[2],而成疟也。

[注释]

[1]二气:指阴阳二气。

[2]有时休作:即有定时的发作与休止。

[语译] 伤寒病后,邪气未尽解散,阴阳二气尚虚,因为有所劳累,以致阴阳之气相互交争,阴胜则发寒,阳胜则发热,所以寒热往来,休作有时,成为疟疾。

七十二、伤寒病后渴利候(68)

[原文] 此谓大渴饮水,而小便多也。其人先患劳损,大病[1]之后肾气虚则热,热乘之,则肾燥,肾燥则渴,渴则引水,肾虚则不能制水,故饮水数升,小便亦数升,名曰渴利也。

[注释]

[1]大病:在此指伤寒病。

[语译] 渴利病是大渴饮水,小便又多。伤寒病后有转成渴利候的,这是由于患者先有劳损之病,得伤寒以后,肾气虚弱,邪热乘虚而入,津液受伤,肾气变燥,肾燥则口渴,渴则欲饮水。又因肾气已虚,不能制约于水,所以饮水数升,小便亦数升,这种证候,称为渴利。

七十三、伤寒劳复候(72)

[原文] 伤寒病新瘥,津液未复,血气尚虚,若劳动早,更复成病,故劳复也。若言语思虑则劳神,梳头澡洗则劳力。劳则生热,热气乘虚还入经络,故复病也。

其脉紧①者,宜下之。

[校勘]

①紧:《外台》卷二伤寒劳复、食复方作“沉紧”,《伤寒论》差后劳复病篇作“沉实”。

[语译] 伤寒病方愈,津液尚未恢复,血气亦尚虚弱,如其劳动过早,便能成为劳复。如讲话太多,思虑过度,都能劳神,梳头洗澡,都能劳力。劳累之后,可以产生内热,热气乘虚入经络,所以其病复发,成为劳复。

诊其脉,见紧者,为里实积滞,治宜攻下。

七十四、伤寒病后食复候(73)

[原文] 伤寒病新瘥,及大病之后,脾胃尚虚,谷气未复,若食猪肉、肠、血,肥鱼及油①腻物,必大下利,医所不能治也,必至于死。若食饼糌[1]、黍、饴餔[2]、灸鲙、枣、栗诸果脯物,及牢强难消之物,胃气虚弱,不能消化,必更结热。适以药下之,则胃虚冷,大利难禁。不②下之必死,下之亦危,皆难救也。大病之后,多坐此死,不可③不慎护也。

夫病之新瘥后,但得食糜粥,宁少食令④饥,慎勿饱,不得他有所食,虽思之勿与,引日转久,可渐食羊肉糜若羹,慎不可食猪狗等肉。

[校勘]

①油:原作“久”,从《外台》卷二伤寒劳复食复方改。

②不:此后原有“可”字,从《外台》删。

③不可:原无,从《外台》补。

④令:原作“乃”,从《外台》改。

[注释]

[1]糌(zì 资):同粢,糍饭团。

[2]饴餔:为饴糖的一种成品。《释名》:糖之清者曰饴,稠者曰饧,如饧而浊者曰餔。

[语译] 伤寒病新愈,或其他大病以后,脾胃之气尚虚,运

化功能未复，此时若食猪肉、肠、血，肥鱼以及油腻之物等，必然引起下利，甚至医生也不能治疗，因而导致死亡。若食谷黍制成的糕饼，或饴餔、炙鲙、枣、栗等的果脯，以及坚硬难消化的食物，因胃气尚虚，不能消化，必致结滞蕴热。若用下法，则胃气虚冷，可以导致下利不止，不用下法，则病邪又难以去除，可致死亡，如用下法，也是很危险的。所以二者均难救治。大病之后，由于这种情况而死亡的很多，所以不可不重视病后的护理。

伤寒等大病刚愈，只能先给予稀粥之类，宁可少吃一些，使病人有饥饿的感觉，千万不可过饱，更不能给食其他杂食，即使病人想吃，亦不要随便给他；须稍过几天，待气血渐复，方可吃一些煨烂的羊肉糜或汤，至于猪肉、狗肉，慎勿进服。

七十五、伤寒阴阳易候(75)

[原文] 阴阳易病者，是男子妇人伤寒病新瘥未平复，而与之交接得病者，名为阴阳易也。其男子病新瘥未平复，而妇人与之交接得病者，名阳易。其妇人得病新瘥未平复，而男子与之交接得病者，名阴易。若二男二女，并不相易。所以呼为易者，阴阳相感动，其毒度著于人，如换易也①。其得病之状，身体重，小腹里急，或引阴中拘挛，热上冲胸②，头重不能举，眼内生䁾③[1]，四支拘急，小腹疞痛[2]，手足拳，皆即死。其亦有不即死者，病苦小腹里急，热上冲胸，头重不欲举，百节解离，经脉缓弱，气血虚，骨髓空竭，便恍恍吸吸，气力转少，著床不能摇动，起居仰人，或引岁月方死。

[校勘]

①其毒度著于人，如换易也：原作“其毒度着如人之换易也”。从本书卷九时气病后阴阳易候及卷十温病阴阳易候改。

②身体重，小腹里急，或引阴中拘挛，热上冲胸：原作“身体热冲胸”，从《外台》卷二伤寒阴阳易方改。《伤寒论》辨阴阳易差后劳复病篇在“身体重”之下有“少气”二字。

③矆：原作“眯”，从《外台》改。《伤寒论》作“花”。

［注释］

［1］矆（miè灭）：目赤多眵。

［2］疞（jiǎo绞）痛：腹中绞急作痛。

［语译］ 从略。

七十六、伤寒交接劳复候(76)

［原文］ 夫伤寒病新瘥，未满百日，气力未平复而以房室者，略无不死也。有得此病，愈后六十日，其人已能行射猎，因而房室，即吐涎而死。病虽云瘥，若未平复，不可交接，必小腹急痛，手足拘拳，二时之间亡。《范汪方》[1]云，故督邮[2]顾子献，得病已瘥未健，诣华旉[3]视脉，旉曰：虽瘥尚虚，未平复，阳气不足，勿为劳事也，余劳[4]尚可，女劳即死。临死当吐舌数寸。献妇闻其瘥，从百余里来省之，住数宿止，交接之间，三日死。妇人伤寒，虽瘥未满百日，气血骨髓未牢实，而合阴阳[5]，快者当时，乃未即觉恶，经日则令百节解离，经络缓弱，气血虚，骨髓空竭，便恍恍吸吸，气力不足，著床不能动摇，起居仰人，食如故，是其证也。丈夫亦然。其新瘥，虚热未除而快意交接者，皆即死。

［注释］

［1］《范汪方》：书名。已佚，晋代医家范汪著。范汪字玄平，南阳人。

［2］督邮：汉代的地方官名，为郡的重要属吏，唐以后废。

［3］华旉（fū敷）：即华佗。

［4］余劳：其他轻微劳动。

［5］合阴阳：即房室交接。

［语译］ 从略。

［按语］ 本候论述交接劳复，为病后阴阳气血未复，余热未尽，又房室肾虚精伤，余热乘虚复燃，热入骨髓，散于气血经络，形成精竭气脱之证，预后甚恶，在临床上是可以遇到的。

七十七、伤寒病后令不复候(74)

［原文］ 伤寒病后，多因劳动不节，饮食过度，更发于病，名之为复。复者，谓复病如初也。此由经络尚虚，血气未实，更致于病耳。令预服药及为方法以防之，故云令不复也。

［语译］ 伤寒病后，往往因为劳动不节，或者饮食太多，再次发病，称之为复。所谓复，就是指病情回复到原来的状态。这是由于病后经络尚虚，血气亦未充实，因此容易复发。临床可预先服药，或者加强护理，以防止劳复、食复的发生，这就谓“令不复”。

［按语］ 本候原在伤寒病后食复与伤寒阴阳易候之间，因其内容与伤寒令不相染易候有联系之处，故调整在一起论述，便于汇通学习研究。

七十八、伤寒令不相染易候(77)

［原文］ 伤寒之病，但人有自触冒寒毒之气生病者，此则不染着他人。若因岁时不和[1]温凉失节，人感其乖戾之气[2]而发病者，此则多相染易。故须预服药，及为方法以防之。

［注释］

［1］岁时不和：谓一年四季的气候失调。

［2］乖戾(lì 立)之气：指反常气候，具有传染性的致病因素。

［语译］ 伤寒这种病，仅是因为感受风寒之邪而发病的，不会传染给旁人。如其气候反常，冷热失调，人们感受一种乖戾之气，因而发病的，都能相互传染。因此需要预先服药及用其他方法，进行预防。

［按语］ 从本候所论，可以看出，在我国隋代时期，对传染病病因的认识已有新的发展，认识到另有一种“乖戾之气”，具有“多相染易”性，这已近似于对生物性致病因素的认识。并且提出需要用药物及其他方法进行预防，这是难能可贵的。

卷九

时气病诸候　凡四十三论

［提要］　本篇论述时气病。时气病的含义是“非其时而有其气，是以一岁之中，病无少长，率相似者”。似指某些季节性的流行病。但其因还是受寒致病，所以又称“时行伤寒”。而与冬时发作的伤寒病，又有季节性和病情轻重的不同。

时气病的季节性，是“从春分以后至秋分节前”，三四月发病，病热小轻，五六月发病，病情则重，七八月发病，病热亦小微，病情与当时的气候影响，关系密切。正由于这个时节，是由温到暑的阶段，所以时气病又与温病、暑病有相近之处；但本病为受寒致病，在治法上就有其特殊性。

整篇内容，从病因、病机、证候变化及其预后，与伤寒病篇略同，但证候少一些，简一些，病后诸证亦较少，这可能是由于时气病的整个病情和病程较轻较短，或鉴于大部分病候已于伤寒病篇详细论述，故这里简要一些。

一、时气候(1)

［原文］　时行病者，是春时应暖而反寒，夏时应热而反冷，秋时应凉而反热，冬时应寒而反温，非其时而有其气，是以一岁之中，病无长少，率相似者，此则时行之气也。

从立春节① 后，其中无暴[1] 大寒不冰雪，而人有壮热为病者，此则属春时阳气发于冬时伏寒，变为温病也。

从春分以后至秋分节前，天有暴寒者，皆为时行寒疫也。一名时行伤寒。此是节候有寒伤于人，非触冒之过也。若三月、四月有暴寒，其时阳气尚弱，为寒所折，病热犹小轻也；五月、六月，阳气已盛，为寒所折，病热则重也；七月、八月，阳气已衰，为寒所折，病热亦小微也。其病与温及暑病相似，但治有殊耳。

然得时病，一日在皮毛，当摩膏火灸愈。不解者，二日在肤②法针，服行解散③汗出愈。不解，三日在肌④，复出汗，若大汗即愈；不解止，勿复发汗也。四日在胸⑤服藜芦丸[2]微吐愈；若病固，藜芦丸不吐者，服赤豆瓜蒂散[3]，吐已解，视病者尚未了了者，复一法针之当解。不愈者，六日热已入胃，乃与鸡子汤⑥下之愈。百无不如意，但当谛视节度与病耳。

食不消[4]，病亦如时行，俱发热、头痛。食病，当速下之；时病当待六、七日下之。

［校勘］

①立春节：原作“春分”，从《伤寒论》伤寒例改。

②在肤：原无，从《千金方》卷九第一及《外台》卷三天行病发汗等方补。

③行解散：《千金方》、《外台》均作“解肌散”。

④在肌：原无，从《千金方》补。

⑤在胸：原无，从《千金方》及《外台》补。

⑥鸡子汤：《外台》作“利汤”。

［注释］

[1]暴：突然的意思。

[2]藜芦丸：藜芦、附子(录自《千金方》卷九宜吐门)。

[3]赤豆瓜蒂散：赤小豆、瓜蒂为散，并以香豉煮作稀糜调服。(录自《千金方》卷九宜吐门。原名瓜蒂散)。

[4]食不消：指宿食病。

［语译］　时行病，是指春季应暖而反寒，夏季应热而反冷，秋季应凉而反热，冬季应寒而反温，不在当令的季节，而出现这

种气候，均可致病。所以在同一时期之中，无论大人小孩所患疾病，大多症状相似，这就是“时行之气”所引起的。

立春以后，气候温和，没有突然的大寒，也没有冰冻下雪，而有患高热病者，这是冬天感受寒邪，郁伏体内，借春天阳气之升发，而发为温病的缘故。

至于春分以后到秋分节前，因天气突然寒冷而使人发病的，则为时行寒疫，又称时行伤寒。这是时令寒气伤于人，不是人自触冒之过。如在三、四月间，有暴寒侵袭，那时阳气尚弱，为寒所伤，热势多比较轻；在五、六月阳气已盛，为寒所伤，则热势较重；如在七、八月阳气已衰，为寒所伤，其热势亦比较轻微。其病虽与温病、暑病大体相似，但治法有所不同。

时病一日，病在皮毛，当用摩膏及火灸等法以发汗，治之可愈。如不解，二日邪在皮肤，可用针刺及内服行解散，使汗出而愈。如仍不解，三日邪在肌肉，可复行发汗，使大汗出而愈；如病仍不解，则不可再发汗了。四日病在胸中，服藜芦丸微微吐之可愈；如病情比较顽固，服藜芦丸仍不吐者，可用赤豆瓜蒂散。吐后病势已解，但还没有完全清爽，可再行针刺，理当痊愈。如仍不愈者，六日邪热已入胃肠，应服鸡子汤泻下之，可愈。这些治疗方法和步骤，一般是有效的。但是要注意用药法度与病情变化，做到两相符合乃佳。

宿食病，有时亦像时行病，有发热头痛等症状，但病本不同，应加区别。如为宿食，应当立即采用下法；假如时行病，则须待六七日方可用下法。

［**原文**］ 时病始得，一日在皮，二日在肤，三日在肌，四日在胸，五日入胃，入胃乃可下也。热在胃外而下之，热乘虚便入胃，然病要当复下之。不得下①，胃中余②热致③此为病，二④死一生。此辈不愈，胃虚热入胃烂。微者赤斑出，五死一生；剧者黑斑出，十死一生。病人有强弱相倍[1]也⑤。以病者过日不以时下之⑥，热不得泄，亦胃烂矣⑦。

若得病无热，但狂言烦躁不安，精神语言与人不相主当[2]者，勿以火迫[3]，但以猪苓散一方寸匕[4]，水和服之⑧，以一升若[5]升半水可至二升益佳，当以新汲[6]井水，强令饮之，以指刺喉中吐之，随手愈。不时⑨吐者，此病皆多不瘥，勿以余药治也。不相主当必危。若此病不时⑩以猪苓散吐解之者，其殆速死。亦可先以法针之，尤佳。

［校勘］

①不得下：《外台》卷三天行病发汗等方作“不得留于胃中也”。

②余：《外台》作“实”。

③致：原作“置”，从《外台》改。

④二：《外台》作“三”。

⑤病人有强弱相倍也：《外台》作“但论人有强弱，病有难易，功效相倍耳”。

⑥下之：此前原有“得”字，从《外台》删。

⑦以病者过日，不以时下之，热不得泄，亦胃烂矣：原在本段全文之末，当为错简，今从《外台》移此。又“胃烂”之后，《外台》有“斑出”二字。

⑧水和服之：原作“已上饮之”，从《外台》改。

⑨不时：《外台》作“不即”。

⑩时：《外台》作“急”。

［注释］

［1］相倍：相反。“倍”，通“背”。在此引伸为“不同”的意思。

［2］与人不相主当：意谓精神语言失其常态，答非所问。

［3］火迫：又称“火劫”，“火攻”，是一种用火灸的治疗方法。

［4］方寸匕：古时称量药末的一种工具，长宽一寸，形如刀匕。

［5］若：作“或”字解。

［6］汲：引取。

［语译］ 时气病的发作，一日病在皮，二日病在肤，三日病

在肌肉，四日病在胸部，五日病邪入胃，病入于里，热结胃肠，方可用下法治疗。如果热邪尚在胃外，就用下法，必致引邪入里，病变入胃。如是者，当复用下法。如果服下药而不得下，则是胃中实热所致的病变，预后较差，二死一生。这种病经治不能痊愈，胃气虚而邪热进一步发展，影响血分，能使胃烂发斑。轻者斑出色红，五死一生；重者斑出色黑，十死一生。但病人的体质有强有弱，其预后相差亦很大。如果病已在胃，超过时日，不能及时攻下，里热不得清泄，亦可导致胃烂发斑。

如其患者得病，并不发热，但见狂言烦躁不安，精神言语错乱等证，此时不能用火法迫劫，当予猪苓散一方寸匕，用水调服，以刚刚汲取的井水一升，或升半至二升，强令饮之，然后用手指刺其喉头探吐，多能随手而愈。如不得吐者，病多不易治愈，其他药物亦勿需再服了。病至精神语言错乱，是属危候。这种病如不及时用猪苓散吐解之的话，则病人可能死亡得很快。也可先按法用针刺取吐，更好。

[按语] 本候相当于时气病的总论，对时气病的发病情况，发展变化，鉴别诊断，以及大体的治疗方法，都有所论及。至于时行伤寒与温病、暑病，其症状虽有相似之处，但治法有所不同。

文中指出，时行病不宜早用攻下，须待邪热入里，方可攻下。但如果证已成，而不及时攻下，胃腑热毒炽盛，又可导致胃烂发斑预后很差。

关于猪苓散的病证，为胸膈邪热，影响心包，以致神志失常。与上述胃热发斑不同，一是无热，二为病位在胸，有上下浅深之别，所以一用下法，一用吐法。

二、时气一日候(2)

[原文] 时气病一日，太阳受病。太阳为三阳之首，主于头项，故得病一日，头项腰脊痛。

[语译] 从略。

三、时气二日候(3)

［原文］ 时气病二日，阳明受病。阳明主于肌肉，其脉络鼻入目，故得[①]病二日，肉热，鼻干不得眠。夫诸阳在表，始受病，故可摩膏火灸发汗而愈。

［校勘］

①得：原无，从本卷文例补。

［语译］ 从略。

四、时气三日候(4)

［原文］ 时气病三日，少阳受病。少阳脉循于胁，上于颈耳，故得病三日，胸胁热[①]而耳聋也。三阳经络始相传病[②]，未入于脏，故可汗而愈。

［校勘］

①热：《太素》卷二十五热病诀，《素问》热论均作"痛"。

②始相传病：《太素》、《素问》均作"皆受其病"。

［语译］ 从略。

五、时气四日候(5)

［原文］ 时气病四日，太阴受病，太阴为三阴之首。三日已后，诸阳受病讫，即传之于阴，太阴之脉，主于喉嗌[①]，故得病四日，腹满而嗌干。其病在胸鬲，故可吐而愈也。

［校勘］

①主于喉嗌：据本书卷七伤寒四日候，此前应有"布于脾"三字。

［语译］ 从略。

六、时气五日候(6)

［原文］ 时气病五日，少阴受病。少阴脉贯肾络肺系于舌，

故得病五日，口热[1]舌干而引饮。其病在腹，故可下而愈。

［校勘］

①热：《太素》同，《素问》热论作“燥”。

［语译］ 从略。

七、时气六日候(7)

［原文］ 时气病六日，厥阴受病。厥阴脉循阴器，络于肝，故得病六日，烦满而阴[1]缩。此为三阴三阳俱受病，毒气入于肠胃，故可下而愈。

［校勘］

①阴：《外台》卷三天行病发汗等方及本书卷七伤寒六日候均作“囊”。

［语译］ 从略。

八、时气七日候(8)

［原文］ 时气病七日，法当小愈，所以然者，阴阳诸经传病竟故也。今病不除者，欲为再经病也。再经病者，谓经络重受病也。

［语译］ 从略。

九、时气八九日已上候(9)

［原文］ 时气病八、九日已上不解者，或是诸经络重受于病；或已发汗、吐、下之后，毒气未尽，所以病不能除；或一经受病，未即相传，致使停滞累日，病证不改者，故皆当察其证候而治之。

［语译］ 时气病八、九日以上不愈，其原因甚多，或者是经络重又感受时邪；或者虽经汗、吐、下等法治疗，邪气未尽，病亦不除；或者一经受病，没有传变，病邪停滞多日，病证没有改变等等，所以临床上应当进一步诊察其病情表现，确定最适合的治疗

方法。

［按语］ 时气病亦属伤寒之类，其证候和传经，次第变化，与伤寒基本一致。时气一日候至八九日已上候，可参阅卷七伤寒一日候至八九日已上候。以下凡属两病相同的证候，均可互参，有利于对勘比较，融会贯通。

十、时气取吐候(10)

［原文］ 夫得病四日，毒在胸鬲，故宜取吐。有得病二、三日，便心胸烦满，此为毒气已入。或有五、六日已上，毒气犹在上焦者，其人有痰实故也，所以复宜取吐也。

［语译］ 时气病四日，邪毒在于胸膈，宜取吐而愈，这是一般情况。亦有得病二、三日，便心胸烦满，邪毒之气已经进入胸膈。或者在得病五六日以上，邪毒之气仍然逗留在上焦胸膈之间，这是其人平素就有实痰。以上两种病情，同样可以采用吐法。

十一、时气烦候(11)

［原文］ 夫时气病，阴气少，阳气多，故身热而烦。其毒气在于心而烦者，则令人闷而欲呕；若其人胃内有燥粪而烦者，则谬语，时绕脐痛，腹为之满，皆当察其证候也。

［语译］ 时气病由于阴液不足，阳热偏盛，所以身热而心烦。如其邪毒上扰心胸，以致心烦者，则使人胸闷欲呕；如因胃肠有燥屎引起的，则同时兼见谵语，腹部胀满，绕脐疼痛等症。应当详细诊察分析。

［按语］ 本候论时气心烦，指出是“阴气少，阳气多”，因此极易化热伤阴，发生身热心烦，这个论点，对后世温病学说的产生和发展，有一定的启发和影响作用。即对时行热病的治疗，重视顾护阴液，清热解毒，亦有其源流关系。

十二、时气狂言候(12)

[原文] 夫病甚则弃衣而走,登高而歌,或至不食数日,逾垣[1]上屋,所上非其素时所能也,病反能者,皆阴阳争而外并于阳。四支者,诸阳之本也。邪①盛则四支实,实则能登高而歌;热盛于身,故弃衣而走;阳盛,故妄言骂詈[2],不避亲戚②。大热遍身,狂言而妄见妄闻也③。

[校勘]

①邪:《素问》阳明脉解篇作"阳"。

②戚:《素问》作"疏"。

③也:原作"之",从《外台》卷三天行狂语改。本书卷十温病狂言候亦作"也"。

[注释]

[1]逾垣:越墙。"逾",越。"垣",垣墙。

[2]骂詈(lì 利):恶声骂人。

[语译] 时气病实热转甚,可表现为弃衣奔走,登高而歌,或至几天不吃东西,而能越墙上屋,所能上的又不是他平时所能做到的,现在反而能做到,都是由于阴阳相争而阳气过于亢盛的缘故。四肢是诸阳之本。阳邪盛则四肢实而有力,所以能登高歌唱;邪热炽盛,所以要弃衣奔走;热盛神糊,所以胡言骂人,不避亲疏。这些都是由于遍身高热,所以出现狂言而妄见妄闻等一系列精神失常的证候。

十三、时气呕候(13)

[原文] 胃家有热,谷气入胃,与热相并,气逆则呕。或吐、下后,饮水多,胃虚冷,亦为呕也。

[语译] 时气病阳明有热,谷气入胃,与邪热相并,胃气上逆,致使呕吐。或者因为吐下之后,余热尚在,口渴饮水过多,反致水饮遏抑胃阳,胃家虚冷,亦能引起呕吐。

十四、时气干呕候(14)

［原文］ 热气在于脾胃，或发汗解后，或大下之后，胃内不和，尚有蓄热，热气上熏，故心烦而呕也。

［语译］ 时气病干呕，成因很多，有热气在于脾胃者，有在发汗病解之后，或因大下之后，引起胃气不和，同时尚有蓄热，热气乘胃虚而上逆，熏蒸于心胃之间，所以心烦而干呕。

十五、时气哕候(15)

［原文］ 伏热在胃，令人胸满，胸满[①]则气逆，气逆则哕。若大下后，胃气虚冷，亦令致哕也。

［校勘］

①胸满：原无，从本书卷七伤寒哕候补。《外台》卷三天行呕啘方亦有“胸满”二字。

［语译］ 时气病胃有邪热，可致胸满，胸满是胃气与邪热上逆，气逆便能发生呃逆。又如大下之后，胃气虚冷，亦能引起呃逆。

十六、时气嗽候(16)

［原文］ 热邪客于肺，上焦有热，其人必饮水，水停心下，则上乘于肺，故上气而嗽也。

［语译］ 从略。

十七、时气渴候(17)

［原文］ 热气入于肾脏，肾恶燥，热气盛则肾燥，肾燥故渴而引饮也。

［语译］ 从略。

十八、时气衄血候(18)

［原文］ 时气衄血者，五脏热结所为。心主于血，邪热中于

手少阴经，客于足阳明之络，故衄血也。衄者，血从鼻出也。

［语译］ 从略。

十九、时气吐血候(19)

［原文］ 诸阳受病，不发其汗，热毒入深，结在五脏，内有瘀血积，故令吐血也。

［语译］ 从略。

二十、时气口疮候(20)

［原文］ 发汗下后，表里俱虚，而毒气未尽，熏于上焦，故喉口生疮也。

［语译］ 时气病经过发汗泻下以后，表里之气俱虚，而邪毒犹未净，熏蒸于上焦，所以引起咽喉口内生疮。

二十一、时气喉咽痛候(21)

［原文］ 阴阳隔绝，邪客于足少阴之络，毒气上熏，攻于咽喉，故痛或生疮也。

［语译］ 时气病而咽喉痛，有由于阴阳之气隔绝，邪热客于足少阴之络者，阳气上浮，阴气不能上承，以致毒气上熏，攻于咽喉，足少阴之络受损，所以发生咽痛，或者生疮。

［按语］ 本候开首即用“阴阳隔绝”句，读来有些突兀，参阅卷七伤寒咽喉痛候，此前尚有“伤寒病，过经而不愈，脉反沉迟，手足厥逆者，此为下部脉不至”一段文字，两者连贯起来，就有助于全面理解。

二十二、时气发斑候(22)

［原文］ 夫热病在表，已发汗未解，或吐下后，热毒气不散，烦躁谬语①，此为表虚里实。热气燥②于外，故身体发斑如锦文。凡发斑不可用发表药，令疮开泄，更增斑烂，表虚故也。

[校勘]

①语:此前原有"言"字,从元本删。

②燥:原作"躁",从《外台》卷三天行发斑方改。

[语译] 时气热病在表,经过发汗,病未得愈,或者吐下以后,热毒之气仍未消散,症见烦躁、谵语者,这是表气已虚,而里有实热。如邪热乘虚出于皮肤,就会身上发斑,色红如锦文。凡发斑之病,不可用发表之药,因为表气已虚,若再行发散,则可以引起斑疮开泄,更促使其溃烂。

[按语] 本候提出"凡发斑不可用发表药",这对发斑的治疗是一原则问题。发斑是血分热盛,不可更行发散,尤其不能辛温发汗,应急护阴解毒,可以转危为安。假如误用发表,则阴津耗竭,热毒炽盛,后果是很坏的。临床应加注意。

二十三、时气毒攻眼候(23)

[原文] 肝开窍于目,肝气虚,热毒乘虚上冲于目,故赤痛,或生翳赤白膜息肉及疮也。

[语译] 从略。

二十四、时气毒攻手足候(24)

[原文] 热毒气从脏腑出,攻于手足,手足则焮热赤肿疼痛也。人五脏六腑井荥[①]俞,皆出于手足指,故此毒从内而出也。

[校勘]

①荥:原作"荣",形近之误,今改之。

[语译] 时气病热毒之气,有从脏腑而出,攻于手足的,热毒攻于手足,则手足焮热红肿,而且疼痛。因为人身五脏六腑的井荥俞穴,皆出于手足指趾部位,所以热毒多从此而出,发为本病。

二十五、时气疱疮候(25)

［原文］ 夫表虚里实，热毒内盛[①]，则多发疱疮。重者周布遍身，其状如火疮。若根赤头白者，则毒轻；若色紫黑则毒重。其疮形如登豆，亦名登豆疮[②]。

［校勘］

①热毒内盛：此后《外台》卷三天行发疮豌豆疱疮方，尚有“攻于脏腑，余气流于肌肉，遂于皮肤毛孔之中”，十八字。

②登豆疮：《外台》作“豌豆疮”，此后并有“脉洪数者，是其候也”八字。

［语译］ 时气疱疮是由于表虚里实，时行热毒之气内盛，发于皮肤，形成疱疮。热毒严重者，其疮发遍全身，形状很像火疮。如根部色红，头部色白有浆者，表明热毒较轻；如色紫黑者，其热毒较重。因其疱疮的形状如登豆，亦名登豆疮。

二十六、时气瘙疮候(26)

［原文］ 夫病新瘥，血气未复，皮肤尚虚疏，而触冒风日，则遍体起细疮，瘙痒如癣疥状，名为逸风。

［语译］ 时气病新愈，气血尚未恢复，皮肤亦尚虚疏，假如感冒风邪，或在日光下暴晒，可以引起遍身皮肤发出细小疮疹，瘙痒犹如癣疥，这种病证称为逸风。

［按语］ 本书卷三十五疮病诸候中有逸风疮候，可以参阅。

二十七、时气𧏾候(27)

［原文］ 毒气结在腹内，谷气衰，毒气盛，三虫动作，食人五脏，多令泄利，下部疮痒。若下[①]唇内生疮，但欲寐者，此虫食下部也，重者肛烂见五脏也。

［校勘］

①下：原无，从本书卷八伤寒湿𧏾候补。

［语译］ 从略。

二十八、时气热利候(28)

［原文］ 此由热气在于肠胃，挟毒则下黄赤汁也。

［语译］ 从略。

二十九、时气脓血利候(29)

［原文］ 此由热伤于肠胃，故下脓血如鱼脑，或如烂肉汁，壮热而腹疞痛，此湿毒气所为也。

［语译］ 从略。

三十、时气䘌利候(30)

［原文］ 夫热蓄在脏，多令人下利。若毒气盛，则变脓血，因而成䘌。䘌者，虫食人五脏及下部也。若食下部，则令谷道生疮而下利，名为䘌利；若但生疮而不利者，为䘌也。

［语译］ 热毒蓄结于内脏，多能令人下利。如热毒气盛，迫伤于血，则变为脓血，病情发展，并能因而成䘌病。䘌病即三虫侵蚀内脏及下部。如虫蚀于下部，则肛门或直肠部生疮而下利，称为䘌利；如果单纯生疮，不下利的，称为䘌。

三十一、时气大便不通候(31)

［原文］ 此由脾胃有热，发汗太过，则津液竭，津液竭，则胃干，结热在内，大便不通也。

［语译］ 时气病大便不通，是由于脾胃有热所致。其成因每为发汗太过，使津液内竭，津竭则胃中干燥，以致热结于里，因而大便不通。

三十二、时气小便不通候(32)

［原文］ 此由汗后，津液虚少，其人小肠有伏热，故小便不

通也。

［语译］ 时气病的小便不通，是由于发汗以后，津液虚少，而患者小肠又有伏热，热灼津伤，所以小便因而不通。

三十三、时气阴阳毒候(33)

［原文］ 此谓阴阳二气偏虚，则受于毒。若病身重腰脊痛，烦闷，面赤斑出，咽喉痛，或下利狂走，此为阳毒。若身重背强，短气呕逆，唇青面黑，四支逆冷为阴毒。或得病数日，变成毒者，或初得病，便有毒者，皆宜依证急治。失候则杀人。

［语译］ 时气病阴阳毒候，是由于患者阴阳二气偏虚，因此感受热毒致病。如发病时身重腰脊疼痛，烦闷，面赤发斑，咽喉疼痛，或者下利，或者发狂出走者，便为阳毒。如其发病时身重背强，短气呕逆，唇色发青，面色发黑，四肢逆冷者，便为阴毒。这种阴阳毒病，或者是得病以后，过数天变成毒的，或者是病一开始就有毒的，病情可能不完全一样，但都应按其见症，进行急救，否则预后很坏，有生命危险。

三十四、时气变成黄候(34)

［原文］ 夫时气病，湿毒气盛，蓄于脾胃，脾胃有热，则新谷郁蒸，不能消化，大小便结涩，故令身面变黄，或如橘柚[1]，或如桃枝色。

［注释］

[1]柚(yòu 又)：即文旦。

［语译］ 时气病变成黄，是由于湿热毒气内盛，蕴于脾胃，脾胃有热，新进的饮食不能消化，热毒蕴结更甚，阻碍气机，大小便不利，湿热熏蒸于外，所以身体面目发黄，或如橘子、文旦的颜色，或如桃枝的颜色。

三十五、时气变成疟候(35)

［原文］　病后邪气未散，阴阳尚虚，因为劳事，致二气交争，阴胜则发寒，阳胜则发热，故令寒热往来，有时休作而成疟。

［语译］　从略。

［按语］　“时气变成疟候”标题，似应改为“时气病后变成疟候”，文中第一句即云“病后邪气未散”，可以为证。卷八“伤寒病而疟候”，全文内容与此相同，标题冠以“病后”二字，更可证明这里标题有缺文。

三十六、时气败候[1](36)

［原文］　此谓病后余毒未尽，形证变转，久而不瘥，阴阳无复纲纪[2]，名为败病。

［注释］

［1］败候：即坏病。

［2］纲纪：原意为法制，伦常。在此作规律、常度解。

［语译］　时气病后，余邪未尽，证候发生变化，日久不愈，致使阴阳失其常度，遂成坏病。

三十七、时气劳复候(37)

［原文］　夫病新瘥者，血气尚虚，津液未复，因即劳动，更成病焉。若言语思虑则劳于神，梳头澡洗则劳于力，未堪劳而强劳之，则生热，热气还经络，复为病者，名曰劳复。

［语译］　从略。

三十八、时气食复候(38)

［原文］　夫病新瘥者，脾胃尚虚，谷气未复，若即食肥肉，鱼鲙、饼饵、枣、栗之属，则未能消化，停积在于肠胃，使胀满结实，

因更发热，复为病者，名曰食复也。

［语译］ 从略。

三十九、时气病瘥后交接劳复候(39)

［原文］ 夫病新瘥者，阴阳二气未和，早合房室，则令人阴肿入腹，腹内疠痛，名为交接劳复。

［语译］ 从略。

［按语］ 以上三候，与卷八伤寒劳复、食复、交接劳复候内容全同，校释可以参前。

四十、时气病后阴阳易候(40)

［原文］ 阴阳易病者，是男子妇人时气病新瘥未平复，而与之交接得病者，名阴阳易也。其男子病新瘥未平复，而妇人与之交接得病者，名曰阳易。其妇人得病新瘥未平复，而男子与之交接得病者，名曰阴易。若二男二女，并不相易。所以呼为易者，阴阳相感动，其毒度著于人，如换易也。其病之状，身体重，小腹里急，或引阴中拘挛，热上冲胸①，头重不能举，眼中生矘②，四支拘急，小腹疠痛，手足拳，皆即死。其亦有不即死者，病苦小腹里急，热气上冲胸，头重不欲举，百节解离，经脉缓弱，气血虚，骨髓竭，便③恍恍吸吸，气力转少，着床不能摇动，起居仰人，或引岁月方死。

［校勘］

①身体重，小腹里急，或引阴中拘挛，热上冲胸：原作“身体热冲胸”，从《外台》卷二伤寒阴阳易方改。

②矘：原作“眯”，从《外台》改。《伤寒论》辨阴阳易差后劳复病篇作“花”。

③便：原作“使”，从《外台》改。

［语译］ 从略。

四十一、时气病后虚羸候(41)

［原文］ 夫人荣卫先虚，复为邪热[①]所中，发汗、吐、下之后，经络损伤，阴阳竭绝，虚邪[②]始散，真气尚少，五脏犹虚，谷神未复，无津液以荣养，故虚羸而生众病焉。

［校勘］

①邪热：卷八伤寒病后虚羸候作“虚邪”。

②虚邪：卷八伤寒病后虚羸候作“热邪”。

［语译］ 从略。

四十二、时气阴茎肿候(42)

［原文］ 此由肾脏虚所致。肾气通于阴，今肾为热邪所伤，毒气下流，故令阴肿。

［语译］ 时气病阴茎发肿，是由于肾脏虚弱所引起的。因肾气下通于阴部，现在肾脏为热邪所伤，热毒下流，遂致阴茎发肿。

四十三、时气令不相染易候(43)

［原文］ 夫时气病者，此皆因岁时不和，温凉失节，人感乖戾之气而生病者，多相染易，故预服药及为方法以防之。

［语译］ 从略。

［按语］ 此候内容与卷八伤寒令不相染易候略同，但前者指出伤寒触冒寒毒之气生病，不相染易。这里感时气，更加乖戾之气，所以多相染易，同中有异。

热病诸候　凡二十八论

［提要］ 本篇论述热病。热病的含义是“冬伤于寒……夏变为暑病。暑病者，热重于温也”。但这种热病，与目前临床所

说的暑病，如伤暑、中暑等，又有不同，即热病候所首先指出的，“热病者，伤寒之类也”。实际还是伤寒病之发于夏季者。

其中，热病候相当于热病的总论。对五脏热病，热病九种死候，热病的诊断和预后等，作了重点的叙述。以下如热病一日至八九日以上候，是热病的发展传变，总的规律与伤寒、时气略同。至于热病的常见诸证，如烦候、疱疮候、斑疮候、热疮候等等，特别是首先提出热病烦候，这是反映热病本身的特点，但大体接近于伤寒、时气，可以互相参阅。

一、热病候(1)

[原文] 热病者，伤寒之类也。冬伤于寒，至春变为温病。夏变为暑病。暑病者，热重于温也。

肝热病者，小便先黄，腹痛多卧，身热。热争[1]则狂言及惊，胁满痛①，手足躁，不②安卧。庚辛[2]甚，甲乙[3]大汗，气逆[4]则庚辛死。心热病者，先不乐，数日乃热。热争则卒心痛，烦冤③[5]善呕，头痛面赤无汗。壬癸④[6]甚，丙丁[7]大汗，气逆则壬癸死。脾热病者，先头重颊痛，烦心⑤，欲呕，身热。热争则腰痛⑥，腹满泄，两颔痛。甲乙甚，戊己[8]大汗，气逆则甲乙死。肺热病者，先淅然起毛恶风⑦，舌上黄，身热，热争则喘咳，痹走胸应[9]背⑧，不得太息，头痛不甚⑨，汗出而寒。丙丁甚，庚辛大汗，气逆则丙丁死。肾热病者，先腰痛胫酸，苦渴数饮，身热，热争则项痛而强，胫寒骨且酸，足下热，不欲言，其项痛淖澹⑩[10]。戊己甚，壬癸大汗，气逆则戊己死。

[校勘]

①胁满痛：《素问》刺热篇同。《甲乙经》卷七第一作“胸中胁满痛”。《太素》卷二十五五脏热病作“胁痛”。

②不：《太素》同。《素问》、《甲乙经》均作“不得”。

③烦冤：《素问》作“烦闷”。

④壬癸：此前原有“至”字，从《素问》、《甲乙经》删。

⑤烦心：此后《素问》有“颜青”二字。《太素》作“心烦”，无“颜青”二字。

⑥腰痛：此后《素问》，《甲乙经》有“不可用俯仰”五字。《太素》有“不用”二字。

⑦起毛恶风：《太素》同。《素问》作“厥起毫毛，恶风寒”。

⑧痹走胸应背：《太素》同，“应”作“膺”。《素问》、《甲乙经》均作“痛走胸膺背”。

⑨不甚：《太素》同。《素问》作“不堪”。

⑩其项痛淖澹：《素问》作“其逆则项痛员员澹澹然”。《太素》作“其项痛员员澹澹”。

［注释］

［1］热争：邪热与正气相争，热势加甚。下同。

［2］庚辛：庚辛属金，指金旺之日。

［3］甲乙：甲乙属木，指木旺之日。

［4］气逆：病情逆转，恶化。逆，指邪气胜脏。下同。

［5］烦冤：心中烦闷。

［6］壬癸：壬癸属水，指水旺之日。

［7］丙丁：丙丁属火，指火旺之日。

［8］戊己：戊己属土，指土旺之日。

［9］应：通“膺”。

［10］淖澹（nào dàn 闹淡）：本意为泥沼中水荡漾不定，这里借以形容头目眩晕，掉摇不稳。

［语译］ 热病，是属于伤寒一类的疾病。冬季感受寒邪，到次年春天发病的，称为温病。到夏天才发病的，称为暑病。所谓暑病，即发热比温病更高。

肝热病的症状，小便先黄，腹痛，多卧，身热。热邪与正气相争，热势加重，则出现狂言，惊骇，两胁满痛，手足躁动。不得安卧等症。肝热病的预后，逢庚辛之日，为金克木，病当加重；逢甲乙之日，为本气自旺，便大汗出而热退，病情缓解。如其邪气胜，正气衰，疾病恶化，则病者往往在庚辛日死亡。心热病的症状，病人先觉不快，数日后就发热。热邪与正气相争，热势加重，则能突然心痛，烦闷不舒，时时作呕，头痛，面部发赤，无汗。心热病的预后，逢壬癸之日，为水克火，病当加重；逢丙丁之日，为本气自旺，便大汗出而热退。如其邪气胜，正气衰，疾病恶化，则病者往往在壬癸日死亡。脾热病的症状，病人先感头重，面颊痛，心里烦闷，想呕吐，身体发热。热邪与正气相争，热势加重，则发生腰痛，腹中胀满而泄泻，两颔疼痛等证。脾热病的预后，逢甲乙之日，为木克土，病当加重；逢戊己之日，为本气自旺，便大汗出而热退。如其邪气胜，正气衰，病情恶化，则病者往往于甲乙日死亡。肺热病的症状，病人先感洒淅凛寒，皮肤粟起，汗毛耸直，怕风寒，舌苔黄，发热。热邪与正气相争，热势加重，则发生气喘咳嗽，疼痛走窜胸膺背部，不能深呼吸，头痛不甚，汗出怕冷。肺热病的预后，逢丙丁之日，为火克金，病当加重；逢庚辛之日，为本气自旺，便大汗出而退热，如其邪气胜，正气衰，病情恶化，则病者往往于丙丁日死亡。肾热病的症状，病人先觉腰痛，小腿发酸，口很渴，常欲饮水，发热。热邪与正气相争，热势加重，则项痛而强，小腿发冷而酸，足心热，不欲言语，颈项疼痛而头目眩晕，掉摇不稳。肾热病的预后，逢戊己之日，为土克水，病当加重；逢壬癸之日，为本气自旺，便大汗出而热退。如其邪气胜，正气衰，病情恶化，则病者往往于戊己日死亡。

［原文］ 肝热病者，左颊先赤。心热病者，额① 先赤。脾热病者，鼻先赤。肺热病者，右颊先赤。肾热病者，颐[1] 先赤。凡病虽未发，见其赤色者刺之，名曰治未病。

热病不可刺者有九②。一曰③，汗不出，颧赤，哕者死。二曰，泄而腹满甚者死。三曰，目不明，热不已者死。四曰，老人婴儿，热而腹满者死。五曰，汗不出，呕血④ 者死。六曰，舌本烂，热不已者死。七曰，咳血衄血，汗不出，出不至足者死。八曰，髓热者死。九曰，热而痉者死⑤。凡此者，不可刺也。

热病已得汗，而脉尚躁盛[2]，此阴脉之极也，死；其得汗而脉静者，生。热病者，脉常⑥盛躁而不得汗者，此阳脉之极也，死；脉盛躁，得汗静⑦者，生。

热病七八日，脉微小，病者溲血[3]，口中干，一日半死；脉代一日死。热病已得汗，脉尚数躁而喘，且复热，勿庸刺，喘甚者死。热病七八日，脉不躁，躁不数，后三日中有汗，三日不汗，四日死。未尝汗⑧者，勿庸刺也。

诊人热病七八日，其脉微小，口干，脉代，舌焦黑者死。诊人热病七八日，脉不数不喘者，当喑，之⑨后三日，温⑩汗不出者死。热病已得汗，常大⑪热不去者，亦死不治也。脉静安者生，脉躁者难治；脉常躁盛⑫，此气之极⑬，亦死也。腹鞕⑭常喘，而热不退者死。多汗脉虚小者生，鞕实者死。

［校勘］

①额：《素问》刺热篇作“颜”。

②热病不可刺者有九：原无，从《灵枢》热病篇补。《甲乙经》卷七第一作“热病死候有九”。

③曰：原作“日”，从《灵枢》改。下同。

④呕血：《甲乙经》同。《灵枢》作“呕下血”。

⑤热而痉者死：此后《灵枢》有“腰折、瘈疭、齿噤龂也”八字。

⑥常：《灵枢》作“尚”。

⑦静：原无，从《灵枢》补。

⑧未尝汗：《太素》卷二十五热病说作“未曾刺”。

⑨之：《脉经》卷四第七作“瘖”。

⑩温：《脉经》注文引《千金方》作“若”。

⑪大：原无，从《脉经》补。

⑫盛：原作“静”，从《千金方》卷二十八第十五改。

⑬此气之极：《千金方》作“阴气之极也”。并注云：《太素》作“阳极”。

⑭鞕：《圣惠方》卷十七热病论作“满”。

[注释]

[1]颐(yí 夷):即下颔。

[2]躁盛:指脉躁动不静。

[3]溲血:即尿血。

[语译] 五脏在面部各有所候,肝候左颊,心候额,脾候鼻,肺候右颊,肾候颐。五脏发生热病,可先在其相应的部位见到赤色。如在面上某部见到赤色而尚没有发病时,即予针刺,泄其邪热,可使病情得到控制,即为治未病。

热病有不可刺的九种死证:其一,汗不出,颧赤而呃逆的,是死证;其二,泄泻而腹部胀满加甚的,是死证;其三,目视不明,发热不退的,是死证;其四,老年人和婴儿,发热而腹部胀满的,是死证;其五,热病汗不出,而见呕血的,是死证;其六,舌本溃烂,发热不退的,是死证;其七,咳血鼻衄而汗不出,即使汗出,而汗不到足部的,是死证;其八,热邪已深入骨髓的,是死证;其九,发热太甚,发生痉病,角弓反张,抽搐,牙关紧闭的,是死证。凡是出现上述诸症,都不可妄加针刺。

热病在汗出之后,脉象还是躁盛的,这是阴液耗极,属有阳无阴之候,属于死证;假如汗出以后,脉象平静的,为邪气已去,正气渐复之象,预后良好。患热病脉象盛躁,而不能出汗的,这是阳热亢盛之极,属于死证;若脉虽盛躁,而能出汗脉静的,邪热外泄,正气渐复,预后良好。

热病七八日,脉微小,病人尿血,口中干,为阴血枯竭,有很快死亡的危险;若见代脉,则死亡更速。热病已得汗,脉尚数而躁疾,仍复身热,不要再用针刺了,若喘甚者,即能死亡。热病七八日,脉不躁动,或虽躁而不过数,如三日后有汗的,可以向愈;如过三日无汗,则至第四日就可能死亡。此时亦毋需针刺了。

热病七八日以后,脉象微小,口中干,见代脉,舌苔焦黑的,属于死证。若脉象虽然不数,亦不气喘,但病人失音,不能讲话,此后三天,仍然无汗的,亦属死证。热病已经出汗,而热势仍然不退的，亦属死证。一般而言，热病脉平静的，预后良好；脉躁疾的难治；若脉象常是躁盛不去，这是正气已经衰竭，亦属死证。腹部痞鞕，喘促，而其热不退的，是死证。病人汗多，脉象虚小的，为脉证相应，预后良好；若实大弦硬的，为脉证相反，预后不良。

［按语］ 本候相当于热病的总论，首段明确热病的概念，属于广义伤寒的一种，也就是冬伤于寒，至夏发病的暑病。第二段论述五脏热病的症状，从五脏生理特征和经络循行的部位进行叙述。关于从五行生克的理论推演五脏热病的预后，可参阅本书卷十五脏腑病诸候，较此有更详细的叙述。第三段论述面部望诊，从这里可以预知五脏热病的先兆证候。第四段论热病的九种死证。第五段论述热病的诊断，从脉证互参，预测吉凶，对于热病的预后，仍然有一定的指导意义。

二、热病一日候(2)

［原文］ 热病一日，病在太阳，太阳主表，表谓皮肤也。病在皮肤之间，故头项腰脊疼痛。

［语译］ 从略。

三、热病二日候(3)

［原文］ 热病二日，阳明受病。病在肌肉，故肉热鼻干不得眠。故可摩膏火灸发汗而愈。

［语译］ 从略。

四、热病三日候(4)

［原文］ 热病三日，少阳受病①。诸阳相传病讫，病犹在表，未入于脏，故胸胁热而耳聋，故可发汗而愈。

［校勘］

①少阳受病：原无，从卷七伤寒三日候，和本卷时气三日候

文例补。

［语译］ 从略。

五、热病四日候(5)

［原文］ 热病四日，太阴受病。太阴者，三阴之首也。三阳受病讫，传入于阴，故毒气已入胸鬲。其病喉干腹满，故可吐而愈。

［语译］ 从略。

六、热病五日候(6)

［原文］ 热病五日，少阴受病，毒气入腹内，其病口[①]舌干而引饮，故可下而愈。

［校勘］

①口：此后本书卷七伤寒五日候及本卷时气五日候均有“热”字。《素问》热论有“燥”字。

［语译］ 从略。

七、热病六日候(7)

［原文］ 热病六日，厥阴受病。毒气入肠胃，其人烦满而阴[①]缩，故可下而愈。

［校勘］

①阴：卷七伤寒六日候作“囊”。

［语译］ 从略。

八、热病七日候(8)

［原文］ 热病七日，三阴三阳传病讫，病法当愈，今病不除者，欲为再经病也。再经者，谓经络重受病也。

［语译］ 从略。

九、热病八九日已上候(9)

［原文］ 热病八、九日已上不解者，皆由毒气未尽，所以病证不除也。

［语译］ 从略。

［按语］ 热病一日至八九日以上的发展传变，与伤寒、时气略同，可以参阅。但热病一日候云“病在皮肤之间”，不如伤寒一日候作“其脉络于腰脊，主于头项”，与下文“头项腰脊疼痛”较易联系。

十、热病解肌发汗候(10)

［原文］ 此谓得病三日已还[1]，病法①在表，故宜发汗。或病已经五六日，然其人喉口不焦干，心腹不满，又不引饮，但头痛，身体壮热，脉洪大者，此为病证在表，未入于脏。故虽五六日，犹须解肌发汗，不可苟依日数[2]，辄取吐下。

［校勘］

①法：鄂本作“发”。

［注释］

[1]已还：同“以上”。

[2]不可苟依日数：意谓不可机械地按照日数治疗，要进行辨证施治。“苟”，苟且。“依”，按照。

［语译］ 热病的解肌发汗，一般是用于得病三日以上，病在于表，所以发汗以散表邪。但是，病经五六日，患者喉口并不干燥，心腹也不作满，又不欲引饮，而见头痛，身体壮热，脉象洪大等一系列表症时，这是邪气仍然在表，并未入里。虽然过了日期，还是需要用解肌发汗的方法，不能机械地按照日数，误投探吐或攻下之剂。

［按语］ 本候通过对热病运用解肌发汗的讨论，突出临床要紧紧掌握辨证施治精神，不能机械地推演日数，进行治疗。这

里虽然是对热病而言，其实伤寒、时行都是如此。卷七伤寒发汗不解候和伤寒取吐候以及本卷时气取吐候等，均具有同样精神，可以互参。

十一、热病烦候(11)

［原文］ 此由阳胜于阴，热气独盛，否结于脏，则三焦隔绝，故身热而烦也。

［语译］ 热病发烦，是由于阳盛于阴所致，因为热气独盛，痞结于内，则三焦之气阻隔不通，所以身体发热而心烦不安。

十二、热病疱疮候(12)

［原文］ 夫热病疱疮者，此由表虚里实，热气盛则发疮，重者周布遍身。若疮色赤头白，则毒轻，色紫黑则毒重。其形如登豆，故名登豆疮。

［语译］ 从略。

［按语］ 热病疱疮候，与卷七伤寒登豆疮候和本卷时气疱疮候内容相同，可以互参。

十三、热病斑疮候(13)

［原文］ 夫热[1]病在表，或未发汗，或已发汗吐下后，表证未解，毒气不散，烦热而渴，渴而不能饮，表虚里实，故身体发斑如锦文。

［校勘］

①热：原无，从《圣惠方》卷十八治热病发斑诸方补。

［语译］ 热病在表证阶段，或者未经发汗，或者已经发汗、探吐、攻下之后，表证仍未解除，热毒之气不能消散，传入于里，出现烦热口渴等症，但口渴而不能饮，这是热入血分之证。这种病情，表气已虚，里有实热，热入血分，所以身体发斑，色红如锦纹。

十四、热病热疮候(14)

［原文］ 人脏腑虚实不调，则生于客热。表有风湿，与热气相搏，则身体生疮，痒痛而脓汁出，甚者一瘥一剧[1]，此风热所为也。

［注释］

［1］一瘥一剧：指一处初愈，一处又剧，即此愈彼起的意思。

［语译］ 人体脏腑之气，虚实不调，就易被外邪所侵袭。如外感风湿，与邪热相搏，能致身体生疮，痛痒而流脓水，甚至一处初愈，一处又剧，此愈彼起，延久不瘥，这是由于体虚而感受风热所致。

十五、热病口疮候(15)

［原文］ 此由脾脏有热，冲于上焦，故口生疮也。

［语译］ 从略。

十六、热病咽喉疮候(16)

［原文］ 上实下虚[1]，热气内盛，熏于咽喉，故生疮也。

［注释］

［1］上实下虚：作上焦热盛，下焦阴虚理解。

［语译］ 上焦热盛，下焦阴虚，阴不胜阳，热气盛于内，上熏于咽喉，所以咽喉生疮。

［按语］ 热病咽喉疮与卷七伤寒咽喉痛候及本卷时气喉咽痛候，在证候上有相同之处，但伤寒咽喉痛提出“伤寒病，过经而不愈，脉反沉迟，手足厥逆者”，是阴盛于下，阳越于上，属于格阳喉痹之类的病情。时气喉咽痛亦提“阴阳隔绝，邪客于足少阴之络”，但没有讲有无脉反沉迟，手足厥逆等症。本候则仅云“上实下虚”，“热气内盛”，这种症候相同，病情有异，是很值得探索研究的。

十七、热病大便不通候(17)

［原文］ 夫经发汗，汗出多则津液少，津液少则胃干结，热在胃，所以大便不通。又有腑脏自生于热者，此由三焦否隔，脾胃不和，蓄热在内，亦大便不通也。

［语译］ 热病经过发汗，汗出过多，则津液亏耗，津液亏少，则肠胃干燥，以致热结在肠胃，所以大便不通。亦有病人脾胃本多内热，三焦之气痞塞不通，脾胃不和，蓄热结聚于内，亦可引起大便不通。

十八、热病小便不通候(18)

［原文］ 热在膀胱，流于小肠；热盛则脾胃干，津液少，故小便不通也。

［语译］ 邪热在于膀胱，流于小肠；或者邪热内盛，脾胃干燥，体内津液减少，都能引起小便不通。

十九、热病下利候(19)

［原文］ 热气攻于肠胃，胃虚则下赤黄汁，挟毒则成脓血。

［语译］ 邪热侵犯肠胃，肠胃受损，则下利赤色或黄色的黏液；如挟有热毒，则转变为便下脓血。

二十、热病䘌候(20)

［原文］ 热气攻于肠胃，则谷气衰，所以三虫动作，食入五脏及下部，重者肛烂见腑脏。

［语译］ 从略。

二十一、热病毒攻眼候(21)

［原文］ 肝脏开窍于目，肝气虚，热毒乘虚则上冲于目，重者生疮翳及赤白膜也。

［语译］ 从略。

二十二、热病毒攻手足候(22)

［原文］ 夫热病攻手足，乃入五脏六腑井荥[①]俞皆出于手足指。今毒气从腑脏而出，循于经络，攻于手足，故手足指皆肿赤焮痛也。

［校勘］

①荥：原作“荣”，形近之误，今改之。

［语译］ 从略。

二十三、热病呕候(23)

［原文］ 胃内有热，则谷气不和，新谷入胃，与热气相搏，胃气不平，故呕。或吐下已后，脏[①]虚亦令呕也。

［校勘］

①脏：本书卷九时气呕候作“胃”。

［语译］ 从略。

二十四、热病哕候(24)

［原文］ 伏热在胃，则令胸满，胸满则气逆，气逆则哕。若大下已后，饮水多，胃内虚冷，亦令哕也。

［语译］ 从略。

二十五、热病口干候(25)

［原文］ 此由五脏有虚热，脾胃不和，津液竭少，故口干也。

［语译］ 从略。

二十六、热病衄候(26)

［原文］ 心脏[①]伤热所为也。心主血，肺主气，开窍于鼻，邪热与血气并，故衄也。衄者，血从鼻出也。

［校勘］

①脏:《普济方》卷一百五十三热病鼻衄门作“肺”。

［语译］ 从略。

二十七、热病劳复候(27)

［原文］ 夫热病新瘥,津液未复,血气尚虚,因劳动早,劳则生热,热气乘虚还入经络,故复病也。

［语译］ 从略。

［按语］ 以上八候内容,与伤寒时气相应条文全同,可以参前。

二十八、热病后沉滞[1]候(28)

［原文］ 凡病新瘥后,食猪肉及肠血,肥鱼、脂腻,必大下利,医所不能复治也,必至于死。若食饼饵,粢饴,哺①炙脍、枣栗诸果物脯②,及牢实难消之物,胃气尚虚弱,不能消化,必结热复病,还以药下之。

［校勘］

①哺:卷八伤寒病后食复候作“餔”。

②物脯:伤寒病后食复候作“脯物”。

［注释］

［1］沈滞:犹言病情缠绵反复。

［语译］ 从略。

［按语］ 热病后沉滞,是指病后胃气尚虚,消化功能未全恢复,而饮食不节,食滞内停,致使病情缠绵反复,甚至危及生命。内容与伤寒病后食复候、时气食复候相同。

卷十

温病诸候 凡三十四论

［提要］ 本篇论述的温病，是冬伤于寒，至春发病，即所谓伏气温病，它与新感发病的冬温是不同的。因此，其病还是属于伤寒之类的病情。

其中，温病候，相当于本篇的总论，从发病的原因，温病与冬温的鉴别，温病的变证“阴阳交”，以及从温病脉证变异，观察预后吉凶等，都有所论及。以下温病一日至九日以上候，温病取吐候等，叙述温病的发展传变，其总的过程与伤寒、时气及热病略同，又其次是温病的常见诸证，亦与伤寒、时气等大体相同，但亦反映温病的特点，尤其如温病令人不相染易候，对此病的强烈传染性和重视预防的论述，是比较突出的。

一、温病候※(1)

［原文］ 经言春气温和，夏气暑热，秋气清凉，冬气冰寒，此四时正气之序也。冬时严寒，万类深藏，君子固密，则不伤于寒。触冒之者，乃为伤耳。其伤于四时之气，皆能为病，而以伤寒为毒者，以其最为杀厉之气焉。即病者为伤寒；不即病者为寒毒藏于肌骨中，至春变为温病。是以辛苦之人，春夏必有温病者，皆由其冬时触冒之所致也[1]。

凡病伤寒而成温者，先夏至日者为病温，后夏至日者为病暑。其冬复有非节之暖，名为冬温，毒与伤寒大异也。

有病温者，汗出辄复热，而脉躁，病① 不为汗衰，狂言不能食，病名为何也？曰：病名曰阴阳交[2]，阴阳交者死。人所以汗出者，皆生于谷，谷生于精。今邪气交争于骨肉之间，而得汗者，是邪却而精胜，则当食②而不复热。热者③邪气也，汗者精气也。今汗出而辄复热者，是邪胜也。不能食者，精无俾[3]也，病而留者，其寿可立而倾也④。汗出而脉尚躁盛者死。今脉不与汗相应，此不胜⑤其病也，其死明矣。狂言者，是失志[4]，失志者死。今见三死，不见一生，虽愈必死。

凡皮肤⑥热甚，脉盛躁者，病温也。其脉盛而滑者，汗且出也。凡温病人，二、三日，身躯热。腹满⑦头痛，食饮如故，脉直疾，八日死。四、五日，头痛，腹满而吐⑧，脉来细强⑨，十二日死，此病不治。八九日，头不疼⑩，身不痛，目不赤，色不变，而反利，脉来牒牒[5]，按不弹手，时大，心下鞕⑪，十七日死。病三、四日以下不得汗，脉大疾者生；脉细小难得者，死不治也。下利，腹中痛甚者，死不治。

［校勘］

①病：《素问》评热病论作“疾”。

②则当食：《素问》作“精胜则当能食”。

③热者：此前《素问》有“复”字。

④不能食者，精无俾也，病而留者，其寿可立而倾也：原无，从《素问》补。

⑤胜：原作“称”，从《素问》改。

⑥皮肤：《灵枢》论疾诊尺篇作“尺肤”。

⑦腹满：原作“脉疾”，从《脉经》卷四第七改。

⑧腹满而吐：原作“脉疾喜吐”，从《脉经》改。

⑨强：原无，从《脉经》补。

⑩头不疼：原作“脉不疾”，从《脉经》改。

⑪鞕：《脉经》作“坚”。

[注释]

[1]经言春气温和……触冒之所致也:此段原文,与本书卷七伤寒候重复,语译从略。

[2]阴阳交:病证名。阳热之邪深入阴分,阴气消烁,而热邪不退,交结不解,从而出现的危证,谓"阴阳交"。

[3]俾:通裨。裨益,补益之意。

[4]失志:神志失常。

[5]脉来牒牒:脉搏很快,"牒"与"叠"通。

[语译] 凡伤于寒邪而发为温病者,夏至以前发病的为温病,夏至以后发病的为暑病。如冬天有非时之暖,感受而患病的,则称为冬温,其邪毒与伤寒是大不相同的。

有些温病患者,在发病过程中,汗出之后,仍复发热,脉象躁动疾速,其病不因汗出而缓解,反见言语狂乱,不能饮食等症,这种症候,称为阴阳交。阴阳交者,多为死候。人之所以能够汗出,多来源于水谷精微之气。当温病邪气交争于骨肉之间,若水谷精微之气旺盛,能够战胜邪气,则可以通过汗出而邪退。邪退则食欲恢复,不再发热。仍然发热的,是邪气盛的表现。汗是精气所化生。现在汗出后仍然发热,则表明邪气胜而精气衰。不能食者,精气就没有补充,精微之气不足,病邪仍然逗留,预后就很差。汗出以后,脉尚躁盛者主死,脉象与汗出不相称,这是正气不能战胜病邪,其死亡是必然的。言语狂乱,是神志失常的表现,亦为死候。如今已见到三种死候,而没有一个好的征象,尽管病人有好转的感觉,但其结果,必然死亡。

凡皮肤热甚,脉象盛躁,属于温病。如脉盛而滑,是为谷气充盛,将要出汗的征象。凡温病患者,二、三日见身体发热,腹满,头痛,饮食如常,脉弦而直疾,八日将死。或四、五日,见头痛,腹满呕吐,脉来细硬,十二日将死,此病不治。或八、九日,头不疼,身不痛,目不红,面色不变,并无表证,而反见下利,脉来数疾,按之无力,有时散大,心下鞕满等证,亦属危候,十七日死。又如,温病

三、四日以后尚无汗，脉象大而疾者，预后良好；脉细小，按之不能应手者，预后不良。又如，温病下利，腹中痛甚者，亦为死证。

［按语］ 本候论述的温病，是冬伤于寒，至春变为温病，即后世所说的伏气温病。而且明确指出，冬时感受非时之暖而即病的冬温，与此不同。

文中强调精气与汗、汗与温病预后的密切关系。认为温病之所以能够汗出热退，在于精胜而邪却。反之，如果邪气胜，精气衰，就会导致汗出而热不退，脉躁疾，精神失常，这是热邪深入阴分，精气耗竭的危笃病候，称之谓阴阳交。这个论点，源于《素问》评热病论。

最后，论述温病的脉证变化，从而观察邪正盛衰，判断预后吉凶。

二、温病一日候(2)

［原文］ 温病一日，太阳受病。太① 阳主表，表谓皮肤也，病在皮肤之间，故头项腰脊痛。

［校勘］

①太：原作“诸”，从本书卷九热病一日候改。

［语译］ 从略。

三、温病二日候(3)

［原文］ 温病二日，阳明受病，病在于肌肉，故肉热鼻干，不得眠，故可摩膏火灸，发汗而愈。

［语译］ 从略。

四、温病三日候(4)

［原文］ 温病三日，少阳受病，故胸胁热而耳聋，三阳始传病讫，未入于脏，故可发汗而愈。

［语译］ 从略。

五、温病四日候(5)

[原文] 温病四日，太阴受病，太阴者，三阴之首也。三阳受病讫，传入于阴，故毒气入胸膈之内，其病咽干腹满，故可吐而愈。

[语译] 从略。

六、温病五日候(6)

[原文] 温病五日，少阴受病，毒气入腹，其病口热舌干而引饮，故可下而愈。

[语译] 从略。

七、温病六日候(7)

[原文] 温病六日，厥阴受病，毒气入肠[1]胃，其病烦满而阴[2]缩，故可下而愈。

[校勘]

①肠：原作“腹”，从本书卷九时气六日候和热病六日候改。

②阴：本书卷七伤寒六日候作“囊”。

[语译] 从略。

八、温病七日候(8)

[原文] 温病七日，病法当愈，此是三阴三阳传病竟故也。今七日病不除者，欲为再经病也。再经病者，是经络重受病也。

[语译] 从略。

九、温病八日候(9)

[原文] 温病八日已上病不解者，或是诸经络重受于病，或经发汗、吐、下之后，毒气未尽，所以病证不罢也。

[语译] 从略。

十、温病九日已上候(10)

［原文］ 温病九日已上病不除者，或初一经受病即不能相传，或已传三阳讫而不能传于三阴，所以停滞累日，病证不罢，皆由毒气未尽，表里受邪，经络损伤，腑脏俱病也。

［语译］ 从略。

［按语］ 由伤寒而变成的温病，亦属于伤寒之类，所以其病情的发展传变和证候内容与伤寒、时气、热病略同，以上九候，可与本书卷七、卷八、卷九，伤寒、时气病、热病各相应条文互参。

十一、温病取吐候(18)

［原文］ 温病热发四日，病在胸鬲，当吐之愈。有得病一、二日，便心胸烦满，为毒已入，兼有痰实，亦吐之。

［语译］ 从略。

［按语］ 本候原书列在温病渴候和温病变成黄候之间，与前后无联系，今从时气病排列移于此，内容亦与时气取吐候略同，可以参阅。

十二、温病发斑候(11)

［原文］ 夫人冬月触冒寒毒者，至春始发病，病初在表，或已发汗、吐下，而表证未罢，毒气不散，故发斑疮。

又冬月天时温暖，人感乖戾之气，未即发病；至春又被积寒所折，毒气不得发泄；至夏遇热，温毒始发出于肌肤，斑烂隐轸，如锦文也。

［语译］ 冬季感受寒邪到春季发病的，称之为温病。初起病在于表，或经过发汗、吐下等法治疗，表证未解，邪毒没有发散，因而发生斑疮。

亦有因冬天气候温暖，病人感受乖戾之气，没有即时发病；

到了春天，又被寒邪郁遏，邪毒不能发泄；待到夏天，遇暑热之气，温毒之邪便透发于肌肤，因而发生斑疮隐疹，色如锦纹。

十三、温病烦候(12)

［原文］　此由阴气少，阳气多，故身热而烦。其毒气在于心①而烦者，则令人闷而欲呕②；若其胃内有燥粪而烦者，则谬语而绕脐痛也。

［校勘］

①心：此后原有“腑”字，从本书卷九时气烦候删。

②呕：鄂本作“吐”。

［语译］　从略。

十四、温病狂言候(13)

［原文］　夫病甚则弃衣而走，登高而歌，或至不食数日，逾垣上屋，所上非其素时所能也，病反能者，皆阴阳争而外并于阳。四支者，诸阳之本也。邪①盛则四支实，实则能登高而歌；热盛于身，故弃衣而走；阳盛，故妄言骂詈，不避亲戚②。大热遍身，狂言而妄闻视③也。

［校勘］

①邪：《素问》阳明脉解篇作“阳”。

②戚：《素问》作“疏”。

③妄闻视：本书卷九时气狂言候作“妄见妄闻”。

［语译］　从略。

十五、温病嗽候(14)

［原文］　邪热客于胸腑，上焦有热，其人必饮水，水停心下，则上乘于肺，故令嗽。

［语译］　从略。

十六、温病呕候(15)

［原文］ 胃中有热，谷气入胃，与热相并，气逆则呕。或吐下后，饮水多，胃虚冷，亦为呕也。

［语译］ 从略。

十七、温病哕候(16)

［原文］ 伏热在胃，令人胸满，胸满则气逆，气逆则哕。若大下后，胃气①虚冷，亦令致哕。

［校勘］

①气：《外台》卷四温病哕方作“中”。

［语译］ 从略。

十八、温病渴候(17)

［原文］ 热气入于肾脏，肾脏恶燥，热盛则肾躁，肾躁则渴引饮。

［语译］ 从略。

十九、温病变成黄候(19)

［原文］ 发汗不解，温毒气瘀结在胃，小便为之不利，故变成黄，身如橘色。

［语译］ 从略。

二十、温病咽喉痛候(20)

［原文］ 热毒在于胸腑[1]，三焦隔绝，邪客于足少阴之络，下部脉不通，热气上攻喉咽，故痛或生疮也。

［注释］

［1］胸腑：作胸中理解。

［语译］ 从略。

二十一、温病毒攻眼候(21)

[原文] 肝开窍于目,肝气虚,热毒乘虚上冲于目,故赤痛,重者生疮翳也。

[语译] 从略。

二十二、温病衄候(22)

[原文] 由五脏热结所为。心主血,肺主气而开窍于鼻,邪热伤于心,故衄。衄者,血从鼻出也。

[语译] 从略。

二十三、温病吐血候(23)

[原文] 诸阳受邪,热初在表,应发汗而不发,致热毒入深,结于五脏,内有瘀血积,故吐血也。

[语译] 从略。

二十四、温病下利候(24)

[原文] 风热入于肠胃,故令洞泄,若挟毒,则下黄赤汁及脓血。

[语译] 从略。

[按语] 本候谓“洞泄”,泛指泄泻之甚者,不能作为“洞泄寒中”理解,因为这里指出“风热入于肠胃”,当属热利。

又,温病下利,在病因上提出“风热”,在证候上讲“洞泄”,与时气热利、热病下利均略有差异。

二十五、温病脓血利候(25)

[原文] 热毒甚者,伤于肠胃,故下脓血如鱼脑,或如烂肉汁,此由温毒气盛故也。

[语译] 从略。

［按语］ 文中“温毒”二字，在伤寒脓血利候和时气脓血利候均作“湿毒”。

二十六、温病大便不通候(26)

［原文］ 脾胃有积热，发汗太过，则津液少，使胃干，结热在内，故大便不通。

［语译］ 从略。

二十七、温病小便不通候(27)

［原文］ 发汗后，津液少，膀胱有结热，移入于小肠，故小便不通也。

［语译］ 从略。

二十八、温病下部疮候(28)

［原文］ 热攻肠胃，毒气既盛，谷气渐衰，故三虫动作，食人五脏，则下部生疮，重者，肛烂见腑脏。

［语译］ 从略。

［按语］ 温病下部疮候，与伤寒湿䘌候、时气和热病的䘌候，名称不同，病情是一致的。

二十九、温病劳复候(29)

［原文］ 谓病新瘥，津液未复，血气尚虚，因劳动早，更生于热，热气还入经络，复成病也。

［语译］ 从略。

三十、温病食复候(30)

［原文］ 凡得温毒病新瘥，脾胃尚虚，谷气未复，若食犬、猪、羊肉，并肠血及肥鱼炙脂腻食，此必大下利。下利则不可复救。又禁食饼饵，炙脍，枣、栗诸生果难消物，则不能消化，停积

在于肠胃，便胀满结实，大小便不通，因更发热，复成病也。非但杂食，梳头洗浴诸劳事等，皆须慎之。

［语译］ 从略。

三十一、温病阴阳易候(31)

［原文］ 阴阳易病者，是男子、妇人温病新瘥未平复，而与之交接，因得病者，名为阴阳易也。其男子病新瘥未平复，而妇人与之交接得病者，名阳易。其妇人得病虽瘥未平复，男子与之交接得病者，名阴易。若二男二女，并不自相易。所以呼为易者，阴阳相感动，其毒度著于人，如换易也。其病之状，身体重，少腹里急，或引阴中拘挛，热上冲胸①，头重不举，眼中生眵②，四支拘急，小腹疞痛，手足拳，皆即死。其亦有不即死者，病苦小腹里急，热上冲胸，头重不欲举，百节解离，经脉缓弱，气血虚，骨髓竭，便悦悦吸吸，气力转少，著床不能摇动，起居仰人，或引岁月方死。

［校勘］

①身体重，少腹里急，或引阴中拘挛，热上冲胸：原作“身体热冲胸”，从《伤寒论》辨阴阳易差后劳复病证篇改。

②眵：原作“眯”，从《外台》卷二伤寒阴阳易方改。

［语译］ 从略。

三十二、温病交接劳复候(32)

［原文］ 病虽瘥，阴阳未和，因早房室，令人阴肿缩入腹，腹疞痛，名为交接之劳复也。

［语译］ 从略。

三十三、温病瘥后诸病候(33)

［原文］ 谓其人先有宿疹[1]，或患虚劳、风冷、积聚、寒疝等疾，因温热病，发汗、吐、下之后，热邪虽退，而血气损伤，腑脏皆

虚,故因兹而生诸病。

[注释]

[1]宿疢(chèn 趁):旧病。"疢"同"疹"。

[语译] 患者原有旧病,或者是虚劳、风冷、积聚、寒疝等疾,又因温热病而用发汗、吐、下等法,经治之后,邪气虽退,而血气损伤,脏腑虚弱,因而易于变生其他疾患。

三十四、温病令人不相染易候(34)

[原文] 此病皆因岁时不和,温凉失节,人感乖戾之气而生病,则病气转相染易,乃至灭门,延及外人,故须预服药及为法术以防之。

[语译] 从略。

[按语] 温病与时行病及寒疫,在《病源》均责之岁时不和,温凉失节,人感乖戾之气而得病,具有传染的特性。但此处对温病的传染性较伤寒时行更为强调,病证也较严重,指出"乃至灭门,延及外人"。在现在临床上,时行及温疫(疫疠)的传染性,确较一般外感热病更为强烈。

疫疠病诸候 凡三论

[提要] 本篇论述疫疠病,其内容有:一是疫疠;一是瘴气。瘴气包括在疫疠之内,所以统称疫疠病诸候。

"疫疠",所指的范围很广,这里只有二条,一条是论疫疠的病源和概念;一条是以疱疮候作为举例。

瘴气的范围亦较广,这里仅就岭南青草黄芒瘴而言,本书卷十一疟病诸候中有山瘴疟候,可以互参。

一、疫疠[1]病候※(1)

[原文] 其病与时气、温、热等病相类,皆由一岁之内,节气

不和，寒暑乖候，或有暴风疾雨，雾露不散，则民多疾疫。病无长少，率皆相似，如有鬼厉之气，故云疫疠病。

[注释]

[1]疫疠：指急性烈性流行性传染病。"疫"，急性传染病流行的通称。"疠"，是指病邪强烈，病势险重，如瘟疫。

[语译] 疫疠病与时气、温病、热病等类似，都由于一年之中，节气不和，寒热反常，或暴风疾雨，或雾露重重，阴霾不散，从而酿成疫疠的流行。无论老人、小孩，感染发病，病状大多相似，如有鬼厉之气一样，所以称为疫疠病。

二、疫疠疱疮候(2)

[原文] 热毒盛，则生疱疮，疮周布遍身，状如火疮，色赤头白者，毒轻，色黑紫黯者，毒重。亦名为登豆疮。

[语译] 从略。

[按语] 疱疮候内容，与本书卷七伤寒登豆疮候，卷九时气、热病疱疮候略同，但这里称疫疠疱疮候，当是强调疱疮的烈性传染性和大流行性。

三、瘴气[1]候(3)

[原文] 夫岭南[2]青草黄芒瘴，犹如岭北伤寒也。南地暖，故太阴[3]之时，草木不黄落，伏蛰[4]不闭藏，杂毒因暖而生。故岭南从仲春[5]讫仲夏，行青草瘴，季夏[6]讫孟冬[7]，行黄芒瘴。量其用药体性，岭南伤寒，但节气多温，冷药小寒于岭北。时用热药，亦减其锱铢[8]，三分去二。但此病外候小迟，因经络之所传，与伤寒不异。然阴阳受病，会同表里，须明识患源，不得妄攻汤艾。

假令宿患痼热，今得瘴毒，毒得热更烦，虽形候正盛，犹在于表，未入肠胃，不妨温而汗之。已入内者，不妨平而下之。假令本有冷，今得温瘴，虽暴壮热烦满，视寒[9]正须温药汗之，汗之不歇，不妨寒药下之。

夫下痢[10]治病等药在下品，药性凶毒，专主攻击，不可恒服，疾去即止。病若日数未入于内，不可预服利药，药尽胃虚，病必承虚而进。此不可轻治。治不瘥，成黄疸；黄疸不瘥，为尸疸。尸疸疾者，岭南中瘴气，土人连历不瘥[11]，变成此病不须治也。岭北客人，犹得斟酌救之。

病前热而后寒者，发于阳；无热而恶寒者发于阴。发于阳者，攻其外；发于阴者，攻其内。其一日、二日，瘴气在皮肤之间，故病者头痛恶寒，腰背强重。若寒气在表，发汗及针必愈。三日以上，气浮于上，填塞心胸，使头痛胸满而闷，宜以吐药，吐之必愈。五日已上，瘴气深结在脏腑，故腹胀身重，骨节烦疼，当下之。或人得病久，方告医，医知病深，病已成结，非可发表解肌，所当问病之得病本末，投药可专依次第也。

[注释]

[1]瘴气：指山林间湿热蕴蒸的一种疫疠之气，人感之能发病。瘴气亦称瘴毒，疠气。

[2]岭南：今广东、广西一带。

[3]太阴：这里指冬天。古人有以阴阳分四时方法，如春为少阳，夏为太阳，秋为少阴，冬为太阴。

[4]伏蛰：指虫蛇类动物冬眠伏藏，不食不动。

[5]仲春：农历二月。

[6]季夏：农历六月为季夏。

[7]孟冬：初冬，农历十月。

[8]锱（zī 滋）铢：古代的衡量单位，六铢为一锱，四锱为一两。

[9]视寒：看到有寒冷。

[10]下痢：应作"利下"理解，即指攻下药，不是病名。又，"下痢"二字，可能有误。

[11]土人连历不瘥：当地人屡患此病，不能痊愈。土人，这

里指岭南当地人。

［语译］ 岭南一带，多瘴气，有青草瘴、黄芒瘴等，这些病，犹如岭北的伤寒病。因为南方天气温和，时虽入冬，草木并不枯黄凋落，虫类也不伏藏，各种毒气易于因暖而发生，所以多生瘴气病。农历二月至五月，多流行青草瘴，六月至十月，多流行黄芒瘴。在治疗时应注意地理气候的影响，随宜用药。因为岭南气候温暖，需用寒凉药时，较之岭北应稍寒凉些。反之，如需用温热药时，就应减轻剂量，按一般用量减去三分之二。瘴气病亦由经络传变，与伤寒无异，必须辨明阴阳、表里，审察病之来源，不能妄投温汤及艾灸之类的药物。

如其病人原患积热，现在又感染瘴毒，积热与瘴毒相加，其热更甚，烦热亦加重。此时病候虽盛，但症尚在表，没有传入肠胃，不妨用温药发汗解表。如已经入里，不妨取平剂泻下。如其病人原有冷疾，现在得温瘴，虽突然壮热烦闷，但要看到他本有寒冷，正须用温药发汗，如发汗病仍不解，不妨用寒药攻下。

凡攻下治病的药物，都属下品，药性凶猛有毒，专主攻下，所以不可常服，得效病去，即当停服。如病经数日，但未入里，不可预服攻下药，否则损伤胃气，病势多因体虚而加重。对这种病的治疗，不能轻忽。如经治不愈，有可能变成黄疸；黄疸不愈，有可能变成尸疸。所谓尸疸，即岭南的瘴气病，当地人中瘴气经久不愈，往往变成此病，预后很差，治疗亦少效。假如从岭北来的人得了此病，尚可斟酌救治。

一般地说，疾病先热而后寒的，发于阳经；但恶寒而不发热的，发于阴经。发于阳经的，应该发表；发于阴经的，应该攻下。瘴气病第一、二天，邪在皮肤之间，症见头痛恶寒，腰背强重，此为寒邪在表，使用发汗及针刺的方法，常能取得疗效。病至三日以上，邪气浮于上，堵塞心胸，症见头痛胸满，烦闷，此时应该用吐法，得吐以后，病即全愈。病至五日以上，邪气深入脏腑，症见腹胀身重，骨节烦疼，此时应予下法治之。如得病已有多日，方才就医，此时病邪已经很深，非发表解肌所能治疗，应当推究疾病的原由及演变的情况，用药可按其主次缓急，随症治之。

［按语］ 瘴气候是流行在岭南——我国南方山村地带的地方性疾病。由于感触了湿热熏蒸之气，因而产生急性热病。从文中“治不瘥，成黄疸，黄疸不瘥，为尸疸”的论述来看，似包括现代所说的恶性疟疾在内，以下疟病诸候中有“山瘴疟候”，可以证明。所述病情，亦可以互相参阅。

在中医书籍中，指出疫疠及瘴气，并列为专候加以讨论的，要以本书为最早。因此，这些资料，在医学发展史上，是有其历史意义的。

卷十一

疟病诸候 凡十四论

［提要］ 本篇论述疟病，对疟病的病源及其分类，叙述甚详。在病源方面，有伤暑、伤风、伤寒，特别是夏伤于暑，秋伤于风寒，寒热交争，其病发作。在证候分类方面，有六经疟、五脏疟、间日疟、寒疟、温疟、瘅疟、瘴疟等。另外，还述及痰实疟、劳疟、久疟等，这是根据疟病的兼证、复发以及病程新久而命名的。

一、疟病候(1)

［原文］ 夏日伤暑，秋必病疟。疟之发以时者，此是邪客于风府，循膂而下。卫气一日一夜常大会于风府，其明日下一节，故其作则腠理开①，腠理开则邪气入，邪气入则病作，此所以日作常晏[1]也。卫气之行风府，日下一节，二十一②日下至尾骶[2]，二十二③日入脊内，注于伏冲④，伏冲[3]脉其行九日出于缺盆之中。其气既上，故其病稍早发。其间日发者，由邪气内薄[4]五脏，横连募原[5]，其道远，其气深，其行迟，不能日作，故间日蓄积乃作。夫卫气每至于风府，腠理而开，开则邪入焉。其卫气日下一节，则不当风府奈何？然风府无常⑤，卫气之所应⑥，必开其腠理，气之所舍，则其病作。

风之与疟也，相与同类，而风独常在也，而疟特以时休何也？由风气留其处，疟气随经络沉以内薄，故卫气应乃作。阳当陷而不陷，阴当升而不升，为邪所中，阳遇⑦邪则卷[6]，阴遇⑦邪则紧，卷则恶寒，紧则为栗[7]，寒栗相薄，故名疟。弱乃发热，浮乃汗⑧出。旦中旦发，暮中暮发。夫疟，其人形瘦皮必栗⑨。

问曰⑩，病疟以月一日发，当以十五日愈[8]。设不愈，月尽解[9]。

[校勘]

①故其作则腠理开：《太素》卷二十五疟解作"故其作也晏，此先客于脊背也，每至于风府则腠理开"。

②一：《素问》疟论作"五"。

③二：《素问》作"六"。

④伏冲：《素问》作"伏膂之脉"。

⑤风府无常：《素问》、《太素》均作"风无常府"。

⑥应：《素问》、《太素》均作"发"。

⑦遇：《千金方》卷十七第一作"中"。

⑧汗：原作"来"，从《外台》卷五疗疟方改。

⑨栗：《外台》作"粟起"。

⑩问曰：疑衍文。

[注释]

[1]晏(yàn 宴)：晚。

[2]尾骶(dǐ 底)：即尾骶骨。

[3]伏冲：即伏行于腹内之冲脉。《素问识》："太冲、伏冲、伏膂，皆一脉耳"。

[4]薄：侵；迫。

[5]募原：即"膜原"，相当于膈膜到心下的部分。

[6]卷(juǎn)：收藏。这里作收敛解。

[7]栗：指皮肤收缩，毫毛竖起。《增韵》："栗，竦缩也"。

[8]十五日愈：古以五天为一候，三候为一气。认为人体气化与节气相应，节气更换，人身之气旺，则正胜邪衰而病愈。

[9]月尽解：指十五天病不愈，又要到下一个旺气，即再过十五天，才会痊愈。

［语译］ 夏天重感暑气，秋天就会病疟。疟疾的发作有一定时间，这是因为病邪从风府侵入以后，是循着脊背逐日逐节的向下移动。同时卫气每一昼夜行阴阳五十度而大会于风府，当正气和邪气相遇的时候，正邪相争，于是疟病就发作。卫气既然每天向下移动一节，而邪气也同样如此，所以疟病每天发作的时间也就一天比一天推迟。卫气是行于风府的，每天向下移动一节，二十一天下移到尾骶骨，二十二天进入脊内，流注于伏冲之脉，与伏冲脉同行，九天出于缺盆穴中，因为卫气与邪气皆逐渐上升，所以发病的时间亦就日早一天。还有一种疟疾间日发作，这是因为邪气逐渐向里，深入五脏，横连募原，邪气愈深，循行愈迟，不能每天发作，所以间日发作一次。由于卫气行于风府，腠理开发，邪气侵入而疟疾发作。现在卫气日下一节，与邪气相遇不在风府，而疟仍发作，何故？这是因为人体各部分的虚实不同，邪中的部位就不一定恰在风府，只要卫气到的地方和邪气相遇，腠理开发，邪气得以相并，疟疾就能发作。

风病和疟疾是类似的疾病，为什么风病的症状持续存在，而疟疾却发作有时呢？这是因为风邪常停留在所发部位，而疟邪则是随经络循行，逐步内传，必须与卫气相遇，病才发作。疟疾发作的病机，是由于阴阳升降失常，阳气当降而不降，阴气当升而不升，为邪气所乘，并于阴则阴气胜，阴气胜则恶寒战栗；并于阳则阳气胜，阳气胜则发热。邪胜正弱则病作，正胜邪退则汗出而愈，根据受邪时间和部位，发作有一定时间，便为疟疾。大凡疟疾，其人形体消瘦者，皮肤多寒栗。

患疟疾，在月初一日发的，十五日就可痊愈，假使病还没有痊愈，则到月底可愈。

［原文］ 足太阳疟，令人腰痛头重，寒从背起，先寒后热渴，渴然后热止，汗①出，难已，刺郄中[1]出血。

足少阳疟，令人身体解㑊②[2]，寒不甚，热不甚，恶见人，见人心惕惕然[3]，热多汗出甚③，刺足少阳。

足阳明疟，令人先寒，洒淅洒淅，寒甚久乃热，热去汗出，喜见日光火气乃快然，刺足阳明脚跗④上[4]。

足太阴疟，令人不乐，好太息[5]，不嗜食，多寒热⑤汗出，病至则善呕，呕已乃衰，即取之⑥。

足少阴疟，令人吐呕甚久，寒热⑦，热多寒少，欲闭户而处，其病难止。

足厥阴疟，令人腰痛，少腹满，小便不利，如癃状⑧，非癃也，数小⑨便，意恐惧，气不足，腹⑩中悒悒[6]，刺足厥阴。

[校勘]

①汗：此后原有"而"字，参《太素》卷二十五十二疟删。

②倦：《太素》作"㑊"。

③甚：原作"其"，从《太素》改。

④跗：原作"肤"，"肤"乃"趺"字之误，"趺"同"跗"，故改。又，《素问》、《太素》"脚肤"均作"跗"。

⑤热：此前《甲乙经》卷七第五有"少"字。

⑥即取之：此后《甲乙经》有"足太阴"三字。

⑦令人吐呕甚久，寒热：《太素》作"令人吐呕，甚多寒热"，《素问》作"令人呕吐甚，多寒热"，《甲乙经》作"令人呕吐甚，多寒少热"，无下文"热多寒少"四字。

⑧状：原在"非癃"之后，从《素问》改。

⑨小：《素问》、《甲乙经》均无。

⑩腹：原作"肠"，从《素问》改。

[注释]

[1]郄(xì 戏)中：即委中穴。

[2]解(xiè 懈)倦：指身体疲倦无力。"解"，通"懈"。

[3]惕惕然：忧惧貌。

[4]脚跗上：此处指冲阳穴。"跗"，足背。

[5]太息：叹气。

[6]悒悒(yì 邑)：忧闷不乐貌。

［语译］ 足太阳经的疟疾，在发作时，病人腰痛头重，恶寒从脊背开始，先寒后热，口渴，口渴以后就会热退汗出，其疟较难止，可针刺委中穴出血。

足少阳经的疟疾，在发作时，使人身倦无力，但恶寒发热不重，怕见人，见到人就有忧惧感，发热的时间比较长，汗出也较多，可针刺足少阳经穴。

足阳明经的疟疾，发作时先觉怕冷，逐渐发冷加重，很久才发热，热退时便汗出，喜见阳光及火气，并感到爽快，可刺足阳明经的冲阳穴。

足太阴经的疟疾，发作时使人闷闷不乐，喜欢叹气，不欲饮食，多寒少热汗出，病发时多呕吐，呕止后病才减退。可针刺足太阴经穴。

足少阴经的疟疾，发作时呕吐很剧烈，而且吐的时间很长，发寒热则热多寒少，喜欢闭门独处一室，这种疟病比较难止。

足厥阴经的疟疾，发作时腰痛，少腹胀满，小便不利，似乎癃病，但并非癃病，小便频数，心里恐惧，中气不足，腹部感到悒悒不舒，针足厥阴经穴。

［原文］ 肺疟者，令人心寒，寒甚热间①[1]，善惊如有所见者，刺手太阳、阳明。

心疟者，令人烦心甚，欲得清水，乃②寒多，寒不甚热③，刺手少阴。

肝疟，令人色苍苍然，太息甚④，状若死者，刺足厥阴见血。

脾疟，令人疾寒⑤[2]，腹中痛，热则肠中鸣，鸣⑥已汗出，刺足太阴。

肾疟，令人洒洒，腰脊痛宛转[3]，大便难，目眩眴眴然[4]，手足寒，刺足太阳、少阴。

胃疟，令人且病也⑦。善饥而不能食，食而支满[5]腹大，刺足阳明、太阴横脉[6]出血。

肺病为疟，乍来乍去，令人心寒，寒甚则热发，善惊如有所见，此肺疟证也。若人本来语声雄而恍惚不亮⑧，拖气用力，方得出言，而反于常人，呼共语，直视不应。虽日未病，势当不久。此即肺病声之候也，察观疾病⑨，表里相应，依源审治，乃不失也。

心病为疟者，令人心烦，其病欲饮清水，多寒少热。若人本来心性和雅，而急卒反于常伦[7]，或言未竟便住，以手剔脚爪，此人必死，祸虽未及，呼曰行尸[8]。此心病声之候也，虚则补之，实则泻之，不可治者，明而察之。

肝病为疟者，令人色苍苍然，气息喘闷战掉，状如死者。若人本来少于悲恚，忽尔瞋怒，出言反常，乍宽乍急，言未竟，以手向眼，如有所思⑩，若不即病，祸必至矣。此肝病声之候⑪也。其人若虚则为寒风所伤，若实则为热气所损。阳则泻之，阴则补之。

脾病为疟者，令人寒，腹中痛，肠中鸣，鸣已汗出。若其人本来少于喜怒，而忽反常，瞋喜无度，正言鼻笑⑫[9]，不答于人。此是脾病声之候证。不盈旬月⑬，祸必至也。

肾病为疟者，令人凄凄然，腰脊痛而宛转，大便涩，自⑭掉不定，手足寒⑮。若人本来不喜不怒⑯，忽然謇⑰[10]而好瞋怒，反于常性，此肾已伤，虽未发觉，是其候也。见人未言而前，开口笑，还闭口不声，举手栅⑱腹。此是肾病声之候也⑲，虚实表里，浮沉清浊，宜以察之，逐以治之。

［校勘］

①寒甚热间：以下肺病为疟作“寒甚则热发”。

②乃：《素问》刺疟篇作“反”。《太素》卷二十五十二疟篇作“及”。

③寒不甚热：《素问》无“寒”字，《太素》作“寒不甚，热甚”。以下心病为疟作“多寒少热”。

④太息甚，状若死者：《太素》作“太息，其状若死者”。

⑤疾寒：《素问》无“疾”字。《外台》卷五五脏及胃疟方作“寒则”。

⑥鸣:原无,从《素问》补。

⑦且病也:《太素》作“疸病也”,《甲乙经》卷七第五作“且病寒”。

⑧雄而恍惚不亮:《千金方》卷十七肺脏脉论作“雄烈忽尔不亮”。

⑨病:原无,从《千金方》补。

⑩思:《千金方》作“畏”。

⑪候:原作“证”,从《千金方》改。

⑫正言鼻笑:《外台》作“多言自笑”。

⑬月:《外台》作“日”。

⑭自:《千金方》卷十九肾脏脉论作“身”,此前尚有“目眴眴然”四字。

⑮寒:此前原有“而”字,从《千金方》删。

⑯不喜不怒:《千金方》作“不吃”。

⑰謇:此后《千金方》有“吃”字。

⑱栅:鄂本作“扪”。

⑲候也:原作“证”,从《外台》改。

[注释]

[1]寒甚热间(jiàn 鉴):犹言寒重热轻。“间”,《广韻》:“瘳也”。在此引伸为“轻减”。

[2]疾寒:病寒。“疾寒”与下文“热则”是对举而言的。

[3]腰脊痛宛转:指腰脊疼痛,常展转身体,以求有所减轻。

[4]目眩眴眴(xuàn 炫)然:谓目视发花,看东西摇晃不清楚。

[5]支满:支撑胀闷。

[6]横脉:指内踝前斜过大脉。张景岳认为是商丘穴。

[7]常伦:常理;常态。

[8]行尸:谓病已深重,虽能在外行动,但终究要死亡的患者。

［9］正言鼻笑：指态度严肃的讲话，嗤之以鼻的冷笑。

［10］謇（jiǎn 简）：口吃。

［语译］ 肺疟为病，发作无定时，发时病人感到心里寒冷，寒重而热轻，常易发惊，好象见到可怕的东西。这是肺疟证候，可刺手太阴阳明两经。如病人本来说话声音很洪亮，现在忽尔不响亮，讲话感到很费力，与正常人不同，旁人招呼他，则两目直视，没有反应。这种病，现在看起来似未大病，但不久即有危险。这是肺疟病的外候，应当详细的诊察。从外表可以了解里证变化，所谓表里相应，审因论治，这样才不致贻误病情。

心疟为病，病人感觉心烦，口渴欲饮清水，发作时寒多热少。这是心疟证候，可刺手少阴经。假如其人本来性情和雅，突然变为急躁，语无伦次，行动反常，多预后不良，这种病情，称为“行尸”。这是心疟病的外候，可以从此分析病情的虚实，进行或补或泻的治疗。如病情危险者，也应该详细诊察，事前有所了解。

肝疟为病，病人面色青苍，气喘胸闷，身形颤动，症状严重，几如欲死。这是肝疟证候，可刺足厥阴经出血。如病人性情和行动一反常态，本来和柔而变为嗔怒，本来善语言而变为乍宽乍急，言未讲完，以手向眼，若有所思，表情异常。这种病，目前虽未危险，但预后很恶。这是肝疟病的外候。分析病情，若病属虚证的，是由于寒邪所伤，属于实证的，则为热邪所损；实证则用泻法，虚证则用补法。

脾疟为病，病人发寒则腹部疼痛，发热则肠中鸣，肠鸣以后即有汗。这是脾疟证候，可刺足太阴经。如病人性情改变，喜怒无常，正言鼻笑，有问无答，这是脾疟病的外候，目前虽似尚可，但不到十天，最多不超过一月，病情必有变卦。

肾疟为病，病人常凄然畏寒不乐，腰脊痛，欲缚宛转伸舒，大便秘涩，自己颤动不定，四肢发冷。这是肾疟的证候，可刺足太阳少阴经。如病人的性情改变，本来不喜不怒，忽然口吃难言，喜怒无常，反于常态，看到人便开口笑，以后又闭口不言，以手栅护其腹。这是肾疟病的外候，应该分析病情的表里虚实，脉象的浮沉，神气的清浊，详细诊察，随证施治。

胃疟，在发病时，使人感到易饥饿，但又不能食，食后撑逆满闷，腹部胀大。可刺足阳明太阴经的横脉出血。

［按语］ 本候五脏疟的两段文字，部分内容相同，予以综合语译。

［原文］ 夫疟脉者自弦，弦数多热；弦迟多寒。弦小紧者可下之；弦迟者温药已；脉数而紧者①，可发其汗，宜针灸之；脉浮大者，不可针灸，可吐之。

凡疟先发如食顷，乃可以治之，过之则失时。

［校勘］

①脉数而紧者：《金匮》第四作“弦紧者”。

［语译］ 疟疾的脉象一般是弦脉，如脉象弦数的多属于热；弦迟的，多属于寒。弦小而紧的，病于里，可用下法；弦而兼迟的，病于寒，可用温法；数而紧的，是有表邪，可发其汗，宜用针灸；脉浮而大，是病在于上，可用吐法。

应该注意，对于疟疾的治疗，不论服药还是针灸，必须在症状发作之前一顿饭的时间，才有效果，否则就失了时机。

［按语］ 本候内容，相当于疟病的总论，论述了疟病的病因、病机、症状、脉象、预后及治疗等。其中五脏疟有两段文字，内容部分相同，盖是罗列诸家之说者。

二、痎疟[1]候(3)

［原文］ 夫痎疟者，夏伤于暑也。其病秋则寒甚，冬则寒轻，春则恶风，夏则多汗者，然其蓄作[2]有时。以疟之始发，先起于毫毛，伸欠乃作，寒栗鼓颔[3]，腰脊痛，寒去则外内皆热，头痛①而渴欲饮②。何气使然？此阴阳上下交争[4]。虚实更作[5]，阴阳相移[6]也。阳并于阴，则阴实阳虚，阳明虚则寒栗鼓颔，巨阳虚则腰背头项痛，三阳俱虚，阴气胜，胜则骨寒而痛，寒生于

内,故中外皆寒。阳盛则外热,阴虚则内热,内外皆热,则喘而渴欲饮[③]。

此得之夏伤于暑,热气盛,藏之于皮肤之间,肠胃之外,此荣气之所舍。此令汗出空疏,腠理开,因得秋气,汗出遇风乃得之,及以浴[④],水气舍于皮肤之内,与卫气并居。卫气者,昼日行阳,夜行于阴[⑤],此气得阳如[⑥]外出,得阴如[⑥]内薄,内外相薄[⑦],是以日作。

其间日而作者,谓其气之舍深,内薄于阴,阳气独发,阴邪内著,阴与阳争不得出,是以间日而作。

[校勘]

①头痛:此后《素问》疟论有"如破"二字。

②饮:此前《素问》有"冷"字。

③欲饮:《素问》作"故欲冷饮"。

④乃得之,及以浴:《素问》作"及得之以浴"。

⑤夜行于阴:原无,从《素问》补。

⑥如:《素问》作"而",义同。

⑦内外相薄:原无,从《素问》补。

[注释]

[1]痎(jiē 阶)疟:间日疟。或泛指疟疾。这里是泛指疟疾,包括间日疟。

[2]蓄作:指疟疾的停止与发作。不发谓之蓄,发作谓之作。

[3]寒栗鼓颔(hàn 汉):寒战而下巴抖动。

[4]阴阳上下交争:《素问》王冰注:"阳气者,下行极而上,阴气者,上行极而下,故曰阴阳上下交争也"。

[5]虚实更作:因为阴阳交争,阴胜则阳虚,阳胜则阴虚,疟疾发作,阴阳更替相胜,所以有寒有热,就是虚实更作的表现。

[6]阴阳相移:指阳并于阴,阴并于阳,虚实互相转变的意思。

[语译] 痎疟,是由于夏天感受了暑邪所引起的。如果到

了秋天发病，症状表现恶寒较重；发于冬天，则恶寒较轻；发于春天，多恶风；发于夏天，则多汗。但疟病的发作，都有一定时间。疟疾在发作的时候，其恶寒先起于毫毛，然后出现打呵欠，发寒战，腰脊疼痛等一系列寒胜症状。寒去则热来，又出现周身内外俱热，头痛，口渴欲饮冷水等热盛的症状。是什么原因而产生这些症状？这是阴阳之气上下交争。阴实则阳虚，阳实则阴虚，虚实更替，阴阳相移所致。阳气与邪气相搏而并于阴，则阴实于内，阳虚于外，阳明脉虚则寒战而下巴抖动，巨阳脉虚则腰背头项疼痛，若三阳俱虚，则阴气偏胜，阴气胜则寒，所以骨寒而痛，这是寒从内生，所以内外皆寒。如邪移于阳，则阳盛而阴虚，阳盛则外热，阴虚则内热，内外皆热，所以喘渴而欲冷饮。

疟疾的病源，皆由于夏天伤于暑气，邪热潜藏于皮肤之内，肠胃之外，因为这正是荣气运行的道路，也就是荣气所居的部位。人在暑热的时候，其热由内随汗外出，使人腠理开，借此排除外邪，故虽为外感而不立时发病。若邪留于荣分，待至秋天汗出而遇风，以及沐浴而受水气，寒凉之邪乘虚侵入，与卫气相合，再与伏暑之邪相搏，病就发作了。卫气日行于阳，夜行于阴，故邪气得随卫气从阳而外出，从阴而内入，内外交迫，所以一日一发。

疟疾亦有间日发作者，是由于邪气侵入既深，直迫内部阴分，阳气独发于外，阴气却留著于内，阴与阳争而不得出，所以隔一天发作一次。

［按语］ 痎疟候及下条间日疟候，原书在温疟候之后，因其内容与疟病候有部分相同，以类相从，故移于此。

三、间日疟候(4)

［原文］ 由此邪气与卫气俱行①于风②府，而有时相失不相得，故邪气内薄五脏，则道远气深，故其行迟，不能与卫气偕出，是以间日而作也。

［校勘］

①俱行:《太素》卷二十五三疟作“客”。

②风:原作“六”,从本卷疟病候文义改。《素问识》亦认为应作“风”字。

［语译］ 间日疟是因为邪气与卫气俱行于风府,而有时两者又不能相遇,所以邪气内侵五脏,这样道路愈远,邪气愈深,循行也就缓慢,不能和卫气并出,所以间日发作。

四、寒热疟候(9)

［原文］ 夫疟者,风寒之气也。邪并于阴则寒,并于阳则热,故发作皆寒热也。

［语译］ 从略。

［按语］ 本候是复述疟病发寒发热的病机,并非是另有一种寒热疟病,可与以上诸候互参。

又,本候及下条往来寒热疟候,原书在痰实疟之后,因其内容与痎疟候有联系之处,一并移此。

五、往来寒热疟候(10)

［原文］ 此由寒气并于阴则发寒,风气并于阳则发热,阴阳二气更实更虚,故寒热更往来也。

［语译］ 从略。

［按语］ “此由寒气并于阴则发寒,风气并于阳则发热”。与前寒热疟候“夫疟者,风寒之气也,邪并于阴则寒,并于阳则热”,意义相同。“阴阳二气更实更虚”,与痎疟候的“阴阳上下交争,虚实更作”亦是同一病机,可以前后互参。

六、温疟候(2)

［原文］ 夫温疟与寒疟安舍[1]? 温疟者,得之冬中于风寒,寒气藏于骨髓之中,至春则阳气大发,邪气不能出,因遇大暑,脑

髓烁[2]，肌肉消①，腠理发泄，因②有所用力，邪气与汗偕出。此病藏于肾，其气先从内出之于外，如此则阴虚而阳盛，阳盛则热矣③。衰则气复反入，入则阳虚，阳虚则寒矣，故先热而后寒，名曰温疟。

疟先寒而后热，此由夏伤于暑，汗大出，腠理开发，因遇夏气凄沧[3]之水，寒藏于腠理皮肤之中，秋伤于风，则病成矣。夫寒者阴气也，风者阳气也，先伤于寒，而后伤于风，故先寒而后热，病以时作，名曰寒疟。先伤于风而后伤于寒，故先热而后寒，亦以时作，名曰温疟。

夫病疟六七日，但见热者，温疟矣。

[校勘]

①肌肉消：原作“脉肉消释”，从《素问》疟论改。

②因：《素问》作“或”。

③阳盛则热矣：原作“则热”，从《素问》改。

[注释]

[1]安舍：谓病邪在于何处。

[2]烁(shuò 朔)：通“铄”。熔化金属。在此指因受高温而损伤。

[3]凄沧(qī cāng 妻仓)：寒冷。

[语译] 温疟和寒疟的病邪在于何处？温疟是由于冬天感受风寒之邪，寒气潜藏在骨髓之中，到了春天阳气大发之时，邪气仍未能外出，到了夏天，由于天气大热，脑髓消烁，肌肉消耗，腠理开泄，或因过分用力，在津、气俱不足的情况下，潜藏在内的病邪与汗俱出，于是症状发作。温疟本来是邪伏于肾，由内出外的，所以阴气先虚，阴虚则阳偏盛，阳盛则发热。可是热气衰减，邪气又复入阴，如此则阴盛阳虚，阳虚则寒，所以病的发作是先热后寒。这种病情，称为温疟。

疟病本多先寒而后热，这是夏天伤于暑气，出汗太多，在皮肤汗孔疏松的时候，又遭受寒冷水气，寒气潜藏在皮肤腠理之间，到秋天又感受风邪，于是形成疟病。寒是阴气，风是阳气，先伤于寒而后伤于风，所以先寒而后热，其病按时发作，称为寒疟。假使先伤于风而后伤于寒，其发作就先热而后寒，也按时发作，这种病情，称为温疟。

如果病疟六、七天，在发作时只见发热，而不恶寒的，也是温疟。

［按语］ 本候论述温疟，举出三种病情，一种是冬时伏邪，至夏发作；一种是先伤于风邪，后伤寒邪；一种是病疟六、七日，但热不寒。这些病情，都可以称为温疟，其特点是先热后寒，或者但热不寒。

七、风疟候(5)

［原文］ 夫疟，皆生于风。风者阳气也，阳主热。故卫气每至于风府则腠理开，开则邪入，邪入则病作。先伤于风，故发热而反寒栗。

［语译］ 疟病的发作，皆由于风邪的侵袭。风为阳邪，性质属热。如在卫气行于风府之时，腠理开泄，风邪乘虚而入，邪气侵入则病发作，其发作之时，即表现为先见发热，而后寒战。

八、寒疟候(11)

［原文］ 此由阴阳相并，阳虚则阴胜，阴胜则寒，寒发于内，而并于外，所以内外俱寒，故病发但战栗而鼓颔颐[1]也。

［注释］

［1］ 颐(yí 夷)：下巴。与“颔”义同。

［语译］ 寒疟的发作，是由于阴阳相并，其邪并于阴，则阳虚而阴胜，阴胜则寒。因为寒气发于内，而并于外，所以内外皆寒，疟病发作，就表现为寒战而下巴抖动。

［按语］ 本候原书在往来寒热疟之后，因其内容与温疟候中的寒疟病机有相同之处，故移于此。

九、瘅疟候(6)

［原文］ 夫瘅疟者，肺素有热，气盛于身，厥逆上冲，中气实而不外泄，因有所用力，腠理开，风寒舍于皮肤之内，分肉之间而发。发则阳气盛，阳气盛[①]而不衰则病矣。其气不及于阴，故但热而不寒，邪[②]气内藏于心，而外舍分肉之间，令人消烁肌肉，故命曰瘅疟。其状，但热不寒，阴气孤[③]绝，阳气独发，则少气烦惋，手足热而呕也。

［校勘］

①阳气盛：原脱，从汪本补。

②邪：原作“寒”，从《金匮》第四改。

③孤：原作“先”，从《金匮》改。

［语译］ 瘅疟，是肺脏素来有热，气盛身热，厥气上冲，以致胸中气实，不能发泄，如适因劳力过度，腠理开发，风寒之邪便逗留于皮肤之内，分肉之间，因而发病。发病则阳气偏盛，阳气偏盛而不减，其气不入于阴，所以但热不寒。这种病是邪气内藏于心，外留于分肉之间，由于内外之热熏蒸，使人肌肉消烁，所以称为瘅疟。瘅疟的症状，主要为但热不寒，原因是阴津偏亏，阳气独盛之故。并见气短，心烦郁闷，手足发热，以及恶心呕吐等症。

十、山瘴疟候(7)

［原文］ 此病生于岭南，带山瘴之气。其状，发寒热，休作有时，皆由山[①]溪源岭瘴湿毒气故也。其病重于伤暑之疟。

［校勘］

①山：《外台》卷五山瘴疟方作“挟”。

［语译］ 山瘴疟，多发生于岭南地区，是感受山瘴之气而成。其症状，亦是发寒热，休作有时，都由于感受山溪源岭瘴湿毒气的缘故，但其病比伤暑引起的疟疾为重。

［按语］ 古代所称瘴气、瘴疟，是属于地方性疾病，尤其是

山区偏僻之地，其疟发病情，较间日疟为重，所以本候云“重于伤暑之疟”。这里瘴气、瘴疟的记载，较之《内经》、《金匮》已有很大的发展。

十一、痰实疟候(8)

[原文] 痰实疟者，谓患人胸鬲先有停痰结实，因成疟病，则令人心下胀满，气逆烦呕也。

[语译] 所谓痰实疟，是指患者胸膈先有停痰结实之证，以后感受疟邪而发病。所以临床症状，除寒战、发热等症外，兼有心下胀满，气逆、心烦、呕吐等症。

十二、劳疟候(12)

[原文] 凡疟积久不瘥者，则表里俱虚，客邪未散，真气不复，故疾虽暂间[1]，小劳便发。

[注释]

[1]暂间：暂时病愈。

[语译] 凡于疟病积久不愈的，都致表里俱虚，如其外邪没有完全消散，正气又未能及时恢复，因此，其病虽然暂时向愈，以后小有劳动，疟病又会发作。这种病情称为劳疟。

十三、发作无时疟候(13)

[原文] 夫卫气一日一夜大会于风府，则腠理开，开则邪入，邪入则病作，当其时，阴阳相并，随其所胜，则①生寒热，故动作皆有早晏者②。若腑脏受邪，内外失守，邪气妄行，所以休作无时也。

[校勘]

①则：原作“故”，从《外台》卷五发作无时疟方改。

②者：元本无。

[语译] 卫气一日一夜行阴阳五十度而大会于风府，每至

风府则腠理开泄，腠理开则邪气侵入，邪气入则疟病发作。当此之时，阴阳相并，阳胜则热，阴胜则寒，所以寒热交作，而且或早或晏，都有一定规律。假如脏腑受邪，则里气亏损，内外之气失守，邪气因而妄行，所以其病之作，就休作没有定时。

十四、久疟候(14)

[原文] 夫疟皆由伤暑及伤风所为，热盛之时，发汗吐下过度，腑脏空虚，荣卫伤损，邪气伏藏，所以引日[1]不瘥，仍故休作也。夫疟岁岁①发，至三岁发、连月②发不解，胁下有否[2]，治之不得攻其否，但得虚其津液，先其时发其汗，服汤已先小寒者，引衣自温覆汗出，小便自利③，即愈也。

[校勘]

①岁岁：《圣惠方》卷五十二治久疟诸方作“一岁”。

②连月：元本作“连日”。此前《圣惠方》有“或”字。

③利：此前原有“引”字，从《外台》卷五久疟方删。

[注释]

[1]引日：延长时日。

[2]否：通“痞”，指胁下的痞块。今谓之肝、脾肿大，尤以脾肿为显著。

[语译] 一般来说，疟病多由伤暑及伤风所引起。假如在发作热盛之时，发汗、催吐或泻下太过，致使腑脏空虚，荣卫受损，则疟邪伏藏于里，久延不愈，经常复发。由于疟病连年累月不解，以致胁下结成痞块。此时治疗，不能直接攻其痞块，只能从疏通其津液着手，即在疟病发作之前，适当选用发汗方药，进行治疗。如服药后，稍微觉寒者，就应该加衣被温覆，使得汗出而又小便通利，则气血津液，表里畅通，其病可以痊愈。

卷十二

黄病诸候　凡二十八论

［提要］　本篇论述黄病的病源、分类、诊断及其并发症，而将黄疸各候列在黄病之后，这与《金匮》以黄疸为标题者不同，但其内容，无多大区别。

篇中诸黄，黄病、劳黄与黄疸、酒疸、谷疸、女劳疸、黑疸及湿疸为一类，与《金匮要略》黄疸病篇的内容基本相同。急黄、脑黄与噤黄为一类，尤其急黄，是《金匮》以后的发展。阴黄、内黄、风黄、风黄疸、行黄、犯黄、癖黄为一类，这是论述发黄的各种不同情况。因黄发血、发痢、发痔、发癖、兼石淋及发吐等为一类，这是论述黄疸的并发症及合并症。至于五色黄和九疸是论述黄疸的诊法和各种分类。黄汗一候，《金匮》列入水气病篇，本书移入黄病诸候，是以类相从。

一、黄病候(1)

［原文］　黄病①者②，一身尽疼，发热，面色洞③黄[1]，七八日后，壮④热在里，有血当下去之⑤，如豚肝[2]状。其人少腹内急⑥。

若其人眼睛涩疼，鼻骨疼，两膊及项强腰背急，即是患黄。多大便涩，但令得小便快，即不虑死。不用大便多，多即心腹胀不存⑦。此由寒湿在表，则热畜于脾胃，腠理不开，瘀热与宿谷相搏，烦郁⑧不得消，则大小便不通，故身体面目皆变黄色。

凡黄候，其寸口近掌[3]无脉，口鼻冷气⑨，并不可治也。

[校勘]

①黄病：《千金方》卷十第五作“湿疸”。

②者：此后《千金方》有“始得之”三字。

③洞：《千金方》作“黑”。

④壮：《外台》卷四诸黄方作“结”。

⑤去之：原作“之法”。从《外台》改。

⑥少腹内急：《千金方》作“小腹满者，急下之”。《外台》作“小腹满急”。

⑦不存：《外台》作“不好”，《圣惠方》卷五十五黄病论作“不安”。

⑧烦郁：《外台》作“郁蒸”。

⑨冷气：《外台》作“气冷”。

[注释]

[1]洞黄：深黄色。“洞”，作“深”字解。

[2]㹠肝：即猪肝。“㹠”，同“豚”。

[3]近掌：指寸口脉上部。

[语译] 黄病的症候，周身都疼痛，发热，面色深黄，七八天以后，身热更壮盛，如热盛于里，则内有蓄血，当用逐瘀的方法治疗，下去蓄血。其所下之血，如猪肝一样。这时病人的少腹部，每有胀满拘急的感觉。

如其病人感到眼睛涩痛，鼻骨疼，两肩膊及头项强硬，腰背拘急等证，是黄病的前期症状。此时患者大、小便，都涩滞不畅，但是，必先渗利其小便，使小便快利，就不会有死亡的危险。用不着多通大便，如多通大便，苦寒伤阳，心腹部就会产生胀满不适。本病是由寒湿袭表，继而热蓄脾胃。寒湿客表，腠理不得开泄；瘀热在里，又与宿谷相搏结。以致表里合邪，烦热郁蒸不能消散，气机阻遏，所以大小便不通利，身体面目都变为黄色。

凡是发黄的病证，见到寸口近手掌处没有脉息，口鼻气发冷的，都属于不治之证，应加注意。

[按语] 本候所论，一是蓄血发黄，二是寒湿发黄，三是黄病的危重脉诊。第一段在《千金方》、《千金翼》均另立一条。黄病候寸口近掌处无脉，口鼻气冷，是不治之症，亦非一般黄病的预后。

二、劳黄候(5)

[原文] 脾脏中风，风与瘀热相搏，故令身体发黄。额上黑，微汗出，手足中热，薄暮[1]发，膀胱急，四肢烦，小便自利，名为劳黄。

[注释]

[1]薄(bó 博)暮：即傍晚。"薄"，迫近。"暮"，天快黑时。

[语译] 劳黄是由于脾脏感受风邪，风邪与脾胃瘀热相互搏结，溢于肤腠，所以身体发黄。如见额上肤色发黑，微微汗出，手足心在傍晚发热，膀胱部位拘急，四肢烦疼，而小便自利的，名为劳黄。

[按语] 本候叙述的劳黄症状，自"额上黑"以下，与《金匮》第十五的女劳疸略同。但从"脾脏中风，风与瘀热相搏"的病因、病机来看，则与女劳疸又不尽相同。究指何种病证，有待进一步研究。

本候原在犯黄候之下，因其内容与黄病候有部分近似，故移于此。

又，黄病候、劳黄候可与下文黄疸候、酒疸候、女劳疸候等互参。

三、急黄候(2)

[原文] 脾胃有热，谷气郁蒸，因为热毒所加，故卒然发黄，心满气喘，命在顷刻，故云急黄也。

有得病即身体面目发黄者，有初不知是黄，死后乃身面黄者。其候，得病但发热心战[1]者，是急黄也。

[注释]

[1]心战：作心慌颤动解。

[语译] 脾胃有热，热邪与水谷相互郁蒸，因为又是热毒内侵，所以突然出现全身发黄，心满气喘等症。这种病的病情非常危急，命在顷刻，所以称为急黄病。

急黄之病，有的得病以后，即身体面目立即发黄；亦有初得病时并不发黄，死亡以后，身面才发黄的。这种病候，但得病后即发热，同时有心慌颤动等症状者，就是急黄的病候。

[按语] 急黄候的记载，在病因，除了“脾胃有热，谷气郁蒸外，还指出“因为热毒所加”，这就突破了一般黄病的寒湿、湿热范围。在症状，发黄之前加上“卒然”二字，并曰“有初不知是黄，死后乃身面黄者”，这里突出一个急字。这些都说明急黄病的特殊性。

四、脑黄候(6)

[原文] 热邪在骨髓，而脑为髓海，故热气从骨髓流入于脑，则身体发黄，头脑痛，眉疼，名为脑黄候。

[语译] 脑黄是由热邪在于骨髓，因脑为髓海，所以热毒之邪从骨髓上入于脑，脑髓被热邪所侵，因此出现身体发黄，头脑痛，眉骨疼等证候，这种证候，称为脑黄。

[按语] 《圣惠方》卷五十五治三十六种黄证候点烙论并方，载有脑黄候点烙法并方治，可以参考。

五、噤黄候(11)

[原文] 心脾二脏有瘀热所为。心主于舌，脾之络脉，出于舌下。若身面发黄，舌下大脉起青黑色，舌噤强[1]不能语，名为噤黄也。

［注释］

［1］舌噤强：在此指舌强不能讲话，不能发声。“噤”，义同“闭”。

［语译］ 噤黄证候，是由于心脾二脏有瘀热所致。因为心开窍于舌，脾之络脉又出舌下，心脾二脏瘀热溢于肌肤，所以身面发黄；瘀热溢于络脉，所以舌下静脉显现青黑色，舌强不能言语，发不出声音，这种证候，称为噤黄。

［按语］ 本候原在癖黄候之下，脑黄原在劳黄候之下，因其病情危重，影响心脑，所以移前与急黄候比类而观。

六、阴黄候(7)

［原文］ 阳气伏，阴气盛，热毒加之，故但身面色黄，头痛而不发热，名为阴黄。

［语译］ 阴黄是由阳气伏藏，阴气过盛，又加感受热毒，阴气遏抑，郁热蒸于肌肤，所以但见身面发黄，头痛，而并不发热，这种证候称为阴黄。

［按语］ 本候所论阴黄，是指患者阳伏阴盛，发黄但并不发热而言，其病源仍为热毒所致，与后世所称阴黄之属于寒湿者不同。

又，自此以下七候，是论述黄病的各种发病情况，在临床上均可见到。本书卷八有伤寒变成黄候，卷九有时气变成黄候，卷十有温病变成黄候，可以相互参阅。

七、内黄候(8)

［原文］ 热毒气在脾胃，与谷气相搏，热蒸在内，不得宣散，先心腹胀满气急，然后身面悉黄，名为内黄。

［语译］ 脾胃间有郁伏的热毒之气，谷入则更增其热，郁热与谷气交蒸于内，不得宣泄，邪气上逆则先见心腹胀满，气急等症，邪熏肌腠，则继见身体面目发黄，这种证候，称为内黄。

八、风黄候(13)

［原文］ 凡人先患风湿，复遇冷气相搏，则举身疼痛，发热而体黄也。

［语译］ 大凡病人先伤于风湿，复感于寒冷，风湿与寒冷相互搏结，则郁蒸化热，邪乘经络，则为周身疼痛，湿热熏蒸，便为发热而身体发黄，这种证候，称为风黄。

九、风黄疸①候(27)

［原文］ 夫风湿②在于腑脏，与热气相搏，便发于黄，即小便或赤或白③，好卧而心振[1]，面虚黑[2]，名为风黄疸。

［校勘］

①风黄疸：《圣惠方》卷五十五治风疸诸方作“风疸”。《普济方》卷一百九十六风疸附论亦作“风疸”。

②风湿：《圣惠方》作“风气”。

③白：《圣惠方》作“黄”，义似较长。

［注释］

[1]心振：指心悸震动不宁。“振”，通“震”。

[2]虚黑：可作浅黑色理解。

［语译］ 风黄疸证候，是由于风湿邪气在于腑脏，与邪热相搏，湿热熏蒸，溢于肌肤便发黄疸；湿热渗于膀胱则小便或赤或白。同时并见体倦嗜卧，心悸振动不宁，面色浅黑等症。这种症候，称为风黄疸。

［按语］ 风黄疸候与前风黄候有类同处，均由先患风湿，而后郁蒸发黄。但前者是感寒冷，遏抑风湿，所以见“举身疼痛发热”的表症；后者是风湿与热气相搏，热甚于里，所以见“小便或赤或白，好卧心振，面色虚黑”等症，这里似尚有表里寒热之异。

十、行黄候(9)

［原文］ 瘀热在脾脏,但肉微黄,而身不甚热,其人头痛心烦,不废行立,名为行黄。

［语译］ 瘀热在于脾脏,但仅见肌肉微黄,而身体不太热。患者虽有头痛,心烦等症,但还能在外行动。这种证候,称为行黄。

十一、犯黄[1]候(4)

［原文］ 有得黄病已瘥,而将息失宜,饮食过度,犯触禁忌,致病发胃[2],名为犯黄候。

［注释］

[1]犯黄:指黄病复发。

[2]致病发胃:由于饮食伤胃,以致黄病复发。又,“胃”字,疑是“黄”字之误。

［语译］ 有人得黄病已经痊愈,而患者调理将息失宜,如饮食过度触犯禁忌,以致黄病复发。这种病情,称为犯黄候。

十二、癖黄候(10)

［原文］ 气水饮停滞①,结聚成癖。因热气相搏,则郁蒸不散,故胁下满痛,而身发黄,名曰癖黄。

［校勘］

①气水饮停滞:《圣惠方》卷五十五癖黄证候作“癖黄者,由饮水停滞”。

［语译］ 饮停气滞,结聚成癖。由于热毒之气,与癖积相互搏结,郁蒸于里,不得宣散,以致胁下痞满作痛,而身体发黄。这种黄病,称为癖黄。

十三、因黄发血候(14)

［原文］ 此由脾胃大热,热伤于心,心主于血,热气盛,故发

黄而动血[①]，故因名为发血。

［校勘］

①血：原作"热"，从本候文义改。

［语译］ 脾胃有热，所以发黄，热毒太甚，又能热伤于心，心主血，热迫血溢，所以发黄又并发出血。这是热毒之气太盛，迫血妄行所致，故名为因黄发血候。

［按语］ 因黄发血，是由于脾胃大热，伤及于心所致。一般所见黄病并发出血，是病邪由气入营，为病情趋向严重，应引起重视。

又，自此以下六候，均为论述黄病的并发证。

十四、因黄发痢候(15)

［原文］ 此由瘀热在于脾胃，因而发黄，挟毒即下痢。故名为发痢。

［语译］ 瘀热在于脾胃，因而发黄，更挟热毒之邪，即并发下痢，这种病证，称为因黄发痢候。

十五、因黄发痔候(16)

［原文］ 此病由热伤于心，心[①]主血，热盛则血随大便而下，名为血痔。

［校勘］

①心：原无，从因黄发血候文例补。

［按语］ 因黄发痔，当是因发黄而促使血痔复发。因为发黄由于脾胃瘀热或热毒，热盛伤心，迫血妄行，所以血痔复发。但文中未叙脾胃瘀热发黄证候，可能属省略文法。

又，这里血痔未叙证候，可参阅本书卷三十四痔病诸候。

十六、因黄发癖候(17)

［原文］ 夫黄病皆是大热所为，热盛之时，必服冷药，冷药多则动旧癖。

［语译］ 一般来说，黄病多由大热内侵，郁蒸于脾胃所致。当邪热壅盛之时，医生每用寒冷药治疗。但冷药不宜多用，如冷药一多，就会损伤阳气，引动癖结旧疾。

［按语］ 因黄发癖，在临床上较多见，一般是先有黄疸，而后胁下有癖块，如黄疸型肝炎的肝肿大、肝硬变等。这里讲“动旧癖”，则是先有癖块，而后又发黄动癖，这可能为肝病复发而出现黄疸。

又，文中“动旧癖”前，有“冷药多”三字，是指出本候由于多用寒冷药所引起，颇有实际意义。

十七、因黄发病后小便涩兼石淋候(18)

［原文］ 黄病后，小便涩，兼石淋，发黄疸，此皆由蓄热所为。热流小肠，小便涩少而痛，下物如沙石也。

［语译］ 黄病以后，患者小便涩少，是兼患石淋同时又发黄疸。这些病症，都是由于体内蓄热所引起。热流小肠，则小便涩少而痛，所下的溲溺中，挟有砂石样的东西。

［按语］ 本候“热流小肠”以下文字，是专述石淋症候，本书卷十四淋病诸候中有石淋候，内容较此为详，可以参阅。

十八、因黄发吐候(19)

［原文］ 黄病吐下之后，胃气虚冷，其人宿病有寒饮，故发吐。

［语译］ 黄病经过吐下之后，胃气受损，胃中虚冷，如其人原有寒饮病者，则胃虚饮逆，就会发生呕吐。

十九、黄疸候(20)

［原文］ 黄疸之病，此由酒食过度，腑脏不和，水谷相并，积于脾胃。复为风湿所搏，瘀结不散，热气郁蒸[1]，故食已如饥，令身体面目及爪甲①小便尽黄，而欲安卧。

若身脉②[2]多赤多③黑多青皆见者，必寒热身痛。面色微黄，齿垢黄，爪甲上黄，黄疸也。

疸而渴④者，其病难治；疸而不渴，其病可治。发于阴部[3]，其人必呕；发于阳部[4]，其人振寒而微⑤热。

[校勘]

①及爪甲：《外台》卷四黄疸方作“爪甲及”。

②脉：原作“体”，从《外台》改。

③多：原无，从《外台》补。

④疸而渴：原作“渴而疸”，从《金匮》第十五改。

⑤微：《金匮》作“发”。

[注释]

[1]郁蒸：作“熏蒸”理解。

[2]脉：指血脉、络脉而言。《灵枢》论疾诊尺篇：“诊血脉者……多赤、多黑、多青皆见者。寒热身痛”。

[3]阴部：指病在里。

[4]阳部：指病在表。

[语译] 黄疸病是由酒食过多，脏腑不和，水谷不得消化，停积于脾胃，又感受风湿，则外邪与食滞相互搏结，瘀积不散，湿郁热蒸，心中嘈杂，以致刚吃过饭，又有饥饿感，瘀热溢于肌肤，使身体面目尽黄，爪甲与小便亦黄。湿热伤脾，所以全身乏力倦怠欲睡。

在诊察病人身体血脉时，赤、黑、青三色皆见者，必有寒热、身痛等表证。如同时伴见面色黄、齿垢黄、爪甲上黄等症，就属于黄疸病。

黄疸病，如见口渴者，表明邪热重，治疗较困难；如不口渴，邪热较轻，较易治疗。黄疸病邪发作于内者，则其人每多呕吐；邪甚于体表，则多寒颤微热的症状。

[按语] 本候论述黄疸病的病因、症状、诊断、预后等。似为黄疸病的总论。

二十、酒疸候(21)

［原文］ 夫虚劳之人，若饮酒多，进谷少者，则胃内生热，因大醉当风入水，则身目发黄，心中懊痛，足胫满，小便黄，面发赤斑。若①下之，久久变为黑疸，面青②目黑，心中如啖蒜虀状[1]，大便正黑，皮肤爪之不仁。其脉浮弱，虽黑微黄③故知之④。

酒疸，心中热，欲呕者，当吐之则愈。其小便不利，其候当心中热，足下热，是其候证明也⑤。

若腹满欲吐，鼻躁，其⑥脉浮先吐之，沉弦先下之。

［校勘］

①若：《金匮》第十五作"酒疸"。

②青：从《外台》卷四酒疸方补。

③虽黑微黄：原无，从《金匮》补。

④之：原无，从《外台》补。

⑤是其候证明也：《金匮》作"是其证也"，《外台》亦无"候"字。

⑥若腹满欲吐，鼻躁，其：原无，从《外台》补。

［注释］

［1］如啖蒜虀（jī 基）状：形容胃中嘈杂，如吃蒜虀一样。"虀"，是捣碎的姜、蒜、韭薤等。

［语译］ 虚劳之人，如饮酒多进食少，则酒湿停胃，郁而生热。如更因酒醉以后，当风受凉，或入水受寒，外邪与内热相搏，湿热熏蒸则身目发黄，便成酒疸。酒疸病的症状，湿热郁于脾胃，故心中懊侬作痛。湿热下注则足胫满肿，小便发黄。热迫血脉，而面发赤斑。酒疸病如用下法而病症不减，时间延久，有可能变为黑疸。症状就更为严重，如由面黄而变为面青目黑，由心中懊痛而变为如吃蒜虀一样难受。大便颜色发黑，皮肤顽木，抓之不知痛痒。在脉诊上见到浮弱脉；面目等颜色虽黑，但黑色之中见有微黄的颜色，所以知道病将由气及血，即由酒疸而转变为黑疸。

酒疸病见到心中热而欲呕者，当因势利导，用涌吐法以吐之则愈。如仅见小便不利，不能诊断为酒疸，应当还要见有心中热，两足心都热等症，才是酒疸的证候。

假使酒疸病人腹部胀满欲吐，而鼻翼躁动，这时应根据脉诊来确定用吐法或下法，如脉浮者，为病邪在上，应先用吐法，脉沉弦者，为病邪在里，应先用下法。

二十一、谷疸候(22)

[原文] 谷疸之状，寒热不食①，食毕头眩，心忪怫郁不安[1]而发黄，由失饥大食，胃气冲熏所致。

阳明病，脉迟，食难用饱，饱者，则发烦头眩者，必小便难，此欲为谷疸。虽下之，其腹必满②，其脉迟故也。

[校勘]

①寒热不食：原无，从《金匮》第十五补。

②其腹必满：《金匮》作“腹满如故”。

[注释]

[1]心忪怫（zhōng fú 钟弗）郁不安：心中惶动，胸部郁闷不舒。“忪”，惊，惶遽。“怫”，郁也。

[语译] 谷疸的症状，表现为身有寒热，食欲不振，食后头眩，心动不定，胸部郁闷不舒，皮肤发黄，原因是由过饥暴食，伤胃积热冲熏所致。

足阳明胃经有病，脉迟者，属于胃气虚馁，不能消谷之征。不能饱食，饱食则郁滞生湿热而心烦头眩，湿阻气化则小便不得畅利，这些都是欲作谷疸的证状。谷疸病不能使用下法。下后胃气更虚，不但不能减轻病情，反使腹部更加胀满。因为脉迟属虚，下之必满。

二十二、女劳疸候(23)

[原文] 女劳疸之状，身目皆黄，发热恶寒，小腹满急，小便

难。由大劳大热而交接，交接竟，入①水所致也。

［校勘］

①入：原作“人”，从汪本改。

［语译］ 女劳疸的症状，身体两目皆黄，发热恶寒，小腹胀满拘急，小便不利。这是由于大劳大热而又房事，性交后入水，水寒之气乘虚内侵，与热郁蒸所致。

二十三、黑疸候(24)

［原文］ 黑疸之状，苦小腹满，身体尽黄，额上反黑，足下热，大便黑是也①。夫黄疸、酒疸、女劳疸，久久多变为黑疸。

［校勘］

①也：原无，从《外台》卷四黑疸方补。

［语译］ 黑疸的症状，苦于小腹胀满，身体尽黄，额上反见黑色，足心发热，大便变黑者是。凡于黄疸、酒疸、女劳疸等，病期延久，病情深重，都有可能变为黑疸。

二十四、湿疸候(28)

［原文］ 湿疸病者，脾胃有热，与湿气相搏，故病苦身体疼，面目黄，小便不利，此为湿疸。

［语译］ 湿疸的病因，是由于脾胃有热，与湿气相搏，湿热郁蒸所致。邪溢于经络体表，则身体疼痛，面目发黄；湿热阻滞气化不行，则小便不利。这种病证称为湿疸。

二十五、五色黄候(12)

［原文］ 凡人著黄[1]，五种黄皆同。其人至困[2]，冥漠[3]不知东西者，看其左手脉，名手肝脉，两筋中其脉如有如无。又看近手屈肘前臂上，当有三歧脉，中央者，名为手肝脉，两厢[4]者，名歧脉。看时若肝脉全无，两厢坏，其人十死一生，难可救济。若中央脉近掌三指道有如不绝，其人必不死。脉经三日渐彻[5]

至手掌，必得汗，汗罢必愈。妇人患黄，看右手脉。

其人身热①，眼青黄，视其瞳子青，脉亦青，面色青者，是其由脾移热于肝，肝色青也。其人身热而发黄赤，视其眼赤，高视[6]，心腹胀满，脉赤便是，此由脾移热于心，心色赤，故其人身热而发赤黄，不可治，治之难差。其人身热发黄白，视其舌下白垢生者是，此由脾移热于肺，肺色白也。其人身热发黑黄，视其唇黑眼黄，舌下脉黑者是，此由脾移热于肾，肾色黑也，故其身热而发黑②黄也。

[校勘]

①其人身热：原无，从本候下文文例补。

②黑：原无，从上下文义补。

[注释]

[1]著(zhuó 着)黄：染着黄病。

[2]至困：极度困乏。

[3]冥漠：在此作"昏昧"解。"冥"，通"瞑"，昏昧不清。"漠"，通"寞"，表情淡漠。

[4]两厢：两侧，两边。

[5]彻：贯通，透彻。

[6]高视：即两目上视。

[语译] 大凡人体感染黄病，在五种色泽的黄病中，不论何种黄病，其病理变化，诊断方法及预后吉凶，是基本相同的。如果病人极度疲惫，昏昧不清，表情淡漠，即应诊察患者左手的络脉，名手肝脉。脉在两筋中间，如手肝脉似有似无者，应再向上候其近手屈肘内侧的络脉，这里有三条络脉，中间一条是手肝脉，两侧的称歧脉。如果中间肝脉全无，两侧歧脉亦坏，病势就显得十分严重，十难救一。如中间的手肝脉在接近手掌寸、关、尺部还可测得没有断绝，则其病尚可救治。如再经过三天，脉气渐渐通达到手掌，必然会冒汗，汗出邪去，其病必愈。假如妇女患黄，就应诊察右手脉。

另有一种诊察方法，是观察患者面目络脉的不同色泽，辨别发病脏腑。如病人身热眼部发青黄色，瞳子发青，络脉色青，面色亦青者，这是由于脾热移于肝的反映，因为肝主青色。如病人身体发热，色见黄赤，眼睛发赤，而且目睛上视，心腹胀满，络脉亦见赤色，这是由于脾热移于心的病理变化，因为心主赤色。由于脾热移于心，所以病人身热而色见黄赤，这种病不易治愈。如病人身体发热，色见黄白，舌下生有白垢，这是由于脾热移于肺的表现，因为肺主白色。如病人身体发热，色见黑黄，唇色发黑，眼睛泛黄，舌下的络脉亦黑，这是由于脾热移于肾所致。因为肾主黑色，脾热移于肾，所以身热而色见黄黑。

［**按语**］ 本候是论述黄病的诊察方法，内容可分两段，上段阐述手肝脉诊，但这种诊法，后世已少运用。下段阐述色诊，临床比较常用。这里着重观察面、目、唇、舌的色泽变化，以判断病症的轻重吉凶。至于其中所述“脉”字，当是诊“络脉”，这在《内经》里有很多记载。例如五脏热病的色诊以及五脏邪热相移的病理变化等，《素问》刺热篇以及气厥论均有记载，可以参考。

二十六、九疸候(25)

［**原文**］ 夫九疸者，一曰胃疸，二曰心疸，三曰肾疸，四曰肠疸，五曰膏疸，六曰舌疸，七曰体疸，八曰肉疸，九曰肝疸。凡诸疸病，皆由饮食过度，醉酒劳伤，脾胃有瘀热所致。其病，身面皆发黄，但立名不同耳。

［**语译**］ 黄疸的类别有九，如：胃疸、心疸、肾疸、肠疸、膏疸、舌疸、体疸、肉疸、肝疸等。引起九疸的原因，是饮食过饱，醉酒劳伤，伤损中气，脾胃蕴有瘀热所致。其症状，都是身体与面部发黄，但名称不同而已。

二十七、胞疸候(26)

［**原文**］ 胞疸之病，小肠有热，流于胞内，故大小便皆如

蘗①汁[1]，此为胞疸。

［校勘］

①蘗：原作“蘖”，从《千金方》第五改。

［注释］

［1］蘗（bò 柏）汁：指黄蘗汁。黄蘗亦称“黄柏”。

［语译］ 从略。

［按语］ 胞疸的病理变化，为小肠有热，其他下流于尿胞，其症状，为大小便颜色皆黄如柏汁。但胞疸名称，除见于本书外，医药文献均无从考证，后世已不再沿用。

二十八、黄汗候(3)

［原文］ 黄汗之为病，身体洪①肿[1]，发热，汗出而②渴，状如风水，汗染衣，正黄如蘗③汁，其脉自沉。此由脾胃有热，汗出而入水中浴，若水入汗孔中，得成黄汗也。

［校勘］

①洪：《金匮》第十四无此字。

②而：原作“不”，从《金匮》改。

③蘗：原作“蘖”，从《千金方》第五改。

［注释］

［1］洪肿：即大肿。“洪”，大水。

［语译］ 黄汗病的症状，身体浮肿明显，发热，汗出，口渴，类似风水，但汗出染衣，颜色黄似黄柏汁一样，脉沉。这是由于脾胃蕴有积热，汗出入水洗浴，水气从汗孔渗入肌腠，湿热交蒸而成。

冷热病诸候　凡八论[1]

［提要］ 本篇论述冷热病的病源与病理变化，其中寒热候与寒热厥候是为重点。冷热病的病机，主要由于寒热偏胜，阴阳失去平衡所致。或偏于阴、或偏于阳，就表现为病热、客热、病冷、五

脏及身体热等;阴阳二气虚实不调,又为寒热往来、冷热不调等。

一、病热候※[1]

[原文] 夫患热者,皆由血气有虚实。邪在脾胃,阳气有余,阴气不足,则风邪不得宣散,因而生热,热搏于腑脏,故为病热也。

诊其脉,关上浮而数,胃中有热,滑而疾者,亦为有热;弱者无胃气,是为虚热。趺阳[2]脉数者,胃中有热,热则消谷引食。趺阳脉粗[3]而浮者,其病难治。若病者苦①发热,身体疼痛,此为表有病,其脉自当浮,今脉反沉而迟,故知难差;其人不即得愈,必当死,以其病与脉相反故也。

[校勘]

①苦:鄂本无"苦"字。

[注释]

[1]凡八论:原书七论,今从卷二十一移五脏及身体热候,成为八论。

[2]趺阳:足阳明胃经的经脉,位于足背胫前动脉搏动处。"趺阳",同跌阳,又名冲阳。

[3]脉粗:指洪大之脉。《素问》脉要精微论:"粗大者,阴不足,阳有余,为热中也"。

[语译] 凡病发热者,都与血气的虚实有密切关系。如邪在于脾胃,阳气有余,阴气不足,则外感风邪不得宣散,郁于肌表而生热,邪热搏结于腑脏,就形成阳旺热实的病症。

诊察脉象,如关上脉浮而数者,为胃中有热,或滑而疾者,亦为胃中有热;如脉虽浮数、滑疾,但软弱无力者,为胃气已伤,便是虚热。假使趺阳胃脉,见有数象者,是胃中有热,热能消谷,所以食欲亢进。如趺阳脉粗大而浮,为阳浮不敛的脉象,其病难治。假使病人苦于发热,身体疼痛,是为外邪袭表的病症,其脉应是浮脉。现在脉不见浮而反沉迟,可以预料其病难愈;如在短时期内不能治好，以后必死，这是脉与证相反的原故。

［按语］ 本候论述病热的虚实和预后。在病源方面，指出是由于风邪化热入里，形成热病；而病情的变化，关键在于其人的气血虚实。在诊断方面，如辨别虚实可从脉象的有力无力；判断预后，可从脉症的相符与否等。

二、客热候(2)

［原文］ 客热者，由人腑脏不调，生于虚热。客于上焦，则胸鬲生痰实，口苦舌干；客于中焦，则烦心闷满，不能下食；客于下焦，则大便难，小便赤涩。

［语译］ 客热产生的原因，是由于病人的腑脏不调，阴阳失去平衡所致，这种热属于虚热。虚热在上焦，则热灼津液为痰，所以胸膈部多生痰实，并见口苦舌干；虚热在中焦，则热气熏蒸胸膈，所以心胸烦热闷满，不欲进食；虚热在下焦，则耗液伤津，见大便秘结，小便黄赤不畅。

［按语］ 本书卷三有虚劳客热候，卷四有虚劳小便难候，虚劳尿血候等，均可互参。

三、病冷①候※(3)

［原文］ 夫虚邪在于内，与卫气相搏，阴胜者则为寒；真气去[1]，去则虚，虚则内生寒。

视其五官，色白为有寒。诊其脉，迟则为寒，紧则为寒，涩迟为寒，微者为寒，迟而缓为寒，微而紧为寒，寸口虚为寒。

［校勘］

①病冷：原作“冷热”，从本书目录改。

［注释］

[1]真气去：即真气损失。“真气”，《灵枢》刺节真邪篇：“真气者，所受于天，与谷气并而充身也”。有时亦称为“元气”或“正气”。“去”，失去；损失。

［语译］ 虚邪在人体内，与卫气相搏，如阴气偏胜，即出现寒病；如真气损失，即阳气虚弱，阳虚则生内寒。

观察病人的五官，如果色白的，这是有寒冷的表现。诊察病人的脉象，迟、紧、涩、微、迟缓、微紧等，都属于寒证的脉象。此外，寸口属阳，如寸口脉虚弱无力的，亦属于寒证。

［按语］ 本候是论述寒证的病理变化以及望诊与脉诊，可与上文病热候对比分析。

四、寒热候(4)

［原文］ 夫阳虚则外寒，阴虚则内热；阳盛则外热，阴盛则内寒。阳者受气于上焦，以温皮肤分肉之间，今①寒气在外，则上焦不通，不通则寒独留于外，故寒栗也。阴虚生内②热者，有所劳倦，形气衰少，谷气不盛，上焦不行，下脘不通，胃气热熏胸中，故内热也。阳盛而外热者，上焦不通利，皮肤致密，腠理闭塞不通，卫气不得泄越，故外热也。阴盛而内寒者，厥气上逆，寒气积于胸中而不泻，不泻则温气去，寒独留，则血凝③泣，血凝泣则脉不通，其脉不通，脉则盛大以涩，故中寒④。

阴阳之要，阴密阳固，若两者不和，若春无秋，若冬无夏，因而和之，是谓圣度[1]。故阳强不能密⑤，阴气乃绝。

因于露风，乃生寒热。凡小骨弱肉者，善病寒热。骨寒热，病无所安，汗注不休[2]。齿未⑥槁[3]，取其少阴于阴股[4]之络，齿已⑦槁，死不治。诊其脉，沉细数散也。

［校勘］

①今：原作“令”，从元本改。

②生内：原作“内生”，从《素问》调经论改。

③凝：原作“涘”，从《素问》改。

④中寒：原无，从《素问》补。

⑤密：原无，从《素问》生气通天论补。

⑥未：原作“本”，从《灵枢》寒热病改。

⑦已：原作“爪”，从《灵枢》改。

[注释]

[1]圣度：在此指最确当的治疗方法。“度”，法度。

[2]汗注不休：即汗出不止。

[3]槁(gǎo 搞)：枯干。

[4]阴股：大腿内侧。

[语译] 寒热候的病机，即阳虚生外寒，阴虚生内热；阳盛则外热，阴盛则内寒。阳气来源于上焦，以温养于皮肤腠理分肉之间；现在体表受了寒气的侵袭，则上焦的阳气不能通达，不通达则寒气独留于肌表，所以出现恶寒战栗的症状。阴虚所以生内热者，大都由于劳倦过度，形气受损，饮食减少，因而上焦之气不能敷布，下脘之气不得通畅，胃气郁滞而生热，热气熏于胸中，所以产生内热。阳盛所以出现外热者，主要由于感受外邪，上焦的肺气不宣，皮肤致密，腠理闭塞，卫气不能外泄，热蕴肌表，所以形成外热。阴盛所以出现内寒者，是由于下焦寒气上逆，寒气停积于胸中，不得消散，不消散则阳气去而寒气独留，寒气停留则血凝涩，血凝涩则血脉不得通利，脉不通利，则出现盛大而涩的脉象，所以形成内寒。

阴阳二气的大要，是使阴气秘密，阳气坚固，始终处于相对平衡的状态。假如两者之间不能平衡和调，则就好比一年四季中，只有春天而没有秋天；或只有冬天而没有夏天，这样会发生偏寒偏热之证。如能调和阴阳的平衡，这才是最确当的治疗法度。反之任其阳气亢盛，则阴气必绝。

一般来说，露宿冒风，容易发生寒热病。就人的体质而论，凡骨小肌瘦的人，也容易发生寒热病。又如患骨蒸寒热病人，不但烦躁不安，而且往往汗出不止，这种病人，如牙齿尚未枯槁，为精液未竭，可以治愈。用针法刺取足少阴经的股内络脉；如其牙齿枯槁的，为精气已竭，预后不良。这时患者的脉象，每见沉细数散的危脉。

五、寒热往来候※(5)

[原文] 夫寒气并于阴则发寒,阳气并于阳则发热,阴阳二气虚实不调,故邪气更作,寒热往来也。

脉紧而数,寒热俱发,必当止①乃愈。脉急如弦者,邪入阳明,寒热。脾脉小甚为寒热。

[校勘]

①必当止:《脉经》卷四第二作"必下"。

[语译] 寒热往来的原因是由于寒气并于阴,则阴实阳虚而发寒,热气并于阳,则阳实阴虚而发热,阴阳二气之间的虚实不能调和,则邪气或并于阴或并于阳而交替发作,于是寒热往来之症也就持续不断地发生。

脉紧为寒,数为热,紧数并见,则寒热俱发。这种紧数的脉象必须停止下来,寒热才能自愈。如脉急好象弓弦,为邪入阳明经,可见寒热症。又如脾脉极度细弱的,亦能产生寒热症。

六、冷热不调候(6)

[原文] 夫人荣卫不调,致令阴阳否塞,阳并于上则上热,阴并于下则下冷。上焦有热,或喉口生疮,胸鬲烦满;下焦有冷,则腹胀肠鸣,绞痛泄痢。

[语译] 一般说在营卫不调和的情况下,容易引起阴阳二气的痞塞不通,如阳气偏胜于上,则上焦有热;阴气偏胜于下,则下焦有寒。热在上焦,则见咽喉口腔生疮,胸膈烦闷等症;寒在下焦,则为腹胀,肠鸣,腹部绞痛,或泄泻,痢疾等症。

七、寒热厥候※(7)

[原文] 夫厥者逆也,谓阴阳二气卒有衰绝,逆于常度。若阳气[1]衰于下,则为寒厥,阴气[2]衰于下,则为热厥。

热厥之为热也,必起于足下者。阳气①起于②五指之表,集于③足下而聚于足心故也。故阳胜则足下热。热厥者，酒入于胃，则络脉满而经脉虚[3]，脾主为胃行其津液，阴气虚则阳气入，阳气入则胃不和，胃不和则精气竭，精气竭则不营其四支。此人必数醉若饱已入房，气聚于脾中，未得散，酒气与谷气相并④，热起⑤于内，故⑥遍于身，内热则尿赤。夫酒气盛而慓悍[4]，肾气有衰，阳气独胜，故手脚为之热。

寒厥之为寒，必从五指始，上于膝下，阴气起于五指之里，集于膝下，聚于膝上，故阴气胜则五指至膝上寒。其寒也，不从外，皆从内寒。寒厥何失而然？前⑦阴者，宗筋[5]之所聚，太阴⑧阳明之所合也，春夏则阳气多而阴气衰，秋冬阴气盛而阳气衰。此人者，质壮，以秋冬夺其所用，下气[6]上争未能复，精气溢下，邪气因从之而上，气因于中[7]，阳气衰，不能渗荣[8]其经络，故阳气日损，阴气独在，故手足为之寒。

夫厥者，或令人腹满，或令人暴不知人，或半日远至一日乃知人者？此由阴气盛于上，则下虚，下虚则腹胀满，阳气盛于上⑨，则下气重[9]上而邪气逆，逆则阳气乱，乱则不知人。

太阳之厥，踵[10]首头重，足不能行，发为眴仆[11]。阳明之厥，则癫疾欲走呼⑩，腹满不能⑪卧，卧则面赤而热，妄见妄言。少阳之厥，则暴聋颊肿，胸⑫热胁痛，骱支不可以运。太阴之厥，腹满䐜胀，后不利[12]以不欲食，食之则呕，不得卧也。少阴之厥者，则舌干尿赤，腹满心痛。厥阴之厥者，少腹肿痛，䐜胀，泾溲⑬[13]不利，好卧屈膝，阴缩肿，胫内⑭热。

［校勘］

①气：原无，从《素问》厥论补。

②起于：此后《素问》有“足”字。

③集于：此前《素问》有“阴脉者”三字。

④相并：《太素》卷二十六寒热厥作“相搏”。

⑤热起：《素问》作“热盛”。

⑥故：此后《素问》有“热”字。

⑦前:原无,从《素问》补。

⑧阴:原作“阳”,从汪本改。

⑨则下虚,下虚则腹胀满,阳气盛于上:原无,从《太素》补。

⑩呼:此前原有“则”字,从《太素》删。

⑪能:原无,从《太素》补。

⑫胸:《太素》作“而”。

⑬泾溲:原无,从《甲乙经》卷七第三补。

⑭内:原作“外”,从《太素》改。

[注释]

[1]阳气:指足三阳经脉之气。

[2]阴气:指足三阴经脉之气。

[3]络脉满而经脉虚:指酒液入胃,从卫气而先行于皮肤,从皮肤而充于络脉,又从脾气而行于经脉,所以络脉满而经脉虚。

[4]慓悍:在此作“急暴”解。“慓”,疾、急;“悍”,凶暴。

[5]宗筋:诸筋。

[6]下气:在此指肾气。

[7]气因于中:指寒气在于中而损及阳气的意思。

[8]渗荣:此处含有温煦濡养的意思。

[9]重:并。

[10]踵:通“肿”。

[11]眴(xuàn 炫)仆:眼睛发黑而跌倒,即昏厥。“眴”通“眩”。

[12]后不利:在此指大便不通。

[13]泾溲:在此指小便。

[语译] 厥,为气机逆乱的病证。其病理变化,是由于阴阳二气失去正常的循行规律,突然偏有衰竭,不相顺接。如足三阳经脉之气衰竭于下,就发为寒厥;足三阴经脉之气衰竭于下,就发为热厥。

热厥的发热,必先起于足部,因为阳气是起于足五趾的背面，阴气集中在足底下，聚会于足心之故。热厥是阴气衰竭于下，而阳气偏胜，所以足下发热。热厥的形成原因，有因饮酒所致的，因为酒入于胃，酒随卫气先行于皮肤络脉，能使络脉中的津液充盈，经脉的津液反见空虚。脾的功能，是为胃输布津液的，如饮酒过多，则脾失所布而阴气虚，阴气虚则阳邪乘虚而入，阳邪入则胃不和，胃不和则精气逐渐衰竭，精气竭则不能营养四肢。如病人患病前经常醉酒，或饱食后同房，则阴气虚而阳邪郁聚于脾，不能宣散，酒气与谷气互相搏结，便酝酿成热。热盛于里，所以周身发热，小便黄赤。又因酒性急暴，伤损肾气，阴虚阳胜，因而导致手足发热。

寒厥的厥冷，必先从足五趾开始，向上而到膝部。因为阴气起于足五趾的底部，集聚在膝的上下。寒厥是阳气衰竭于下由于阴气偏胜，所以逆冷先起于足趾而上行至膝。这种逆冷，不是由于外寒而是由于内寒所致。寒厥是什么原因形成的？因为前阴是宗筋所会聚的部位，也是足太阴，阳明经脉的会合之处。一般来说，春夏阳气多阴气少，秋冬阴气盛阳气衰。假使患者自认为体质壮实，在秋冬阳气衰少的时令，不知保养，房室太过，以致下焦的肾气上浮，与上焦之气相争，同时上浮的肾气又不能自复，因而精气下泄，由于阳衰阴盛，所以阴寒之气得以从之上逆，便为寒厥。脏腑经络之气，是依赖中焦脾胃以资生，今阳气耗损太过，寒从内发，脾胃不能腐熟水谷，水谷之气不能渗荣于经络，以致阳气日损，阴气独盛，所以手足为之寒冷。

厥病的症状除热厥寒厥外，还有表现为腹部胀满；或一开始就突然不省人事，或半日甚至一日方清醒过来的。这是由于阴气偏盛于上，上盛则下虚，下虚所以腹部胀满。如阳气偏盛于上，则下气重并于上，寒气随之而从下上逆，寒邪上逆，阴气逆乱，所以昏厥而不省人事。

此外，六经也有厥证，太阳经厥证的症状，表现为头肿而重，两脚不能行走，两眼发黑突然昏倒。阳明经厥证的症状，往往发为癫疾，狂走呼叫，腹部胀满，不能安卧，卧则面部发红发热，神志不清，妄见妄言。少阳经厥证的症状，发则突然耳聋，面颊肿胀，胸热胁痛，足胫不能走动。太阴经厥证的症状，发则腹胀满，大便不通利，食欲不振，食则呕吐，不能安卧。少阴经厥证的症状，则见舌干，小便赤，腹满心痛。厥阴经厥证的症状，少腹肿痛，腹部胀满，小便不利，睡眠时喜屈膝蜷卧，前阴上缩而肿，足胫内侧发热。

八、五脏及身体热候(卷二十一 4)

［原文］ 荣卫不调，阴阳否隔。若阳气虚、阴气盛，则生寒冷之病。今阴气虚、阳气实，故身体五脏皆生热，其状，嗡嗡而热，唇口干，小便赤也。

［语译］ 荣卫失调，阴与阳相互阻隔，就会产生偏虚偏实的证候。如阳气虚而阴气盛，则阳虚阴盛，皆能生寒，可以产生沉寒痼冷之病。现在阴气虚而阳气盛，则阴虚阳盛，皆能生热，所以身体五脏内外皆热，出现嗡嗡发热，唇口干燥，小便色赤等一系列热症。

［按语］ 阳虚则外寒，阴虚则内热，是虚寒虚热；阳胜则热，阴胜则寒，是实寒实热。这里论五脏及身体热候，没有涉及外邪，所以别出于伤寒、时气、热病与温病之外，可与卷三虚劳诸热候互参。

又，本候原书列在卷二十一脾胃病诸候中，与前后诸条无联系，今移于此，便于与诸寒热病比较分析。

卷十三

气病诸候　凡二十五论

［提要］　本篇论述各种气病的病源与证候。主要内容有上气、贲豚气、七气、九气、五鬲气、逆气、短气、少气、气分、胸胁支满等候。其中，上气又有几种形证，七气候专论积聚，五鬲气是论证鬲气的分类。

一、上气候※(1)

［原文］　夫百病皆生于气，故怒则气上，喜则气缓，悲则气消，恐则气下，寒则气收聚，热①则腠理开而气泄，忧②则气乱，劳则气耗，思则气结，九气不同。怒则气逆，甚则呕血及食而气逆上也③。喜则气和④，荣卫⑤通利，故气缓[1]焉。悲则心系急，肺布叶举[2]，使上焦不通，荣卫不散，热气在内，故气消也。恐则精却[3]，精却则上焦闭，闭则气还，还则下焦胀，故气不行。寒则经络涘涩⑥[4]，故气收聚也。热则腠理开⑦，荣卫通，故汗大泄⑧也。忧则心无所寄，神无所归，虑无所定，故气乱矣。劳则喘且汗⑨，外内皆越⑩，故气耗矣。思则身心有所止⑪，气留不行，故气结矣。

［校勘］

①热：《太素》卷二九气作“炅”，义同。

②忧：《太素》同，《素问》举痛论作“惊”。

③食而气逆上也：《太素》同，《素问》作“飧泄，故气上矣”。

④气和：此后《太素》有“志达”二字。

⑤荣卫：此后原有“行”字，从本卷九气候删。

⑥经络涘涩：《太素》作“寒则腠理闭，气不行”。

⑦腠理开：此后原有“窍”字，从本卷九气候删。《太素》亦无“窍”字。

⑧故汗大泄：《素问》作“汗大泄，故气泄”。

⑨喘且汗：《太素》作“喘喝汗出”。

⑩外内皆越：原作“外内迅”，从本卷九气候改。《太素》、《素问》均作“内外皆越”。

⑪身心有所止：《太素》作“身心有所存，神有所止”。

[注释]

[1]气缓：《类经》“喜甚则气过于缓而渐至涣散，故调经论曰，喜则气下。本神篇曰，喜乐者神惮散而不藏，义可知也”。

[2]悲则心系急，肺布叶举：《素问》新校正引全元起注：“悲则损于心，心系急则动于肺，肺气系诸经，逆故肺布而叶举”。《类经》：“心……其系有五，上系连肺，肺下系心，心下三系，连脾、肝、肾”。

[3]恐则精却：谓恐惧伤肾，则精气退却，气下而不能上升。

[4]涘涩：作凝涩解，参阅卷一风痹候“凝”字注。

[语译] 很多疾病都是由于气的影响而发生的。如愤怒则气上逆，喜悦则气过缓，悲哀则气消沉，恐惧则气下却，寒则气收敛，热则腠理开而气外泄，忧愁则气逆乱，劳倦则气耗散，思虑则气郁结等等，九气所发生的疾病，各不相同。如怒则气上逆，严重的可以引起呕血及吐食，一身之气都向上逆。喜则气脉和调，营卫通利，所以气行迟缓。悲哀则心系急迫，肺举叶张，以致上焦不得宣通，荣卫之气不得散布，热气郁于胸中，以致正气消耗。恐惧则肾气受伤，精气下却，不能上升，因而上焦闭塞，上焦闭塞则气还于下，气还于下则下焦胀，上下之气，不相交通，故气不行。寒能使经络之气流行不畅，所以气机收聚。热能使腠理开

发，荣卫通利，所以汗液大出。忧愁则心气逆乱，无所寄托，神志不宁，疑虑多端，所以使气逆乱。劳倦过度则气喘汗出，气喘为里气上逆，汗出为卫气不固，是内外之气皆泄越于外，所以正气消耗。思虑过度，精神过于集中，以致正气留滞而不能运行，所以使气机郁结。

[原文] 诊寸口脉伏，胸中逆气①，是诸气上冲胸中②，故上气面胕肿[1]髆息[2]，其脉浮大不治。上气脉躁而喘者属肺，肺胀③[3]欲作风水[4]，发汗愈。脉洪则为气。其脉虚宁伏匿[5]者生，牢强[6]者死。喘息低仰，其脉滑，手足温者生也，涩而四末寒者死也。数者死也④，谓其形损故。

[校勘]

①胸中逆气：此后《脉经》卷二第三有“噎塞不通”四字。

②是诸气上冲胸中：《脉经》作“是胃中冷，气上冲心胸”。

③上气脉躁而喘者属肺，肺胀：《金匮》第七作“上气喘而躁者属肺胀”。

④数者死也：此前《脉经》卷四第七有“上气脉”三字。

[注释]

[1]胕肿：“胕”，通“肤”，指全身肌肤浮肿。

[2]髆息：同肩息，即喘息而抬肩。“髆”，肩胛。

[3]肺胀：病名。是邪聚于肺，肺气胀满之证。

[4]风水：病名。具体证候可参阅本书卷二十一风水候。

[5]脉虚宁伏匿：脉象虚软不躁，沉微似伏。

[6]牢强：脉象坚实强动。

[语译] 诊其脉，寸口脉伏，胸满气逆者，这是诸气上冲胸中，所以出现气喘，颜面浮肿，呼吸抬肩等证，如其脉象浮大，为脏气无根，预后不良。凡上气脉躁而喘息，为病在于肺，如肺胀，可能成为风水，及时予以发汗，则其病可愈。若脉洪，则洪为气盛。若脉象虚软，宁静不躁，沉微似伏的，是病虽上气，而正气尚存，预后良好。若坚实强劲者，是邪盛正衰，病情危重。又如喘

息严重，随息俯仰，身体动摇者，脉见滑象、手足温暖，为病势虽重而气血未衰，犹可治疗。若见脉涩，四肢寒冷，是血气皆衰，预后多不良。又，脉数者，预后亦不佳，这是形体亏损，而尚邪盛阳亢，正不胜邪之征。

[按语] 本候内容，可分上下两段，上段为论述气病，但与标题上气候不符，下段是汇集《金匮》和《脉经》有关上气的脉证，虽与标题上气候相符，但对上气病候的具体论述则又缺如。

按照本书以病分篇的编写体例，如疟病诸候下即为疟病候，黄病诸候下即为黄病候，则本卷气病诸候下，当为气病候，而不是上气候。从此推论，本候上半段似缺"气病候"的标题。加上这个标题，就能与气病的内容相吻合。至于上气病，当另立一候，但仅有上气的脉证，而无上气候的具体证候，又不全面，疑有脱简。兹录《圣济总录》卷六十七上气门论文于下，以供参考。"人一日一夜，凡一万三千五百息，呼随阳出，气于是升，吸随阴入，气于是降，一升一降，阴阳交通，气乃亨融。所谓上气者，盖气上而不下，升而不降，痞满膈中，胸背相引，气道奔迫，喘急有声者是也。本于肺脏之虚，复感风邪，肺胀叶举，诸脏之气又上冲而壅遏，此所以有上气之候也"。

二、卒上气候※(2)

[原文] 肺主于气，若肺气虚实不调，或暴为风邪所乘，则腑脏不利，经络否涩，气不宣和，则卒①上气也。又因有所怒，则气卒逆上②，甚则变呕血，气血俱伤。

[校勘]

①卒：原无，从本候题目补。《圣惠方》卷四十二治卒上气诸方亦有"卒"字。

②则气卒逆上：《圣惠方》作"则卒逆气上冲"。

[语译] 肺是主气的，如肺气虚实不调，或者突然为风邪所侵袭，则腑脏之气不利，经络之气运行失畅，肺气因而不得宣通，

气向上逆，就会突然发生上气。又因于愤怒，亦使肝气突然上逆，严重的可以引起呕血，导致气血俱伤。

三、上气鸣息[1]候(3)

［原文］ 肺主于气，邪乘于肺则肺胀，胀则肺管不利，不利则气道涩，故气上喘逆，鸣息不通。

诊其肺脉滑甚，为息奔上气。脉出鱼际[2]者，主喘息。其脉滑者生，駃者死也。

［注释］

［1］鸣息：是呼吸喘促时发出的哮鸣音。

［2］鱼际：身体部位名称，又为经穴名，这里指手拇指后方掌骨中点的桡侧，赤白肉际处。

［语译］ 肺是主气的，外邪侵犯于肺，则肺气被郁，发生胀满，肺胀满则气管不利，不利则呼吸之气道不畅，所以上气喘逆，发出哮鸣音。

诊其脉，如见肺脉滑甚者，为息贲上气。脉从寸口，上出鱼际者，为喘息之证。上气而见滑脉，预后较好，如见脉快，则预后不良。

四、上气喉中如水鸡鸣[1]候(4)

［原文］ 肺病令人上气，兼胸鬲[2]痰满，气机壅滞，喘息不调，致咽喉有声，如水鸡之鸣也。

［注释］

［1］如水鸡鸣：形容哮喘的声音如水鸡鸣声，即痰鸣音。水鸡，即青蛙，一说是秧鸡。

［2］鬲：同“膈”，通“隔”。

［语译］ 肺脏有病能使人上气，如果胸膈兼有痰浊阻滞，则痰阻气机，肺气更加壅滞，喘息不能通畅。喉间发出痰鸣音，犹如水鸡之鸣声。

［按语］ 本候病机，主要是胸膈有痰，痰气交阻，所以喘鸣。后世又称为痰哮。

五、上气呕吐候(7)

［原文］ 肺主于气，肺为邪所乘则上气。此为鬲内有热，胃间有寒，寒从胃上乘于肺，与鬲内热相搏，故乍寒乍热而上气。上气动于胃，胃气逆，故呕吐也。

［语译］ 肺主于气，肺为邪气所侵，就会发生上气。这是由于其人膈内有热，胃中有寒，寒气从胃上乘于肺，与膈间之热互相搏结，所以出现乍寒乍热而上气。由于上气是寒从胃上逆，胃气亦逆，所以又发生呕吐。

六、上气肿候(8)

［原文］ 肺主于气，候身之皮毛。而气之行，循环脏腑，流通经络。若外为邪所乘，则肤腠闭密，使气内壅，与津液相并，不得泄越，故上气而身肿也。

［语译］ 肺主于气，外合体表之皮毛。肺气的运行，循环于脏腑，流通于经络。如外邪侵袭于肺，则腠理闭塞，肺气壅遏不宣，气与津液相并，汗液不能外泄，就会出现上气而浮肿的证候。

［按语］ 此上二候，原书列于贲豚气之下，今移此，以类相从，便于与上气诸候联系分析。

七、奔气[1]候(5)

［原文］ 夫气血循行于经络，周而复始，皆有常度。肺为五脏上盖，主通行于腑脏之气。若肺受邪，则气道不利，气道不利，则诸脏气壅，则失度，故气奔急也。

［注释］

［1］奔气：指呼吸急促。下文“气奔急”义同。

［语译］ 气血循行于经络，周而复始，皆有一定的常度。肺

的位置最高，居于五脏之上，主诸腑脏之气司呼吸。如果肺脏受邪，则肺气通行不畅，气道不利，则其他脏腑的气机随之而壅滞，由于全身气机的运行，失去常度，邪壅于肺，所以发生呼吸急促。

八、贲豚气候(6)

[原文] 夫贲豚气者，肾之积气，起于惊恐忧思所生。若惊恐则伤神，心藏神也；忧思则伤志，肾藏志也。神志伤，动气积于肾，而气①下上游走如豚之奔，故曰贲豚。其气乘心，若心中踊踊[1]，如事②所惊，如人所恐，五脏不定，食饮辄呕，气满胸中，狂痴[2]不定，妄言妄见，此惊恐奔豚之状。若气满支心[3]，心下闷乱，不欲闻人声，休作有时，乍瘥乍极③，吸吸[4]短气，手足厥逆，内烦结痛，温温欲呕，此忧思贲豚之状。

诊其脉来触祝触祝④[5]者，病贲豚也。肾脉微急，沉厥[6]，贲豚⑤，其足不收，不得前后。

[校勘]

①气：湖本作"直"。

②事：正保本作"车"。

③极：《外台》卷十二贲豘气方作"剧"。

④触祝触祝：《外台》作"祝祝(一云触祝)"。

⑤沉厥奔豚：《灵枢》邪气脏腑病形篇同，《太素》卷十五五脏脉诊无"奔豚"二字，《脉经》卷三第五作"奔豚，沉厥"。

[注释]

[1]心中踊踊：形容心跳动得厉害。"踊"，跃起。

[2]痴：疯癫。

[3]气满支心：谓气逆支撑到心部。"支"，支撑。

[4]吸吸：是短气的形容词，即呼吸不能接续。

[5]触祝：形容脉来阵阵跃动。

[6]沉厥：《太素》注："肾冷发沉厥之病，足脚沉重逆冷"。

[语译] 贲豚气，是肾脏积聚之气，由于惊恐忧思等情志刺

激而发病。因为惊恐能伤神，心主藏神；忧思能伤志，肾主藏志。神志受伤，动气郁积于肾，其气时上时下，游走不定，犹如小猪在奔闯，所以称为贲豚。如由于惊恐引起的贲豚，气逆乘心，则心跳得厉害，似乎突然受惊，或如被人所恐，五脏气乱，饮食辄呕，胸部胀闷，时狂时痴，胡言乱语，目见异物，这是惊恐贲豚的症状。如见胸部胀闷，上撑于心，心下闷乱，厌闻人声，时发时止，或轻或重，呼吸短气，手足厥冷，心烦不安，脘腹结痛，恶心欲呕，这是忧思贲豚的症状。

诊其脉来触祝触祝的，这是贲豚病之诊。如其肾脉微急，气往上逆，则为沉厥奔豚之病，两足沉重逆冷，不能运动，大小便不通。

九、冷气候(10)

［原文］ 夫脏气虚，则内生寒也。气常行腑脏，腑脏受寒冷，即气为寒冷所并，故为冷气。其状，或腹胀，或腹痛，甚则气逆上而面青手足冷。

［语译］ 五脏阳气虚弱，则寒从内生。因为阳气常运行于腑脏，如脏腑感受寒冷，则阳气为寒冷之邪所遏抑，阳虚则阴盛，寒冷之气因而内盛，便为冷气之证。其病症状，为腹部胀满，或腹痛，甚则寒气厥逆，引起面色发青，手足逆冷等症。

十、七气候(11)

［原文］ 七气者，寒气、热气、怒气、恚气、忧气、喜气、愁气。凡七气积聚，牢大如杯若柈①[1]，在心下腹中，疾痛欲死，饮食不能，时来时去，每发欲死，如有祸状②，此皆七气所生。寒气则呕吐恶心。热气则说物不章③[2]，言而遑④[3]。怒气则上气不可忍，热上抢[4]心，短气欲死，不得气息也。恚气则积聚在心下，不可饮食。忧气则不可极作[5]，暮卧不安席。喜气即不可疾行，不能久立。愁气则喜忘不识人，置物四方，还取不得去处，若闻急即手足筋挛不举。

[校勘]

①柈:原作“拌”,从《外台》卷八七气方改。

②状:《外台》作“祟”。

③章:《外台》作“竟”。

④遑:《外台》作“迫”。

[注释]

[1]柈(pán 盘):通“槃”、“盘”。

[2]说物不章:说话欠条理。“章”,有条理。

[3]言而遑:言语急迫。“遑”,急迫。

[4]抢(qiāng 呛):义同“触”、“撞”。

[5]不可极作:即不能极力劳动的意思。

[语译] 七气,是指寒、热、怒、恚、忧、喜、愁七种气。大凡七气形成的积聚,其状坚硬而大,像杯子,或像盘子,位于脘腹内部,疼痛很剧,不能饮食,时发时止,发作时痛苦难受,几如欲死,此皆由七气所生。由于寒气而发生的,则伴见恶心呕吐。由于热气而发生的,则讲话没有条理,言语急迫。由于怒气而发生的,则伴见上气不可忍,热气上抢心,短气欲死,难以呼吸。由于恚气而发生的,积聚位置多在心下,不能饮食。由于忧气而发生的,则不能极力劳动,晚上卧不安席。由于喜气而发生的,不能跑快步,也不能久站立。由于愁气而发生的,则令善忘,熟人也不相识,自己放置的物品,过后即忘,亦不知去向,若遇到急事,就会四肢拘挛,不能举动。

[按语] 本候论述七气所发生的积聚,与后世所说的七气,不尽相同。七气之中,除寒热二气外,其余怒、恚、忧、喜、愁五气均属情志之变。指出了情志不遂,是发生积聚的一个重要因素。

十一、九气候(12)

[原文] 九气者,谓怒、喜、悲、恐、寒、热、忧、劳、思,因此九事,而伤动于气。一曰怒则气逆,甚则呕血及食而气逆也。二曰

喜则其气缓，荣卫通利，故气缓。三曰悲则气消，悲则使心系急，肺布叶举，使上焦不通，热气在内，故气消也。四曰恐则气下，恐则精却，精却则上焦闭，闭则气还，气还则下焦胀，故气不行。五曰寒则气收聚，寒使经络涘涩，使气不宣散故也。六曰热则腠理开，腠理开则荣卫通，汗大泄。七曰忧则气乱，气乱则心无所寄，神无所归，虑无所定，故气乱。八曰劳则气耗，气耗则喘且汗，外内皆越，故气耗也。九曰思则气结，气结则心有所止，故气留而不行。众方说，此九气互有不同，但气上之由有九，故名为九气类也。

［按语］ 本候内容与上气候中九气基本相同，可互参。

十二、结气候※(9)

［原文］ 结气病者，忧思所生也，心有所存，神有所止，气留而不行，故结于内。

［语译］ 从略。

［按语］ 结气候，即“思则气结”之病，为气病之一种，可与前上气候、九气候合参。关于“结气”病名，现在临床已很少应用，一般称为“气郁”或“郁结”。

又，本候原书列于上气肿与冷气候之间，与前后文均无关联，今移于此，可与九气候相参。

十三、五鬲气候(14)

［原文］ 五鬲气者，谓忧鬲、恚鬲、气鬲、寒鬲、热鬲也。忧鬲之病，胸中气结烦闷，津液不通，饮食不下，羸瘦，不为①气力。恚鬲之为病，心下苦实满，噫辄酢心[1]，食不消，心下积结，牢在胃中，大小便不利。气鬲之为病，胸胁逆满，咽塞胸鬲不通，恶②闻食臭。寒鬲之为病，心腹胀满，咳逆，腹上苦冷，雷鸣绕脐痛，食不消，不能食肥。热鬲之为病，脏有热气，五心中热，口中烂生疮，骨烦四支重，唇口干燥，身体头面手足或热，腰背皆疼痛，胸

痹引背，食不消，不能多食，羸瘦少气及癖也。此是方家所说五鬲形证也。经云，阳脉③结谓之鬲[2]。言忧恚寒热，动气伤神，而气之与神并为阳也，伤动阳气，致阴阳不和，而腑脏生病，结于胸鬲之间，故称为鬲气。众方说，五鬲互有不同，但伤动之由有五，故云五鬲气。

［校勘］

①不为：《圣惠方》卷五十五膈气论作“全无”。

②恶：元本作“噫”。

③阳脉：《素问》阴阳别论作“三阳”。《太素》卷三阴阳杂说作“二阳”。

［注释］

[1]酢心：吞酸。“酢”，同“醋”。

[2]阳脉结谓之鬲：谓阳脉的经气结塞不通，膈气上逆，成为膈症。《素问集注》“阳气结则膈气不通……膈气逆，则饮食亦膈塞而不下矣”。

［语译］ 五种膈气，即忧膈、恚膈、气膈、寒膈、热膈。忧膈，是因忧愁过度而引起，胸中气机郁结，烦闷不舒，津液不通，饮食不能下行，消瘦无力。恚膈，是因恨怒过度而引起，其人心下苦坚满，噫气吞酸，饮食不能消化，心下积聚，固着在胃内，大小便均不通利。气膈，是因气郁而引起，其人为胸胁气逆胀满，咽部阻塞，胸膈不通，厌恶食物气味。寒膈，是因寒而引起，其人心腹胀满，咳嗽气逆，腹部有冷感，肠鸣，绕脐疼痛，饮食不能消化，不能吃肥厚的食物。热膈，是因脏腑有热所引起，其人五心烦热，口中溃烂生疮，骨节烦疼，四肢沉重，唇口干燥，身体头面手足或有发热，腰背部均感疼痛，胸痹痛引及背部，饮食不消，不能多食，形体消瘦，呼吸少气，并有癖块。这是方家所说五种膈气的形症。医经上说：“阳脉结谓之膈”。是指由于忧、恚、寒、热等因素损伤了气和神，而气和神都是阳气，阳气受到损害，以致阴阳失去平衡，脏腑因而生病，病邪结在胸膈之间，所以称为膈气。

许多方书说，五膈气互有不同，就是因为伤动之原因有五种，所以称之为五膈气。

［按语］ 本候所论五膈气，是膈气病分类论证的最早资料。膈气的发生，与情志变化有一定的关系，因此五膈气候与七气候可以结合起来学习研究。

十四、逆气候(15)

［原文］ 夫逆气者，因怒则气逆，甚则呕血及食而气逆上。

人有逆气不得卧，而息有音者；有起居如故，而息有音者；有得卧，行而喘者；有不能①卧，不能行而喘者；有不能②卧，卧而喘者，皆有所起。其不得卧而息有音者，是阳明之逆，足三阳者下行，今逆而上行，故息有音。阳明者，为胃脉也，胃者六腑之海，其气亦下行。阳明逆，气不得从其道③，故不得卧。夫胃不和，则卧不安，此之谓也。夫起居④如故，而息有音者，此肺之络脉⑤逆。络脉之气，不得随经上下，故留经而不行，此络脉之疾人⑥，起居⑦如故而息有音。不得卧，卧则喘者，是水气之客。夫水者循津液而流也。肾者水藏，主津液，津液主卧与喘。

诊其脉，趺阳⑧脉太过，则令人逆气，背痛温温然[1]。寸口脉伏，胸⑨中有逆气。关上脉细，其人逆气，腹痛胀满。

［校勘］

①能：《素问》逆调论、《太素》卷三十卧息喘逆均作“得”。

②不能：《素问》作“不得”，《太素》作“不能得”。

③其道：原无，从《素问》、《太素》补。

④起居：此后原有“有”字，从《太素》、《素问》删。

⑤肺之络脉：原无“脉”字，从《素问》补。

⑥此络脉之疾人：《素问》、《太素》均作“络脉之病人也微”。

⑦起居：此前《素问》、《太素》均有“故”字。

⑧趺阳：《太素》卷十四四时脉形作“肺”。

⑨胸：原作“背”，从《脉经》卷二第三改。

[注释]

[1]温温(yùn 酝)然:通"愠愠然",不舒畅貌。

[语译] 逆气的证候,有因大怒而致,气向上逆,严重的可引起呕血及吐食。

逆气的证候,又与卧与气息有关。如气向上逆,不得平卧,而呼吸有声音的;有的起居如常,但呼吸有音的;有的能够平卧,但行动时便发气喘;有的不能平卧,也不能行动,而发生气喘的;有的不能平卧,卧下就气喘的。以上各种逆气,都各有其发病的原因。不能平卧,呼吸有声音的,这是阳明经脉之气上逆所致。因为足三阳经脉之气,自上下行,从头走足,现在反逆而上行,所以呼吸时发出声音。足阳明是胃腑的经脉,胃是六腑之海,胃气以下行为顺。现在阳明气逆,胃气就不能顺降下行,因此不能平卧。"胃不和,则卧不安"就是这个意思。有的起居如常,而息有音的,这是肺的络脉不顺,络脉之气不能随着经脉之气上下,其气停留于经脉而不行于络脉,这是属于络脉的病变。但一般发病都比较轻微,所以起居同平时一样,而仅呼吸有音。如果不能平卧,平卧则气喘更甚,这是水气犯肺所引起的。水气是伴随津液而周流的。肾是水脏,主管津液。如肾虚水气上泛,津液受邪,所以不能平卧,卧即气喘。

诊其脉,趺阳脉太过的,会使人气向上逆,背部疼痛,而不舒畅。若寸口脉伏,是上焦阳气不足,亦致胸部有逆气。关上脉细,为中焦阳气虚,可见逆气和腹痛胀满等证。

十五、厥逆气候(16)

[原文] 厥者逆也,谓阴气乘于阳。阴气居于下,阳气处于上。阳虚则阴实,实则阴盛,阴盛则上乘于阳,卫气为之厥逆,失于常度,故寒从背起,手足冷逆,阴盛故也。

[语译] 厥,是指气从下上逆,即阴气上乘于阳。在正常情况下,阴气居于下部,阳气处于上部。如阳气虚则阴气盛,阴气

盛则上乘于阳部，卫气亦为之厥逆，失于运行的常度，所以寒从背起，手足逆冷，这是阴气盛的缘故。

［按语］ 本候与卷十二寒热厥候论寒气厥逆可以互参。

十六、短气候(13)

［原文］ 平人无寒热，短气不足以息者体实①。实则气盛，盛则气逆不通，故短气。又肺虚则气少不足，亦令短气，则其人气微，常如少气，不足以呼吸。

诊其脉，尺寸俱微，血气不足，其人短气。寸口脉沉，胸中短气。脉前小后大，则为胸满短气。脉洪大者，亦短气也。

［校勘］

①体实：《金匮》第九作“实也”。

［语译］ 平时健康的人没有恶寒发热的表症，但感觉短气，呼吸很不爽利，这是实症。实则气机壅盛，气盛则上逆而不通畅，所以短气。又肺气虚而少气不足，少气也会引起短气，患者气息低微，常感气不足，不能像正常人呼吸。

诊察脉象，如尺、寸都见微脉，这是血气两虚，其人当短气。如寸口脉沉，这是胸阳不足，亦会使人短气。如脉来前小后大这是阳微阴盛，使人胸满短气。如脉见洪大的，这是邪盛气壅，亦会见到短气。

［按语］ 本候原书列于九气与五鬲气候之间，与前后文无联，今移于此，可与少气、乏气候联系分析。

十七、乏气候(22)

［原文］ 夫虚极之人，荣卫减耗，腑脏虚弱，气行不足，所以呼吸气短也。

［语译］ 凡极度虚衰的病人，荣卫之气耗损，腑脏亦很虚弱，气机的运行不足，所以见气短虚乏之证。

［按语］ 本候原书列于三个胸胁支满候下，但内容与短气、

少气候相近，今移于此。

十八、少气候(17)

［原文］　此由脏气不足故也。肺主于气，而通呼吸，脏气不足，则呼吸微弱而少气。胸痛少气者，水在脏腑，水者阴气，阴气在内故少气。

诊右手寸口脉阴实[1]者，肺实也。苦少气，胸内满彭彭[2]与髆相引。脉来濡者，虚少气也。左手关上脉阴阳俱虚者，足厥阴、少阳俱虚也，病苦少气不能言。右手关上脉阴阳俱虚者，足太阴、阳明俱虚也，病苦胃中如空状，少气不足以息，四逆寒。脉弱者，少气，皮肤寒。脉小者，少气也。

［注释］

［1］阴实：指脉象沉取有力。

［2］胸内满彭彭：形容胸部胀满之甚。“彭”通“膨”。

［语译］　少气，是由于脏气不足所致。肺生气，而司呼吸，脏气不足，则呼吸微弱而少气。又胸痛少气者，这是水饮伏肺，因水为阴邪，阴寒之气内盛，所以少气。

诊脉，右手寸口脉沉而实，则为肺实。邪实肺痹则苦少气，胸部膨膨胀满，引及肩髆。如脉来濡软者，则为肺虚的少气。如左手关上脉阴阳俱虚者，这是足厥阴肝、足少阳胆俱虚，亦病少气，不能语言。如右手关上脉阴阳俱虚者，这是足太阴脾、足阳明胃俱虚，则见胃中空虚，少气不足以息，四肢逆冷。如见弱脉，为阳气不足，则见少气，皮肤寒凉。如见小脉，为脏气不足，亦见少气。

十九、游气候(18)

［原文］　夫五脏不调，则三焦气满，满则气游于内，不能宣散，故其病但烦满[1]虚胀。

［注释］

［1］满：通“懑”，烦闷。《汉书》石显传“忧满不食”。

［语译］ 五脏功能不调，则气满于三焦，三焦气满，则其气游溢于体内，不能宣散，所以使人发生烦懑虚胀等症。

［按语］ 本候所论游气，似指三焦气满而产生的胀满病情。本书卷十五三焦病候中说："三焦气盛为有余，则胀，气满于皮肤内，轻轻然而不牢，或小便涩，或大便难，是为三焦之实也"。据此，游气的三焦气满，似即三焦胀。

二十、胸胁支满候(19)

［原文］ 肺之积气在于右胁，肝之积气在于左胁，二脏虚实不和，气蓄于内，故胸胁支满。

春脉不及[1]，令人胸痛引背，下则两胁胀满①。寸口脉滑为阳实[2]，胸中逆满也②。

［校勘］

①两胁胀满：《素问》玉机真藏论、《太素》卷十四四时脉形均作"两胁胀满"。

②逆满也：《脉经》卷二第三作"壅满，吐逆"。

［注释］

[1]春脉不及：春脉即肝脉。肝脉应弦而反微，故称不及。《素问》玉机真藏论说："其气来不实而微，此谓不及"。

[2]阳实：寸口为阳，滑脉属实，所以说："寸口脉滑为阳实"。

［语译］ 肺的积气在于右胁，肝的积气在于左胁，如其肺与肝两脏，虚与实不调和，则气机郁结在里，所以见胸胁胀满，气撑上逆等症。

肝脉应弦而反微弱，则为肝气不足，能使人发生胸部作痛，牵引背部，下则两胁也感到胀满。如寸口脉滑，属阳证实证，则为胸满气逆之征。

二十一、上气胸胁支满候(20)

［原文］ 寒冷在内，与脏腑相搏，积于胁下，冷乘于气，气则

逆上冲于胸胁，故上气而胸胁支满。

［语译］ 寒冷之气在内，与脏腑之气相搏，积聚于胁下，冷乘于气，则气机上逆，冲于胸胁，所以上气而又胸胁支满。

二十二、久寒胸胁支满候(21)

［原文］ 阴气积于内，久而不已，则生寒，寒气与脏气相搏，冲于胸胁，故支满。

［语译］ 阴气积聚于内，久而不得消散，则生内寒，寒气与脏气相搏，上冲胸胁，所以胸胁支满。

［按语］ 以上三候论述胸胁支满的病源，第一候是肝肺“二脏虚实不和，气蓄于内”，第二候是“寒冷在内”，“冷乘于气”，第三候是“阴气积于内，久而不已”。三候主证是相同的，但病因病机不同，则当审因论治。

二十三、走马奔走及人走乏饮水得上气候(23)

［原文］ 夫走马及人走，则大动于气，气逆于胸内，未得宣散，而又饮水，水搏于气，故有上气。

［语译］ 凡骑马奔走或徒步急行，则大伤于气，气逆在胸中，不能宣散，此时饮水过多，则水搏于气，水气交阻，所以气逆向上，使人上气。

二十四、食热饼触热饮水发气[1]候(24)

［原文］ 夫食热皆触动肺气，则热聚肺间，热气未歇而饮冷水，水入于肺，冷热相搏，气聚不宣，为冷所乘，故令发气。

［注释］

[1]发气：这里作发生上气解。

［语译］ 进食热饼，或触热物，皆使热气触动肺气，当热气结聚在肺，尚未消散之时，又饮冷水，水气入肺，冷与热相互搏击，气聚不能宣散，又为冷气所乘，所以发生上气。

二十五、气分候(25)

[原文] 夫气分者,由水饮搏于气,结聚所成。气之流行,常无壅滞,若有停积水饮搏于气,则气分结而住,故云气分。

[语译] 气分病证,是由于水饮搏击于气,气分结聚而成。气机的运行,应该是畅通无阻的,如水饮停积,影响气机的流行,则气分结聚不畅,留而成病,称为气分病。

[按语] "气分"名称,源于《金匮》水气病篇。其主证为心下坚,大如盘,边如旋杯,是由气滞水停而产生。这里所论,仅言其成因,辨证施治,可以结合《金匮》研究。

脚气病诸候　凡八论

[提要] 本候论述脚气病的病源、证候以及部分治疗方法,内容有脚气缓弱候,相当于脚气病的总论,以下脚气上气、心腹胀急和惊悸是脚气中的危重证候,脚气痹弱、痹挛、疼不仁等是脚气病的几个常见症状。

本篇对脚气病的记载,在古典医籍中是最早而又比较全面的。

一、脚气缓弱候※(1)

[原文] 凡脚气病,皆由感风毒所致。得此病多不即觉,或先无他疾而忽得之,或因众病后得之。初甚微,饮食嬉戏,气力如故当熟察之[1]。其状,自膝至脚有不仁,或若①痹,或淫淫如虫所缘[2],或脚指及膝胫洒洒尔[3],或脚屈弱不能行,或微肿,或酷冷或痛疼②,或缓纵不随,或挛急;或至困能饮食者,或有不能食③者,或见饮食而呕吐,恶闻食臭,或有物如指发于腨肠,径上冲心,气上者;或举体转筋,或壮热头痛,或胸心冲悸,寝处不欲

见明；或腹内苦痛而兼下者，或言语错乱有善忘误者，或眼浊精神昏愦者，此皆病之证也。若治之缓，便上入腹，入腹或肿或不肿，胸胁满气上便杀人。急者不全日④，缓者或一二三月。初得此病，便宜速治之，不同常病。

病既入脏，其脉有三品[4]，内外证候相似，但脉异耳。若病人脉得浮大而⑤缓，宜服续命汤两剂。若风盛，宜作越婢汤[5]加术四两。若脉转駃而紧，宜服竹沥汤；脉微而弱，宜服风引汤[6]二三剂。此皆多是因虚而得，若大虚乏气短，可以间作补汤，随病体之冷热而用。若未愈，更作竹沥汤。若病人脉浮大而紧駃，此是三品之最恶脉。脉或沉细而駃者，此脉正与浮大而⑥紧者同是恶脉。浮大者病在外，沉细者病在内，治亦不异，当消息以意耳。其行或尚可，而手脚未及至弱，数日之内，上气便死，如此之脉⑦，急服竹沥汤，日一剂，汤势恒令相及，勿令半日之内无汤也。若服竹沥汤得下者必佳。此汤⑧竹汁多，服之皆须热服，不热停在胸鬲更为人患。若已服数剂，病及脉势未折[7]，而若胀满者，可以大鳖甲汤[8]下之。汤势尽而不得下⑨，可以丸药助令得下，下后更服竹沥汤，趣令[9]脉势折。气息料理乃佳⑩。

江东岭南，土地卑下，风湿之气⑪易伤于人。初得此病，多从下上，所以脚先屈弱，然后毒气循经络渐入腑脏，腑脏受邪气便喘满。以其病从脚起，故名脚气。

［校勘］

①若：《医心方》卷八第二作“苦”。

②痛疼：《外台》卷十八脚气论作“痟疼”。

③食：原无，从《医心方》补。

④日：鄂本作“月”。

⑤而：原作“及”，从《千金方》卷七第一改。

⑥而：原无，从《千金方》补。

⑦如此之脉：此后《千金方》有“往往有人得之，无一存者”十字。

⑧此汤：原无，从《千金方》补。

⑨下：此前原有“佳”字，从《千金方》删。

⑩乃佳：《千金方》作“便停”。

⑪气：原作“地”，从《外台》改。

[注释]

[1]当熟察之：应当注意而审察之。“熟”，深入、精审。

[2]淫淫如虫所缘：形容膝脚部脚膝如有虫爬行的感觉。“缘”，作“循”字解。

[3]洒洒尔：形容怕冷的感觉。

[4]三品：意义不详，是否即指下文三种脉象，待考。

[5]越婢汤：麻黄、石膏、生姜、甘草、大枣（录自《金匮》第十四）。

[6]风引汤：麻黄、石膏、独活、茯苓、吴茱萸、秦艽、细辛、桂心、人参、防风、芎䓖、防己、甘草、干姜、白术、杏仁、附子（录自《千金方》卷七第二）。

[7]未折：未减轻。“折”，挫折；转折，在此引伸为减轻或好转。

[8]大鳖甲汤：鳖甲、防风、麻黄、白术、石膏、知母、升麻、茯苓、橘皮、芎䓖、杏仁、人参、半夏、当归、芍药、萎蕤、甘草、麦门冬、羚羊角、大黄、犀角、青木香、雄黄、大枣、贝齿、乌头、生姜、薤白、麝香、赤小豆、吴茱萸（录自《千金方》卷七第二）。

[9]趣令：促使。“趣”，通“促”。

[语译] 大凡脚气病，都是由于感受风毒之邪所致。初得此病，多数患者不会立即发觉，有的是先无其它病而忽然患之，有的是先患其它疾病，后来又患之。开始的时候，自觉症状很轻微，饮食起居游戏活动，体力一如平常，这时就应仔细观察。它的临床症状是，两腿从膝到脚，有些麻木不仁，或像痹症一样，或如有虫爬行的感觉，或从脚趾到膝胫，都有怕冷的感觉，或两脚屈而软弱，不能行走，或局部微肿，或有严重怕冷，或两脚疼痛，

或两脚弛缓不随，或拘挛不能伸展；在饮食方面，有的病情很重，尚能饮食，或不能食，或见到饮食，就要呕吐，甚至厌恶食臭，或小腿部肌肉痉挛，呈条状如手指，直上冲心，气息急促；有的全身转筋，或高热头痛，或感觉胸部冲动，心跳加速，寝处怕见光亮；有的腹痛下利，或语言错乱，善忘失误，或两眼混浊无神，精神昏乱等。这些皆是脚气病的症状。如不及时治疗，病情发展，便能上入腹内，入腹以后，无论肿或不肿，但见胸胁胀满，气息上逆，便有生命危险。病情危急的，不满一天，病势较缓的，可能延长到几个月。总之，此病不同于一般疾病，应该及早发现，从速治疗。

脚气病深入内脏，在脉象的变化上，可以分为三品，即使入腹之后，和在外表的症状相似，但在脉象上是有区别的，可以根据不同的脉象，推断预后和进行治疗。如其病人脉象浮大而缓，可服续命汤两剂。如偏于风重的，可服越婢汤加术四两治之。如服药后脉搏转快而紧的，宜服竹沥汤；脉微而弱，宜服风引汤两三剂。这些脉证，皆是因虚而得，假使身体很虚，兼见短气，可以间服补药，随着病情寒热而灵活运用。如果病尚未愈，可再服竹沥汤。如病人脉象浮大而紧数，这是三品脉中最危险的脉象。如脉沉细而数的，这种脉象和浮大而紧数一样，也是最危险的脉象。虽然浮大是病在外，沉细是病在里，但因为都兼有数脉，所以治法没有什么区别，不过也要根据患者的全面情况，加减变通，才能适合病情的需要。有些病人，从外表上看，病情并不严重，行动尚可，手脚还未至屈弱，但几天之内出现气息急促的，便有死亡的危险。像这种病人得了上述恶脉，可速服竹沥汤，每天一剂，经常保持汤药的有效剂量，半天也不能间断。如服竹沥汤后大便得下的，说明病势有好转。此方内用竹沥量多，服药均须热服，否则竹沥的寒气便会停在胸膈，使人不适。假使已经服过数剂，病情和脉象仍不见减轻，反而增加腹部胀满的，可用大鳖甲汤下之。若大便仍然不解，也可用具有泻下作用的丸药帮助攻下，下后再服竹沥汤，促使脉症的好转，同时也要注意患者的调养与休息乃佳。

总之，江东岭南等地，地势低下，风湿较重，最易发生本病。这种病开始时，多从下而上，两脚先屈而软弱，进一步毒气就沿着经络渐入内脏，腑脏受邪，便会发生喘息胀满的危象。由于病从脚起，所以称为脚气病。

二、脚气上气候(2)

［原文］ 此由风湿毒气，初从脚上，后转入腹，而乘于气，故上气也。

［语译］ 脚气病而见上气者，是由于风湿毒气，初从脚起，以后转入腹内，乘凌心气，因而发生气息急促的症状。

［按语］ 本候复述脚气上气，是突出脚气冲心之变。上气为冲心的主症之一，这种上气，是心气心阳衰微，多见于脚气病的危重期。

三、脚气痹弱[1]候(3)

［原文］ 此由血气虚弱，若受风寒湿毒，与血并行肤腠。邪气盛，正气少，故血气涩。涩则痹，虚则弱①，故令痹弱也。

［校勘］

①则弱：原无，从《外台》卷十九脚气痹弱方补。

［注释］

[1]痹弱：指两脚麻痹，软弱无力。

［语译］ 脚气痹弱，是由于患者血气虚弱，感受风寒湿毒，随血并行至肤腠所致。因为邪气太盛，正气衰少，血气运行不畅。血气滞涩则麻痹，正气衰少则软弱，所以成为脚气痹弱之证。

四、脚气疼不仁候(4)

[原文] 此由风湿毒气与血气相搏，正气与邪气交击，而正气不宣散，故疼痛。邪在肤腠，血气则涩，涩则皮肤厚，搔之如隔衣不觉知，是名为不仁也。

[语译] 脚气疼痛和麻木不仁，是因为风湿毒气与血气相搏所致。血气即正气，风湿毒气即邪气。正气与邪气互相搏击，正气不能宣散邪气，所以两脚疼痛。由于邪在皮肤，局部血气运行不畅，皮肤因而顽厚，搔之如隔着衣服一样，没有感觉，所以称为“不仁”。

五、脚气痹挛[1]候(5)

[原文] 脚气之病，有挟风毒，风毒则搏于筋，筋为挛。风湿乘于血则痹①。故令痹挛也。

[校勘]

①则痹：原作“气”字，从《外台》卷十九脚气痹挛方改。

[注释]

[1]痹挛：指两脚麻痹，并见拘挛。

[语译] 脚气之病，有感受风毒的，风毒侵入筋脉，则筋脉为之拘挛。风湿伤及血气，则两脚为之麻痹。由于风毒邪气伤筋伤血气，所以两脚麻痹而又拘挛。

六、脚气心腹胀急候(6)

[原文] 此由风湿毒气从脚上入于内，与脏气相搏，结聚不散，故心腹胀急也。

[语译] 脚气病而见心腹胀急证候，是由于风湿毒气自下而上，入于腹内，与内脏正气相互搏击，结聚于中，不能消散，所以心腹胀急。

[按语] 本候的心腹胀急与脚气上气候，同属脚气冲心之

变,是脚气病的危重证候。脚气缓弱候云:"若治之缓,便上入腹,入腹或肿或不肿,胸胁满气上便杀人"。可见当时对脚气病的认识已有丰富的实践经验。

七、脚气肿满候(7)

[原文] 此由风湿毒气,搏于肾经,肾主于水,今为邪所搏,则肾气不能宣通水液,水液不传于小肠,致水气壅溢腑脏,浸渍皮肤[①],故肿满也。

[校勘]

①致水气壅溢腑脏,浸渍皮肤:原作"致壅溢腑脏,腑脏既浸渍于皮肤之间",从《外台》卷十九脚气肿满方改。

[语译] 脚气而发生肿满,是由于风湿毒气入肾脏所致。肾主水,风湿毒气所侵,则肾气不能宣通水道,水液不传于小肠,壅塞泛溢于腑脏,浸渍于皮肤,所以发生肿满。

[按语] 脚气有干湿两种,在《病源》尚无明确的分型记载。干脚气不肿,湿脚气肿满。本候当属于湿脚气。

八、脚气风经五脏惊悸候(8)

[原文] 夫温湿成脚气,而挟风毒,毒少风多,则风证偏见。风邪之来,初客肤腠,后经腑脏,脏虚乘虚而入,经游五脏,与神气相搏,神气为邪所乘,则心惊悸也。

[语译] 脚气大都由于湿热兼挟风毒所致。如其毒少风多,则风病证候偏见。风邪之来,初起先犯皮肤,随后侵入腑脏,由于脏气虚弱,风邪乘虚而入,经过五脏,与神气相搏击,神气为邪所伤,因而发生心悸惊恐证候。

[按语] 本候所论,亦是脚气冲心的一个证候,如脚气缓弱候所说"胸心冲悸"的发展,病情严重,可以发生突然变化。古人认为"风者善行而数变",所以把这个证候归结为"毒少风多","风证偏见"。

又:脚气风经五脏惊悸候,《千金方》、《外台》、《圣惠方》均无,惟《圣济总录》有记载,但文字与此不同,附录以供参考。“论曰:心者生之本,神之舍,所以主五脏者也。脚弱之疾,感于风多而湿证少,则风行阳化,其应在心,令人神思不宁,心多惊悸也”。《普济方》同。

卷十四

咳嗽病诸候　凡十五论

[提要]　本篇论述咳嗽的病源、分类以及预后判断等。在分证方面有咳嗽、咳嗽上气、咳嗽吐脓血、呷嗽、暴气咳嗽、咳逆、咳逆上气呕吐等。在病情方面，分为新咳久咳，虚证实证，脏腑咳等。颇具辨证精神，而且论述比较全面。

一、咳嗽候(1)

[原文]　咳嗽者，肺感于寒，微者[1]则成咳嗽也。肺主气，合于皮毛。邪之初伤，先客皮毛，故肺先受之。五脏与六腑为表里，皆禀气于肺。以四时更王[2]，五脏六腑皆有咳嗽，各以其时[3]感于寒而受病，故以咳嗽形证不同。

[注释]

[1]微者：指感受寒邪之轻微者，与甚者相对而言。《素问》咳论："故五脏各以治时感于寒则受病，微则为咳，甚者为泄为痛。"

[2]四时更王：四时指春、夏、秋、冬；更王是更迭当旺的意思。如木旺于春，火旺于夏，土旺于长夏，金旺于秋，水旺于冬，谓之四时更王。

[3]各以其时：指五脏各有所主的时令，如春肝、夏心、长夏脾、秋肺、冬肾。

[语译]　咳嗽的原因，是由于肺脏感受寒邪，寒邪轻微的，

就会发生咳嗽。肺主气，外与皮毛相合。当外邪伤人之初，首先侵犯皮毛，所以肺先受之。五脏六腑是相为表里的，都受气于肺。由于四时各有当令旺盛的季节，五脏六腑皆有咳嗽，就是五脏各在当旺时令感受了寒邪，影响于肺而发生的，所以咳嗽的形证亦各有不同。

[原文] 五脏之咳者，乘秋则肺先受之。肺咳之状，咳而喘息有音声，甚则唾血。乘夏则心受之。心咳之状，咳则心痛，喉中喝喝如梗①[1]，甚则咽肿喉痹。乘春则肝受之。肝咳之状，咳则两胁②下痛，甚则不可以转，转则两胠下满。乘季夏则脾受之。脾咳之状，咳则右胁下痛，阴阴[2]引于髆背，甚则不可动，动则咳剧。乘冬则肾受之。肾咳之状，咳则腰背相引而痛，甚则咳逆③。此五脏之咳也。

[校勘]

①喝喝如梗：《太素》卷二十九咳论作“介介如哽状”。

②胁：《太素》作“胠”。

③咳逆：《素问》咳论篇作“咳涎”。

[注释]

[1]喝(yē 耶阴平)喝如梗：形容喉中噎塞，似乎有物梗阻。喝喝，噎塞的意思。

[2]阴阴：与“隐隐”通。

[语译] 五脏咳嗽的形证是：当秋天的时候，肺气先受邪而咳嗽的，称为肺咳。肺咳的症状，咳嗽气喘，喘息有声，严重时可能唾血。当夏天的时候，心气受邪而咳嗽的，称为心咳。心咳的症状，咳嗽牵引心痛，咽喉部似乎有物梗塞的感觉，严重时可能发生咽喉肿痛闭塞。当春天的时候，肝气受邪而咳嗽的，称为肝咳。肝咳的症状，咳嗽时牵引两胁下疼痛，严重时不能转身，转身则两胠下胀满。当季夏的时候，脾气受邪而咳嗽的，称为脾咳。脾咳的症状，咳则右胁下疼痛，隐隐地牵引肩背，甚则不能活动，动则引起咳嗽加剧。当冬天的时候，肾气受邪而咳嗽的，

称为肾咳。肾咳的症状，咳则腰背相引疼痛，甚则咳嗽气逆。以上就是五脏咳嗽所表现的不同症状。

［原文］ 五脏咳久不已，传与六腑。脾咳不已，则胃受之。胃咳之状，咳而呕，呕甚则长虫[1]出。肝咳不已，则胆受之。胆咳之状，咳呕胆汁。肺咳不已，则①大肠受之。大肠咳之状，咳而遗屎。心咳不已，则小肠受之。小肠咳之状，咳而失气，气与咳俱失②。肾咳不已，则①膀胱受之。膀胱咳之状，咳而遗尿。久咳不已，则①三焦受之，三焦咳之状，咳而腹满，不欲食饮。此皆聚于胃，关于肺，使人多涕唾而面浮肿气逆③也。

［校勘］

①则：原无，从《素问》咳论补。

②失：《太素》卷二十九咳论作“出”。

③气逆：原作“逆气”，从《太素》改。《外台》卷九咳嗽方作“气逆”。

［注释］

［1］长虫：即蛔虫。

［语译］ 五脏之咳经久不愈，就会传给六腑，成为六腑之咳。如脾咳不愈，则胃受病。胃咳的症状，咳则呕吐，呕甚则吐出蛔虫。肝咳不愈，则胆受病。胆咳的症状，咳而呕吐胆汁。肺咳不愈，则大肠受病。大肠咳的症状，咳而大便失禁。心咳不愈，则小肠受病。小肠咳的症状，咳嗽而多放屁，往往咳嗽与放屁同时出现。肾咳不愈，则膀胱受病。膀胱咳的症状，咳时遗尿。以上各种咳嗽，如经久不愈，就会影响到三焦。三焦咳的症状，咳而腹满，食欲减退。以上为六腑之咳，皆由邪气聚于胃中，上关于肺，因而使人多痰涕，面部浮肿，肺气上逆。

［原文］ 又有十种咳。一曰风咳，欲①语因咳，言不得竟是也。二曰寒咳，饮冷食寒入注胃，从肺脉上气，内外合，因之而咳是也②。三曰支咳[1]，心下鞕③满，咳则引痛④，其脉反迟是也。四曰肝咳，咳而引胁下痛是也。五曰心咳，咳而唾血，引手少

阴[2]是也。六曰脾咳，咳而涎出，续续不止，引少腹⑤是也。七曰肺咳，咳⑥引颈项而唾涎沫是也。八曰肾咳，咳则耳聋无所闻，引腰并⑦脐中是也。九曰胆咳，咳而引头痛口苦是也。十曰厥阴咳，咳而引舌本[3]是也。

［校勘］

①欲：原无，从《千金方》卷十八第五补。《外台》卷九咳嗽方有“欲”字。

②从肺脉上气，内外合，因之而咳是也：《素问》咳论作“从肺脉上至于肺，则肺寒，肺寒则外内合邪，因而客之，则为肺咳”。

③鞕：《外台》作“硬”。下同。

④咳则引痛：《外台》作“咳则引四肢痛”。

⑤引少腹：此前《外台》有“下”字。

⑥咳：此后原有“而”字，从《千金方》、《外台》删。

⑦并：原无，从《外台》补。

［注释］

[1]支咳：病名。即支饮咳嗽。

[2]引手少阴：这里作咳引心痛理解。手少阴属心。

[3]引舌本：舌本属厥阴，这里作引动舌本作噁理解。

［语译］ 此外，还有十种咳嗽。一名风咳，欲讲话而因咳嗽打断，不能讲完。二名寒咳，多因饮冷或冷食所致，寒冷入胃，循肺脉而上入肺，与外来之寒邪相合，因而咳嗽。三名支咳，心下硬满，咳则引痛，脉象反迟。四名肝咳，咳嗽而引及胁下疼痛。五名心咳，咳嗽唾血，咳引心痛。六名脾咳，咳嗽吐涎，连接不断，下引少腹作痛。七名肺咳，咳嗽引及颈项，多吐涎沫。八名肾咳，咳则耳聋无闻，同时牵引腰部和脐中作痛。九名胆咳，咳则头痛，口苦。十名厥阴咳，咳嗽牵引到舌本。

［原文］ 诊其右手寸口名气口以前脉，手阳明经也。其脉浮则为阳①，阳实者，病腹满，善②喘咳。微大为肝③痹，咳引小腹也。咳嗽脉浮大④者生。小沉⑤伏匿者死。

又云脉浮直者生，沉鞕[6]者死。咳且呕。腹胀且泄，其脉弦急欲绝者死。咳脱形发热，脉小鞕[7]急者死。咳且羸瘦。络脉鞕大[8]者死。咳而尿血，羸瘦脉大者死。

［校勘］

①阳：此后《外台》卷九咳嗽方有“实”字。

②善：此后原有“气”字，从《脉经》卷二第二删。

③肝：原作“肺”，从汪本改。

④大：原作“喘”，从《外台》改。

⑤小沉：《外台》作“沉小”。

⑥鞕：《脉经》卷四第七作“紧”。

⑦鞕：《脉经》作“坚”。

⑧络脉鞕大：《脉经》作“脉形坚大”。

［语译］ 右手寸口脉称气口以前脉，以候手阳明大肠经。如寸口脉浮为阳实之证，阳实者，多腹满，喘咳。如寸口脉微的，为肝痹，发为肝咳，循经下行，牵引小腹痛。咳嗽脉浮大的主生，沉小伏匿的主死。

又说，咳嗽脉象浮直者，主生，沉而坚硬者，主死。因咳嗽而呕，腹胀并且泄泻，脉象弦急欲绝；或者咳嗽时久，消瘦发热，脉象小坚硬而急；或咳嗽羸瘦，脉形坚紧而大；或咳嗽尿血，羸瘦脉大等，这些都属于死征。

［按语］ 本候论述咳嗽，分为五脏咳，六腑咳，其后又列十种咳，这是当时对咳嗽的病理论证和分类方法。最后还对咳嗽的预后作了推断。相当于咳嗽的总论。

二、久咳嗽候(2)

［原文］ 肺感于寒，微者即成咳嗽。久咳嗽是连滞[1]岁月，经久不瘥者[①]也。凡五脏俱有咳嗽，不已则各传其腑。诸久嗽不已，三焦受之，其状，咳而腹满，不欲食饮，此皆[②]寒气聚于胃而关于肺，使人多涕唾而变面浮肿气逆故也。

［校勘］

①瘥者:此后原有"死"字,从《外台》卷九积年久咳方删。

②此皆:原无,从《外台》补。

［注释］

［1］连滞:留连停滞。与"淹缠"、"缠绵"同义。

［语译］ 从略。

三、咳嗽短气候(3)

［原文］ 肺主气,候皮毛。气虚为微寒客皮毛,入伤于肺,则①不足,成咳嗽。夫气得温则宣和,得寒则否涩,虚则气不足而为寒所迫,并聚于②肺间,不得宣发,故令咳而短气也。

［校勘］

①则:《外台》卷九咳嗽短气方作"气"。

②于:原作"上",从《外台》改。

［语译］ 肺主于气,外候皮毛。气虚则易为寒邪所侵,寒邪侵犯皮毛,入伤于肺,肺气不足则失于宣肃,而成咳嗽。气得温则宣发和畅,得寒则痞涩不行,虚则气不足而为寒邪所侵,并聚于肺间,使肺气不得宣发,故令咳嗽而短气。

四、咳嗽上气候(4)

［原文］ 夫咳嗽上气者,肺气有余也。肺感于寒,微者则成咳嗽。肺主气,气有余则喘咳上气,此为邪搏于气,气壅不得宣发,是为有余,故咳嗽而上气也。其状,喘咳上气,多涕唾而面目胕肿气逆也。

［语译］ 咳嗽上气之证,是由于肺气有余所致。肺感于寒邪,微者则为咳嗽。肺主于气,肺气有余,则喘咳上气,这是邪气壅遏于肺,肺气不得宣发,是为有余之实证,所以咳嗽而又上气。它的临床证候,咳嗽而喘,气往上逆,多涕唾,面目浮肿等肺气上逆之证。

五、久咳嗽上气候(5)

［原文］ 久咳嗽上气者，是肺气虚极，风邪停滞，故其病积月累年。久不瘥，则胸背痛，面肿，甚则唾脓血。

［语译］ 咳嗽上气久久不愈者，是由于肺气极虚，同时又有风邪停滞不散所致，这是“正虚邪恋”，所以其病连年累月，不能痊愈。久久不愈，病情必有变化，可以出现胸背痛，面浮肿，甚至唾脓血等症。

［按语］ 以上两候，均为咳嗽上气，但一为新感，一为久病，一为肺气有余，一为肺气虚极，二者的病程久暂，病情的虚实迥然不同。

六、咳嗽脓血候(6)

［原文］ 咳嗽脓血者，损肺损心故也。肺主气，心主血。肺感于寒，微者则成咳嗽，嗽伤于阳脉[1]，则有血。血与气相随而行，咳嗽极甚，伤血动气，俱乘于肺，肺与津液相搏，蕴结成脓，故咳嗽而脓血也。

［注释］

[1]阳脉：应作“阳络”解。《灵枢》百病始生篇说：“阳络伤则血外溢”。

［语译］ 咳嗽吐脓血的原因，是由于心肺损伤。因为肺主气，心主血。肺受微寒则咳嗽，咳甚则损伤血络，便能吐血。血与气是相依而行的，如咳嗽剧烈，伤血动气，血与气俱乘于肺，肺气受损，则不能输布津液，与邪气相搏结，便蕴酿成脓，所以咳嗽而吐脓血。

七、久咳嗽脓血候(7)

［原文］ 肺感于寒，微者则成咳嗽。咳嗽极甚，伤于经络[1]，血液蕴结，故有脓血。气血俱伤，故连滞积久，其血黯瘀，

与脓相杂而出。

[注释]

[1]经络：在此应作血络理解。

[语译] 肺部感受了轻微的寒邪，便会发生咳嗽。如咳嗽剧烈，损伤血络，邪气与血液相蕴结，所以咳嗽脓血。由于气血俱伤，因而留连积久，便为久咳嗽脓血，其血色变为暗黑瘀滞，同脓痰相杂而出。

八、呷嗽①候(8)

[原文] 呷嗽者，犹是咳嗽也。其胸高痰饮多者，嗽则气动于痰，上搏喉咽之间，痰气相击，随嗽动息，呀②呷有声[1]，谓之呷嗽。其与咳嗽大体虽同，至于投药，则应加消痰破饮之物，以此为异耳。

[校勘]

①呷嗽：《外台》卷九呷咳方作"呷咳"。

②呀：原作"呼"，形近之误，从《外台》改。

[注释]

[1]呀呷有声：此处指痰鸣音。即喉中有痰，随气上下而呀呷作声。

[语译] 呷嗽就是咳嗽之病。因为胸膈间停有很多痰饮，咳嗽之时，肺部上逆之气与痰饮冲激，所以咽喉部发出呀呷的声音。因此名为呷嗽。对于这种病，虽与一般咳嗽大体相同，但在治疗用药上，应有所区别，必须加消痰破饮的药物，才能见效，这是它与一般咳嗽的不同点。

九、暴气咳嗽①候(9)

[原文] 肺主于气，候皮毛。人有运动劳役，其气外泄，腠理则开，因乘风取凉，冷气卒伤于肺，即发成嗽，故为暴气嗽。其状，嗽甚而少涎沫。

［校勘］

①暴气咳嗽：《外台》卷九气嗽方作“气嗽”。

［语译］ 肺主于气，外候皮毛。人在劳动的时候，阳气外泄，腠理开放，此时若乘风取凉，冷气卒然伤害于肺，便会发生咳嗽，这种咳嗽，因卒然而起，所以称为暴气嗽。它的主要症状，是咳嗽较甚，而痰涎很少。

十、咳逆候※（10）

［原文］ 咳逆者，是咳嗽而气逆上也。气为阳，流行腑脏，宣发腠理，而气肺之所主也。咳病由肺虚感微寒所成，寒搏于气，气不得宣，胃逆聚还肺①，肺则胀满，气遂②不下，故为咳逆。其状，咳而胸满气逆③，髆背痛，汗出，尻[1]、阴股、膝、腨④[2]、胻[3]、足皆痛。

［校勘］

①胃逆聚还肺：《普济方》卷一百六十咳逆门作“胃气逆聚上冲肺”。

②遂：正保本作“逆”。

③气逆：此前原有“而”字，从《外台》卷九咳逆及厥逆饮咳方删。

④腨：原作“踹”从《素问》脏气法时论篇改。

［注释］

[1]尻（kāo 考阴）：尾骶部的通称。

[2]腨（chuǎn 揣）：小腿肚，即腓肠肌。

[3]胻（háng 行）：即胫骨。

［语译］ 咳嗽而又气上逆者，称为咳逆。气为阳，流行于腑脏，宣发于腠理，而气又是肺之所主。如肺虚感受微寒，则成咳。寒邪搏于气分，肺气失宣，胃气亦逆聚于肺，肺则胀满，气逆不下，所以发生咳逆。其状，咳而胸满气逆，肩背疼痛，汗出，尾骶部连及大腿、小腿、足部都痛。

十一、久咳逆候(11)

［原文］ 肺感于寒，微者则成咳嗽。久咳嗽者，是肺极虚故也。肺既极虚，气还乘之，故连年积月久不瘥。夫气久逆不下，则变身面皆肿满，表里虚，气往来乘之故也。

［语译］ 肺部感受于轻微的寒邪，便会发生咳嗽。久咳逆候，是由于肺气极虚所致。因为肺气极虚而邪气还乘于肺胃，正虚邪盛，所以连年累月，经久不愈。如咳逆久不愈，气逆水亦逆，肺病又损及脾肾，可以变见身面浮肿，这是表里气虚，而留邪又反复乘虚伤正之故。

［按语］ 本候与上条虽同为咳逆，但前者是新病；后者是久病。新病以胸满身痛为主证；久病伴发身面浮肿。二者的病程久暂，病情虚实，迥然不同。

又本候之“身面皆肿满”，其病机与久咳候“变面浮肿”，久咳嗽上气候的“面肿”相同，都是由于久咳肺虚，通调水道的功能失常，进一步影响脾肾所致。此种浮肿，多属虚肿一类，或者有本虚标实，不能作一般水肿看待。

十二、咳逆上气候(12)

［原文］ 肺虚感微寒而成咳。咳而气还聚于肺，肺则胀，是为咳逆也。邪气与正气相搏，正气不得宣通，但逆上喉咽之间，邪伏则气静，邪动则气奔上，烦闷欲绝，故谓之咳逆上气也。

［语译］ 从略。

十三、久咳逆上气候(13)

［原文］ 肺感于寒，微者则成咳嗽。久咳逆气，虚则邪乘于气逆奔上也。肺气虚极，邪则停心，时动时作，故发则气奔逆乘心，烦闷欲绝，少时乃定，定后复发，连滞经久也。

［语译］ 从略。

［按语］ 咳逆上气与久咳逆上气的特征是“邪伏则气静，邪动则气奔上”，以及“少时乃定，定后复发”这就是指出咳喘有阵发性和反复发作的特点。而且发作时是比较严重的，甚至烦闷欲绝。不过两者在病机上有虚实之分，故一曰“肺则胀”，一曰“肺气虚极”，临床时应加以分析。又咳逆上气与咳嗽上气症似相近，而有区别，主要是有无逆气之分，文中“正气不得宣通，但逆上喉咽之间，邪伏则气静，邪动则气奔上”，正是指出咳逆上气的特点。

十四、咳逆上气呕吐候(14)

［原文］ 五脏皆禀气于肺，肺感微寒则咳嗽也。寒搏于气，气聚还肺，而邪有动息[1]，邪动则气奔逆上，气上则五脏伤动，动于胃气者，则胃气逆而呕吐也。此是肺咳连滞，气动于胃，而呕吐者也。

又如季夏脾王之时，而脾气虚，不能王，有寒气伤之而咳嗽，谓之脾咳。其状，咳则右胁下痛，喑喑[2]引髆背，甚则不可动，动则咳剧①。脾与胃合，脾咳不已则胃受之，其状，咳嗽而呕，呕甚则长虫出是也。

凡诸咳嗽，甚则呕吐，各随证候，知其腑脏也。

［校勘］

①动则咳剧：原作“动咳发”，从本书咳嗽候条文改。

［注释］

［1］动息：此作来去休作解。

［2］喑喑：“喑”，古“阴”字。喑喑即阴阴。

［语译］ 五脏皆受气于肺，肺感微寒而咳嗽。是寒邪伤于气，入侵于肺，而邪气有来去休作，如邪气发动，壅遏于肺，则气往上逆，肺气逆，则五脏之气亦逆，如伤动胃气，则胃气上逆而呕吐，因咳逆呕吐，大都是肺咳久延，气逆动胃所致。

又如季夏是脾土当旺的季节，如脾气虚弱，当旺不旺，就容易被寒气侵袭，发生咳嗽。这种咳嗽，称为脾咳。脾咳的症状，为右胁下疼痛，牵引肩背亦轻微作痛，病重的，甚至影响活动，多动则咳嗽加剧。脾与胃是为表里的，脾咳不愈，就可能影响到胃。胃咳的症状，咳嗽而有呕吐，呕吐严重，可以吐出蛔虫。

总之，凡是咳嗽，咳甚者皆可引起呕吐，但必须从证候上详加分析，究竟是属于哪一个脏腑所引起，然后才能进行恰当的治疗。

［按语］ 本候指出肺咳和脾咳经久不已，都能影响到胃，引起咳嗽呕吐之证，这说明脏腑之间有着相互影响的密切关系。同时还指出“凡诸咳嗽甚则呕吐，各随证候，知其腑脏”，这更突出了辨证论治的精神。

十五、咳逆短气候(15)

［原文］ 肺虚为微寒所伤则咳嗽，嗽则气还于肺间则肺胀，肺胀则气逆。而肺本虚，气为不足，复为邪所乘，壅否不能宣畅，故咳逆短①气也。

［校勘］

①短：此下原有“乏”字，据上下文义及标题删。

［语译］ 从略。

淋病诸候　凡八论

［提要］ 本篇论述淋病的病源及其分类。第一条诸淋候相当于总论，以下分别论述石淋、气淋、膏淋、劳淋、热淋、血淋以及寒淋的症状和特点。

一、诸淋候※(1)

［原文］ 诸淋者，由肾虚而膀胱热故也。膀胱与肾为表里，俱主水。水入小肠，下于胞，行于阴为溲便也。肾气通于阴，阴，水①液下流之道也。若饮食不节，喜怒不时，虚实不调，则腑脏

不和，致肾虚而膀胱热也。膀胱津液之府，热则津液内溢，而流于睾[1]，水道不通，水不上不下，停积于胞。肾虚则小便数，膀胱热则水下涩，数而且涩，则淋沥不宣[2]，故谓之为淋。其状，小便出少起数[3]，小腹弦急，痛引于齐[4]。

又有石淋、劳淋、血淋、气淋、膏淋。诸淋形证，各随名具说于后章，而以一方治之者，故谓之诸淋也。

［校勘］

①水：原作“津”，从本书卷四十九诸淋候改。

［注释］

［1］睾(zé 择)：通“泽”。聚水的洼地叫睾。

［2］淋沥不宣：即小便点滴淋沥不畅。

［3］起数(shuò 朔)：即尿频。

［4］齐：通“脐”。

［语译］　淋病的原因，是由于肾虚而膀胱有热。肾与膀胱相为表里，都主水液的通调。水液流经小肠，通过肾脏的气化作用，下输于尿胞，然后经尿道排泄而为小便。肾又开窍于前阴，前阴为水液下流的通道。如果由于饮食的失常或精神的刺激，以致虚实失调，腑脏不和，肾虚而膀胱热，膀胱为津液之府，热则津液内溢而下流于睾，由于气化失常，水道不通，上不能输送入血脉，下不能由前阴而排出，贮积于尿胞。肾虚则小便次数增多，膀胱热则小便不畅，而尿频数，解又淋沥不畅，所以称为淋病。淋病的症状，小便解出少而次数频频，小腹拘急，其痛引及脐部。

淋病由于病因、证候，以及小便情况的不同，尚有石淋、劳淋、血淋、气淋、膏淋等区分，在以下各候分别论述。但都可以在一个治疗大法下处理，所以又称之为诸淋。

二、石淋候※(2)

［原文］　石淋者，淋而出石也。肾主水，水结则化为石，故肾客沙石[1]。肾虚为热所乘，热则成淋。其病之状，小便则茎里

痛，尿不能卒出，痛引少腹，膀胱里急，沙石从小便道出，甚者塞痛令闷绝。

[注释]

[1]肾客沙石：指砂石寄于肾脏。“客”，寄。

[语译] 石淋，是指小便淋痛而排出砂石。由于肾主水液，水液中的某些物质凝结而形成结石，因而有砂石寄于肾脏。由于肾虚为热所乘，热则小便淋沥不畅而成淋。石淋的症状，小便时尿道疼痛，或小便不能卒然排出，而且痛引少腹，膀胱拘急不舒，有时砂石从小便排出，严重的病人，可能因结石梗阻，引起剧烈疼痛，使人闷乱欲绝。

三、气淋候※(3)

[原文] 气淋者，肾虚膀胱热，气胀所为也。膀胱与①肾为表里，膀胱热，热气流入于胞，热则生实，令胞内气胀则小腹满，肾虚不能制其小便，故成淋。其状，膀胱小腹②皆满，尿涩常有余沥是也。亦曰气癃[1]。诊其少阴脉数者，男子则气淋。

[校勘]

①与：此前原有“合”字，从《外台》卷二十七气淋方删。

②腹：原作“便”，从本书卷四十九气淋候改。

[注释]

[1]气癃（lóng 龙）：病名。即气淋。“癃”，小便不畅，《素问》宣明五气篇：“膀胱不利为癃”。

[语译] 气淋，是由肾气不足，膀胱有热，胞内气胀所致。膀胱与肾相为表里，膀胱有热，热气流入于尿胞，热则生实，使胞内气胀，而小腹满，肾虚不能制约小便则成淋。其临床症状，膀胱小腹部位皆胀满，小便涩滞，尿后常有余沥不净。此病亦称为“气癃”。诊其少阴部脉数者，在男子每多反映气淋之证。

[按语] 本候所论，是气淋的实证，亦有病久不愈，证见少腹坠胀急痛，排尿困难，尿有余沥，脉弱无力，属于脾、肾气虚者。

四、膏淋候(4)

[原文] 膏淋者,淋而有肥,状似膏,故谓之膏淋。亦曰肉淋。此肾虚不能制于肥液,故与小便俱出也。

[语译] 膏淋,是指尿液肥稠而浊,状如脂膏,有时成块成团,所以称为膏淋。亦称"肉淋"。这种病情,大都由于肾虚不能制约肥液,所以同小便一起排出。

[按语] 膏淋,包括现代医学的乳糜尿,其主要症状,为小便尿出如脂膏,或混浊如米泔,甚至成块成团,尿出不畅。尿道热涩而痛的,多属实证;不热不痛的,多属虚证。实证多由湿热下注,虚证多由肾虚不能制约脂液所致。

五、劳淋候(5)

[原文] 劳淋者,谓劳伤肾气而生热成淋也。肾气通于阴。其状,尿留茎内,数起[1]不出,引小腹痛,小便不利,劳倦即发也。

[注释]

[1]数(shuò 朔)起:即指尿频。

[语译] 劳淋,是指劳伤肾气,肾虚生热而成淋。肾气下通于前阴。其临床症状是,小便留滞于尿道,尿频又解不出,引及小腹痛,小便不爽利,此症每在劳倦之后发作。

六、热淋候(6)

[原文] 热淋者,三焦有热,气搏于肾,流入于胞而成淋也。其状,小便赤涩。亦有宿病淋,今得热而发者,其热甚则变尿血;亦有小便后如似小豆[1]羹汁状者,蓄作有时也。

[注释]

[1]小豆:作赤小豆理解。

[语译] 热淋,是由于三焦有热,热气搏结于肾,流入尿胞所致。其临床症状是,小便色红而不畅。亦有旧患淋病,现在又

得热邪而复发的。如热淋热甚，热迫于血，就会变成尿血；也有在小便末段变混浊，呈暗赤色，形如赤小豆羹汁，而时作时止，反复发作的。

七、血淋候(7)

［原文］ 血淋者，是热淋之甚者则尿血，谓之血淋。心主血，血之行身，通遍经络，循环腑脏。其热[①]甚者，则散失其常经，溢渗入胞，而成血淋也。

［校勘］

①其热：原作“劳”，从本书卷四十九血淋候改。

［语译］ 血淋，即热淋之热甚而变尿血之症，因为小便淋沥又尿血，所以称为血淋。血液在正常情况下，是通行周身经络，循环腑脏。假如邪热太甚，逼迫血液，则血不循经，散溢于血脉之外，渗入尿胞，便形成血淋。

八、寒淋[①]候(8)

［原文］ 寒淋者[②]其病状，先寒战然后尿是也。由肾气虚弱，下焦受于冷气，入胞与正气交争，寒气胜则战寒[③]而成淋，正气胜则[④]战寒解，故得小便也。

［校勘］

①寒淋：《圣惠方》卷五十八治冷淋诸方作“冷淋”。

②寒淋者：此后《圣惠方》有“由腑脏虚冷”五字。

③战寒：《圣惠方》作“寒颤”。

④则：原无，从《圣惠方》补。

［语译］ 寒淋，其临床症状是，小便之前先发生寒战。此由肾气虚弱，下焦感受寒冷，冷气入胞，与正气交争，邪正相搏而成淋。寒邪盛，则小便之前先发作寒战，正气胜则寒战解除，小便通利。

小便病诸候　凡八论

［提要］　本篇论述小便诸病。小便病的病源，属肾与膀胱，或为虚寒，或为有热等所致。病证有小便利多，小便数，小便不禁，小便不通，小便难，遗尿，尿床及转胞等候。

一、小便利多候(1)

［原文］　小便利多者，由膀胱虚寒，胞滑故也。肾为脏，膀胱肾之腑也，其为表里俱主水。肾气下通于阴，腑既虚寒，不能温其脏，故小便白而多。其至夜尿偏甚者，则内阴气生是也。

［语译］　小便利多，是由于膀胱虚寒，尿胞虚滑，不能制约小便所致。肾为脏，膀胱为腑，二者相为表里，俱主水液。肾气下通于前阴，如果膀胱虚寒，不能温养其脏，则失于制约，所以小便色白而次量增多。至如夜间尿次偏多，则是由于夜间阴气盛阳气衰的缘故。

二、小便数候※(2)

［原文］　小便数者，膀胱与肾俱虚，而有客热乘之故也。肾与膀胱为表里，俱主水，肾气下通于阴，此二经既虚，致受于客热，虚则不能制水，故令数。小便热则水行涩，涩则小便不快，故令数起也。

诊其趺阳脉数，胃中热①即消谷引食，大便必鞕，小便即数。

［校勘］

①胃中热：《金匮》第十三作“胃中有热”。

［语译］　小便频数，是由于膀胱与肾俱虚，同时有客热乘之所致。肾与膀胱相为表里，俱主水液，肾气又下通于前阴，如这二经虚弱，易致遭受客热，肾虚不能控制水液，所以小便频数。热客于胞，则水行艰涩，涩则小便不爽利，因而形成小便频数。

诊其趺阳脉数，这是胃中有热，故能消谷多食，但大便必坚硬，由于热迫津液，所以亦能出现小便频数之证。

三、小便不禁候(3)

［原文］ 小便不禁者，肾气虚，下焦受冷也。肾主水，其气下通于阴。肾虚下焦冷，不能温制其水液，故小便不禁也。

尺脉实，小腹牢①痛，小便不禁。尺中虚，小便不禁。肾病小便不禁，脉当沉滑，而反浮大，其色当黑反黄，此土之克水，为逆不治。

［校勘］

①牢：《脉经》卷二第三无此字。

［语译］ 小便不禁，是由于肾气虚，下焦受冷所致。因为肾主水，其气下通于前阴，肾虚而下焦寒冷，不能温养肾气制约水液，所以小便不禁。

诊其脉，尺脉实，小腹坚痛者，这是下焦寒盛，能致小便不禁；反之，尺脉虚者，为阳气衰微，亦致小便不禁。如肾病而小便不禁，脉当沉滑，今反浮大，面色当黑反黄，这是土克水之象，其病为逆，预后不良。

［按语］ 小便不禁脉象，原书错简在遗尿候下，今移于此。

四、小便不通候(4)

［原文］ 小便不通，由膀胱与肾俱有热故也。肾主水，膀胱为津液之腑，此二经为表里，而水行于小肠，入胞者为小便。肾与膀胱既热，热入于胞，热气太①盛，故结涩令小便不通，小腹胀满气急。甚者，水气上逆，令心急腹满，乃至于死。

诊其脉，紧而滑直者，不得小便也。

［校勘］

①太：原作“大”，从元本改。

［语译］ 小便不通，是由于膀胱与肾俱有热所致。肾主水

液，膀胱为津液之腑，二经相为表里，而水行于小肠，入于尿胞者，则为小便。肾与膀胱有热，热气流入于尿胞，胞热太盛，热则气化不行而水闭涩，小便因而不通，出现小腹胀满、气急等症。如尿闭时间较长，而病情严重者，水气不得下行，必然反从上逆，使人心急腹满，乃至有生命危险。

诊其脉，紧而滑直者，往往反映不得小便的病情。

五、小便难候(5)

［原文］ 小便难者，此是肾与膀胱热故也。此二经为表里，俱主水，水行于小肠，入胞为小便。热气在于脏腑，水气则涩，其热势极微，故但小便难也。

诊其尺脉浮，小便难。尺脉濡，小便难。尺脉缓，小便难，有余沥也。

［语译］ 从略。

［按语］ 小便难候，似属小便不通的轻症，两者病机相同，都是肾与膀胱有热，但一者“热气太盛”，一者“热势极微”，所以前者为小便不通，而后者为小便难。

在脉诊中，指出了尺中浮脉、濡脉、缓脉都可见到小便难，但其脉均见于尺部，反映了肾与膀胱的病变。

又本书卷四虚劳亦有小便难候，病理变化与此略同，但一虚一实，可以比较分析。

六、遗尿候※(6)

［原文］ 遗尿者，此由膀胱虚冷，不能约于水故也。膀胱为足太阳，肾为足少阴，二经为表里。肾主水，肾气下通于阴。小便者，水液之余也。膀胱为津液之腑，腑既虚冷，阳气衰弱，不能约于水，故令遗尿也。

诊其脉来，过寸口，入鱼际，遗尿。肝脉微滑，遗尿。左手关上脉沉为阴，阴绝者，无肝脉也，苦遗尿。

［语译］ 从略。

［按语］ 遗尿的病理由于膀胱虚冷，不能制约于水。但“小便者，水液之余也”，《病源》有其独到的见解，如卷十五膀胱病候云：“五谷五味之津液悉归于膀胱，气化分入血脉，以成骨髓也；而津液之余者，入胞则为小便”，这就是小便形成的具体说明。

七、尿床候(7)

［原文］ 夫人有于眠睡不觉尿出者，是其禀质阴气偏盛，阳气偏虚者，则膀胱肾气俱冷，不能温制于水，则小便多，或不禁而遗尿。膀胱足太阳也，为肾之腑，肾为足少阴，为脏，与膀胱合，俱主水。凡人之阴阳，日入而阳气尽，则阴受气，至夜半阴阳大会，气交则卧睡。小便者，水液之余也。从膀胱入于胞为小便，夜卧则阳气衰伏，不能制于阴，所以阴气独发，水下不禁，故于眠睡而不觉尿出也。

［语译］ 在睡眠中尿出而不自觉的，称尿床。这种病多由于某人体质偏于阴盛，阳气虚弱，因而导致肾与膀胱虚寒，不能温养肾气，固摄水液，所以小便多或小便不禁而遗尿。膀胱属足太阳，为肾之腑，肾属足少阴，为脏，与膀胱表里相合，俱主水液。人体卫气的运行规律，白天从足太阳膀胱经开始，夜半行于足少阴肾经，阴阳交会，就能睡眠，这是正常现象。如果阳气虚衰，不能制约阴气，阴气就会独盛，水液失于固摄，因而发生尿床。

［按语］ 遗尿和尿床二候，本书与《外台》、《千金》均分别论述，并列举治法和附方。但现今遗尿和尿床不分。此病多见于儿童。大都由于肾气不足，膀胱之气不固所致，属于虚证。

八、胞转候(8)

［原文］ 胞转者，由是胞屈辟[1]，小便不通，名为胞转。其病状，脐下急痛，小便不通是也。此病或由小便应下，便强忍之，

或为寒热所迫，此二者俱令水气还上，气迫于胞，使胞屈辟不得充张，外水应入不得入，内溲应出不得出，外内相壅塞，故令不通。此病至四五日，乃有致死者。

饱食[①]讫，应小便而忍之，或饱食讫而走马，或小便急因疾走，或忍尿入房，亦皆令胞转，或胞落并致死。

［校勘］

①食：此后原重"食"字，从《外台》卷二十七胞转方删。

［注释］

［1］胞屈辟：指尿胞屈曲折迭，不能正常舒张。"辟"通"襞"，折迭。

［语译］ 胞转证候，是由于尿胞屈曲折迭，小便不能通利，所以名为胞转。它的主证，是脐下胀急作痛，小便不通。此病的形成原因，有由于小便应解而强忍不解，亦有或寒或热逼迫于胞所致的。因为这些原因，都能使水气逆行，邪气逼迫于胞，使尿胞屈曲折迭，不能如常充盈扩张，以致外水应入不得入，溲便应出不得出，内外之气阻塞，所以小便不通。这种小便不通，延四五日不愈，有生命危险。

又如饱食之后，应小便而强忍，或饱食之后便跨马疾走，或者小便急时快跑，或者忍尿入房等等，都可引起胞转，甚者导致死亡。

［按语］ 胞转又名转胞，是指以脐下急痛为主症的小便不通。本候所论原因，多由强忍小便，或为寒热之气所迫，水气上逆，气迫膀胱，使膀胱屈折不舒所致。治宜滑利疏导。若孕妇中气虚弱，胎元下坠所致者，宜补中益气方法。

大便病诸候　凡五论

［提要］ 本候是论述大便难、大便不通和大便失禁，并论及关格、大小便不通以及大小便难等候。

其中大便失禁仅论及大肠与肛门之虚寒，关格病亦仅指大小便不通。

一、大便难候※（1）

［原文］　大便难者，由五脏不调，阴阳偏有虚实①，谓三焦不和，则冷热并结故也。胃为水谷之海，水谷之精，化为荣卫，其糟粕行之于大肠以出也。五脏三焦既不调和，冷热壅塞②，结在肠胃之间，其肠胃本实，而又为冷热之气所并③，结聚不宣，故令大便难也。

又云，邪在肾，亦令大便难。所以尔者，肾脏受邪，虚而不能制小便，则小便利，津液枯燥，肠胃干涩，故大便难。

又渴利之家[1]，大便亦难，所以尔者，为津液枯竭，致令肠胃干燥。

诊其左手寸口人迎以前脉，手少阴经也。脉沉为阴，阴实者，病苦闭，大便不利，腹满四支重，身热，苦④胃胀。右手关上脉阴实者，脾实也。苦肠中伏伏[2]如牢状，大便难。脉紧而滑直，大便亦难。趺阳脉微弦，法当腹满，不满者，必大便难而脚痛⑤，此虚寒从上向下⑥也。

［校勘］

①虚实：此前《外台》卷二十七大便难方有“冷热”二字。

②塞：原作“涩”，从《外台》改。

③并：原无，从《外台》补。

④苦：原作“若”，从《脉经》卷二第二改。

⑤脚痛：《金匮要略》第十作“两胠疼痛”。

⑥从上向下：《金匮要略》、《外台》均作“从下而上”。

［注释］

［1］渴利之家：指患渴利的病人。“渴利”，是消渴的一种证候，为随饮而即小便。参阅卷五渴利候。

［2］伏伏：《脉经》卷二第一胃实苦肠中伏伏注，一作“愊愊”。

盖伏伏与愊愊同义，是郁闷不舒的形容词。

［语译］ 大便困难的原因，是由于五脏不能和调，阴阳虚实有所偏胜，导致三焦气化不行，冷热搏结所致。胃是水谷之海，饮食入胃以后，经过气化作用，把精微变化为营卫，糟粕则由大肠排出于体外。假使五脏三焦不能和调，冷与热壅滞于肠胃之间，特别是肠胃平素偏实之人，加上冷热之气相并，致结聚而不能宣散，使传导功能失常，所以发生大便困难。

又如邪气在肾，也可形成大便困难。其原因是肾脏受邪，肾虚不能制约小便，而使小便过多，以致津液枯燥，肠胃干涩，所以大便困难。

又如患渴利的病人，同样可以形成大便困难。这是因为渴利使津液耗损，肠胃干燥所致。

诊其脉，左手寸口人迎以前脉，属于手少阴心经，如寸口脉沉取有力的，为心火热实，患者多表现大便不通，腹部胀满，四肢沉重，身体发热，或苦胃部胀满。右手关脉属脾，如脉沉取有力，为脾有实邪，病人多感觉腹部郁闷不舒，有坚硬粪块，而大便困难。紧脉主寒，滑直主有实积，如关上脉呈现紧滑有力的，亦主大便困难。趺阳脉微弦，是脾胃虚寒现象，脾胃虚寒则运化功能失常，因而发生腹满，如果腹部并不胀满，大便困难而两脚疼痛的，这是虚寒从上向下所致。

［按语］ 这里指出大便难的三种病情，一是肠胃本实，又因冷热之气所并，一是下焦肾虚，一是渴利病人，这些在临床上是比较多见的。但脉紧而滑直大便难，是否寒实便秘，有待考证。

二、大便不通候(2)

［原文］ 大便不通者，由三焦五脏不和，冷热之气不调，热气偏入肠胃，津液竭燥、故令糟粕否结，壅塞不通也。

［语译］ 从略。

三、大便失禁[1]候(3)

[原文] 大便失禁者，由大肠与肛门虚冷滑故也。肛门，大肠之候也，俱主行①糟粕，既虚弱冷滑，气不能温制，故使失禁。

[校勘]

①行：原无，从《外台》卷二十七大便失禁方补。

[注释]

[1]大便失禁：即指大便不能控制而自行排出。

[语译] 大便失禁，是由于大肠和肛门虚弱冷滑所致。肛门，为大肠之外候，二者俱主通行糟粕，如其大肠、肛门虚弱冷滑，则其气失于温化制约，所以大便失禁。

[按语] 大便失禁，由于大肠与肛门虚弱冷滑所致，但是，腑病虚寒，每每责之于脏，多与脾肾有关，尤其是肾，肾司二阴，肾为胃关，所以都应加以考虑。

四、关格大小便不通候(4)

[原文] 关格者，大小便不通也。大便不通，谓之内关，小便不通，谓之外格，二便俱不通，为关格也。由阴阳气不和，荣卫不通故也。阴气大①盛，阳气不得荣之，曰内②关。阳气大①盛，阴气不得荣之，曰外③格。阴阳俱盛，不得相荣，曰关格。关格则阴阳气否结，腹④内胀满，气不行于大小肠，故关格而大小便不通也。

又风邪在三焦，三焦约[1]者，则小肠⑤痛内闭，大小便不通，日不得前后而手足寒者，为三阴俱逆，三日死也。

诊其脉来浮牢且滑直者，不得大小便也。

[校勘]

①大：《灵枢》脉度篇作“太”。

②内：《灵枢》无此字。

③外：《灵枢》无此字。

④腹:此前原有“于”字,从《外台》卷二十七大便失禁并关格大小便不通方删。

⑤肠:《圣惠方》卷五十八治关格大小便不通诸方作“腹”。

[注释]

[1]三焦约:大小便皆不通利,称三焦约。“约”,约束。

[语译] 关格,是大小便不通的证候。大便不通的,称之为内关,小便不通的,称之为外格,大小便皆不通的,称为关格。其原因是由于阴阳二气不能和调,营卫的运行不通畅。关格的病机:如阴气太盛,阳气不得营行,叫内关,阳气太盛,阴气不能营行叫外格,阴阳二气皆盛,相互搏结而不能营行,叫关格。由于阴阳之气痞塞不行,导致腹部胀满,气化不能通行于大小肠,所以大小便皆闭塞不通。

又如三焦被风邪所侵,则上、中、下焦的气化功能失常,亦能引起气机不通,而使小腹痛闭,大小便不通。如果一日不得大小便,并出现手足寒冷的,就象征着三阴经气皆厥逆,不过三日,就有死亡的危险。

诊其脉,如脉来浮牢而兼有滑直形状的,即主大小便不通。

[按语] 这里的关格,是指大小便不通而言。关格还有一种含义,关是关闭,格是格拒。下见二便不通为关,上见吐逆不纳为格。

五、大小便难候(5)

[原文] 大小便难者,由冷热不调,大小肠有游气[1],游气在于肠间,搏于糟粕,溲便不通流,故大小便难也。

诊其尺脉滑而浮大,此为阳干于阴,其人苦小腹痛满,不能尿,尿即阴中痛,大便亦然。

[注释]

[1]游气:游动之气,亦可作“游风”理解,即游走的风气。

［语译］ 大小便难的原因，是由于寒热不调，大小肠间有游动之气，和糟粕相搏结，因而影响大小便的流通。所以出现大小便难的证候。

诊其脉，尺部脉象滑而浮大的，这是由于阳气偏胜，阴气不足所致。患者每苦少腹部胀痛，小便困难，而且在小便时尿道作痛，大便时也是如此。

卷十五

五脏六腑病诸候　凡十二论

［提要］　本篇论述五脏病候和六腑病候。其中五脏病候从脏象、虚实病、病情间甚死生，以及脉象等系统地加以论述；六腑病则较简略。最后的五脏横病候，指出正经自病与外邪所伤不同，是提示辨证分类的一个要领。

又，卷末原有脾胀病候，疑为错简，故移置卷二十一脾胃病诸候中。因此原书十三论，现为十二论。

一、肝病候※(1)

［原文］　肝象[1]木，王于春。其脉弦，其神魂[2]，其候目[3]，其华在爪，其充在筋，其声呼，其臭臊[4]，其味酸，其液泣[5]，其色青，其藏血。足厥阴其经也，与胆合；胆①为腑而主表，肝为脏而主里。

［校勘］

①胆：原无，从正保本补。

［注释］

[1]象：象征。

[2]其神魂：古人认为人的各种精神活动，来自五脏，即所谓"五脏所藏"的神。肝所藏为魂，故云"其神魂"。详见《素问》宣明五气篇。

[3]其候目：肝开窍于目，肝病可反映于目，故察目可以了解

肝病。“候”，征候；反映变化的迹象。

[4]其臭臊(xiù sāo 秀骚)：肝主五臭中的臊气。“臭”，气味。“臊”，腥臊；骚气。

[5]其液泣：五脏化生五液，肝所化为泪。“泣”，眼泪。详见《难经》三十四难。

[语译] 肝比象于五行之木，当旺于春季。其主脉是弦脉，在五脏神中主藏魂，在五窍外候于目，其荣华在瓜，其充养在筋，在五声主呼，五臭主臊气，五味主酸，五液主泪，五色主青，并有贮藏和调节血液的功能。足厥阴是肝经，与足少阳胆经合为表里；胆属腑为表，肝属脏为里。

[按语] 本节为肝的脏象和经络，是从五脏、五脉、五神、五体、五声五行规律叙述的，并及其脏腑表里经络的关系。以下心、脾、肺、肾诸脏，行文规律相同，内容可以类推。

[原文] 肝气盛，为血有余，则病目赤，两胁下痛引小腹，善怒；气逆则头眩①耳聋不聪[1]，颊肿，是肝气之实也，则宜泻之。肝气不足，则病目不明，两胁拘急，筋挛，不得太息，爪甲枯，面青，善[2]悲②恐，如人将捕之，是肝气之虚也，则宜补之。

[校勘]

①眩：《素问》脏气法时论作“痛”。

②悲：《素问》无此字。

[注释]

[1]聪：听觉灵敏。

[2]善：多；容易。

[语译] 肝气过盛，为血有余，其病为目赤，两胁下痛，牵引少腹痛，容易忿怒；肝气上逆见头眩，耳聋，颊肿，这是由于肝气之实所致，宜用泻法治疗。肝气不足，则视物不明，两胁拘急，筋脉拘挛，不能叹息，爪甲枯悴，面色泛青；胆气虚怯，易于悲恐，如有人追捕，这些病症，都是由于肝气之虚所致，宜用补法治疗。

[按语] 本节叙述肝病的实证虚证，并提出了治疗原则。

在五脏病候中都有实证虚证，其病理变化，可从本脏功能的太过不及，经络的循行路径和脏腑表里关系等方面去探求。因此，以下心、肺、脾、肾四脏的论证规律，与此略同。

[原文] 于四时，病在肝，愈于夏[1]；夏不愈，甚于秋[2]；秋不死，持①于冬[3]；起于春[4]。于日，愈在丙丁；丙丁不愈，加于庚辛；庚辛不死②，持①于壬癸；起于甲乙[5]。于时，平旦慧[6]，下晡[7]甚，夜半静。禁当风。

[校勘]

①持：原作“待”，从元刻本改。以下心、脾、肺、肾病候同。

②不死：《甲乙经》卷六第十作“不加”。以下心、脾、肺、肾病候同。

[注释]

[1]愈于夏：按五行生克关系，五脏病变，至其所生之气当令时，由于母得子助，其病当愈，即《素问》脏气法时论所说“至其所生而愈”。肝病到了夏季，得心火之助以克金而病愈，所以说“愈于夏”。其它各脏病候均按此类推。

[2]甚于秋：五脏病变，至其所不胜之气当令时，其病加重，即《素问》脏气法时论所说“至其所不胜而甚”。金能克木，故肝病至秋而益甚，所以说：“甚于秋”。

[3]持于冬：五脏病变，至其所从生之气当令时，由于子得母扶，其病就能维持下去，即《素问》脏气法时论所说“至于所生而持”。水能生木，故肝病至冬而相持，所以说“持于冬”。

[4]起于春：五脏病变，逢到本气当令之时，其病可有起色，即《素问》脏气法时论所说“自得其位而起”。肝病到春季木旺之令而有起色，所以说“起于春”。

[5]愈在丙丁……起于甲乙：日干甲乙、丙丁、戊己、庚辛、壬癸，于五行分属木、火、土、金、水。按五行生克关系，而有病甚、病持、病起、病愈之说，其理与上文“四时”同。

[6]平旦慧：“平旦”，犹平明，天亮的时候。“慧”，清爽之意，

此处作“病情好转”解。

[7]下晡：下午傍晚时。

[语译] 五脏之病，由于四时五行生克顺逆的影响，病情亦有轻有重，甚至与死生相关。以四时而论，则肝病应愈于夏；夏季不愈，至秋必然加重；秋季病虽加重，并没有死，至冬能维持下去；至春病情就能有起色。再以日干推论，亦同以上规律。即肝病在丙丁日应愈；丙丁日不愈，到庚辛日就会加重；庚辛日不死，到壬癸日能维持下去；到甲乙日病情就能有起色。再以一昼夜时间而论，病情变化亦相类似。早晨病情好转，傍晚时病情加重，半夜时病人安静。肝病应当禁忌受风，因风能伤肝之故。

[按语] 以下心、脾、肺、肾的病情间甚死生，规律与此节相同，可以类推。

[原文] 肝部[1]，左手关上是也。平肝脉[2]来，绰绰[3]如按琴瑟之弦；如揭长竿①[4]。春以胃气[5]为本。春肝木王，其脉弦细而长，是平脉也。反得微②涩而短者，是肺之乘肝，金之克木，大逆，十死不治；反得浮大而洪③者，是心乘肝，子之乘④母，虽病当愈；反得沉濡滑者，是肾乘肝，母之归子，虽病当愈。反得大而缓者，是脾之乘肝，为土之凌木，土之畏木，虽病不死。病⑤肝脉来，盛⑥实而滑，如循长竿[6]，曰肝病⑦。死肝⑧脉来，急益劲，如新张弓弦，曰肝死。真肝脉至，中外急，如循刀刃赜赜⑨然[7]，如新张弓⑩弦。色青白不泽，毛折[8]，乃死。

[校勘]

①如揭长竿：《太素》卷十五五脏脉诊同，《素问》平人气象论此后有“末梢”二字。

②微：《脉经》卷三第一作“浮”。

③浮大而洪：《脉经》作“洪大而数”。

④乘：《脉经》作“扶”。

⑤病：原无，从《太素》补。

⑥盛：《素问》、《太素》作“盈”。

⑦肝病:原作“平”,从《素问》、《太素》改。

⑧死肝:原作“肝病”,从《素问》、《太素》改。

⑨賾賾:《素问》玉机真脏论作“责责”,《太素》卷十四真脏脉形作“清清”。

⑩新张弓:《素问》作“按琴瑟”。《脉经》同。

[注释]

[1]肝部:指左手关上脉,为诊候肝脉的部位。

[2]平肝脉:脉有胃气称平脉,脉无胃气称真脏脉。《素问》、《太素》论脉,分平脉、病脉、死脉、真脏脉四类。这里论肝脉,所以称平肝脉、病肝脉、死肝脉、真肝脉。

[3]绰(chuò 龊)绰:宽裕舒缓的意思。

[4]如揭长竿:形容脉象长而软。“揭”,高举。

[5]胃气:谓脉来带有从容和缓之象,是为有胃气。

[6]如循长竿:形容脉象长而不耎。“循”,抚摩。

[7]賾(zé 责)賾然:这里借以形容弦急无胃的脉象。

[8]毛折:皮毛枯折。

[语译] 肝脉的部位在左手关上。平肝脉来,如琴瑟之弦,有宽裕舒缓的感觉,或者长耎如举长竿,这是有胃气的肝脉。春季是肝木当旺,其脉来弦细而长,是为平脉。假使反见微涩而短,这是肺乘于肝,为金克木,是最坏的现象,预后不好;假使反见浮大而洪,这是心乘于肝,心为肝子,子能扶母,肝虽有病,能得子助,预后较好;假使反见沉濡而滑,这是肾乘于肝,肾为肝之母,母能荫子,预后亦较好;假使反见大而缓者,这是脾乘于肝,脾土凌肝木,但木是克土的,所以亦能向愈。病肝脉来,盛实而滑,长而不耎,如抚长竿,这是肝病的脉象。死肝脉来,按之弦劲,如新张的弓弦,这是肝病死证的脉象。肝真脏脉,按之中外俱急,几如抚循刀刃,弦急而无胃气,或者像按新张的弓弦。如兼见面色青白而无光泽,皮毛枯折的,说明胃气已败,属于死证。

［按语］ 本候有关五行生克规律说明脉象的变化，以下诸候类同。

二、心病候※(2)

［原文］ 心象火，王于夏。其脉如钩[1]而洪大，其候舌，其声言①，其臭焦[2]，其味苦，其液汗，其养血，其色赤而藏神。手少阴其经也，与小肠合；小肠为腑而主表，心为脏而主里。

［校勘］

①言：《素问》阴阳应象大论作“笑”。

［注释］

[1]钩：脉气来盛去衰，称为钩。

[2]焦：火焦气。

［语译］ 从略。

［原文］ 心气盛，为神有余，则病胸内痛，胁支满，胁下痛，膺[1]背髆腋①间痛，两臂内痛，喜笑不休，是心气之实也，则宜泻之。心气不足，则胸腹大，胁下与腰背相引痛，惊悸恍惚，少颜色，舌本强，善忧悲，是为心气之虚也，则宜补之。

［校勘］

①髆腋：《素问》脏气法时论作“肩甲”。

［注释］

[1]膺：胸。

［语译］ 心气过盛，为神有余，其病为胸痛，两胁支撑满闷，胁下疼痛，胸前背后臂髆腋下疼痛，两臂内侧痛，喜笑不止，这是由于心气实所致，宜用泻法治疗。心气不足，则见胸腹胀大，胁下与腰背牵引作痛，惊悸恍惚，颜色不泽，舌本强硬，善忧善悲，这是由于心气之虚所致，宜用补法治疗。

［原文］ 于四时，病在心，愈于长夏；长夏不愈，甚于冬；冬不死，持于春；起于夏。于日，愈在戊己；戊己不愈，加于壬癸；壬癸不死，持于甲乙；起于①丙丁。于时，日中慧，夜半甚，平旦静。

禁温衣热食②[1]。

[校勘]

①于:原无,从《素问》脏气法时论补。

②温衣热食:《素问》作"温食热衣"。

[注释]

[1]禁温衣热食:温衣热食都能助火伤心,所以禁忌。

[语译] 从略。

[原文] 心部,在左手寸口是也。平心①脉来,累累如连珠,如循琅玕[1],曰心平②。夏以胃气为本。夏心火王,其脉浮洪大而散,名曰平脉也。反得沉濡滑者,肾之乘心,水之克火,为大逆,十死不治;反得弦细③而长,是肝乘心,母归子,虽病当愈;反得大而缓,是脾乘心,子之乘④母,虽病当愈;反得微⑤涩而短,是肺之乘心,金之凌火,为微邪[2],虽病不死。病心脉来,喘喘连属[3],其中微曲,曰心病。死心脉来⑥,前曲后倨[4],如操带钩,曰心死。真心脉至,牢⑦而搏,如循薏苡累累然[5],其色赤黑不泽,毛折,乃死。

[校勘]

①平心:原作"寸口",从《素问》平人气象论改。《太素》卷十五五脏脉诊亦作"平心"。

②心平:原作"平心"从《素问》、《太素》改。

③细:原无,从《脉经》卷三第二补。

④乘:《脉经》作"扶"。

⑤微:《脉经》作"浮"。

⑥来:原无,从《素问》、《太素》补。

⑦牢:《素问》作"坚"。

[注释]

[1]累累如连珠,如循琅玕(láng gān 郎干):形容脉来按之似成串的珠子,又如玉石,有圆滑之感。"累累",联贯成串貌。"琅玕",似珠玉的美石。

[2]微邪:《难经》五十难:“从所不胜来者为贼邪,从所胜来者为微邪,自病者为正邪。”

[3]喘喘连属:此处形容脉来如喘气急促的样子。

[4]前曲后倨:是形容但钩无胃的脉象。前曲,谓轻取则坚强而不柔。后倨,谓重取则实牢而不动。“倨”,《素问》作“居”。

[5]如循薏苡累累然:形容脉象短实而坚。薏苡在植株上成串,故曰“累累然”。

[语译] 从略。

三、脾病候※(3)

[原文] 脾象土,王于长夏[1]。其脉缓,其候口,其声歌,其臭香,其味甘,其液涎,其养形①肉,其色黄而藏意。足太阴其经也,与胃合;胃为腑主表,脾为脏主里。

[校勘]

①形:《脉经》卷三第三无此字。

[注释]

[1]长夏:农历六月称为长夏。

[语译] 从略。

[原文] 脾气盛,为形有余,则病腹胀,溲不利,身重苦饥,足痿不收,胻善瘈[1],脚下痛,是为脾气之实也,则宜泻之。脾气不足,则四支不用,后泄,食不化,呕逆,腹胀肠鸣,是为脾气之虚也,则宜补之。

[注释]

[1]胻善瘈(chì 翅):脚胫时常抽掣。“瘈”,通“瘛”。

[语译] 脾气过盛,为形肉有余,其病为腹胀,小便不利,身体困重,常有饥饿感,两足痿软无力,脚胫时常抽筋,脚下作痛,这是由于脾气之实所致,宜用泻法治疗。脾气不足,其病为四肢无力,不能动作,泄泻,食不消化,呕吐,腹胀肠鸣,这是由于脾气虚弱所致,宜用补法治疗。

[原文] 于四时，病在脾，愈在秋；秋不愈，甚于春；春不死，持于夏①；起②于长夏。于日，愈于庚辛；庚辛不愈，加于甲乙；甲乙不死，持于丙丁；起于戊己。于时，日昳[1]慧，平旦甚，下晡静。脾欲缓[2]，急食甘以缓之，用苦以泻之[3]，甘以补之。禁温食饱食、湿地濡衣[4]。

[校勘]

①持于夏：原无，从《素问》脏气法时论补。

②起：原作“待”，从《素问》改。

[注释]

[1]昳(dié 迭)：未时，相当于午后一时至三时。

[2]缓：从容和缓。

[3]苦以泻之：苦能燥湿，故于脾为泻。

[4]濡(rú 如)衣：沾湿的衣服。

[语译] 从略。

[原文] 脾部，在右手关上是也。平脾脉来，和柔相离，如鸡践地，曰脾平①。长夏以胃气为本②。六月脾土王，其脉大，阿阿[1]而缓，名曰平脉也。反得弦而急③是肝之乘脾，木之乘土，为大逆，十死不治；反得微④涩而短，是肺之乘脾，子之扶⑤母，不治自愈；反得浮⑥而洪者，是心乘脾，母之归子，当瘥不死；反得沉濡而滑者，是肾之乘脾，水之凌土，为微邪，当瘥。脾脉长，长而弱，来疏去概[2]，再至曰平，三至曰离经[3]，四至曰夺精[4]，五至曰死，六至曰命尽。病脾脉来，实而盛⑦数，如鸡举足[5]，曰脾病。死脾脉来，坚锐[6]如乌之喙，如鸟之距[7]，如屋之漏[8]，如水之溜[9]，曰脾死。真脾脉至⑧，弱而乍数乍疏。其⑨色青黄不泽，毛折，乃死。

[校勘]

①平脾脉来，和柔相离，如鸡践地，曰脾平：原无，从《素问》平人气象论、《太素》卷十五五脏脉诊补。

②长夏以胃气为本：此句原错简于“名曰平脉也”之后，今从

前后文例改。

③弦而急：《脉经》卷三第三作“弦细而长”。

④微：《脉经》作“浮”。

⑤扶：原作“克”，从《脉经》改。

⑥浮：此后《千金方》卷十五第一有“大”字。

⑦盛：《素问》、《太素》作“盈”。

⑧至：原无，从《素问》玉机真脏论补。

⑨其：此前原有“然”字，从肝、心病候文例删。

［注释］

[1]阿阿：柔长的意思。

[2]穊（jì 寄）：稠密。《脉经》作“数”，义同。

[3]离经：谓脱离脉之常数。

[4]夺精：谓精气已脱，亦即脱精。

[5]如鸡举足：形容脉象疾而不缓。

[6]坚锐：坚硬锋利，形容脉象坚硬毫无柔和之象。

[7]如鸟之距：形容脉象坚而不柔之意。

[8]如屋之漏：形容脉来无伦次，如屋漏滴水。

[9]如水之溜：形容脉象如流水一样去而不返。

［语译］ 从略。

四、肺病候※（4）

［原文］ 肺象金，王于秋。其脉如毛[1]而浮，其候鼻，其声哭，其臭腥，其味辛，其液涕，其养皮毛，其藏气，其色白，其神魄。手太阴其经，与大肠合；大肠为腑主表，肺为脏主里。

［注释］

[1]毛：形容脉象轻虚而浮。

［语译］ 从略。

［原文］ 肺气盛，为气有余，则病喘咳上①气，肩背痛，汗出，尻、阴、股、膝②、踹、胫③、足皆痛，是为肺气之实也，则宜泻

之。肺气不足,则少气不能报息[1],耳聋嗌干,是为肺气之虚也,则宜补之。

［校勘］

①上:《素问》脏气法时论作"逆"。

②膝:此后《素问》有"髀"字。

③踹胫:《素问》作"腨胻"。

［注释］

［1］不能报息:谓呼吸不能接续。"报",报答;报复。

［语译］　肺气过盛,为气有余,其病为喘咳上气,肩背作痛,汗出,尾骶、阴部、股、膝、腨、胫、足皆痛,这是由于肺气之实所致,宜用泻法治疗。肺气不足,则见少气,呼吸不能接续,耳聋不聪,咽嗌作干,这是由于肺气之虚所致,宜用补法治疗。

［原文］　于四时,病在肺,愈在冬;冬不愈,甚于夏;夏不死,持于长夏;起于秋。于日,愈在壬癸;壬癸不愈,加于丙丁;丙丁不死,持于戊己;起于庚辛。于时,下晡慧,夜半静,日中甚。肺欲收,急食酸以收之,用酸补之①,辛泻之[1]。禁寒饮食、寒衣②[2]。

［校勘］

①酸补之:原无,从《素问》脏气法时论补。

②禁寒饮食、寒衣:原在"起于庚辛"之后,当是错简,从肝、心、脾病候文例移此。

［注释］

［1］辛泻之:肺欲收,辛则反其性而走散,故于肺为泻。

［2］禁寒饮食、寒衣:因形寒饮冷都能伤肺,故当禁忌。

［语译］　从略。

［原文］　肺部,在右手关前寸口是也。平肺脉来,厌厌聂聂,如落榆荚[1],曰肺平①。秋以胃气为本。秋金肺王,其脉浮涩而短,是曰平脉也。反得浮大而洪者,是心之乘肺,火之克金,为大逆,十死不治也;反得沉濡而滑者,是肾之乘肺,子之乘②

母，病不治自愈；反得缓大而长阿阿③者，是脾之乘肺，母之归子，虽病当愈；反得弦④而长者，是肝之乘肺，木之凌金，为微邪，虽病当愈。肺脉来泛泛[2]而轻，如微风吹鸟背上毛，再至曰平，三至曰离经，四至曰夺精，五至曰死，六至曰命尽。病肺脉来上下⑤如循鸡羽[3]，曰肺⑥病。肺病，其色白，身体但寒无热，时时欲咳，其脉微迟为可治⑦。死肺脉来，如物之浮，如风吹毛，曰肺死。秋胃微毛曰平，胃气少毛多曰肺病，但如毛无胃气曰死，毛有弦曰春病。弦甚曰今病。真肺脉至，大如⑧虚，如毛羽中人肤然[4]。其色赤白不泽，毛折，乃死。

[校勘]

①平肺脉来，厌厌聂聂，如落榆荚，曰肺平：原作“平肺脉微短涩如毛”，从《素问》平人气象论、《太素》卷十五五脏脉诊改。

②乘：《脉经》卷三第四作“扶”。

③缓大而长阿阿：《脉经》作“大而缓”。

④弦：此后《脉经》有“细”字。

⑤上下：《素问》作“不上不下”。

⑥肺：原无，从《素问》补。

⑦病肺脉来……为可治：原在“秋以胃气为本”之后，今从肝、心、脾病候文例移于“死肺脉”之前。

⑧如：《素问》玉机真脏论作“而”。

[注释]

[1]厌厌聂聂，如落榆荚：像飘落下的榆荚一样，翩翻飞扬。这里用以形容脉象的轻虚而浮缓。“厌厌聂聂”，翩翻状。

[2]泛泛：漂浮的意思。

[3]如循鸡羽：形容脉象按之涩滞而不流利。

[4]如毛羽中人肤然：形容脉象轻虚无根，毫无胃气柔和之象。

[语译] 从略。

五、肾病候※（5）

[原文] 肾象水，王于冬。其脉如石[1]而沉，其候耳，其声呻，其臭腐，其味咸，其液唾，其养骨，其色黑，其神志。足少阴其经也，与膀胱合①；膀胱为腑主表，肾为脏主里。

[校勘]

①膀胱合：原无，从正保本补。

[注释]

[1]石：脉象重而下沉称石。

[语译] 从略。

附：五脏脏象简表

脏象/五脏	五行	四时	五脉	五神	五窍	荣华	其充	五声	五臭	五味	五液	五色	藏养
肝	木	春	弦	魂	目	爪	筋	呼	臊	酸	泪	青	血
心	火	夏	洪大	神	舌	面	脉	言(笑)	焦	苦	汗	赤	营
脾	土	长夏	缓	意	口	唇	肉	歌	香	甘	涎	黄	形
肺	金	秋	浮	魄	鼻	毛	皮	哭	腥	辛	涕	白	气
肾	水	冬	沉	志	耳	发	骨	呻	腐	咸	唾	黑	精

注：本表主要根据以上五脏病候编制，原缺部分，系据《素问》、《灵枢》、《太素》补。以下表同。

[原文] 肾气盛，为志有余，则病腹胀飧泄[1]，体①肿喘咳，汗出憎风[2]，面目黑，小便黄，是为肾气之实也，则宜泻之。肾气不足，则厥，腰背冷，胸内痛，耳鸣苦聋，是为肾气之虚也，则宜补之。肾病者，腹大体肿，喘咳汗出憎风，虚则胸中痛。

[校勘]

①体：《素问》脏气法时论作“胫”。

[注释]

[1]飧（sūn 孙）泄：大便泄泻清稀，挟有不化谷物，肠鸣腹

痛，称为飧泄。

[2]憎(zēng 增)风：恶风。“憎”，恨；厌恶。

[语译] 肾气过盛，为志有余，其病为腹胀飧泄，肢体浮肿，喘咳，汗出恶风，面目泛黑，小便发黄，这是由于肾气之实所致，宜用泻法治疗。肾气不足，其病为四肢厥逆，腰背怕冷，胸中作痛，耳中鸣响，苦于耳聋不聪，这是由于肾气之虚所致，宜用补法治疗。又肾脏为病，可见腹大身体肿，喘咳汗出怕风等症，这是寒水气盛所致，如肾虚阴寒上逆，则见胸中疼痛。

[按语] 从肝与心气盛不足两条的文例看，脾、肺、肾三脏缺五志病症，脾、肺两脏缺荣华病症，可能属于脱漏。

又，本节文末肾病者云云一段文字，与其它几脏文体不一致，似为错简。

[原文] 于四时，病在肾，愈在春；春不愈，甚于长夏；长夏不死，持于秋；起于冬。于日，愈于甲乙；甲乙不愈，加①于戊己；戊己不死，持于庚辛；起于壬癸。于时，夜半慧，日乘四季[1]甚，下晡静。肾欲坚，急食苦以坚之，咸以泻之[2]，苦以补之。无[3]犯尘垢，无衣炙衣②[4]。

[校勘]

①加：原作“甚”，从前后文例改。

②无犯尘垢，无衣炙衣：原在“起于壬癸”之后，从肝、心、脾病候文例移此。又，《素问》脏气法时论作“禁犯焠㶼热食温炙衣”。

[注释]

[1]日乘四季：指一日中象征四季的时辰，即辰、戌、丑、未之时。

[2]咸以泻之：肾欲坚，咸能软坚，故于肾为泻。

[3]无：通“毋”。不要。

[4]无衣炙衣：不要穿烘热的衣服。

[语译] 从略。

附：五脏病间甚死生及补泻禁忌简表

间甚死生补泻禁忌 / 五脏病	四时					日干					日时						补	泻	禁忌
	春	夏	长夏	秋	冬	甲乙	丙丁	戊己	庚辛	壬癸	平旦	日中	日昳	下晡	夜半	乘四季			
肝病	起	愈		甚	持	起	愈		加	持	慧			甚	静		辛	酸	当风
心病	持	起	愈		甚	持	起	愈		加	静	慧			甚		咸	甘	温衣热食
脾病	甚	持	起	愈		加	持	起	愈		甚		慧	静			甘	苦	温食饱食湿地濡衣
肺病		甚	持	起	愈		加	持	起	愈		甚		慧	静		酸	辛	寒饮食寒衣
肾病	愈		甚	持	起	愈		加	持	起				静	慧	甚	苦	咸	尘垢灸衣

[原文] 肾部,在左手关后尺中是也。平肾脉来,喘喘累累[1]如钩,按之而坚,曰肾平。冬以胃气为本①。冬肾水王,其脉沉濡而滑,名曰平脉也。反得浮②大而缓者,是脾之乘肾,土之克水,为大逆,十死不治;反得浮涩而短者,是肺之乘肾,母之归子,为虚邪,虽病易③治;反得弦细长者,是肝之乘肾,子之乘④母,为实邪,虽病自愈;反得浮大而洪者,是心之乘肾,火之凌水,虽病治之不死也⑤。病肾脉来,如引葛[2],按之益鞭,曰肾病。肾风水,其脉大紧,身无痛,形不瘦,不能食,善惊,惊以心萎者死⑥。死肾⑦脉来,发如夺索[3],辟辟如弹石[4],曰肾死。冬胃微石曰平,胃少石多曰肾病,但石无胃曰死,石而有钩曰夏病。钩甚曰今病。藏真下于肾,肾藏骨髓之气。真肾脉至,搏于绝[5],如⑧弹石辟辟然。其色黄黑不泽,毛折,乃死。诸真脏⑨见者,皆死不治。

[校勘]

①平肾脉来,喘喘累累如钩,按之而坚,曰肾平。冬以胃气为本:原无,从《素问》平人气象论、《太素》卷十五五脏脉诊补。

②浮:《脉经》卷三第五无此字。

③易:此后原有“可”字,从《脉经》删。

④乘:《脉经》作“扶”。

⑤治之不死也:《脉经》作“即差”。

⑥病肾脉来……心萎者死:原错简于“在左手关后尺中是也”之后,从肝、心、脾病候文例移此。又“肾风水”至“心痿者死”,疑是错简,这里主要论脉,文体不符。又,“惊以心萎”《素问》奇病论作“惊已心气痿”。

⑦死肾:原作“肾死”,从《素问》改。

⑧如:此后《素问》玉机真脏论有“指”字。

⑨真脏:此后《素问》有“脉”字。

[注释]

[1]喘喘累累:形容平肾脉象沉濡而滑。

[2]引葛:形容脉象坚搏牵引,已失圆滑之象。

附：五脏平、病、死、真脏脉简表

五脏＼脉象	部位	当王脉	平脉	生克脉				病脉	死脉	真脏脉
				克我	我克	生我	我生			
肝	左关上	王于春其脉弦	弦细而长	肺乘肝微涩而短	脾乘肝大而缓	肾乘肝沉濡而滑	心乘肝浮大而洪	盛实而滑如循长竿	急益劲如新张弓弦	中外急如循刀刃赜赜然如新张弓弦
心	左寸口	王于夏其脉如钩而洪大	浮洪大而散	肾乘心沉濡而滑	肺乘心微涩而短	肝乘心弦而长	脾乘心大而缓	喘喘连属其中微曲	前曲后倨如操带钩	牢而搏如循薏苡累累然
脾	右关上	王于长夏其脉缓	脉大阿阿而缓	肝乘脾弦而急	肾乘脾沉濡而滑	心乘脾浮而洪	肺乘脾微涩而短	实而盛数如鸡举足	坚锐如乌之喙如鸟之距如屋之漏如水之溜	弱而乍数乍疏
肺	右寸口	王于秋其脉如毛而浮	浮涩而短	心乘肺浮大而洪	肝乘肺弦而长	脾乘肺缓大而长	肾乘肺沉濡而滑	上下如循鸡羽	如物之浮如风吹毛	大而虚如毛羽中人肤然
肾	左尺中	王于冬其脉如石而沉	沉濡而滑	脾乘肾浮大而缓	心乘肾浮大而洪	肺乘肾浮涩而短	肝乘肾弦细而长	如引葛按之益鞕	发如夺索辟辟如弹石	搏于绝如弹石辟辟然

[3]夺索:形容脉象长而坚劲。

[4]辟辟如弹石:形容脉象坚硬而无胃气。

[5]抟于绝:形容脉象抟指如转索欲断绝。

[语译] 从略。

[按语] 五脏病候的论述,从其内容,第一论脏象,第二论五脏虚实病,第三论病情的间甚死生时日,第四论五脏的平、病、死、真脏脉及当王、生克脉等。其中脏象、间甚补泻和脉象等,规律性较强,故分别附表,更为简明扼要。

这里的五脏虚实证,在《素问》、《灵枢》大都是从脏腑经络解释,目前临床,多联系病因、病机分析。对虚实证的补泻治法,在《素问》、《灵枢》中亦是按有关经络用针刺补泻的。下文六腑虚实证的补泻治法,同样是指相关经络的针刺。

六、胆病候(6)

[原文] 胆象木,王于春,足少阳其经也,肝之腑也。决断①出焉,诸腑脏皆取决断于胆[1]。

其气盛为有余,则病腹内冒冒②不安,身躯习习[2],是为胆气之实也,则宜泻之。胆气不足,其气上溢而口苦,善太息,呕宿汁,心下澹澹[3],如人将捕之,嗌中介介③[4],数唾,是为胆气之虚也,则宜补之。

[校勘]

①决断:原作“谋虑”,从《素问》灵兰秘典论改。

②腹内冒冒:《脉经》卷二第一作“腹中实”。

③介介:《灵枢》邪气脏腑病形篇作“吩吩然”。

[注释]

[1]诸腑脏皆取决断于胆:因“胆者中正之官,决断出焉”,所以诸腑脏皆取决断于胆。

[2]习习:形容微风吹拂感。

[3]心下澹澹:自感心下跳动异常。

[4]介介：形容咽中有痰浊不适感。

［语译］ 胆腑比像于五行之木，当旺于春，足少阳是其经脉，为肝脏之腑，一脏一腑合为表里。胆的功能，主决断，因此诸腑脏的活动，皆取决于胆。

胆气过盛有余，其病为腹中有气上逆而不适，躯体有微风吹拂感，这是由于胆气之实所致，治疗应用泻法。胆气不足，则其气上溢而为口苦，少阳之气不伸而善太息，胆挟胃气上逆，则咽嗌不适而时唾痰浊，或呕吐宿汁，胆气内怯，又感心下异常跳动，似有人追捕，这是由于胆气之虚所致，治疗则宜补法。

七、小肠病候(7)

［原文］ 小肠象火，王于夏，手太阳其经也，心之腑也。水液之下行为溲便者，流于小肠。

其气盛为有余，则病小肠热，焦竭干涩，小肠䐜胀，是为小肠之气实也，则宜泻之。小肠不足，则寒气客之，肠病惊跳不定①，乍来乍去，是为小肠气之虚也，则宜补之。

［校勘］

①定：原作“言”，据上下文义改。

［语译］

小肠腑比像于五行之火，当旺于夏，手太阳是其经脉，为心脏之腑，一脏一腑合为表里。其功能主受盛、化物而泌别清浊，所以水液排泄下行为小便的，都流于小肠。

小肠之气过盛有余，则病小肠热症，热甚伤津，则津液焦干枯竭，小肠䐜胀，这是由于小肠气实所致，治疗应用泻法。如果小肠之气不足，则寒气侵袭，小肠惊跳不定，忽作忽止，这是由于小肠气虚所致，治疗则宜补法。

八、胃病候(8)

［原文］ 胃象土，王于长夏，足阳明其经也，脾之腑也。为

水谷之海，诸脏腑皆受水谷之气于胃。

气盛为有余，则病腹䐜胀气满，是为胃气之实也，则宜泻之。胃气不足，则饥而不受水谷，飧泄呕逆，是为胃气虚也，则宜补之。

胃脉实则胀，虚则泄。关脉滑，胃内有寒，脉滑为实，气满不欲食①。关脉浮，积热在胃内。

［校勘］

①关脉滑，胃内有寒，脉滑为实，气满不欲食：《脉经》卷二第三作"关脉滑，胃中有热，滑为热实，以气满故不欲食，食即吐逆。"

［语译］ 胃腑比像于五行之土，当旺于长夏，足阳明是其经脉，为脾脏之腑，一脏一腑合为表里。其功能为受纳水谷，所以称为水谷之海，诸脏腑皆从胃受到水谷之气。

胃腑之气过盛有余，其症为腹部䐜胀气满，这是由于胃气之实所致，治疗应用泻法。如果胃气不足，则中气虚，运化迟，知饥而不能受纳饮食，食不消化，则为飧泄，胃虚气逆，则为呕吐，这是由于胃气之虚所致，治疗宜用补法。

关脉候胃，胃脉实则见腹胀，虚则病泄泻。关脉滑，为胃内有寒实或积滞，以致胀满而不欲饮食。关脉浮，为胃内有积热之征。

九、大肠病候(9)

［原文］ 大肠象金，王于秋，手阳明其经也，肺之腑也。为传导之官，变化糟粕①出焉。

其气盛为有余，则病肠内切痛[1]，如锥刀刺，无休息，腰背寒痹挛急，是为大肠气之实，则宜泻之。大肠气不足，则寒气客之，善泄，是大肠之气虚也，则宜补之。

诊其右手寸口脉，手阳明经也。脉浮则为阳，阳实者，大肠实也，苦肠中②切痛，如锥刀刺，无休息时。

[校勘]

①糟粕:《素问》灵兰秘典论无。

②中:原无,从《脉经》卷二第一补。

[注释]

[1]切痛:形容痛如刀割。"切",刀割。

[语译] 大肠腑比像于五行之金,当旺于秋,手阳明是其经脉,为肺脏之腑,一脏一腑合为表里。大肠为传化输送的器官,其功能是把腐熟消化后的水谷,变化为糟粕由肛门而排泄出去。

大肠之气过盛有余,其症为肠内剧痛,如被锥刀所刺,持续而无休止,腰背痹痛挛急,这是由于大肠气实所致,治疗应用泻法。大肠之气不足,每致寒邪侵袭,肠虚有寒,则容易便泄,这是由于大肠气虚所致,治疗则宜补法。

右手寸口候手阳明大肠经。如脉浮则为阳实,也就是大肠实证,所以发生肠中剧痛如锥刀所刺,而且痛无休止。

十、膀胱病候※(10)

[原文] 膀胱象水,王于冬,足太阳其经也,肾之腑也。五谷五味之津液悉归于膀胱,气化[1]分入血脉,以成骨髓也。而津液之余[2]者,入胞则为小便。

其气盛为有余,则病热,胞涩,小便不通①,小腹偏肿痛,是为膀胱气之实也,则宜泻之。膀胱气不足,则寒气客之,胞滑,小便数而多也②,面色黑,是膀胱气之虚也,则宜补之。

[校勘]

①小便不通:此后《千金方》卷二十第三有"尿黄赤"三字。

②也:《千金方》作"白"。此后有"若至夜则尿偏甚者,夜则内阴气生"十四字。

[注释]

[1]气化:指蒸化、输布和排泄津液的功能。

[2]津液之余:指津液代谢剩余下的糟粕。

［语译］ 膀胱腑比像于五行之水，当旺于冬，足太阳是其经脉，为肾脏之腑，一脏一腑合为表里。膀胱的功能，主藏津液，因此水谷五味的津液都归于膀胱，经膀胱的气化作用一部分吸收入血脉，供养全身，充实骨髓，而把津液之余输入尿脬，成为小便排泄出去。

膀胱之气过盛有余，则膀胱病热，热必伤津，所以尿脬之气涩滞不利，小便因而不通，整个小腹肿胀而痛，这是由于膀胱气实所致，治疗应用泻法。膀胱之气不足，每致寒邪侵袭，寒伤阳气，则尿脬失其约束能力，小便频数而量多，病人面色泛黑，这是由于膀胱气虚所致，治疗则宜补法。

［按语］ “五谷五味之津液悉归于膀胱，气化分入血脉，以成骨髓也，而津液之余者，入胞则为小便”。这种叙述，是《素问》灵兰秘典论“膀胱者，州都之官，津液藏焉，气化则能出矣”的进一步阐发，对气化功能，讲得更为具体。

十一、三焦病候(11)

［原文］ 三焦者，上焦中焦下焦是也。上焦之气，出于胃上口，并咽以①贯鬲，布胸内走掖[1]，循太阴之分而行，还至阳明②，上至舌，下至足阳明，常与荣卫俱行，主内[2]而不出也。

中焦之气，亦并于胃口③，出上焦之后，此受气者，泌糟粕，承④津液，化为精微，上注肺脉，及化为血，主不上不下也。

下焦之气，别回肠，注于膀胱而渗入焉，主出而不内。故水谷常并居于胃，成糟粕而俱下于大肠也。谓此三气焦干水谷[3]，分别清浊。故名三焦。三焦为水谷之道路，气之所终始也。

三焦气盛为有余，则胀气满于皮肤内，轻轻然[4]而不牢⑤，或小便涩，或大便难，是为三焦之实也，则宜泻之。三焦之气不足，则寒气客之，病遗尿，或泄利，或胸满，或食不消，是三焦之气虚也，则宜补之。

诊其寸口脉迟，上焦有寒。尺脉迟，下焦有寒。尺脉浮者，客阳[5]在下焦。

[校勘]

①以:此后《灵枢》营卫生会有“上”字。

②还至阳明:原无,从《灵枢》补。

③口:原作“日”,从汪本改。

④承:《灵枢》作“蒸”。

⑤轻轻然而不牢:《太素》卷二十九胀论作“壳壳然而不坚”,《脉经》卷六第十一作“壳壳然而坚,不疼”。

[注释]

[1]掖:通“腋”。

[2]内:通“纳”。受纳。

[3]焦干水谷:即腐熟水谷的意思。

[4]轻轻然:形容肤胀外坚而中虚,所以《太素》作“壳壳然而不坚”。

[5]客阳:虚阳。即肾虚阳气外浮,所以“尺脉浮”。

[语译] 三焦腑即是上焦、中焦与下焦。上焦经脉之气出于胃的上口,并回转到手阳明经,上至舌,下至足阳明经,常与营卫之气并行,其功能是受纳而不出。

中焦经脉之气亦并于胃口,出上焦之后,其功能是泌别糟粕,承受津液,化为精微,上注于心肺而化为血液,其所主是不上不下而居于中间。

下焦经气的功能是通过回肠的泌别作用,把剩余的水分渗入于膀胱,主排泄而不受纳。水谷之气,常并居于胃中,经过消化吸收,剩余糟粕,都下移于大肠而传导排泄。因此,三焦功能,主要是腐熟水谷,分别清浊,所以称为三焦。三焦是水谷从受纳到消化吸收,直至排泄的通路,也是气化的整个过程。

三焦之气过盛有余,则病皮肤之中气胀,按之外坚而中虚,或小便短涩,或大便难解,这是由于三焦气实所致,治疗应用泻法。三焦之气不足,每致寒邪侵袭,下焦气虚,则病遗尿,或者泄利，上焦气虚则胸满，中焦气虚则食不消化，这是由于三焦气虚所致，治疗应用补法。

诊其脉象，如见寸口脉迟，为上焦有寒。尺脉迟，则为下焦有寒。如尺脉现浮象，为下焦有客热。

［按语］ 本篇所论六腑病候的重点在于纳化传导，泌别清浊。行文较五脏病候简略，可能是腑脏为表里，五脏病候已论述的缘故。

十二、五脏横病候※（12）

［原文］ 夫五脏者，肝象木，心象火，脾象土，肺象金，肾象水。其气更休更王，互虚互实，自相乘克，内生于病，此为正经自病[1]，非外邪伤之也。若寒温失节，将适乖理[2]，血气虚弱，为风湿阴阳毒气所乘，则非正经自生，是外邪所伤，故名横病也。其病之状，随邪所伤之脏而形证见焉。

［注释］

［1］正经自病：指五脏乘克自身致病，这里是与外邪所伤相对而言的。

［2］乖理：违背常理、常度。

［语译］ 五脏脏象，肝比像于木，心比像于火，脾比像于土，肺比像于金，肾比像于水。其经气从五行四时的推移规律，是休、旺交替的，从生克顺逆的变化，是互为虚实的。假使五脏经气互相乘克，病从内生，这是五脏正经自病，不是由于外邪所伤。如其在生活起居，寒温失于节制，将息违背常理，以致血气虚弱，遭到风湿、阴阳、毒气等外邪乘袭，这样就不是正经自生之病，而为外邪的伤害，所以称为横病。横病的症状，是随着外邪所伤的脏腑不同，而出现各种不同的形证。

［按语］ 本候所述的五脏横病，是与正经自病相对而言的。五脏横病是外邪所伤，以致五脏经脉发病，而与正经自病对举，作为辨证分类之纲。

卷十六

心病诸候 凡五论

［提要］ 本篇论述心痛病，内容分心痛、心悬急懊痛、心痛多唾和心痛不能食等。其中，心痛又分真心痛、久心痛、阳虚阴厥心痛、脾心痛、胃心痛和肾心痛。真心痛为风冷邪气伤于心之正经。久心痛为风冷乘于心之支别络脉。而心悬急懊痛的“瘀瘀生热”，心痛多唾的“水饮停积”，心痛不能食的心脾“俱为邪所乘”，都是伤及心的支别络脉，与真心痛病可以鉴别。

一、心痛候(1)

［原文］ 心痛者①，风冷邪气乘于心也。其痛发，有死者，有不死者，有久成疹[1]者。心为诸脏主而藏神，其正经不可伤，伤之而痛为真心痛②，朝发夕死，夕发朝死。心有支别之络脉，其为风冷所乘，不伤于正经者，亦令心痛，则乍间乍甚[2]，故成疹不死。

又心为火，与诸阳会合，而手少阴心之③经也。若诸阳气虚，少阴之经气逆，谓之阳虚阴厥，亦令心痛，其痛引喉是也。

又诸脏虚受病，气乘于心者，亦令心痛，则心下急痛，谓之脾心痛也。

足太阴为脾之经，与胃合。足阳明为胃之经，气虚逆乘心而痛。其状，腹胀，归于心而痛甚，谓之胃心痛也。

肾之经，足少阴是也。与膀胱合，膀胱之经，足太阳是也。

此二经俱虚而逆，逆气乘心而痛者，其状，下重[3]，不自收持[4]，苦泄寒中，为肾心痛。

诊其心脉微急④，为心痛引背，食不下。寸口脉沉紧，苦心下有寒，时痛。关上脉紧，心下苦痛。左手寸口脉沉则为阴⑤，阴绝者，无心脉也，苦心下毒痛[5]。

［校勘］

①心痛者：本书卷三十七妇人杂病心痛候作"心痛是脏虚受风"。

②真心痛：此后《灵枢》厥病篇有"手足青至节，心痛甚"八字。

③之：原无，从《外台》卷七心痛方补。

④微急：原作"急者"，从《灵枢》邪气脏腑病形篇改。

⑤阴：此后《圣惠方》卷四十三心痛论有"绝"字。

［注释］

[1]疹(chèn 趁)：通"疢"，犹言病。在此指慢性病。

[2]乍间乍甚：时轻时重，反复发作。

[3]下重：在此指下体沉重。

[4]不自收持：指运动不自如。

[5]毒痛：痛得很剧烈。"毒"，痛甚。

［语译］ 心痛之病，是由于风冷邪气乘袭于心经所致。其痛发作，有致死的，有不死的，有反复发作经久不愈的。心为五脏之主而藏神明，其正经是不能伤害的，假如正经受伤而作痛，便为"真心痛"。这种心痛，早上发作，往往到晚上就会死亡；晚上发作，到早上就会死亡。心经有支别的络脉，假如为风冷邪气所乘袭，虽然不伤于正经，也能发作心痛。但这种心痛，时轻时重，反复发作，经久不愈，并不一定有生命危险。

又心为火脏，同诸阳经是会合的，而手少阴是心脏的经脉。假如诸阳气虚，心阳不振，少阴经气上逆，这种病机，称为"阳虚阴厥"，亦能发作心痛。其心痛发作，每每上引咽喉。

又如诸脏器虚寒之病，病位虽不在心，但虚寒之气上逆，乘袭于心经者，亦能发作心痛。这种心痛，是心下拘急而痛，称为“脾心痛”。

足太阴为脾脏之经脉，与胃腑表里相合。足阳明为胃腑的经脉，假如胃腑虚寒之气上逆，乘袭于心经，亦能发作心痛。其症状是，腹部䐜胀，气逆上入于心，则心痛剧发，称为“胃心痛”。

肾之经脉为足少阴经，与膀胱表里相合，膀胱之经脉，为足太阳经，假如肾与膀胱二经气虚，寒水之气上逆，乘袭于心经，亦能发作心痛。其状是下半身肢体沉重，运动不能自如，苦病泄泻寒中，称为“肾心痛”。

心痛病候的脉诊，如诊得心脉微急，为心痛牵引及背，饮食不下。寸口脉沉而紧，病为心下有寒，时作疼痛。关上脉紧，为心下苦痛之征。左手寸口脉沉，为阴气绝，心气大虚，症见心下剧烈疼痛。

[按语] 本候论述心痛。首先指出心痛的一般病机和症候表现，接着叙述心痛的几种病情，如伤于正经的为真心痛，死亡率很高；伤于支别络脉的，为久心痛，往往时发时止，经久不愈。又如病本虽不在心，但由于诸脏腑有病，影响及心，亦能发作心痛。如阳虚阴厥、脾心痛、胃心痛、肾心痛等。提示了心痛病的辨证要点。最后叙述心痛的几种脉象，在这些脉象中，如急、沉、紧，其共同点都是属于阴脉。如见于寸口心脉，则为心阳不振，阴寒乘袭，见于关上，则为阴寒内盛，上乘于心。

又，本书卷二十疝病诸候中有寒疝心痛候、心疝候，卷三十喉心胸病门有心痹候、胸痹候等，与心痛病均有联系，可以汇合研究。

二、久心痛候(2)

[原文] 心为诸脏主，其正经不可伤，伤之而痛者，则朝发夕死，夕发朝死，不暇展治[1]。其久心痛者，是心之支别络脉①，

为风邪冷气[2]所乘痛也。故成疹不死，发作有时，经久不瘥也。

［校勘］

①脉：原无，从本卷心痛候补。

②气：原作“热”，从《外台》卷七久心痛方改。本卷心痛候亦作“风冷”。

［注释］

[1]不暇（xiá 侠）展治：来不及进行治疗，抢救。

［语译］　心脏为诸脏之主，其正经是不可伤害的，假如受伤，便为真心痛，其病朝发夕死，夕发朝死，危急殊甚，往往赶不上给以治疗，就死亡了。至于久心痛，是心的支别络脉受病，为风邪冷气所乘袭，因而发生心痛，其病多呈慢性，或轻或重，反复发作，经久不能痊愈。

［按语］　心痛在《素问》、《灵枢》早有记载，而久心痛之名，实从本书始见，并专条论述。伤于心之正经的为真心痛，朝发夕死，夕发朝死。伤于心之支别络脉的为久心痛，乍间乍甚，成疹不死。二者迥然不同。

三、心[1]悬急懊痛候(3)

［原文］　心与小肠合为表里，俱象于火，而火为阳气也。心为诸脏主，故正经不受邪，若为邪所伤而痛即[2]死，若支别络脉[3]为风邪所乘而痛，则经久成疹。其痛悬急懊者，是邪迫于阳气，不得宣畅，壅瘀生热，故心如悬而急，烦懊痛也。

［校勘］

①心：此后《外台》卷七心下悬急懊痛方有“下”字。

②即：《外台》作“则”。

③脉：原无，从《外台》补。

［语译］　心与小肠合，一脏一腑相为表里，俱象于五行之火，火为阳气。心是诸脏之主，其正经不受邪，假如为邪气所伤，即为真心痛，其病多死。如其是心的支络脉为风邪所乘而痛，则

病多经久不愈，成为一种发作性的慢性病。至于心悬急懊痛证候，是由于邪气逼迫于阳气，使阳气不能宣通畅达，壅遏于里，郁而生热，热气乘心。所以产生心如悬急，烦懊疼痛之症。

四、心痛多唾候(4)

［原文］　心痛而多唾者，停饮乘心之络故也。停饮者，水液之所为也。心气通于舌，心与小肠合，俱象火。小肠心之腑也，其水气下行于小肠为溲便，则心络无有停饮也。膀胱与肾俱象水，膀胱为肾之腑，主藏津液，肾之液上为唾，肾气下通于阴，若腑脏和平，则水液下流宣利。若冷热相乘，致腑脏不调，津液水饮停积，上迫于心，令心气不宣畅，故痛而多唾也。

［语译］　心痛而多涎唾的证候，是由于停饮上乘于心之络脉所致。所谓停饮，是由水气不化，水液停蓄而形成。心气通于舌，心与小肠表里相合，脏象属于五行之火，火为阳，能化气而蒸津液，小肠为心之腑，在正常情况下，水气下行，通过小肠，排泄为小便，则水行气化，是没有停饮凌心之症的。又膀胱与肾，脏象俱属于五行之水，膀胱又为肾之腑，主藏津液，肾之液上泛为唾，肾气又下通于前阴，如腑脏调和则水液下流，小便通利，亦没有停饮凌心之症。假如冷热之气乖乱，致使脏腑失去调和，则阳气不能蒸化津液，小便不能通利，便致水饮停蓄，上迫于心，心气不能宣通，就会产生心痛多唾之症。

五、心痛不能饮食候(5)

［原文］　心痛而不能饮食者，积冷在内，客于脾而乘心络故也。心，阳气也；冷，阴气也。冷乘于心，阴阳相乘，冷热相击，故令痛也。脾主消水谷，冷气客之，则脾气冷弱，不胜于水谷也。心为火，脾为土，是母子也，俱为邪所乘，故痛复不能饮食也。

［语译］　心痛不能饮食的证候，是由于积冷在里，寒气客于脾脏而上乘于心之络脉所致。心属火，为阳气，积冷是阴邪，积

冷上乘心阳，便为阴阳相乘，冷热互击，所以发作心痛。同时，脾是运化水谷的，积冷伤脾，则脾气寒而运化功能虚弱，不能消化水谷，所以痛而又不能饮食。总之，心为阳主火，脾为中土，本来是母子相生，心阳和而脾气运，现在俱为积冷所伤，所以心阳不宣，脾弱不运，形成心痛而又不能饮食的证候。

腹痛诸候　凡四论

［提要］　本篇论述腹痛、腹胀。腹痛病因多为寒冷之气客于肠胃募原，病情属于阳气不足，阴气有余。腹胀属于脾病，病情多为阳气外虚，阴气内积。腹痛腹胀病久不愈，便为久腹痛久腹胀，病情发展，又每每影响于胃而食不消化，下移于大肠而为下痢。

一、腹痛候※(1)

［原文］　腹痛者，由腑脏虚，寒冷之气客于肠胃募原之间，结聚不散，正气与邪气交争①，相击故痛。其有阴②气搏于阴经者，则腹痛而肠鸣，谓之寒中，是阳气不足，阴气有余者也。

诊其寸口脉沉而紧，则腹痛。尺脉紧，脐下痛。脉沉迟，腹痛。脉来触触者，少腹痛。脉阴弦则腹痛。凡腹急痛，此里之有病，其脉当沉若细，而反浮大，故当愈矣；其人不即愈者，必当死，以其病与脉相反故也。

［校勘］

①交争：《圣惠方》卷四十三治腹痛诸方无此二字。

②阴：《外台》卷七治腹痛方作“冷”。

［语译］　腹痛证候，是由于腑脏虚弱，寒冷之气留着于肠胃募原之间，凝聚不散，以致正气与邪气交争，互相攻击，所以作痛。假如寒冷邪气搏击于阴经者，则见腹痛肠鸣，名曰寒中病，这是因为阳气不足，阴寒有余，寒伤中阳之故。

腹痛病候的脉诊,如见寸口脉沉而紧的,则为腹痛。尺脉紧的,为脐下痛。脉沉迟的,为腹中痛。脉来触触者,为少腹痛。脉阴弦者,为腹痛。一般腹部急痛,为其病在里,脉象应当见沉或细,假如反见浮大,是为阳复寒解之机,腹痛当即缓解;如其人见此脉而痛不愈者,预后就很差,因为病与脉相反的缘故。

[按语] 腹痛的脉象,论中列举了沉、紧、沉迟、阴弦,这都是属于阴脉,属于阴寒之气伤阳,以沉为在里,紧为寒甚,迟为阴凝,弦为痛病。见于寸口的,为阴寒上乘,见于尺部的,为阴凝于下,这些脉象,都反映了阴寒腹痛的病情。但腹痛证,病情比较复杂,腹痛的部位,也有所不同,有腹中痛、脐下痛、少腹痛等,临床时应作具体分析。

二、久腹痛候(2)

[原文] 久腹痛者,脏腑虚而有寒,客于腹内,连滞不歇[1],发作有时,发则肠鸣而腹绞痛,谓之寒中。是冷搏于阴经,令阳气不足,阴气有余也。寒中久痛不瘥,冷入于大肠,则变下痢,所以然者,肠鸣气虚故也,肠虚则泄,故变下痢也。

[注释]

[1]连滞不歇:寒气留滞,连绵不愈。

[语译] 久腹痛的证候,是由于脏腑虚弱,寒邪侵入腹内,连滞不愈所致。其病发作有时,每发则肠中鸣响,腹中绞痛,谓之寒中。这是寒冷之气搏结于阴经,使阳气不足,阴寒有余之故。假如寒中腹痛久久不愈,寒冷之气入于大肠,就会变生下痢,因为寒气久客,肠鸣气虚,寒冷之气伤中,肠虚又易下泄,所以变生此病。

三、腹胀候※(3)

[原文] 腹胀者,由阳气外虚,阴气内积故也。阳气外虚,受风冷邪气。风冷,阴气也。冷积于腑脏之间不散,与脾气相

壅[①]，虚[②]则胀，故腹满而气微喘。

诊其脉，右手寸口气口以前手阳明经也，脉浮为阳，按之牢强，谓之为实；阳实者，病腹满，善喘咳[③]。右手关上脉，足太阴经也[④]。阴实者，病腹胀满，烦扰不得卧也。关脉实，即腹满响[⑤]。关上脉浮而大，风在胃内，腹胀急，心内澹澹，食欲呕逆。关脉浮，腹满不欲食，脉浮为是虚满。左手尺中神门以后脉足少阴经，沉者为阴，阴实者，病苦小腹满。左手尺中阴实者，肾实也，苦腹胀善鸣。左手关后尺中脉浮为阳，阳实者，膀胱实也，苦少腹满引腰痛。脉来外[⑥]涩者，为奔腹[⑦]胀满也。病苦腹满而喘，脉反滑利而沉，皆为逆，死不治。腹胀脉浮者生，虚小者死。

［校勘］

①壅：《圣惠方》卷四十三治腹虚胀诸方，作“搏”。

②虚：此前《圣惠方》有“脾”字。

③善喘咳：原作“气喘嗽”，从《脉经》卷二第二改。

④右手关上脉，足太阴经也：原作“左手关上脉，足少阳经也”，从《脉经》改。

⑤关脉实，即腹满响：《脉经》卷二第三作“关脉牢，脾胃气塞，盛热，即腹满响响”。

⑥外：疑是“浮”字之误。

⑦奔腹：疑是“奔豚”之误，待考。

［语译］ 腹胀症候，是由于阳气外虚，阴气内积所致。因为阳气外虚，卫外不固，容易受风冷邪气的侵袭。风冷属于阴邪，阴邪内侵，积聚于脏腑之间，不能消散，与脾气相搏，脾虚失运，所以腹中胀满，气滞不利，所以呼吸微喘。

诊其脉，从脉诊上可以了解腹胀的不同病情。如右手寸口在气口以前，属手阳明大肠经，脉浮而按之牢强，浮为阳脉，牢强属实，病为手阳明实证，症见腹满、喘咳。又右手关上，属足太阴脾经，脉见阴实，症见腹部胀满，烦扰不得安卧。又右手关上脉实，关上属脾胃，病为脾胃气滞，症见胀满腹鸣。又关上脉浮而大，浮大为风邪，这是风中于胃，风邪挟胃气以上逆，可见腹满胀急，心下动悸，谷入气逆欲呕等症。又关上脉浮，症见腹满不欲食，脉浮则为虚满。又左手尺中神门以后脉，属足少阴经，见沉脉，沉为阴脉，沉则为实，病属足少阴邪实，肾主下焦，可见小腹胀满。又左手尺中阴实，亦为肾经邪实，病苦腹胀肠鸣。假如左手关后尺中脉浮，则浮脉为阳，浮而有力，便为阳实，阳实属于膀胱邪实，气化不行，小便不利，症见少腹胀满，胀甚引及腰痛。又如脉来浮取见涩，涩为气滞，则病奔腹胀满，症见腹胀满，气逆而喘，假如脉反滑利而沉，则气滞脉滑，病胀脉沉，皆为反常现象，预后很差。总之，腹胀脉浮，病属阳实，预后较佳；反见虚小，病实脉虚，预后很坏。

［按语］ 此候论述腹胀，"阳气外虚，阴气内积"，是常见的病理变化，而重点在于脾胃。同时又从脉诊上推论腹胀的多种病情，如手阳明大肠经，足少阴肾经，足太阳膀胱经等有病，皆能发生腹胀。而阳邪实，阴邪实，风邪中胃、气虚、气滞等，说明腹胀中尚有各种不同病情，应注意分析。

又病实脉实，病虚脉虚，一般预后较佳。反之，病实脉虚，病虚脉实，脉证相反，往往预后很坏。

四、久腹胀候(4)

［原文］ 久腹胀者，此由风冷邪气在腹内不散，与脏腑相搏，脾虚故胀；其胀不已，连滞停积，时瘥时发，则成久胀也。久胀不已，则食不消，而变下痢。所以然者，脾胃为表里，脾主消水谷，胃为水谷之海，脾虚寒气积久，脾气衰弱，故食不消也；而冷移入大肠，大肠为水谷糟粕之道路，虚而受冷，故变为痢也。

［语译］ 腹胀症候，是由于风冷邪气侵入腹内不能消散，与脏腑相搏结，以致阳虚阴甚，影响脾阳不能健运，所以胀满；如果腹胀不能及时治愈，留连停滞，有时缓解，有时发作，则称为久腹

胀。久腹胀不愈，则饮食不能消化，病情发展可以变为下痢。因为，脾胃是表里相关的，脾主消化水谷，胃为水谷之海，现在脾虚又为寒冷久积，脾气日趋衰弱，不能为胃消化水谷，所以饮食不能消化；若脾虚而冷气移入大肠，大肠为传化水谷糟粕的通路，大肠虚而受冷，则传导失职，所以变为下痢。

心腹痛病诸候　凡八论

［提要］　本篇论述心腹痛诸候，内容分心腹痛、久心腹痛、心腹相引痛，心腹胀、久心腹胀，以及胸胁痛和卒苦烦满又胸胁痛欲死等。其中，心腹痛为心腹之间攻痛，痛有走窜；心腹胀为心腹之间胀满，气胀而不痛。以上均为心脾二经之病，但心腹胀有时亦涉及肺肾。胸胁痛责之肝胆肾经，卒苦烦满又胸胁痛欲死责之手少阳三焦，此候与心痛有联系。又本卷原只七论，今从卷五移入胁痛一候，便于与胸胁痛联系分析，并增为八论。

一、心腹痛候※(1)

［原文］　心腹痛者，由腑脏虚弱，风寒客于其间[1]故也。邪气发作，与正气相击，上冲于心则心痛，下攻于腹则腹痛，下上①相攻，故心腹绞痛，气不得息[2]。

诊其脉，左手寸口人迎以前脉，手少阴经②也，沉者为阴，阴虚者，病苦③心腹痛，难以言，心如寒状④[3]。心腹疞痛，不得息⑤，脉细小迟⑥者生，大鞕疾⑦者死。心腹痛，脉沉细小者生，浮大而疾者死。

［校勘］

①下上：《外台》卷七治心腹痛及胀痛方作“上下”。

②手少阴经：《脉经》卷二第二作“手厥阴经”。

③病苦：此后《脉经》尚有“悸恐不乐”四字。

④心如寒状：此后《脉经》有“恍惚”二字。

⑤心腹疞痛,不得息:《脉经》卷四第七作“心腹痛,痛不得息”。

⑥迟:原无,从《脉经》补。

⑦大鞕疾:《脉经》作“坚大疾”。

[注释]

[1]其间:指心腹之间。

[2]气不得息:痛甚气闭,影响呼息调息。

[3]心如寒状:心中似有凛寒的感觉。

[语译] 心腹痛证候,是由于脏腑虚弱,风寒客于心腹之间所致。邪气发动与正气相互搏击,上冲于心则心痛,下攻于腹则腹痛,上下相攻,所以心腹绞痛,痛甚气闭,呼吸不能如常。

左手寸口人迎以前脉,属手少阴经。脉沉为阴,手少阴经阴虚者,病苦心腹疼痛,甚则难以语言,心中似有凛寒之感。心腹疞痛,痛不得息之证,如脉见细小迟者,为脉证相应,预后多佳。若脉来坚大疾者,为脉证相反,预后多凶。又,心腹痛,脉沉细小者生,浮大而疾者死。

二、久心腹痛候(2)

[原文] 久心腹痛者,由寒客于腑脏之间,与血气相搏,随气下上,攻击心腹,绞结而痛。脏气虚,邪气盛,停积成疹,发作有时,为久心腹痛也。然心腹久痛,冷气结聚,连年积岁,日月过深,变为寒疝[1]。

[注释]

[1]寒疝:病名。这里言久心腹痛变为寒疝,当指寒疝心腹痛,疝病门亦有专条论述,可以参阅。本书卷二十有寒疝候。

[语译] 久心腹痛,是由寒邪客于脏腑之间,与血气相互搏结所致。寒邪随气上下,攻击心腹,所以心腹绞痛。因脏气虚弱,邪气过盛,停积为患,发作有时,所以成为久心腹痛。然而心腹久痛,冷气结聚,月深年久,连滞不散,变为寒疝心腹痛。

三、心腹相引痛候(3)

[原文] 心腹相引痛者，足太阴之经与络俱虚，为寒冷邪气所乘故也。足太阴是脾之脉，起于足大指之端，上循属脾络胃。其支脉复从胃别上注心。经入于胃，络注于心，此二脉俱虚，为邪所乘，正气与邪气交争，在于经，则胃脘急痛，在于络，则心下急痛；经络之气往来，邪正相击，在于其间，所以心腹相引痛也。

诊其脉，足太阴脉①厥逆，骱急挛，心痛引于腹也。

[校勘]

①足太阴脉：原作"太阳脉"，从《太素》卷二十六经脉厥改。

[语译] 心腹相引痛的证候，是由于足太阴之经和络俱虚，为寒冷邪气所乘袭所致。因为足太阴是脾脏经脉，其脉起于足大指之端，往上循行，属脾络胃。其支脉，复从胃上行过膈，注入于心。经脉入于胃，络脉注于心，如果足太阴之经和络二脉俱虚，为邪气所侵袭，则正气与邪气交争，病在正经，则胃脘急痛，病在络脉，则心下急痛；经络之气是循行往还的，与邪气互相搏击于两者之间，则心腹相引而作痛。

诊其脉，足太阴经脉厥逆，病为小腿肚拘急痉挛，心痛牵引于腹，亦属寒邪乘脾之证。

四、心腹胀候※(4)

[原文] 心腹胀者，脏虚而邪气客之，乘于心脾故也。足太阴脾之经也，脾虚则胀。足少阴肾之经也，其脉起于足小指之下，循行上络膀胱。其直者，从肾上入肺，其支者，从肺出络于心。脏虚邪气客于二经，与正气相搏，积聚在内，气并于脾，脾虚则胀，故令心腹烦满，气急而胀也。

诊其脉，迟而滑者，胀满也。

[语译] 心腹胀的证候，是由于脏气内虚，邪气乘袭于心脾二经所致。足太阴为脾之经脉，脾虚失运则胀。足少阴为肾之

经脉，其脉起于足小指之下，往上循行，络于膀胱。其直行的一条经脉，从肾上入于肺，其支别的一条络脉，从肺出络于心。如其脏气内虚，邪气客于以上二条经脉，与正气相搏结，积聚在内不能消散，则肾肺心经都受影响，假如邪气归并于脾经，则脾虚作胀，并见心腹烦闷，气急而胀等症。

诊其脉，迟而滑者，为脏寒气实，当病胀满。

五、久心腹胀候(5)

[原文] 久心腹胀者，由腑脏不调，寒气乘之，入并于心脾，脾虚则胀，停积成疹，有时发动，故为久也。久胀不已，脾虚寒气积，胃气亦冷，脾与胃为表里也。此则腑脏俱冷，令饮食不消，若寒移入大肠，则变下痢。

[语译] 久心腹胀，是由于腑脏之气失调，寒邪乘袭，归并于心脾二经所致，脾虚则胀，寒邪停积为患，有时发作，使成为久心腹胀。久胀不已，脾虚寒气积聚不散，胃气亦受其影响而发冷，这是脾与胃相为表里之故。若脾胃俱冷，能使人食不消化，若寒邪下移于大肠，就会变为下痢。

六、胸胁痛候(6)

[原文] 胸胁痛者，由胆与肝及肾之支脉虚，为寒气所乘故也。足少阳胆之经也，其支脉从目兑眦贯目，下行至胸胁里①。足厥阴肝之经也，其支②脉起足大指丛毛，上循，入③贯隔，布胁肋。足少阴肾之经也，其支脉从肺出络心，注胸④。此三经之支脉并循行胸胁，邪气乘于胸胁，故伤其经脉。邪气之与正气交击，故令胸胁相引而急痛也。

诊其寸口脉弦而滑，弦即为痛，滑即为实，痛即为急，实即为跃[1]，弦滑相搏，即胸胁抢⑤急痛也。

[校勘]

①下行至胸胁里：《灵枢》经脉篇作“下行至胸中，循胁里”。

②支:《灵枢》无此字。

③入:此后《外台》卷七治胸胁痛及妨闷方有“腹”字。

④胸:此后《灵枢》有“中”字。

⑤抢:《圣惠方》卷四十三治胸胁痛诸方作“拘”。

[注释]

[1]跃:跳动,走窜。在此指气逆走窜。

[语译] 胸胁痛证候,是由于胆、肝、肾三经之支脉气虚,复为寒邪乘袭所致。因为足少阳胆经,其支脉从目锐眦贯目,下行至胸中,循行于胸胁之里。足厥阴肝脉,起于足大指丛毛之际,向上循行,入腹,贯鬲,布于胁肋。足少阴肾经,其支脉从肺出络心,注于胸中。这三支经脉并循行于胸胁,寒邪之气乘袭胸胁,伤及经脉,邪气与正气相搏击,所以发生胸胁之间牵引拘急作痛。

诊其脉,见寸口脉弦而滑,寸口主胸中,弦脉多主痛和拘急,滑脉多反应邪实和气窜,弦滑相搏,便为胸胁撑逆,拘急疼痛之证。

七、卒苦[1]烦满又①胸胁痛欲死候(8)

[原文] 此由手少阳之络脉虚,为风邪所乘故也。手少阳之脉,起小指次指之端,上循入缺盆[2],布②亶中[3],散络心包。风邪在其经,邪气迫于心络,心气不得宣畅,故烦满;乍上攻于胸,或下引于胁,故烦满而又①胸胁痛也。若经久邪气留连,搏于脏则成积,搏于腑则成聚也。

[校勘]

①又:原作“叉”,从《外台》卷七治胸胁痛及妨闷方改。

②布:《脉经》卷六第十一作“交”。

[注释]

[1]卒苦:突然感到痛苦。

[2]缺盆:位于锁骨上缘的凹陷处。

[3]亶中:即膻中。经穴名。在胸前部,两乳头连线间的中点。

[语译] 患者突然感到烦闷,又胸胁疼痛剧烈的证候,是由于手少阳三焦经的络脉气虚,而为风邪乘袭所致。因为手少阳经脉,起于小指次指之端,往上循行入缺盆,布于膻中,散络心包。风邪乘袭其经,邪气逼迫心络,心气不得宣畅,所以发生烦闷;其邪气忽而上攻于胸,或者下引于胁,就会烦闷而又胸胁疼痛。如邪气经久不散,留连于手少阳络脉,进而搏击于脏,可以变生癥积,搏结于腑,可以变生瘕聚。

八、胁痛候※(卷五10)

[原文] 邪气客于足少阳之络,令人胁痛咳汗出。阴气击于肝,寒气客于脉中,则血泣[1]脉急,引胁与小腹。

诊其脉弦而急,胁下如刀刺,状如飞尸[2],至困不死[3]。左手脉大,右手脉小,病右胁下痛。寸口脉双弦,则胁下拘急,其人涩涩而寒。

[注释]

[1]血泣:血脉凝涩,运行不畅。"泣",同"涩"。

[2]飞尸:病名。参见本书卷二十三飞尸候。

[3]至困不死:病情虽重,但不至于死。

[语译] 邪气客于足少阳胆经的络脉,能使人胁痛,咳嗽而汗出。假如寒气搏击于肝经,侵入于脉中,则血行凝涩而经脉拘急,就会发生胁肋与小腹相引疼痛。

诊其脉,弦而急者,每为寒邪客于肝经,可见胁痛如刺,突然而至,状如"飞尸",但病情虽重,不至于死亡。假如左手脉大,右手脉小,多见右胁下痛。假如两手寸口都见弦脉,亦为寒邪客于厥阴,可见胁下拘急作痛,并伴涩涩恶寒之症。

[按语] 本候原在卷五腰背病诸候,次于背偻候之后,殊不相类。一般而言,论腰痛,着重肾经,论胁痛,着重肝经。因此移入本卷胸胁痛之下,便于联系分析。

卷十七

痢病诸候　凡四十论

［提要］　本篇论述痢病的病因、症状、预后以及兼证、变证、痢后诸证等，亦涉及部分泄泻病。

全篇内容，大体可以分为三类。一论痢病的分类，如水谷痢、赤白痢、赤痢、血痢、脓血痢、冷痢、热痢等。二论痢病的兼症和变证，有呕逆、心烦、口渴、口疮水肿及呕哕䘌病。三论痢后诸症，有谷道肿痛、生疮、瘙痒、不能食、腹痛、心下逆满、水肿、虚烦等。

一、水谷痢候※(1)

［原文］　水谷痢者，由体虚腠理开，血气虚，春伤于风，邪气留连在肌肉之内，后遇脾胃大肠虚弱，而邪气乘之，故为水谷痢也。脾与胃为表里，胃者，脾之腑也，为水谷之海；脾者胃之脏也，其候身之肌肉。而脾气主消水谷，水谷消，其精化为荣卫，中①养脏腑，充实肌肤。大肠，肺之腑也，为传导之官，变化②出焉。水谷之精，化为血气，行于经脉，其糟粕行于大肠也。肺与大肠为表里，而肺主气，其候身之皮毛。春阳气虽在表，而血气尚弱，其饮食居处，运动劳役，血气虚者，则为风邪所伤，客在肌肉之间，后因脾胃气虚，风邪又乘虚而进入于肠胃。其脾气弱则不能克制[1]水谷，故糟粕不结聚，而变为痢也。

又新食竟取风[2]，名为胃风[3]。其状，恶风，头③多汗，膈下④塞不通，食饮不下，胀⑤满，形瘦腹大，失衣则䐜满，食寒⑥则洞泄[4]。其洞泄者，痢无度也。若胃气竭者，痢绝则死。

诊其脉微，手足寒，难治也；脉大手足温易治。下白沫，脉沉则生；浮则死。身不热，脉不悬绝[5]，滑大者生；悬涩者死，以脏期之[6]也。脉绝而手足寒⑦者死⑧；脉还手足温者生，脉不还者死。脉缓⑨时小结⑩者生；洪大数者死。悬绝而⑪涩者死；细微而涩者生。紧大而滑者死；得代绝脉者亦死。

［校勘］

①中：《外台》卷二十五水谷痢方作“以”。

②变化：原作“化物”，从《素问》灵兰秘典论改。

③头：《素问》风论、《千金方》卷八第一均作“颈”。

④下：《素问》无此字。

⑤胀：原作“腹”，从《千金方》改。

⑥寒：原无，从《千金方》补。

⑦寒：《伤寒论》厥阴篇作“厥冷”。

⑧者死：《伤寒论》作“晬时”。

⑨缓：原无，从《脉经》卷四第七补。

⑩结：原作“绝”，从《脉经》改。

⑪而：原无，从《脉经》补。

［注释］

[1]克制：作消化；运化解释。与卷三虚劳痰饮候“克消”义同。

[2]取风：感受风邪。“取”，接受。

[3]胃风：《太素》卷二十八诸风状论胃风注云：“胃风状能有八：一曰颈多汗；二曰恶风；三曰不下饮食；四曰膈不通，膈中噎也；五曰腹喜满；六曰失覆腹胀；七曰食冷则痢；八曰胃风形诊，谓瘦而腹大，患风候也”。

[4]洞泄：病名。症见大便稀水，泄泻频繁等。是由水湿阻于胃肠，脾虚不能制水所致。

[5]悬绝：浮而无根，为无胃气之脉。

[6]以脏期之：根据各脏所出现的真脏脉，推算死期。

[语译] 水谷痢，是由于其人体质虚弱，腠理开疏，血气虚而抵御外邪的能力弱，因而在春天感受风邪，留连于肌肉之间，再乘脾胃大肠的虚弱，而邪气侵入，发为水谷痢。因为脾与胃相为表里，胃为脾之腑，主纳谷，所以为水谷之海；脾为胃之脏，外候肌肉。脾气又主运化水谷。脾健则水谷消化，其精微则变化为荣卫，濡养脏腑，充实肌腠。大肠为肺之腑，主传化水谷，吸收精微，化为血气，运行于经脉，并使糟粕排出体外。肺与大肠相表里，肺主一身之气，外合皮毛。春天虽为阳气生长的时候，但是饮食起居不慎，劳累过度，使气血虚弱，腠理不密，感受风邪，留连于肌肉之内，复因脾胃大肠虚弱，邪气又乘虚入内，脾气不能运化水谷，糟粕不能结聚，便成为水谷痢。

又如在进食以后，就感受风邪而发病的，称“胃风证”。其症状有恶风，头部多汗，膈下痞塞不通，饮食不下，腹部胀满，形瘦而腹大等。如果少穿衣服而受寒，腹部就更加胀满。如食寒凉食物，便会引起洞泄；所谓洞泄，即是痢下无度。如其胃气衰竭者，痢虽止而预后亦凶。

诊其脉，如脉微而手足厥冷者，为阳气衰微，其病难治；若脉大手足温暖者，阳气尚存，其病易治。如泻下白沫，为寒邪积于肠间，脉沉为脉证相应，得生；相反，得浮脉，为脉证不符，属于死证。下痢身不发热，脉不悬绝，见滑大者，表明胃气未绝，预后良好；如出现脉浮而无根，涩滞不利者，为无胃气之脉，即真脏脉，属于死证，可以根据各脏所出现真脏脉的时日，推算其死期。若脉气断绝，手足发冷的，属于死证；假使在一昼夜间脉搏恢复，手足转温的，为阳气来复，其病可治，反之脉搏不能恢复的，仍然属于死证。脉缓时有小结，是邪气已衰，为有生机之征；洪大而数的，为邪盛，是凶候之象。脉来悬绝而涩者，属于真脏脉，主死；细微而涩者，表明尚有胃气，主生。紧大而滑为邪盛，主死；得代绝脉者，为正气衰竭，亦为死证。

［按语］ 本候相当于水谷痢的总论，其病因、病机主要论述春伤于风，邪气留连，乃为洞泄。其病变所及，主要在脾胃肺与大肠。至于预后，很多从脉诊上分析判断。

又，文中胃风一证，在此是作为比较鉴别的，病情与水谷痢有所不同。

二、久水谷痢候(2)

［原文］ 夫久水谷痢者，由脾胃大肠虚弱，风邪乘之，则泄痢、虚损不复，遂连滞涉引[1]岁月，则为久痢也。

然痢久则变呕哕。胃弱气逆不下食，故呕逆也；气逆而外冷气乘之，与胃气相折不通，故哕也。

呕又变为䘌，虫动食于五脏也。凡诸虫在人腹内，居肠胃之间，痢则肠胃虚弱，虫动侵食。若上食于脏，则心闷，齿龈紫黑，唇白，齿龈生疮；下食于肛门，则谷道[2]伤烂而开也。

亦有变为水肿，所以然者，水气入胃，肠虚则泄。大肠金也，脾土也，金土母子也。脾候身之肌肉，性本克消水谷也。痢由脾弱肠虚，金土气衰，母子俱病，不复相扶，不能克水，致水气流溢，浸渍肌肉，故变肿也。

亦有不及成肿，而五脏伤败，水血并下，而五脏五色随之而出，谓之五液俱下也。凡如此者多死，而呕哕肿䘌治之时有瘥者；若五液俱下者必死，五脏伤败故也。

［注释］

［1］涉引：迁延；经久。

［2］谷道：肛门之内，直肠部分，称谷道。

［语译］ 久水谷痢，是由于水谷痢延时过久，脾胃大肠虚损不能恢复，经年累月，迁延不愈而成。

痢久则胃气受损，可以变生呕吐哕逆。因为胃虚气逆，食不得下，则致呕吐；如胃气已虚，又被外寒冷气相乘，胃虚邪乘，胃失和降，可以引起呃逆。

呕哕胃气受损，又可以变生䘌虫病，虫动侵蚀五脏。凡诸虫寄生人体，大都居于肠胃之间。患痢以后，肠胃虚弱，虫就活动，若上蚀于脏，则出现心胸烦闷，齿龈紫黑，唇色泛白，齿龈生疮；下蚀于肛门，则谷道溃烂而洞开。

久痢还可引起水肿。因为水谷入胃，肠虚则泄。大肠属金，脾属土，金与土是母子关系。脾的外候是肌肉，脾本能克消水谷，肺与大肠为表里，肺本能通调水道。久痢以后，脾弱肠虚，母子同病，不能正常运化水谷，调节水液，以致水湿流溢，浸渍于肌肉，便成水肿。

尚有未及变为水肿，而五脏伤败，水与血液杂下，泻下物呈现五脏各种颜色，称之谓"五液俱下"，这是五脏伤败的凶险证候。以上许多久痢变证，见呕吐、呃逆、水肿、䘌虫者，虽然病情较重，但有能治愈者，而五液俱下，是属于五脏伤败的征象，预后多不良。

三、赤白痢候(3)

[原文] 凡痢皆由荣卫不足，肠胃虚弱，冷热之气，乘虚入客于肠间，肠① 虚则泄，故为痢也。然其痢而赤白者，是热乘于血，血渗肠内则赤也；冷气入肠，搏于② 肠间，津液凝滞则白也；冷热相交，故赤白相杂。重者，状如脓涕而血杂之；轻者，白脓③上有赤脉[1]薄血[2]，状如鱼④脂脑，世谓之鱼脑痢也。

[校勘]

①肠：原无，从《外台》卷二十五赤白痢方补。

②于：原无，从《外台》补。

③脓：原作"浓"，从汪本改。

④鱼：原无，从汪本补。

[注释]

[1]赤脉：即血丝。

[2]薄血：即少量血液。

[语译] 大凡赤白痢候,都是由于荣卫不足,肠胃虚弱,以致冷热之气乘虚侵入肠间,肠虚则泄,所以发生赤白痢疾。然而痢疾有赤有白,其原因是热气乘袭于血分,热迫血溢,血液渗于肠内,则见赤痢;如冷气侵入于肠间,搏于津液,使津液凝滞不散,则见白痢;如果冷热之气相杂,搏于气血,气血两病,便为赤白痢。这些病,重者,便出形状如脓涕,杂以血液;轻者,便出白脓脓上兼有血丝或少量血液,形如鱼脂脑,所以又通称为鱼脑痢疾。

四、久赤白痢候(4)

[原文] 久赤白痢者,是冷热乘于血,血渗肠间,与津液相杂而下,甚者肠虚不复,故赤白连滞,久不瘥也。

凡痢久不瘥,脾胃虚弱,则变呕哕。胃弱气逆,故呕也;气逆而外有冷折之,不通故哕。亦变为䘌虫,食人五脏也。三尸九虫[1],常居人肠胃,肠胃虚则动,上食于五脏,则心懊而闷,齿龈唇口并生疮;下食于肠,则肛门伤烂,而谷道开也。轻者可治,重者致死也。

[注释]

[1]三尸九虫:"三尸"又名尸虫。亦称"三彭",上尸名彭倨,在人头中,中尸名彭质,在人腹中,下尸名彭矫,在人足中,能为人害。"九虫"见本书卷十八九虫病诸候。三尸九虫,在此可理解为人体寄生虫的统称,与久水谷痢候之"诸虫"义同。

[语译] 从略。

[按语] 本候论述赤白痢延滞不愈,便为久赤白痢,并及其诸变证,如发呕吐、呃逆、䘌病等,内容和久水谷痢候类似,可以参阅。

五、赤痢候(5)

[原文] 此由肠胃虚弱,为风邪所伤,则挟热,热乘于血,则流渗入肠,与痢相杂下,故为赤痢。

[语译] 从略。

六、久赤痢候(6)

［原文］ 久赤痢者，由体虚热乘于血，血渗肠间故痢赤。肠胃虚不平复，其热不退，故经久不瘥。胃气逆，则变呕哕也。胃虚谷气衰，虫动侵食，则变为䘌。

［语译］ 从略。

［按语］ 以上二候，与前赤白痢候，久赤白痢候的部分内容相同，可以互参。

赤痢候指出“为风邪所伤，则挟热”，是赤痢之热，由外邪所引起，这补充了赤白痢候“热气乘于血”的病因所论。

又，《外台》卷二十五痢门重下候，记载《病源》内容，今录之，供参阅。“此谓今赤白滞下也。令人下部疼重，故曰重下。去脓血如鸡子白，日夜数十行，绕脐痛也。”

七、血痢候(7)

［原文］ 血痢者，热毒折① 于血，血渗② 入大肠故也。血之随气循环经络，通行脏腑，常无停积，毒热气乘之③，遇肠虚者，血渗入于肠，肠虚则泄，故为血痢也。身热者死，身寒[1]者生。

诊其关上脉芤，大便去血，暴下血数升也。

［校勘］

①折：《外台》卷二十五血痢方作“乘”。

②血渗：原无，从《外台》补。

③乘之：此前《圣惠方》卷五十九血痢方有“不能”二字。

［注释］

[1]身寒：在此作身不发热解。

［语译］ 血痢证候，是由于热毒之气伤及血分，血液渗入于大肠所致。在正常情况下，血是随气而行，循环于经络，通行于脏腑，常无停留积滞的。现在热毒之气乘袭血分，血得热而妄

行，适遇肠虚，所以血液渗入于肠道，肠虚则泄，因此发生血痢。血痢之病，如见其身热，这是热毒气太盛，预后不良，若身不发热者，邪气尚轻，预后较佳。

诊其脉，关上脉芤，这是大便出血之征，其人暴下血量很大，所以见芤脉。

［按语］ 文中“身热者死，身寒者生”是从有无发热来判断血痢的轻重吉凶的。

又，脉大而中空为芤脉，多见于短时间内失血过多的证候。血痢一时下血较多，所以出现芤脉，但在临床不多见。

八、久血痢候(8)

［原文］ 此由体虚受热，热折于血，血渗入肠，故成血痢。热不歇，胃虚不复，故痢血久不瘥。多变呕哕，及为湿䘌。

［语译］ 从略。

［按语］ 血痢与赤痢，均系热乘于血，血渗大肠所致，但赤痢是痢夹血，血痢则下纯血。这是两者的区别。同时，其热之程度亦不同，赤痢仅言“风邪”、“挟热”，血痢则热邪较甚，称为“热毒”。这是两者的异同之处。

九、脓血痢候(9)

［原文］ 夫春阳气在表，人运动劳役，腠理则开，血气虚者，伤于风，至夏又热气乘之，血性得热则流散，其遇大肠虚，血渗入焉，与肠间津液相搏，积热蕴结，血化为脓，肠虚则泄，故成脓血痢也。所以夏月多苦脓血痢，肠胃虚也。

秋冬诊其脾脉[1]微涩者，为内溃[2]，多下血脓。又脉悬绝则死，滑大则生。脉微小者生，实急者死，脉沉细虚迟①者生，数疾大而有热者死。

［校勘］

①沉细虚迟：《脉经》卷四第七作“沉小流连”。

［注释］

［1］脾脉：指右关脾脉。

［2］内溃：古病名。见《灵枢》邪气脏腑病形篇，脾脉之下，其证即为多下脓血。《脉经》、《千金方》等均有记载。

［语译］ 春天是阳气出表之时，假如其人运动或劳动以后，腠理开泄，气血不足，就容易感受风邪，到了夏天，又感受热邪，邪热迫血，血液流散，乘虚入侵大肠，与肠中津液相搏结，则积热蕴结，化为脓血，形成脓血痢。夏天为什么多见脓血痢？因为夏天肠胃虚弱，外邪容易侵入的缘故。

诊其脉，在秋冬季节，脾脉见微涩者，是脾气虚而下陷，或为内溃之病，多下脓血。如脉见悬绝者，表明胃气已绝，属于死证；若见滑大之脉，为胃气尚存，是有生机。如脉见微小或沉细虚迟，是正虚邪亦衰，病尚可治；若脉见实急，或数疾大而身体发热者，为邪盛之故，病属危重。

十、久脓血痢候(10)

［原文］ 久脓血痢者，热毒乘经络，血渗肠内，则变为脓血痢。热久不歇，肠胃转虚，故痢久不断，皆变成湿䘌及呕哕也。

［语译］ 久脓血痢是由于脓血痢迁延时久，热毒不退，肠胃虚弱，所以痢久不止。此病迁延不愈可以续发湿䘌以及呕吐、呃逆等证。

十一、冷痢候(11)

［原文］ 冷痢者，由肠胃虚弱，受于寒气，肠虚则泄，故为冷痢也。凡痢色青色白色黑，并皆为冷痢；色黄色赤，并是热也。故痢色白，食不消，谓之寒中也。诊其脉沉则生，浮则死也。

［语译］ 冷痢，是由于肠胃虚弱，感受寒邪所致。冷痢与热痢不同，可从排泄物来分析，凡颜色青、白或黑色的，都属于冷痢；色黄或色赤的，属于热痢。所以便下色白，饮食不能消化，称

为寒中。这种病变，如见脉沉，为脉证相符，得生；若脉浮者，是脉证不符，病情较重。

十二、久冷痢候(12)

[原文] 久冷痢者，由肠虚而寒积，故冷痢久不断也。而廪丘公说云：诸下悉寒也。凡人肠中有寒，大便①则常鸭溏，有热则傧鞕[1]。人见病身体发热而下，便谓热下，非也。平常恒自将节[2]饮食，衣被调适，其人无宿寒者，大便自调。强人适发越[3]，薄衣冷饮食，表有热不觉里冷，而胃内潜冷[4]，冷即下也。今始发热而下，当与理中汤，加大附子一枚，连服三四剂，重覆令微汗出，微汗出则热除。不复思②冷，胃气温暖，下与发热俱瘳[5]矣。

宿寒之家，其人常自患冷蹑[6]湿地，若足踏冻地，或衣被薄皆发。风下最恶，何谓风下？当风吹腰腹，冷气彻里而暴下者，难治也。

久痢胃虚气逆，则变呕；呕而气逆，遇冷折之，气逆不通，则变哕。亦变湿䘌也，胃虚虫动故也。

[校勘]

①有寒，大便：原作"大便有寒"，从《金匮》第十一改。

②思：疑"患"字之误。

[注释]

[1]傧鞕：大便坚硬的意思。

[2]将节：谓将息调节。

[3]适发越：适遇阳气发越之时。

[4]潜冷：潜伏冷气，亦即寒气内伏。

[5]瘳(chōu 抽)：病愈。

[6]蹑(niè 聂)：即踩。

[语译] 久冷痢，是由于肠虚而寒积停滞，病久不愈所致。廪丘公曾说：诸如此类的下利，大都属寒。凡人体肠中有寒，则大便溏泄如鸭粪，有热则大便坚硬。有人一见身体发热而泄泻，

便说是热泄，这是不对的。一个人平常能注意保养身体，饮食有节，衣被冷暖适宜，也没有寒气内结的旧病，那么大便就正常。如其不然，即使身体强壮，劳动之后，正当阳气发泄之时，穿衣单薄，或饮食生冷，虽然当时不感觉寒冷，但胃肠内已潜伏着寒气，寒气内留，就能引起下利。这种感受寒邪引起的痢症，体表虽见发热，但体内实属于寒冷，治疗当予理中汤，加大附子一枚，连服三四剂，以温中祛寒，并厚被覆盖使之微微汗出，则身热自退，随着热退，不再患冷，胃气温暖，下利与发热，均可痊愈。

素体虚寒的人，往往易患冷痢。如脚踩潮湿、冰冻之地，或衣被单薄，皆能诱发此病。其中以风下症为最恶。所谓风下，就是指当风吹腰腹部，风冷之气直入于里，可以使人很快发生下利，这种病证，比较难治。

冷痢经久不瘥，胃虚气逆，亦能导致呕、哕，胃虚虫动，亦可变生湿䘌。

十三、热痢候(13)

［原文］ 此由肠胃虚弱，风邪挟热乘之，肠虚则泄，故为热痢也。其色黄；若热甚，黄而赤也。

［语译］ 从略。

十四、久热痢候(14)

［原文］ 此由肠虚热积，其痢连滞，故久不瘥也。痢久胃气虚，则变呕；呕而气逆，遇冷折之，气不通则变哕。亦变湿䘌也，胃虚虫动故也。

［语译］ 从略。

［按语］ 热痢是由于肠胃虚弱，风热之邪乘虚侵入所致。所下之物多见黄色；如果热重的，则黄而带赤。至于久热痢，是由肠虚而邪热与积滞搏结，延久不愈。其变化，为呕为呃为䘌，则是诸久痢所共同的。

十五、冷热痢候※(15)

［原文］ 夫冷热痢者,由肠胃虚弱,宿有寒,而为客[1]热所伤,冷热相乘,其痢乍黄乍白是也。若热搏于血,血渗肠间,则变为血痢也。而冷伏肠内,搏津液,则变凝白,则成白滞。亦变赤白痢也。

［校勘］

①客:原作"寒",从《外台》卷二十五冷热痢方改。

［语译］ 冷热痢是由于肠胃虚弱,素有寒积,复为热邪所伤,以致宿寒与邪热相杂,遂痢下或黄或白。假如邪热偏盛而搏于血,血渗肠间,可以变为血痢。假如肠内伏寒较盛,搏于津液,津液凝滞,可以变为白痢。假如寒热相杂,气血交伤,亦可以变为赤白痢。

十六、杂痢候(16)

［原文］ 杂痢,谓痢色无定,或水谷,或脓血,或青,或黄,或赤,或白,变杂无常,或杂色相兼而痢也。挟热则黄赤,热甚则变脓血也。冷则白,冷甚则青黑。皆由饮食不节,冷热不调,胃气虚,故变易。

［语译］ 杂痢候,是下痢形色不定,或是水谷,或是脓血,或青,或黄,或赤,或白,变杂不一,或几种形色兼见。如病情挟热则便色黄赤,热势甚者,则变为脓血。病情挟寒,则便色发白,寒气甚者,则见青黑色。这种便色变化无常,都是由于饮食不知节制,冷热之气不调,胃气虚弱所致。

十七、休息痢候(17)

［原文］ 休息痢者,胃脘有停饮,因痢积久,或冷气,或热气乘之,气动于饮,则饮动而肠虚受之,故为痢也。冷热气调,其饮则静而痢亦休也。肠胃虚弱,易为冷热,其邪气或动或静,故其痢乍发乍止,谓之休息痢也。

［语译］ 休息痢一证，是由于其人胃脘有停饮，因而痢疾持久不愈，每遇冷气或热气乘袭，邪气触动停饮，则饮邪发动，痢疾亦发作。如冷热之气调和，饮伏不动之时，其痢就暂时停止。肠胃虚弱之人，正气不足，亦易偏寒偏热，又因邪气或动或静，所以其痢亦或发或止，这种病情，就称之为休息痢。

［按语］ 休息痢病名，本书记载是较早的资料。所谓"休息痢"，是因其痢"乍发乍止"，中间有一段休息时间。此由痢疾积久，肠胃虚弱，湿滞未清，再感受冷热之气而诱发。文中指出"胃脘有停饮"，说明休息痢亦有因停饮引起的，后世有应用逐饮方法治疗休息痢者，当源于此。

十八、白滞痢候(18)

［原文］ 白滞痢者，肠虚而冷气客之，搏于肠间，津液凝滞成白，故为白滞痢也。

［语译］ 白滞痢，是由于肠虚而寒气乘袭，与肠间津液相搏，使津液凝滞，而痢下白冻，所以称为白滞痢。

十九、痢如膏候(19)

［原文］ 痢如膏者，是由腑脏虚冷，冷气入于大肠成痢，冷气积肠，又虚滑，脂凝如膏也。

［语译］ 痢如膏，是由于腑脏虚冷，冷气入于大肠，以致痢下色白脂凝，有如脂膏的样子。其病因是脏腑虚冷，冷气积于大肠，大肠又虚滑之故。

二十、蛊注[1]痢候(20)

［原文］ 此由岁时寒暑不调，则有湿毒之气伤人，随经脉血气渐至于脏腑，大肠虚者，毒气乘之，毒气挟热与血相搏，则成血痢也，毒气侵蚀于脏腑，如病蛊注之状①。痢血杂脓，瘀黑有片如鸡②肝，与血杂下是也。

［校勘］

①状：原作"家"，从《外台》卷二十五蛊注痢方改。

②鸡：原作"杂"，从汪本改。

［注释］

［1］蛊注：是因蛊毒成注病。本书卷二十四有蛊注候，可参看。

［语译］ 蛊注痢候，是由四时气候，寒暑不调，湿毒之气伤之，随经脉血气渐至于脏腑，大肠虚者，毒气因而乘之，毒气挟热与血相搏，便成血痢，若毒气侵蚀脏腑，则病如蛊注一样。蛊注痢的症状，痢下血脓相杂，其色瘀黑，成片如鸡肝，与血杂下者即是。

二十一、肠蛊痢候(21)

［原文］ 肠蛊痢者，冷热之气入在肠间，先下赤，后下白，连年不愈，侵伤于脏腑，下血杂白，如病蛊之状，名为肠蛊也。

［语译］ 肠蛊痢，是由于寒热之邪侵入肠道所致。先下赤，后下白。其病连年不能痊愈，使脏腑损伤，便血中挟杂白冻，似病蛊的形状，所以称为肠蛊痢。

二十二、下痢便肠垢候(22)

［原文］ 肠垢者，肠间津汁垢腻也。由热痢蕴积，肠间虚滑，所以因下痢而便肠垢也。

［语译］ 肠垢，即肠间的津液垢腻。下痢而便肠垢，是由热痢蕴积肠间，大肠虚滑，所以肠垢随痢而下。

［按语］ 《金匮要略》第十云："大肠有寒者，多鹜溏；有热者，便肠垢"。可见下痢便肠垢，大都为大肠有湿热之证。

二十三、不伏①水土痢候(23)

［原文］ 夫四方之气，温凉不同，随方嗜欲[1]，因以成性。若移其旧土，多不习伏①[2]。必因饮食，以入肠胃，肠胃不习，便为下痢，故名不伏①水土痢也，即水谷痢是也。

［校勘］

①伏：鄂本作“服”。“伏”，通“服”。

［注释］

［1］随方嗜欲：意谓随着各个地方的自然环境不同，在生活习惯上亦有不同的嗜好和要求。

［2］不习伏：不习惯；不适应。

［语译］　由于各地的自然环境不同，气候的温凉各异，人们的生活习惯也不一样，长期居住在某一地区的人，对该地的生活条件已经养成习惯，如果移居，往往因不能适应而发生疾病，这称之为水土不服。有的表现在饮食方面，水谷入胃，因肠胃不适应而引起下痢，即称为不服水土痢，也属于水谷痢的范围。

二十四、呕逆吐痢候(24)

［原文］　呕逆吐痢者，由肠胃虚，邪气并之，脏腑之气，自相乘克也。《脉经》云：心乘肝则吐痢。心火也，肝木也，火木子母也，火乘于木，子扶母也，此为二脏偏实也。大肠金也，胃土也，金土母子也，大肠虚，则金气衰微，不能扶土，致令胃气虚弱，此两腑偏虚也。木性克土，火性克金，是为火木相扶，心肝俱盛；而金畏于火，土畏于木，则为肠胃皆弱。肠虚弱则泄痢，胃虚弱则呕吐，故逆而复吐痢也。

诊其关上脉数，其人吐。趺阳脉微而涩，微则下痢，涩即吐逆也。

［语译］　从略。

［按语］　本候论述呕逆吐痢是由于肠胃虚弱，邪气乘之，脏腑之气自相乘克所致。而乘克的变化，用五行学说加以解释，如呕逆吐痢是为木火偏实，土金虚弱，以实乘虚，故致此病。

关于脉象，关上脉与趺阳脉俱候脾胃。上以候上，关上脉数，是胃中有热，故其人吐。下以候下，趺阳脉微涩，微是脾胃气血不足而有寒,故见下痢,涩为气机不畅,故上逆而吐也。两者病机虽不同,但皆可引起呕逆或下痢。

二十五、痢兼烦候(25)

[原文] 春伤于风,邪气留连,因饮食不节,肠胃虚弱,邪气乘之,则变为痢。痢则腑脏俱虚,水气相并,上乘于心,心气不宣畅,否满在内,故令痢而兼烦者也。

[语译] 春天伤于风邪,当时虽然没有发病,但是邪气稽留不去,以后由于饮食失节,肠胃虚弱,邪气乘虚侵入,因而发生痢疾。因痢疾而引起脏腑虚弱,致水气相并,上乘于心,心气不得宣畅,痞塞在内,便能兼见心中烦闷的症状。

[按语] "春伤于风,邪气留连",源于《素问》生气通天论,但邪气留连所发生的疾病,《素问》指出是"洞泄",在此则为痢疾的发病因素之一。两者不全相同。本候谓"因饮食不节,肠胃虚弱,邪气乘之,则变为痢"。痢疾的发生,不但由于风邪,而且饮食不节,肠胃虚弱,又为发病的主要因素。

又,自此候以下,是论述痢疾的兼症和病后诸症。

二十六、痢兼渴候(26)

[原文] 夫水谷之精,化为血气津液,以养脏腑。脏腑虚,受风邪,邪入于肠胃故痢。痢则津液空竭,腑脏虚燥,故痢而兼渴也。渴而引饮,则痢不止,翻益水气[1],脾胃已虚,不能克消水,水气流溢,浸渍肌肉,则变肿也。

[注释]

[1]翻益水气:水能止渴,因痢而不能消水,反而增益水气。"翻",反转。"益",增益。

[语译] 水谷入胃以后,经过脾胃的运化,其精华变为血气津液,以营养脏腑。如果脏腑虚弱,风邪侵入肠胃,则发生痢疾。痢病能耗伤津液,使腑脏虚躁,所以痢而兼口渴。但由于口渴引

饮，水入于胃，痢疾更不能止，而饮入反增益水气，这是因为脾胃虚弱，不能运化水液。如其水气泛溢，浸淫于肌肉，又能变为水肿。

二十七、下痢口中及肠内生疮候(27)

［原文］　凡痢，口里生疮，则肠间亦有疮也。所以知者，犹如伤寒热病，胃烂身则发疮也。此由挟热痢，脏虚热气内结，则疮生肠间，热气上冲，则疮生口里。然肠间口里生疮，皆胃之虚热也。胃虚谷气弱，则九虫三尸发动，则变成䘌。

［语译］　凡是痢疾口中生疮的，则肠间亦生疮。所以知道这样，因为如同伤寒热病，胃烂而身体生疮的机理是一样的。这是因为挟热痢，脏气虚弱，邪热内结，以致肠道生疮，胃中热气上冲，则口中生疮。但是肠间与口中生疮，都是胃有虚热所致。如果痢久胃虚，谷气衰少，引起九虫三尸发动，则又能变成䘌病。

二十八、痢兼肿候(28)

［原文］　痢兼肿者，是痢久脾虚，水气在于肌肉之所为也。脾与胃合，俱象土，脾候身之肌肉，胃为水谷之海，而以脾气克消水谷也。风邪在内，肠胃虚弱，则水谷变为痢也。膀胱与肾合，俱象水，膀胱为津液之腑。小肠与心合，俱象火，而津液之水，行于小肠，下为小便也。土性本克水，今因痢，脾胃虚弱，土气衰微，不能克制于水，致令水得妄行，不流于小肠，而浸渍脏腑，散流皮肤，与气相搏，腠理壅闭，故痢而肿也。

［语译］　痢病兼肿，是由痢久脾虚，水气在于肌肉所致。脾与胃相合，俱像五行之土，脾候一身之肌肉，胃为受纳水谷之海，而水谷之运化，又以脾气为主。今风邪侵袭于内，肠胃虚弱，则水谷不消而变为痢下。膀胱与肾相合，俱像五行之水，膀胱又为津液之腑。小肠与心相合，俱像五行之火，水入小肠，下行于阴为小便。土性本能克制水液，今因痢而致脾胃虚弱，土气衰惫，不能克制水液，致令水气妄行，不流于小肠，反而浸渍脏腑，散流于皮肤，

与风气相搏,使腠理壅塞,不得宣泄,所以痢而兼见水肿。

二十九、痢谷道肿痛候(29)

［原文］ 是由风冷客于肠胃,肠胃虚则痢。痢久肠虚,风邪客于肛门,邪气与真气相搏,故令肿痛也。

［语译］ 痢疾是由于风冷侵入肠胃,使肠胃虚弱所致。痢疾病久,则肠道更虚,风邪稽留于肛肠部位,邪气与正气相搏,所以引起谷道肿痛。

三十、痢后虚烦候(30)

［原文］ 夫体虚受风冷,风冷入于肠故痢。痢后虚烦者,由腑脏尚虚,而气内搏之所为也。水谷之精,以养脏腑,痢则水谷减耗,致令腑脏微弱。痢断之后,气未调理,不能宣畅,则肤腠还相搏脏腑。脏腑既虚,而使气还相搏,故令虚烦。

［语译］ 凡身体虚弱而受风冷,风冷入侵于肠则发生痢疾。痢止后而发生虚烦者,是由腑脏尚虚,而风冷之气内搏所致。水谷的精华,是营养脏腑,下痢则水谷的精华消耗,脏腑而更加微弱。痢止之后,正气尚未调和,不能宣畅,则肤腠之风冷不得外泄,还搏于脏腑,由于脏腑尚虚,因而使风冷之气还相搏击,所以发生虚烦。

三十一、痢后肿候(31)

［原文］ 痢后肿,由脾胃尚虚,肌肉为风水相[①]乘故也。脾胃虚弱,受于风邪,则水谷变成痢。脾与胃为表里,俱象土,胃为水谷之海,脾候肌肉,土性克水,而痢者则脾胃虚弱,土气衰微,不能克水,令水妄行,散溢肌肉。痢虽得断,水犹未消,肌肉先受风邪,风水相搏,肤腠闭密,而成肿也。

［校勘］

①相:汪本作“所”。

［语译］ 从略。

［按语］ 本候与痢兼肿的病机基本相同。但痢兼肿候，是痢未止，而兼身肿。本候则痢后成肿，谓痢疾已止，而水肿未已，这是两者的不同点。

三十二、痢后不能食候(32)

［原文］ 痢后不能食，由脾胃虚弱，气逆胸间之所为也。风邪入于肠胃而痢，痢则水谷减耗，脾胃虚弱。痢断之后，脾胃尚虚，不胜于食，邪搏于气，逆上①胃弱不能食。

［校勘］

①上：《圣惠方》卷五十九治痢后不能食诸方作“则”。

［语译］ 痢后不能食，是由于脾胃虚弱，虚气上逆于胸膈所致。因为风邪入于肠胃而为痢疾，患痢则水谷之气减耗，脾胃因而虚弱。现在痢下虽已终止，但脾胃之气尚虚，不能胜任谷食，同时又有虚气上逆，所以胃弱不能纳食。

三十三、痢后腹痛候(33)

［原文］ 痢后腹痛者，体虚受风冷，风冷入于肠胃，则痢后腹痛。是脏气犹虚，风冷余热未尽，脏腑未平复，冷气在内与脏腑相搏，真邪相击，故令腹痛也。

［语译］ 痢后仍有腹痛者，这是由于因痢体气虚弱，感受风冷之邪，风冷入于肠胃，因致此病。其所以作痛，是痢后脏气还虚，风冷余热之邪未尽，脏腑之气没有平复，冷气在内，与脏腑之气相搏击，真气与邪气相搏击，所以发生腹痛。

三十四、痢后心下逆满候(34)

［原文］ 痢后而心下逆满，此由脏虚，心下有停饮，气逆乘之所为也。风邪入肠胃则下痢，下痢则腑脏虚弱。痢断之后，腑脏犹未调和，邪气尚未消尽，邪乘于气则气逆，与饮食相搏而上，

故令心下逆满也。

[语译] 痢疾之后而见心下逆满证者，这是由于因患痢后脏气虚弱，同时心下有停饮，饮邪气逆所致。因为风邪入于肠胃而为下痢，下痢则腑脏虚弱。现在痢下虽已终止，但腑脏之气尚未调和，邪气亦未尽消，邪气乘于气分则气逆，与水谷饮食相搏而上逆，所以产生心下逆满之证。

三十五、脱肛候(35)

[原文] 脱肛者，肛门脱出也，多因久痢后大肠虚冷所为。肛门为大肠之候，大肠虚而伤于寒，痢而用气嘔[1]，其气下冲，则肛门脱出，因谓脱肛也。

[注释]

[1]用气嘔：即屈身用力摒气的意思。参本书卷四十脱肛候及阴挺出下脱候作“偃”。卷五十脱肛候作“躯”，“嘔”、“偃”、“躯”盖通用，都是形容身体前屈摒气努责的意思。

[语译] 脱肛，即肛门脱出。多因久痢后大肠虚冷所致。肛门为大肠的外候，大肠虚冷则失于约束，因痢而又用力摒气，则其气下冲，使肛门脱出，所以称为脱肛。

三十六、大下[1]后哕候(36)

[原文] 夫风冷在内，入于肠胃，则成大下，下断之后，脾胃虚，气逆，遇冷折之，其气不通，则令哕也。

[注释]

[1]大下：剧烈泻下。

[语译] 因风冷入侵肠胃，引起剧烈泻下，泻止以后，由于脾胃虚弱，气机上逆，复遇寒气阻遏，则气机不通，因而发生呃逆。

三十七、谷道生疮候(37)

[原文] 谷道、肛门，大肠之候也。大肠虚热，其气热结肛门，故令生疮。

［语译］ 谷道、肛门，为大肠的外候。大肠虚而有热，热气结于肛门，所以使肛门生疮。

三十八、谷道虫[1]候(38)

［原文］ 谷道虫者，由胃弱肠虚而蛲虫下乘之也。谷道、肛门，大肠之候。蛲虫者，九虫之内一虫也，在于肠间。若腑脏气实，则虫不妄动，胃弱肠虚，则蛲虫乘之。轻者或痒，或虫从谷道中溢出，重者侵食肛门疮①烂。

［校勘］

①疮：正保本作“痒”。

［注释］

[1]谷道虫：此处指蛲虫。

［语译］ 谷道有虫，这是由于痢疾胃弱肠虚，蛲虫因而发动所致。谷道与肛门是大肠的外候。蛲虫是九虫中的一种，寄生在肠间。如其脏腑气实，肠道寄生虫是不敢妄动的，但一旦胃弱肠虚，则蛲虫就会妄动。其临床症状，轻者作痒，或者虫从谷道中外出，重者，可以侵蚀肛门，发生烂疮。

三十九、谷道痒候(39)

［原文］ 谷道痒者，由胃弱肠虚，则蛲虫下侵谷道，重者食于肛门，轻者但痒也。蛲虫状极细微，形如今之蜗虫状也。

［语译］ 从略。

［按语］ 久痢肠胃虚弱，肠道寄生虫乘虚滋扰，产生病症，蛲虫是其中之一。以上两条，均是论述蛲虫病症，内容互为补充。另可参阅本书卷十八九虫病候中蛲虫候。

四十、谷道赤痛候(40)

［原文］ 肛门为大肠之候，其气虚为风热所乘，热气击搏，故令谷道赤痛也。

［语译］ 从略。

［按语］ 谷道赤痛，与谷道肿痛，谷道生疮，均是痢疾引起的谷道病变，三者近似而稍有不同，赤痛属热，肿痛亦可见于寒证，生疮则为赤痛已溃之候。张景岳云："无论寒痢热痢，大孔皆能痛，不必谓皆由热也"。但一般属热者居多。

本篇论述痢疾病。痢疾是以滞下赤白，腹痛下重为主证，它与大便稀薄，倾泻而出的泄泻不同。《素问》称之为"肠澼"，《金匮要略》称之为"下利"。本篇所述，虽以痢疾为主，但亦有部分泄泻之病。又本书卷九、卷十时气热利候，时气脓血利候，热病下利候等，痢病均用"利"字。可见当时对"痢"与"利"字，无严格区分。这里用"痢"名病，亦用"滞痢"、"滞下"、"重下"命名，但无"肠澼"之称。

对于痢病的成因，论中似承《灵枢》论疾诊尺篇"春伤于风，夏生后泄肠澼"的论点，认为营卫不足，腠理疏松，风邪留连肌肉，再遇脾胃大肠虚弱，邪气乘之而发病。论中较少提到饮食所伤对本病的关系，仅在杂痢候提到"饮食不节"一句。

本篇根据痢病病程的新久，病情的寒热，以及大便的颜色，性状等进行分类。并论述了痢病的兼证及痢后诸证，条理清楚，但从痢疾来看，尚有见表证的，有时行的，分别见于伤寒、时气、热病、温病诸篇，应联系起来学习研究，则对痢疾的认识，可更为全面。

卷十八

湿䘌病诸候　凡三论

［提要］　本篇论述䘌病的成因、症状及预后，为䘌病的专篇。内容包括湿䘌、心䘌、疳䘌。由于脾胃虚弱，湿热蕴蒸，是形成䘌病的主要原因。本书伤寒、时气、热病、温病及痢病等篇均论及此病，可以参阅。

一、湿䘌候(1)

［原文］　湿䘌病，由脾胃虚弱，为水湿所乘，腹内虫动，侵食成䘌也。多因下利不止，或时① 病后，客热结腹内所为。其状，不能饮食，忽忽喜睡，绵绵[1]微热，骨节沉重，齿无色②，舌上尽白，细疮如粟。若上唇生疮，是虫食五脏，则心烦懊；若下唇生疮，是虫食下部，则肛门烂开；甚者腑脏皆被食，齿下上断悉生疮，齿色紫黑，利血而湿，由水气也。

脾与胃合，俱象土，胃为水谷之海，脾气磨而消之，水谷之精，化为血气，以养腑脏。若脾胃和，则土气强盛，水湿不能侵之。脾胃虚弱，则土气衰微，或受于冷，乍伤于热，使水谷不消化，糟粕不傧实[2]，则成下利，翻[3]为水湿所伤。若时病之后，肠胃虚热，皆令三尸九虫因虚动作，侵食五脏，上出唇口，下至肛门；胃虚气逆，则变呕哕。虫食腑脏伤败，利出瘀血，如此者死。其因脾胃虚微，土气衰弱，为水湿所侵，虫动成䘌，故名湿䘌也。

又云:有天行之湿,初得不觉,行坐不废③,恒少气力,或微利,或不利,病成则变呕吐,即是虫内食于脏。

又云:有急结湿[4],先因腹痛下痢,脓血相兼出,病成翻大小便不通,头项满④痛,小腹急满,起坐不安,亦是内食五脏。凡如此,虽初证未发于外,而心腹亦常烦懊,至于临困,唇口及肛门方复生疮,即死也。

[校勘]

①时:原作“生”,从汪本改。

②齿无色:《千金方》卷十八第七作“齿龈无色”,《圣惠方》卷六十治湿䘌诸方作“齿无光色”。

③废:原作“发”。从《圣惠方》改。

④满:《圣惠方》作“皆”,义略同。

[注释]

[1]绵绵:缠绵不断。

[2]傧实:硬实。与卷十七久冷痢候“傧鞕”义同。

[3]翻:通“反”。

[4]急结湿:突然伤于湿邪。

[语译] 湿䘌病,是由于脾胃虚弱,被水湿所侵,腹内虫动,侵蚀内脏所致。常因下利不止,或时行热病之后,邪热结聚于腹内,诱发此病。其临床症状为食欲不振,精神萎靡,困倦喜睡,低热缠绵,骨节沉重,牙齿缺少光泽,舌苔满布白色,并有粟粒样的细疮。如其上唇生疮,是虫蚀五脏,则感心中烦闷懊侬;如下唇生疮,是虫蚀下部,则肛门溃烂开裂;严重者,脏腑都被侵蚀,则见上下牙龈皆生疮,牙齿呈紫黑色,便血而挟水分,这是伤于水湿之气所致。

脾与胃合为表里,在五行中都属土。胃主纳谷,为水谷之海,脾主运化,变化水谷之精微成为血气,以营养腑脏。如脾胃调和,中土之气健旺,水湿就不能侵犯它。反之,如脾胃虚弱,则土气衰微,或受冷伤热,使水谷不能消化,大便不能成形,就会发生下利，这是脾胃反被水湿所伤。另一种情况是，如时行热病之后，肠胃有虚热，致使体内的三尸虫、九虫等都乘虚而动，侵蚀五脏，以至上出于唇口，下至于肛门；如胃虚气逆，又能变生呕吐呃逆。病势严重的，因虫蚀而脏腑伤败，下利瘀血，这样就会导致死亡。因为本病是由于脾胃虚微，中土之气衰弱，被水湿侵袭，虫动蚀脏，所以称为湿䘌病。

又有一说，有感受时令湿邪的，初得病时并不觉得，行动起坐无妨，但常感少气力，或有轻微的下利，或不下利，等到病势形成之后，则变生呕吐，这就是虫蚀内脏所致。

还有一说，突然伤于湿邪，常先因腹痛而下痢，脓血挟杂而出，及至病成以后，反而大小便不通，并且头项皆痛，小腹急满，起坐不安，这也是虫蚀五脏所致。上述证候，虽然初起时并未表现于外，但病人的心腹部也常感烦闷懊侬。到了病情严重时，唇口及肛门才又生疮，这就有死亡的危险。

二、心䘌候(2)

［**原文**］ 心䘌者，由脏虚，诸虫在肠胃间因虚而动，攻食心，谓之心䘌。初不觉他病，忽忽嗜睡，四支沉重。此䘌或食心，则心烦闷懊痛，后乃侵食余处。诊其脉，沉而细，手足冷，内湿䘌在心也。

［**语译**］ 心䘌，是由于脏虚，各种寄生虫在胃肠中乘虚而动，上攻侵蚀于心，就称为心䘌。病初起时，病人并不觉得有其他的不适，仅是精神萎靡，喜欢睡眠，四肢沉重。如这种䘌虫侵蚀到心，就会发生心中烦闷，懊侬和疼痛，以后才逐渐侵蚀其他地方。

诊其脉，沉而细，且手足发冷者，这是体内有湿䘌在心的证候。

［**按语**］ 医书有论九种心痛，泛指前胸部及上腹部的疼痛。因此本候“食心”之“心”字，不一定拘泥心脏而言。

三、疳䘌候①(3)

[原文] 人有嗜甘味多,而动肠胃间诸虫,致令侵食腑脏,此犹是䘌也。凡食五味之物,皆入于胃,其气随其腑脏之味而归之。脾与胃为表里,俱象土,其味甘,而甘味柔润于脾胃。脾胃润则气缓,气缓则虫动,虫动则侵食成疳䘌也。但虫因甘而动,故名之为疳也。

其初患之状,手足烦疼,腰脊无力,夜卧烦躁,昏昏喜忘,嘿嘿[1]眼涩,夜梦颠倒[2],饮食无味,面失颜色,喜睡,起即头眩,体重,股胫痠疼。其上食五脏,则心内懊恼②;出食咽喉及齿断皆生疮,出黑血,齿色紫黑;下食肠胃,下利黑血;出食肛门,生疮烂开。胃气逆,则变呕哕。急者数日便死。亦有缓者,止③沉嘿,支节疼重,食饮减少,面④无颜色,在内侵食,乃至数年,方上食口齿生疮,下至肛门,伤烂乃死。

又云:五疳,一是白疳,令人皮肤枯燥,面失颜色。二是赤疳,内食人五脏,令人头发焦枯。三是蛲疳,食人脊膂,游行五脏,体重浮肿。四是疳䘌,食⑤人下部疼痒,腰脊挛急。五是黑疳,食人五脏,多下黑血,数日即死。凡五疳,白者轻,赤者次,蛲疳又次之,疳⑥䘌又次之,黑者最重。皆从肠里上食咽喉齿断并生疮,下至谷道伤烂,下利脓血,呕逆,手足心热,腰痛嗜睡。秋冬可,春夏极⑦。

又云:面青颊赤,眼无精光,唇口燥⑧,腹胀有块,日日⑨瘦损者是疳。食人五脏,至死不觉。

又云:五疳缓者则变成五蒸。五蒸者,一曰骨蒸,二曰脉蒸,三曰皮蒸,四曰肉蒸,五曰血蒸。其根源初发,形候虽异,至于蒸成,为病大体略同,皆令人腰疼心满,虚乏无力,日渐羸瘦,或寒热无常,或手足烦热,或逆冷,或利或涩或汗也。五蒸别自有论,与虚劳诸病相从也。

[校勘]

①候:原作"疾",从本书目录改。

②懊恼:《圣惠方》卷六十治疳䘌诸方作“恍惚”。

③止:原作“正”,从《圣惠方》改。

④面:原作“而”,从汪本改。

⑤食:《圣惠方》作“令”。

⑥疳:原作“甘”,从《圣惠方》改。

⑦极:《圣惠方》作“剧”。

⑧燥:此前《圣惠方》有“焦”字。

⑨日:《圣惠方》作“渐”。

[注释]

[1]嘿:同“默”。“嘿嘿”即“默默”。

[2]颠倒:错乱,多指心神错乱,如神魂颠倒。这里指夜梦,意义相同。

[语译] 有的人嗜食甘味过多,致使肠胃中诸虫活动,侵蚀脏腑,这还䘌病。凡是饮食入胃,五味各随脏腑所喜而入之。如酸先入肝,苦先入心,甘先入脾,辛先入肺,咸先入肾。脾与胃合为表里,在五行中属土,在五味中为甘。而甘味能柔润脾胃,脾胃柔润则其气舒迟,气缓而虫动,虫动则侵蚀脏腑,成为疳䘌。因为虫因甘而动,所以称其为疳。

疳䘌初起的症状,为手足烦疼,腰脊无力,夜卧烦躁,头脑昏昏,记忆减退,默默不欲多语,两目发涩,夜梦颠倒,饮食无味,面部失去光泽,喜欢眠卧,起来即感头眩,身体沉重,股胫痠疼。如上攻侵蚀五脏,则心中懊恼;上出侵蚀咽喉及齿龈,则会生疮流黑血,牙齿也变为紫黑色;下行侵蚀肠胃,则下利黑血;下出侵入肛门,则生疮溃烂。如胃虚气逆,则变生呕吐呃逆。这种病,急剧的几天就可死亡。也有病势缓慢的,仅表现为沉默寡言,肢节疼重,饮食减少,面色无华,但这时体内已受到侵蚀,有的甚至迁延数年,方出现口齿生疮,肛门溃烂,乃至死亡。

又有一说,五疳,一是白疳,使人皮肤枯燥,面色不华。二是赤疳,侵蚀五脏,使人头发焦枯。三是蛲疳,侵蚀脊膂,游走于五脏，使人体重浮肿。四是疳䘌，侵蚀人的下部，以致下部疼痒，腰脊挛急。五是黑疳，侵蚀五脏，多下黑血，使人几天就死亡。五疳病势的轻重，以白疳为轻，赤疳稍重，蛲疳较重，疳䘌更重，黑疳为最严重。这些疳病，都是肠胃间诸虫发动，上蚀则咽喉、齿龈均生疮，下蚀则谷道伤烂，下利脓血，胃虚则变生呕吐，以及手足心热，腰痛，嗜睡等等。五疳的发病，秋冬轻可，春夏危重。

还有一说，面色发青，两颊发赤，两眼无神，唇口干燥，腹胀有块，并见一天天地消瘦者，是疳病。这种疳病，也是䘌蚀五脏，但病人往往至死不知。

更有一说，五疳病势较缓的，就变为五蒸。五蒸，一为骨蒸，二为脉蒸，三为皮蒸，四为肉蒸，五为血蒸。此五蒸的病源及早期症状，虽然有所不同，但到蒸病形成以后，病情大体相同，都会使人发生腰痛心满，虚乏无力，日渐消瘦，或寒热不定，或手足烦热，或四肢逆冷，或者下利，或大便滞涩，或汗出等症。对于五蒸，本书另有论述，是合并在虚劳病诸候中的。

［按语］ 古人认为“䘌”是一种隐匿难见的小虫，意谓这些证候，是由一些小虫侵蚀人体所引起的。但从所论内容来看，除包括一部分肠道寄生虫外，大多是某些疾病的后期，由于正气日衰，营养不良而导致的继发病。如论中指出，湿䘌是“多因下利不止，或时病后客热结腹内所为”。在症状方面，大体可以归纳为，口舌生疮(包括唇舌、牙龈、咽喉)；肛门溃疡；食少、喜睡、头眩、骨节沉重、股胫疫疼等虚弱症状。见呕吐呃逆者，病情严重，特别是下黑血者，预后不良。

湿䘌、心䘌、疳䘌三者病因病机有所不同。湿䘌所指范围较广，多由脾胃虚弱，湿热蕴结而成；心䘌多由脏虚，诸虫乘虚上攻侵蚀心所致。疳䘌多由嗜食甘味过多，诸虫侵蚀脏腑所致。

又，这里说“五疳缓者，则变成五蒸”，而本书卷四虚劳骨蒸候则说“久蒸不除，多变成疳”，前后似乎矛盾。其实，病至虚劳骨蒸或五疳阶段，证候是错综复杂的，蒸变疳，疳变蒸，并没有一定的传变规律，可以先后出现，亦可错杂出现。

九虫病诸候　凡五论

［提要］　本篇论述多种肠道寄生虫病，是中医寄生虫病学的早期文献。其中对多种寄生虫的形态，发病诱因以及临床症状等作了较详细的论述，并指出其发病与脏腑虚弱有关等。其中重点论述了蛔虫、白虫、蛲虫等。

一、九虫候(1)

［原文］　九虫者，一曰伏虫，长四分①；二曰蛔虫，长一尺；三曰白虫，长一寸；四曰肉虫，状如烂杏②；五曰肺虫，状如蚕；六曰胃虫，状如虾蟆；七曰弱虫，状如瓜瓣[1]；八曰赤虫，状如生肉；九曰蛲虫，至细微，形如菜虫。伏虫，群虫之主也。蛔虫贯心则杀人。白虫相生，子孙③转大[2]，长至四五尺，亦能杀人。肉虫令人烦满。肺虫令人咳嗽。胃虫令人呕吐、胃逆④喜哕。弱虫又名膈虫，令人多唾。赤虫令人肠鸣。蛲虫居胴肠⑤[3]，多则为痔，极则为癞，因人疮处⑥以生诸痈疽、癣、瘘[4]、㾦[5]、疥、龋虫[6]，无所不为。人亦不必尽有，有亦不必尽多⑦，或偏无者。此诸虫依肠胃之间，若腑脏气实则不为害，若虚则能侵蚀，随其虫之动，而能变成诸患也。

［校勘］

①分：《外台》卷二十六九虫方作“寸”。

②杏：《圣惠方》卷五十七治九虫及五脏长虫诸方作“李”。

③孙：此后《千金方》卷十八第七有“转多，其母”四字。

④呕吐、胃逆：原作“呕逆吐”，从《千金方》改。

⑤胴肠：此下《千金方》有“之间”二字。

⑥处：《千金方》作“痍”。

⑦尽多：此下《千金方》有"或偏有"三字。

[注释]

[1]瓜瓣：即瓜子。

[2]白虫相生，子孙转大：白虫即绦虫，绦虫的节片不断生长，如子孙的繁殖增多。

[3]胴(dòng 洞)肠：大肠。

[4]瘘(lòu 漏)：疮疡溃破后形成的管道。

[5]瘑(gē 戈)：同"疕"。疮；秃。

[6]䘌虫：䘌齿的病原体。本书卷二十九牙齿虫候称牙齿虫。

[语译] 所谓九虫，即伏虫、蛔虫、白虫、肉虫、肺虫、胃虫、弱虫、赤虫及蛲虫。伏虫长四分，为群虫之主。蛔虫长一尺，如侵犯心脏，能致人死亡。白虫长一寸，可分为头节、颈节与体节三部分，虫体可以不断生长，如子孙的繁殖增多，长到四五尺，也能害人致死。肉虫状如烂杏，能使人发生烦满。肺虫状如蚕，能使人发生咳嗽。胃虫状如虾蟆，能使人发生呕吐，胃气上逆则发生呃逆。弱虫又名膈虫，状如瓜子，能使人多涎唾。赤虫状如生肉，能使人发生肠鸣。蛲虫非常细小，形如菜虫，寄生于大肠，多则可以引起痔疮，严重的可发生癞病，并可从人体疮处产生痈、疽、癣、瘘、瘑、疥以及䘌虫等各种病变。以上九虫，也不是每个人都有，即使有亦未必都很多，或者就偏偏没有侵蚀。这些寄生虫大都依附在肠胃之中，如脏腑正气充实，则未必为害；如果脏腑之气虚弱，就会受到虫的侵蚀，随着虫的活动，而发生各种不同的病症。

[按语] "九虫"，是对肠道寄生虫的概称。从文中所述可见当时对这些虫病的认识，已有相当的水平。有关虫病记载，除蛔虫在《内经》、《伤寒论》已有论述外，其余论及不多，到了《病源》，才提出"九虫"，充实了赤虫、白虫、蛲虫等常见寄生虫。赤虫"状如生肉"，很似现代医学的姜片虫；蛲虫的形态与引起的症

状，也与目前所说的蛲虫部分相同；特别是对白虫（寸白虫）的形态与发病原因，作了具体确切的叙述："长一寸"，能"相生，子孙转大，长至四五尺"，寸白虫候论述了其发病原因与吃不太熟的牛肉及生鱼有关，这同现代医学所说的绦虫是完全符合的。可见当时对某些肠道寄生虫的形态，生活史以及发病症状，已有了比较细致的观察。至于"蛔虫贯心则杀人"，可能是指胆道蛔虫症等。

文中指出，肠道寄生虫"若腑脏气实，则不为害，若虚则能侵蚀"，这对人体正气与肠道寄生虫的相互关系认识是比较正确的。临床实践证明，当人体气血旺盛，正气未衰时，虽有肠道寄生虫，可以不产生症状，或症状轻微；反之，在气血不足，正气衰弱的情况下，肠道寄生虫就会乘机骚扰，产生各种症状。后世医家往往在驱虫之时，注意调理脾胃，顾护正气，是有其理论渊源的。

二、三虫候※(2)

[原文] 三虫者，长虫、赤虫、蛲虫也。为三虫，犹是九虫之数也[1]。长虫，蛔虫也，长一尺，动则吐清水[2]，出则心痛，贯心则死。赤虫、状如生肉，动则肠鸣。蛲虫至细微，形如菜虫也，居胴肠间，多则为痔，极则为癞，因人疮处，以生诸痈、疽、癣、瘘、瘑、疥、龋虫，无所不为。此既是九虫内之三者，而今别立名，当以其三种偏发动成病[3]，故谓之三虫也。

[注释]

[1]为三虫，犹是九虫之数也：这里虽称为三虫，其实还是包括在九虫的数目里面。

[2]动则吐清水：蛔虫发动则泛吐清水。寄生虫病患者，胃寒痛而吐清水，在蛔虫，钩虫病最多见。

[3]当以其三种偏发动成病：因为这三种虫偏偏容易发动为病。

［语译］ 从略。

［按语］ 本候叙述三虫——蛔虫、赤虫、蛲虫，是对前九虫候内容的补充，尤其蛔虫症候，较前更具体。由于这三种寄生虫感染发病的较多，所以另立一候加以阐述。

三、蛔虫候(3)

［原文］ 蛔虫者，是九虫内之一虫也。长一尺，亦有长五六寸。或因腑脏虚弱而动，或因食甘肥而动。其发动则腹中痛，发作肿聚[1]，去来上下，痛有休息①，亦攻心痛。口喜吐涎及吐清水，贯伤心者则死。

诊其脉，腹中痛其脉法当沉弱而②弦，今反脉洪而大，则是蛔虫也。

［校勘］

①休息：《灵枢》厥病篇作“休止”。

②而：原无，从本书卷五十蛔虫候补。

［注释］

［1］肿聚：指蛔虫数量多时扭结成团，阻塞肠腔，腹部可扪及索状团状块物。

［语译］ 蛔虫是九虫之一，长约一尺，也有长五六寸的。它的发病，或因脏腑虚弱，脏虚虫动；或因多食甘味及肥腻食物，因而诱发。在发作时，腹中作痛，有时见块状物，上下攻窜，疼痛亦时作时止，痛有间歇。亦能上攻于心，引起剧痛，口中喜吐涎沫及清水。如蛔虫上窜贯心，就有生命危险。

诊其脉，一般腹痛，脉多沉弱或弦，现在反而洪大，就表明是蛔虫病。

四、寸白虫候(4)

［原文］ 寸白者，九虫内之一虫也。长一寸，而色白，形小褊[1]。因腑脏虚弱而能发动。或云：饮白酒，以桑枝贯牛肉炙

食①,并②生栗③所成。

又云:食生鱼后,即饮乳酪,亦令生之。其发动则损人精气,腰脚疼弱。

又云:此虫生长一尺,则令人死。

[校勘]

①以桑枝贯牛肉炙食:此前本书卷五十寸白虫候有"一云"二字。

②并:此后《外台》卷二十六寸白虫方有"食"字。

③栗:《外台》作"鱼"。

[注释]

[1]小褊(biǎn 扁):狭小。"褊",衣小;狭窄。

[语译] 从略。

五、蛲虫候(5)

[原文] 蛲虫犹①是九虫内之一虫也。形甚小②,如今之蜗③虫状。亦因腑脏虚弱而致。发动甚者,则能成痔、瘘、疥、癣、癞、痈、疽、病诸疮。蛲虫是人体虚④极重者。故为蛲虫,因动作无所不为也。

[校勘]

①犹:《外台》卷二十六蛲虫方无"犹"字。

②小:此前本书卷五十蛲虫候有"细"字。

③蜗:参见九虫候、三虫候,似为"菜"字之误。

④虚:此后《外台》有"弱"字。

[语译] 从略。

[按语] 关于蛲虫病,这里论述的病症比较多亦较严重,但在临床所见,不尽如此,是否这里的蛲虫,并不等于现在所见的蛲虫,而引起的痔、瘘、疥、癣等,亦当是并发感染,蛲虫不是直接原因。

卷十九

积聚病诸候　凡六论

[提要]　本篇论述积聚病，是以五脏分类，分别叙述心、肝、脾、肺、肾五积的病因、脉证和预后，以及积与聚之间的区别。另外还专条论述积聚的几个常见症，如积聚心腹痛、心腹胀满及宿食。至于积聚痼结候，是论积聚与癥病的转化关系。

全篇内容主要是论积，至于聚，没有专条讨论，是否有脱简，待进一步考证。

一、积聚候※(1)

[原文]　积聚者，由阴阳不和，腑脏虚弱，受于风邪，搏于腑脏之气所为也。腑者阳也，脏者阴也；阳浮而动，阴沉而伏。积者阴气，五脏所生，始发不离其部，故上下有所穷已①[1]。聚者阳气，六腑所成，故②无根本，上下无所留止[2]，其痛无有常处。诸脏受邪，初未能为积聚，留滞下去，乃成积聚。

[校勘]

①始发不离其部，故上下有所穷已：《难经》五十五难作："其始发有常处，其痛不离其部，上下有所终结，左右有所穷处"。

②故：《难经》五十五难作"其始发"三字。

[注释]

[1]有所穷已：有一定的限止。此指病变的部位比较固定。

[2]无所留止：不固定的意思。

[语译] 积聚之病，是由于阴阳之气不和，脏腑虚弱，感受风邪，邪气乘虚侵入脏腑所致。六腑属阳，阳多浮动，五脏为阴，阴多沉伏。积病属阴，生于五脏，开始发病的时候，病变的部位就比较固定，可触到包块的上下边缘。聚病属阳，生于六腑，病变的部位，并不固定，疼痛也没有一定的位置。总之，各个脏腑感受病邪之后，在初起时，一般不会形成积聚，如果治疗不及时，或者治疗不当，邪气留滞不去，便会逐渐形成积聚。

[原文] 肝之积，名曰肥气。在左胁下，如覆杯，有头足[1]。久不愈，令人发瘖①疟[2]，连岁月不已。以②夏戊己③得之，何以言之，肺病传肝，肝当传脾，脾④夏适王，王者不受邪，肝复欲复⑤还肺，肺不肯受，故留结为积，故知肥气以季夏⑥得之也。

[校勘]

①瘖：此前《难经》五十六难有“咳逆”二字。

②以：此后《难经》、《外台》卷十二积聚方有“季”字。

③戊己：此后《难经》、《外台》均有“日”字。

④脾：此后《难经》、《外台》均有“季”字。

⑤复：原无，从以下心脾肺肾之积文例补。

⑥季夏：此后《难经》、《外台》均有“戊己日”三字。

[注释]

[1]有头足：是边缘清楚的意思。

[2]瘖疟：亦称“痎疟”。“瘖”，通“痎”。

[语译] 肝脏的积病，称为肥气，位于左胁下，形状好像覆盖的杯子，边缘清楚。肝积延久不愈，可使人发生痎疟，积年累月，不能痊愈。肥气的形成，是在季夏戊己得病的，为什么这样说呢？从五行的生、克和相侮、相乘的理论而论，金能克木，肺金病就能传肝木，木能克土，所以肝木病又能传脾土。然季夏戊己为脾土当旺之时，脾旺不受邪，肝病虽欲反传于肺，但肺不受邪，因为木不胜金之故。所以邪气停留，积聚于肝，于是形成肥气。根据这种五行的生、克和乘侮，病情传变的规律，可以推算出肝

积肥气是在夏季得病的。

[按语] 本候肥气病得病时日,《难经》以日期计,本书以季节计,两者不同。以下心、脾、肺、肾四积的形成,与此相似,可以类推。

"肝之积名曰肥气……久不愈,令人发瘖疟"的论述,和《金匮要略》所说的"疟母"内容相似。但应该是疟久不愈,产生肥气,而不是"久不愈令人发瘖疟"。

[原文] 心之积,名曰伏梁。起脐上,大①如臂,上至心下,久不愈,令人烦心②。以秋庚辛③得之,何以言之,肾病传心,心当传肺,肺秋适王,王者不受邪,心欲复还肾,肾不肯受,故留结为积,故知伏梁以秋④得之也。

[校勘]

①大:原无,从《外台》卷十二积聚方补。

②久不愈,令人烦心:原无,从《难经》五十六难补。以诸积文体一致。

③辛:此后《难经》、《外台》均有"日"字。

④秋:此后《难经》、《外台》均有"庚辛日"三字。

[语译] 心脏的积病,称为伏梁。其症状是,积块从脐上开始,逐渐增大,如手臂一样,上至心下。如果延久不愈,能使人心烦不宁。

[原文] 脾之积,名曰否①气。在胃脘,覆大如盘。久不愈,令人四肢不收,发黄疸,饮食不为[1]肌肤。以冬壬癸②得之,何以言之,肝病传脾,脾当传肾,肾冬适王,王者不受邪,脾欲复还肝,肝不肯受,故留结为积,故知否气以冬③得之也。

[校勘]

①否:《外台》卷十二积聚方作"痞"。

②癸:此后《难经》五十六难、《外台》均有"日"字。

③冬:此后《难经》、《外台》均有"壬癸日"三字。

[注释]

[1]不为:在此作"不能荣养"解。

[语译] 脾脏的积病,称为痞气。在胃脘部有坚硬的肿块,大如覆盖着的盘子一样。如果延久不愈,则使人四肢乏力,懒于行动,并发黄疸,虽能饮食,但水谷精微不能荣养肌肤,形体日见消瘦。

[原文] 肺之积,名曰息贲。在右胁下,覆大如杯。久不愈,令人洒淅寒热,喘嗽发肺痈。以春甲乙①得之,何以言之,心病传肺,肺当传肝,肝以春适王,王者不受邪,肺欲复还心,心不肯受,故留结为积,故知息贲以春②得之也。

[校勘]

①乙:此后《难经》五十六难,《外台》卷十二积聚方均有"日"字。

②春:此后《难经》、《外台》均有"甲乙日"三字。

[语译] 肺脏的积病,称为息贲。位在右胁下,形状像覆盖着的杯子。如果延久不愈,肺气不能卫外,能使人畏寒发热,气机不畅,上逆则为喘咳,内壅则发肺痈。

[原文] 肾之积名曰贲豘[1]。发于少腹,上至心下,若豘贲走之状,上下无时[2]。久不愈,令人喘逆,骨萎少气。以夏丙丁①得之,何以言之,脾病传肾,肾当传心,心②夏适王,王者不受邪,肾欲复还脾,脾不肯受,故留结为积,故知贲豘以夏③得之也。此五者,为五积也。

[校勘]

①丁:此后《难经》五十六难、《外台》卷十二积聚方均有"日"字。

②心:此后《外台》有"以"字。

③夏:此后《难经》、《外台》均有"丙丁日"三字。

[注释]

[1]贲豘:《难经本义》滑寿注:"贲豚,言若豚之贲突,不常定也。"

[2]上下无时:指或上或下,贲豚发作,无一定时间。

［语译］ 肾脏的积病，称为贲豘。病变发于少腹，上冲至心下，好象小猪奔走一样，或上或下，没有固定的时间。如果延久不愈，肾气上冲，能使人发生喘逆，肾气不充，能使人发生骨萎，肾不纳气，能使人少气。以上所述，是为五脏的积病。

［原文］ 诊其脉，駃而紧，积聚。脉浮而牢，积聚。脉横[1]者，胁下有积聚。脉来小沉实者，胃中有积聚，不下食，食即吐出。脉来细沉①附骨者，积也。脉出在左，积在左；脉出在右，积在右；脉两出，积在中央，以部处之。

［校勘］

①脉来细沉：《外台》卷十二积聚方作“脉来细耎”。

［注释］

［1］横：指横脉，《脉经》卷八第十二“横脉见左积在右；见右积在左”。

［语译］ 积聚病的脉象，在临床上有多种多样，如快而带紧，或浮而坚牢，都为积聚之脉。或见横脉，为积聚在胁下。脉来小而沉实，为积聚在胃中，不能吞下饮食，或者食入即复吐出。脉沉细附骨，重按方得。是为积病。这种脉象，如见于左手的，为积在左侧；见于右手的，为积在右侧；两手都见这一脉象的，为积在中部。临床上可根据其部位不同，分别予以适当的处理。

［原文］ 诊得肺积，脉浮而毛[1]，按之辟易[2]。胁下气逆，背相引痛，少气，善忘，目瞑，皮肤寒，秋愈夏剧。主皮中时痛如虱缘状，其甚，如针刺之状，时痒。色白也。

［注释］

［1］浮而毛：形容肺脉浮而轻虚，如在皮毛上一样。《脉经》卷一第六：“……如三菽之重，与皮毛相得者，肺部也”。

［2］辟易（yì 亦）：在此作“退避”解。《史记》“辟易数里”。

［语译］ 肺积的脉象，轻虚飘浮，如在皮毛上一样，稍加重按，即退避不见。因为肺积在于右胁下，妨碍肺气的肃降，所以气机上逆，胁下撑胀，牵引背部作痛。肺主气，肺病所以少气，并且

容易忘事，目视昏花，皮肤发冷。这种疾病，往往秋天较好，是肺气当旺，夏天加剧，是火克金。肺主皮毛，故皮肤时感痒痛，轻者如虫虱爬行，重者犹如针刺，时常发痒。皮肤的颜色也苍白无华。

[原文] 诊得心积，脉沉而芤，时上下无常处。病悸①，腹中热，面赤，咽干，心②烦，掌中热，甚即唾血。主身瘈疭，主血厥[1]，夏瘥冬剧。色赤也。

[校勘]

①悸：此前《脉经》卷八第十二有"胸满"二字。

②心：原无，从《脉经》补。

[注释]

[1]血厥：指由血病所引起的厥证。多因失血过多，阴阳相离而突然昏厥。

[语译] 心积的脉象，脉沉而芤，有时上下无常处。病人感到心悸怔忡，腹中有热，面色发赤，咽中干燥，心里烦恼，掌中灼热。病甚时可以见到唾血。因心主血脉，亦可出现全身抽动，并可有血厥症状。这种疾病，夏天较好，因为心气当旺，冬天往往加重，是水克火。皮肤的颜色发赤。

[原文] 诊得脾积，脉浮大而长。饥则减，饱则见䐜[1]，起与谷争，累累如桃李，起见于外。腹满呕泄，肠鸣，四肢重，足①胫肿厥，不能卧。是主肌肉损，季夏瘥，春剧②色黄也。

[校勘]

①足：此前《外台》卷十二积聚方有"手"字。

②季夏瘥，春剧：原无，从上下文例补。

[注释]

[1]䐜(chēn 嗔)："䐜"，饱胀之意。即上腹部胀满的症状。《素问》阴阳应象大论："浊气在上，则生䐜胀。"

[语译] 脾积的脉象浮大而长。病人的感觉，饥时轻减，饱食则䐜胀。积块与谷食交阻，气逆积动，则包块如桃子李子那样累累然，显露于腹外。同时可见腹部胀满，呕吐泄泻，肠鸣漉漉，

四肢沉重，足胫浮肿，厥冷，不能安卧等症。因脾主肌肉，所以肌肉日渐消瘦。这种疾病，季夏较好，因为脾气当旺，春天加重，是木克土。皮肤出现黄色。

［原文］ 诊得肝积，脉弦而细。两胁下痛，邪[1]走心下，足胫寒。胁痛①引小腹，男子积疝也，女子病②淋也。身无膏泽[2]，喜③转筋，爪甲枯黑，春瘥秋剧。色青也。

［校勘］

①痛：原作"下"，从元本、汪本改。

②病：《脉经》卷八第十二作"瘕"。

③喜：《千金方》卷十一第一作"善"。

［注释］

[1]邪：通"斜"。

[2]膏泽：滋润。在此指身体肌肤的光泽。

［语译］ 肝积的脉象，脉弦而细。病人两胁下疼痛，斜连心下，足胫部寒冷。如胁痛下引少腹，在男子则为积疝，在女子则为瘕聚淋病。病人肌肤枯燥，缺乏润泽，时易转筋，爪甲枯黑不荣。这种疾病，在春天较好，因为肝气当旺，到秋天往往加重，是金克木。皮肤出现青色。

［原文］ 诊得肾积，脉沉而急。苦①脊与腰相引痛②，饥则见，饱则减。病腰痛小腹里急。口干咽肿伤烂，目䀮䀮③[1]，骨中寒，主髓厥。喜忘，冬瘥夏剧④。色黑也。

［校勘］

①苦：原作"若"，从《脉经》卷八第十二改。

②痛：原无，从《脉经》补。

③䀮䀮：原作"茫茫"，从《外台》卷十二积聚方改。

④冬瘥夏剧：原无，从上下文例补。

［注释］

[1]目䀮䀮：眼睛视物模糊不清。《素问》脏气法时论："目䀮䀮无所见"。"䀮"同"𥆧"。

[语译] 肾积的脉象,脉沉而急。苦腰脊牵引作痛,空腹时明显,饱食后减轻。有时腰痛,小腹拘急,口干咽肿,甚至生疮溃烂,两眼视物模糊,容易忘事,同时感到彻骨的寒冷,成为髓厥。这种疾病,冬天较好,因为肾气当旺,夏天加重,是土克水。皮肤出现黑色。

[按语] 以上五节,是叙述肝、心、脾、肺、肾五积的脉证,补充了上文肥气、伏梁、痞气、息贲,贲豘的临床症状,前后可相互参看。至其论证方法,都是按照脏象、病能以及五行的生、克和相侮、相乘等理论论述的。

[原文] 诊得心腹积聚,其脉牢强急者生,脉虚弱者死。又积聚之脉,实强者生,沉者死。

[语译] 诊断积聚的预后,如脉见牢强而急,是为脉证相符,病属可治;若见虚弱而急,是为正虚邪实,其病难治。总之,积聚的脉象,实强者生,沉者死。

[按语] 本候论述积聚的病因病理,积和聚的区别,尤其是叙述了五积之病的症状、脉象以及预后,较之《内经》、《难经》、《金匮》、《脉经》等书对五积病证的阐发,更为具体。但篇首说:"积者阴气,五脏所生……聚者阳气,六腑所成"。积与聚两者是有区别的,而本篇内容,对聚病无具体论述,是否有脱简,待考。

又,本书卷十三的七气候,卷二十的寒疝积聚候,内容与本卷积聚有联系,可以互参。

二、积聚痼结候(2)

[原文] 积聚痼结[1]者,是五脏六腑之气,已积聚于内,重因饮食不节,寒温不调,邪气重沓[2],牢痼盘结者也,若久即成癥。

[注释]

[1]痼(gù 固)结:牢固结聚成为一个积块。

[2]重沓(dá 达):即重叠,重复的意思。

［语译］ 积聚病的痼结不散，是由于五脏六腑之气先已积聚于内，重因饮食不节，寒温不调，重复受邪，以致积聚牢痼盘结，不得消散，如延久不愈，就能成为癥病。

［按语］ 本候论述积聚痼结的病因病理，其中指出"若久即成癥"，是癥病为积聚的发展。如积块延久不散，部位固定不移，就成为癥病。其中区别，在于病程的新久，病情的轻重之分。

三、积聚心腹痛候(3)

［原文］ 积者阴气，五脏所生，其痛不离其部，故上下有所穷已。聚者阳气，六腑所成，故无根本，上下无所留止，其痛无有常处[1]。此皆由寒气搏于脏腑，与阴阳气相击下上①，故心腹痛也。

诊其寸口之脉沉而横，胁下有积，腹中有横积聚痛②，又，寸口脉细沉滑者，有积聚在胁下，左右皆满，与背相引痛。

又云：寸口脉紧而牢者，胁下腹中有横积结，痛而泄利。脉微细者生；浮者死。

［校勘］

①下上：《圣惠方》卷四十八治积聚心腹痛诸方作"上下"。

②寸口之脉沉而横，胁下有积，腹中有横积聚痛：《脉经》卷八第十二作"寸口脉沉而横者，胁下及腹中有横积痛。"

［注释］

[1]积者阴气……其痛无有常处：此段文字与积聚候重复，语译参看前条，不再重复。下同。

［语译］ 积聚见心腹疼痛之证，都是由于寒气搏结于脏腑，与阴阳之气相互冲击，上下攻窜，所以心与腹俱疼痛。

诊其脉，寸口沉而且横，是主胁下有积，腹中有横积聚疼痛。如寸口脉细沉而滑，是有积聚在胁下，左右两胁都感满闷，甚至牵引背部作痛。

又有一说，寸口脉紧而牢者，是胁下与腹中有横积结聚，症见腹痛而泻利。此时脉见微细者，则病可治愈；若见浮脉，则预后不良。

四、积聚心腹胀满候(4)

［原文］ 积者阴气，五脏所生，其痛不离其部，故上下有所穷已。聚者阳气，六腑所成，故无根本，上下无所留止，其痛无有常处也。积聚成病，蕴结在内，则气行不宣通，气①搏于腑脏，故心腹胀满，心腹胀满则烦而闷，尤[1]短气也。

［校勘］

①气：《外台》卷十二积聚心腹胀满方作“还”。《圣惠方》卷四十八治积聚心腹胀满诸方作“气还”。

［注释］

[1]尤：在此作“甚”字解。

［语译］ 积聚形成以后，蕴结于胸腹之内，以致气机运行不得宣通，气滞于腑脏，所以心腹胀满；胀满不除则烦闷不舒，甚则短气。

五、积聚宿食候(5)

［原文］ 积者阴气，五脏所生，其痛不离其部，故上下有所穷已。聚者阳气，六腑所成，故无根本，上下无所留止，其痛无有常处也。积聚而宿食不消者，由脏腑为寒气所乘，脾胃虚冷，故不消化，留为宿食也。

诊其脉来实，心腹积聚，饮食不消，胃中冷故①也。

［校勘］

①故：原无，从《外台》卷十二积聚宿食寒热方补。

［语译］ 积聚引起饮食不消的原因，是由于脏腑受到寒气的侵袭，以致脾胃虚冷，运化无力，饮食不能消化，滞留而为宿食。

诊其脉，脉来坚实，是为心腹积聚，饮食不消，这是由于胃中寒冷的缘故。

[按语] 以上三候,都是积聚的常见症状,其病机,积聚心腹痛,是由于寒气与阴阳之气相击,积聚心腹胀满,是由于气行不能宣通,积聚宿食,是由于脾胃虚冷。总之,寒胜则痛,气滞则胀,不消化为宿食,而脾胃虚弱,又是这些证候的共同之点。

六、伏梁候(6)

[原文] 伏梁者,此犹五脏之积一名也。心之积,名曰伏梁。起于脐上,大如臂。诊得心积,脉沉而芤,时上下无常处。病腹中热,而咽干心烦,掌中热,甚即唾血,身瘈疭。夏瘥冬剧。唾脓血者死。又其脉牢强急者生;虚弱急者死。

[语译] 从略。

癥瘕病诸候　凡十八论

[提要] 本篇论述癥瘕病的病因病机及其症状变化。癥病与瘕病,有一定的区别,如文中指出"其病不动者,直名为癥";"瘕者假也,谓虚假可动也"。本篇是从病因证候分类,如鳖癥、鳖瘕、虱癥、米癥、食癥、发癥、鱼瘕、蛇瘕、肉瘕、酒瘕及谷瘕等。

其中,暴癥候,腹内有人声候,蛟龙病候,属于何种病情,有待进一步研究。

一、癥瘕候※(2)

[原文] 癥瘕者,皆由寒温不调,饮食不化,与脏气相搏结所生也。其病不动者,直名为癥。若病虽有结瘕而可推移者,名为瘕[①]。瘕者,假也,谓虚假可动也。

候其人发语声嘶,中声[②]浊而后语乏气拖舌,语而不出,此人食结在腹,病寒,口[③]里常水出,四体洒[④]洒常如发疟,饮食不能,常自闷闷[⑤]而痛,此食癥病也。

诊其脉,沉而中散者,寒食癥也。脉弦紧而细,癥也。若在心下，则寸口脉弦紧；在胃脘[6]，则关上弦紧；在脐[7]则尺中弦紧。脉癥法，左手脉横，癥在左，右手脉横，癥在右，脉头大在上，头小在下。脉来逆[8]而牢者，为病癥也。肾脉小急，肝脉小急，心脉小急，不鼓[9]，皆为瘕。寸口脉结者，癥瘕。脉弦而伏，腹中有癥，不可转动，必死不治也。

［校勘］

①瘕：此上原有"癥"字，从《医心方》卷十第六删。

②声：原作"满"，从元本改。

③口：原作"日"，从元本改。

④洒：原作"酒"，从《圣惠方》卷四十九治癥瘕诸方改。

⑤闷闷：《圣惠方》作"郁郁"。

⑥胃脘：《脉经》卷八第十二作"胃管"。

⑦脐：此后《脉经》有"下"字。

⑧逆：《圣惠方》作"迟"。

⑨心脉小急，不鼓：原作"心脉若鼓"，从《素问》大奇论改。

［语译］ 癥瘕的原因，是由于寒温失调，饮食不化，病邪与脏气相搏结而成。癥和瘕的区别是，包块固定，不能移动的，称为癥；包块不固定，推之能移动的，称为瘕。所谓瘕者，假也，就是说包块是虚假而可移动的意思。

诊察病人的发音语言，如开始声音嘶哑，中间声浊不清，后来又出现语气乏力，拖嘴搭舌，甚至想讲话而讲不出声音，这是病人已有食物内结在腹，又复感受寒邪，因此口中经常吐水，四肢畏寒，好象发疟疾的样子，不能饮食，常自胸脘痞闷而痛，这就是食癥病。

诊察脉象如沉而中散的，是寒食癥病。脉象弦紧而细的，亦属癥病。若癥在心下，则寸口脉弦紧；在胃脘，则关上脉弦紧；在脐部，则尺中弦紧。从脉象上诊察癥病的方法，如左手脉横，则癥在左侧，右手脉横，则癥在右侧，寸口脉大则癥在上部，寸口脉小则癥在下部。此外，脉来迟而牢的，亦主癥病。瘕病的脉象，不论肾脉、肝脉、心脉，见到小急而脉不鼓指的，均为瘕病。又如，寸口脉结的，亦为癥瘕。脉弦而伏的，为腹中有癥病，不能推移转动的，病情险恶，不易治好。

［按语］ 本候论述癥瘕的病因、病机、脉诊及其预后，并及癥与瘕的区别之点，属于总论性质。其中，从“候其人发语声嘶……此食癥病也”，是叙述食癥的症状，下文尚另有食癥候，是否为错简，待考。

又，本候原在癥候之下，因内容似是癥瘕的总述，所以移冠于首。

二、癥候(1)

［原文］ 癥者，由寒温失节，致腑脏之气虚弱，而食饮不消，聚结在内，染渐[1]生长块段，盘牢不移动者，是癥也。言其形状，可征验也。若积引岁月，人即柴瘦[2]，腹转大，遂致死。诊其脉弦而伏，其癥不转动者必死。

［注释］

［1］染渐：是指病邪日渐浸渍。

［2］柴瘦：即骨瘦如柴。

［语译］ 癥病是由于寒温失调，以致腑脏之气虚弱，饮食不能消化，结聚于内，与病邪日渐浸渍，产生肿块，质地坚硬而又盘结牢固，不能移动，即为癥病。所以名之为癥，即是说其病，有征可验，如其经年累月不愈，病人消瘦如柴，腹部逐渐变大，就能致死。诊其脉象，弦而伏者，是癥病，其块不能移动，有死亡的危险。

三、暴癥候(3)

［原文］ 暴癥者，由腑脏虚弱，食生冷之物，脏既虚弱，不能消之，结聚成块，卒然而起，其生无渐[1]，名曰暴癥也。本由脏弱，其癥暴生，至于成病，死人则速。

[注释]

[1]无渐：没有渐发的过程。

[语译] 暴癥的形成，多由于平素腑脏虚弱，恣食生冷之物，脏腑素虚，不能消化，因而结聚成块。由于突然而起，其病没有渐发的过程，所以称为暴癥。这种病，由于脏气本来虚弱，癥病发生急骤，一经成病，死亡是很快的。

四、鳖癥候(4)

[原文] 鳖癥者，谓腹内癥结，如鳖之形状。有食鳖触冷不消生癥者；有食诸杂物，得冷不消，变化而作者。此皆脾胃气弱，而遇冷不能克消故也。癥者其病①结成，推之不动移是也。

[校勘]

①者其病：原作"瘕"字，从《外台》卷十二鳖癥方改。

[语译] 鳖癥，是说腹内癥块的形状如鳖。有因食鳖以后，触冒寒冷，使所食不能消化而生者；亦有食其它杂物，复遇冷所食不消，变化而生者。总之，鳖癥是由于平素脾胃之气虚弱，饮食不节，受寒后不能腐熟运化的原故。已结成是癥病，就推之不能移动。

五、虱癥候(5)

[原文] 人有多虱，而性好啮[1]之，所啮既多，腑脏虚弱，不能消之，不幸变化生癥，而患①者亦少。俗云虱癥人，见虱必啮之，不能禁止，虱生长在腹内，时有从下部出，亦能毙人。

[校勘]

①患：此后《外台》卷十二虱癥方有"之"字。

[注释]

[1]啮(niè 聂)：咬。

[语译] 从略。

[按语] 虱癥，是否为体虱之感染，可以再认识。

六、米癥候(6)

[原文]　人有好哑米[1]，转久弥嗜哑之[2]。若不得米，则胸中清水出，得米①水便止，米不消化，遂生癥结。其人常思米，不能饮食，久则毙人②。

[校勘]

①得米：此后《医心方》卷十第十三有“服”字。

②人：原无，从正保本补。

[注释]

[1]哑米：在此作异嗜生米解。《外台》卷十二米癥方哑米下注：“哑者，饥而喜食也。”

[2]弥嗜哑之：即更加喜食的意思。

[语译]　米癥病人有喜食生米的异嗜症，病情延久，这种异嗜更加严重。如果吃不到生米，则胸中清水溢出，如给以米吃，泛水便止。生米不易消化，便生癥结。这种病人经常想吃生米，不吃正常的饮食，日久能危及生命。

七、食癥候(7)

[原文]　有人卒大能食，乖其常分[1]，因饥值生葱，便大食之，乃生①一肉块，绕畔[2]有口，其病则难②愈，故谓食癥。特由不幸，致此妖异③成癥，非饮食生冷过度之病也。

[校勘]

①生：《外台》卷十二食癥及食鱼肉成癥方作“吐”。

②难：《外台》无此字。

③妖异：《医心方》卷十第十五作“发暴”。

[注释]

[1]乖(guāi 拐阴平)其常分：异于平常的食量。“分”，份量。

[2]绕畔(pàn 叛)：环绕边缘。

[语译]　从略。

八、腹内有人声候(8)

［原文］ 夫有人腹内忽有人声，或学人语而相答，此乃不幸，致生灾变[1]，非关经络腑脏、冷热虚实所为也。

［注释］

［1］灾变：灾害、变异的意思。

［语译］ 从略。

九、发癥候(9)

［原文］ 有人因食饮内误有头发，随食而入①成癥。胸喉间如有虫，上下来去者是也。

［校勘］

①随食而入：此后《外台》卷十二发癥方有“胃”字。

［语译］ 从略。

十、蛟龙病候(10)

［原文］ 蛟龙病者，云三月八月蛟龙子生在芹菜上，人食芹菜，不幸随食入人腹，变成蛟龙，其病之状，发则如癫。

［语译］ 从略。

［按语］《外台》引《广济》叙症较详，如云：“其病发似癫、面色青黄，少腹胀，状如怀妊。”

十一、瘕病候(11)

［原文］ 瘕病者，由寒温不适，饮食不消，与脏气相搏，积在腹内，结块瘕痛，随气移动是也。言其虚假不牢，故谓之为瘕也。

［语译］ 瘕病的形成，是由于寒温不调，饮食不能消化，与脏气相互搏结，结于腹内，结块成瘕而痛，随气移动，便是瘕病。所以名之为瘕，是说其块虚假而不牢固，所以称为瘕病。

十二、鳖瘕候(12)

［原文］ 鳖瘕者，谓腹中瘕结如鳖状是也。有食鳖触冷不消而生者，亦有食诸杂肉①，得冷变化而作者，皆由脾胃气虚弱而遇冷，则不能克消所致。瘕言假也，谓其有形假②而推移也。昔曾有人共奴俱患鳖瘕，奴在前死，遂破其腹，得一白鳖仍故活，有人乘白马来看此鳖，白马忽③尿，随④落鳖上，即缩头及脚，寻以马尿灌之，即化为水。其主曰，吾将瘥矣，即服之，果如其言得瘥。

［校勘］

①肉：《医心方》卷十第九作"物"。

②假：《医心方》作"状"。

③忽：原作"遂"，从《外台》卷十二鳖瘕方改。

④随：《外台》作"堕"。

［语译］ 从略。

［按语］ 本候"鳖瘕者……不能克消所致"一段与鳖癥候文义相同，可参前。

十三、鱼瘕候(13)

［原文］ 有人胃气虚弱者，食生鱼，因为冷气所搏，不能消之，结成鱼瘕，揣[1]之有形，状如鱼是也。亦有饮陂[2]湖之水，误有小鱼入人腹，不幸便即生长，亦有形状如鱼也。

［注释］

[1]揣(chuǎi)：在此作"触诊"解。

[2]陂(bēi)湖：山坡之旁的湖塘。"陂"，山旁，路旁。

［语译］ 从略。

十四、蛇瘕候(14)

［原文］ 人有食蛇不消，因腹内生蛇瘕也。亦有蛇之精液

误入饮食内,亦令病之。其状常若[①]饥,而食则不下,喉噎塞,食至胸内即吐出。其病在腹,摸揣亦有蛇状,谓蛇瘕也。

[校勘]

①若:《外台》卷十二蛇瘕方、《医心方》卷十第八均作"苦"。

[语译] 从略。

十五、肉瘕候(15)

[原文] 人有病常思肉,得肉食讫又思之,名为肉瘕也。

[语译] 从略。

[按语] 瘕病形成的原因很多,以上所论,是根据直观的原因和证状特征命名的,如食鳖不消,结瘕如鳖,称为鳖瘕;食生鱼不消,结瘕如鱼,称为鱼瘕;食蛇不消,结为瘕如蛇,称为蛇瘕;病常思肉,称为肉瘕等。这种名称,比较粗略,至其为瘕,病变的实质需待进一步研究。

十六、酒瘕候(16)

[原文] 人有性嗜酒,饮酒既多,而食谷常少,积久渐瘦,其病遂常思酒,不得酒即吐,多睡,不复能[①]食。云是胃中有虫使之然,名为酒瘕也。

[校勘]

①能:鄂本作"饮"。

[语译] 酒瘕,是由于嗜酒多饮,纳谷日少,积久身体逐渐消瘦,因而成病。病人常常想喝酒,如不得酒,即呕吐,多睡,不复能饮食。这种病症,有人说是胃中有虫所造成,但主要由于嗜酒成病,所以称谓酒瘕。

十七、谷瘕候(17)

[原文] 人有能食而不大便,初亦不觉为患,久乃腹内成块结,推之可动,故名为谷瘕也。

［语译］ 从略。

［按语］ 本候所论，当是便秘病人肠内停留的粪块，与以上各候所论的瘕病，病情有异，不能混为一谈。

十八、腹内有毛候(18)

［原文］ 人有因饮食内误有毛，随食入腹，则令渐渐羸瘦。但此病不说别有证状，当以举因食毛以知之。

卷二十

疝病诸候　凡十一论

［提要］　本篇论述疝病的病因、病机及其证候分类。其中诸疝候、七疝候、五疝候，是疝病的统论；寒疝候、寒疝心痛候、腹痛候、心腹痛候、心疝候及饥疝候，是疝病的具体病证；寒疝积聚候、疝瘕候，是疝与积聚或瘕的合病。

一、诸疝候(1)

［原文］　诸疝者，阴气积于内，复为寒气所加，使荣卫不调，血气虚弱，故风冷入其腹内，而成疝也。疝者痛也。或少腹痛，不得大小便；或手足厥冷，绕脐痛，自汗出；或冷气逆上抢心腹，令心痛；或里急而腹痛。此诸候非一，故云诸疝也。脉弦紧者疝也。

［语译］　疝病的原因，是由于其人平素阴寒内积，又被外寒侵袭，以致营卫不调，气血虚弱，风冷入腹，所以成为疝病。所谓疝，就是指痛病。其痛或在少腹，痛甚不得大小便；或痛在脐的周围，疼痛剧烈，痛至出汗，手足厥冷；或冷气上冲心腹，引起心痛；或者腹中拘急而疼痛。各种证候不同，所以称为诸疝。疝气的脉象，一般表现弦紧，因为脉紧主寒，弦紧主痛。

［按语］　本候似为疝病的总论，对其成因、证候、脉诊等作了概括性的叙述。古人对阴寒凝聚，攻撑作痛的证候，均称为“疝”，这与后世的疝气病，含义不尽相同。

二、寒疝候※(2)

[原文] 寒疝者,阴气积于内,则卫气不行;卫气不行,则寒气盛也。故令恶寒不欲食,手足厥冷,绕脐痛,自汗出,遇寒即发,故云寒疝也。其脉弦紧者是也。

[语译] 寒疝的病因,是由于阴寒内积,卫气不行所致。因为阴寒内积,卫气失去正常的卫外功能,则寒气反盛,所以身上怕冷,并且不欲饮食,手足厥冷,绕脐疼痛,疼痛较剧而冷汗自出。这种病症,遇寒即发,所以称为寒疝。脉象一般都表现弦紧。

三、寒疝心痛候(3)

[原文] 夫寒疝心痛,阴气积结所生也。阴气不散,则寒气盛;寒气盛,则痛上下无常处;冷气上冲于心,故令心痛也。

[语译] 寒疝心痛,是阴寒之气积结于内所致。因为阴气不散,则寒气更盛;寒气盛,则上下攻窜莫制,所以疼痛或上或下,走窜无定;假如冷气上冲于心,便发生心痛。

[按语] 寒疝心痛,这里仅言病因、病机,至于心痛的具体症候,可参下文心疝候。

四、寒疝腹痛候(4)

[原文] 此①由阴气积于内,寒气结搏而不散,腑脏虚弱,故风邪冷气,与正气相击,则腹痛里急,故云寒疝腹痛也。

[校勘]

①此:此前《外台》卷七寒疝腹痛方有"疝者痛也"四字。

[语译] 寒疝腹痛,是由于阴寒之气内积,结搏不散,以致腑脏虚弱,风邪冷气乘虚与正气相搏击,就发生腹痛拘急,因此即称为寒疝腹痛。

五、寒疝心腹痛候(5)

［原文］ 此由腑脏虚弱，风邪客于其间，与真气相击，故痛。其痛随气上下，或上冲于心，或在于腹，皆由寒气所作，所以谓之寒疝心腹痛也。

［语译］ 寒疝心腹痛是由于腑脏虚弱，风邪乘虚内侵，客于心腹之间，邪气与正气相搏击，所以发生疼痛。其痛随气上下不定，如上冲于心则心痛，若下攻于腹则腹痛，均由寒气内客所引起，所以称为寒疝心腹痛。

六、寒疝积聚候(6)

［原文］ 积聚者，由寒气在内所生也。血气虚弱，风邪搏于腑脏，寒多则气涩，气涩则生积聚也。积者阴气，五脏所生，始发不离其部，故上下有所穷已。聚者阳气，六腑所生也，故无根本，上下无所留止。但诸脏腑受邪，初未能为积聚，邪气留滞不去，乃成积聚。其为病也，或左右胁下如覆杯，或脐上下如臂，或胃脘间覆大如盘，羸瘦少气；或洒淅寒热，四支不收，饮食不为肌肤；或累累如桃李；或腹满呕泄，寒①即痛。故云寒疝积聚也。

其脉駃而紧，积聚；浮而牢，积聚。牢强急者生，虚弱急者死。

［校勘］

①寒：此前《圣惠方》卷四十八治寒疝积聚诸方有“遇”字。

［语译］ 寒疝积聚的形成，是由于寒气在内所致。因为阴寒内盛，血气虚弱，风邪搏于腑脏，寒气偏多，气行凝涩，所以形成积聚。积病属阴，病变在五脏，一开始就有固定的部位，一定的形状，触诊包块上下边缘较清楚。聚病属阳，病变在六腑，其包块上下移动，聚散不定。但是，各脏腑感受外邪，开始并不能成为积聚，如果病邪久留不除，才会成为积聚。积聚所表现的症状，颇不一致，或在左右两胁下有块，好象杯子覆盖着一样，或在

脐的上下,象手臂一样,或在胃脘部分,象覆盖着的盘子那样大,病人形体消瘦,呼吸气少;或怕冷发热,四肢倦怠,虽然尚能饮食,但肌肤得不到营养;或积块一个挨一个,状如桃李;或者腹部胀满,呕吐泄泻,受冷就会腹痛。因为本病是寒气所生,所以称为寒疝积聚。

诊其脉,见数而兼紧,或浮而牢实有力者,都为积聚之征。观察预后,脉强实有力而急者,这是邪实正亦实,脉证相符,尚有生机;如脉虚弱而急者,则是邪实正虚,预后多不良。

[按语] 本候所述,与卷十九积聚候中的肝、肺、心、脾诸积相似。由于其病的形成,和疝病的"寒气在内"有关,所以名之为寒疝积聚。

七、七疝候(7)

[原文] 七疝者,厥疝、癥疝、寒疝、气疝、盘疝、胕[①]疝、狼疝,此名七疝也。厥逆心痛足寒,诸饮食吐不下[②],名曰厥疝也。腹中气乍[③]满,心下尽痛,气积如臂,名曰癥疝也。寒饮食即胁下腹中尽痛,名曰寒疝也。腹中乍满乍减而痛,名曰气疝也。腹中痛在脐旁,名曰盘疝也。腹中[④]脐下有积聚,名曰胕[①]疝也。小腹与阴相引而痛,大便难,名曰狼疝也。凡七疝,皆由血气虚弱,饮食,寒温不调之所生。

[校勘]

①胕:元本作"腑"。

②诸饮食吐不下:《圣惠方》卷四十八治七疝诸方作"饮食吐逆不止"。《普济方》卷二百四十七诸疝论作"饮食则吐者"。

③乍:《普济方》无此字。

④中:此后《圣惠方》有"痛"字。

[语译] 七疝,就是厥疝、癥疝、寒疝、气疝、盘疝、胕疝和狼疝。七疝的症状各有不同。如厥冷心痛,两足寒冷,诸饮食而呕吐不得下,称为厥疝。腹中突然胀满,心下疼痛,气结形如手臂,

称为瘕疝。吃了寒冷饮食，就感觉胁下和腹部尽痛，称为寒疝。腹中忽而胀满，忽而减轻，并有疼痛，称为气疝。腹痛部位在脐旁，称为盘疝。腹中脐下有积聚，称为胕疝。小腹疼痛，牵引前阴而痛，大便困难，称为狼疝。以上所论七疝，皆是由于血气虚弱，饮食及冷暖不调所引起。

八、五疝候(8)

[原文] 一曰石疝，二曰血疝，三曰阴疝，四曰妒疝，五曰气疝，是为五疝也。而范汪所录华佗太一决疑双丸方[1]云，治八否、五疝、积聚、伏热、留饮、往来寒热，而不的显[2]五疝之状，寻[3]此皆由腑脏虚弱，饮食不节，血气不和，寒温不调之所生也。

[注释]

[1]太一决疑双丸方：甘遂、麦冬、牡蛎、甘草、朱砂、巴豆(录自《伤寒类证活人书》)。

[2]的显：明确显示。

[3]寻：寻思；探求。

[语译] 从略。

[按语] 本候所论五疝，未叙症状，原文指出，范汪录华佗方时即已有名无症，可知这是方家沿用的旧名，或者是地方性名称。本书风病、解散、尸病、注病诸候中，亦有类此情况，盖属于保留旧病名，存而不论者。

九、心疝候(9)

[原文] 疝者痛也①，由阴气积于内，寒气不散，上冲于心，故使心痛，谓之心疝也。其痛也，或如锥刀所刺，或阴阴而痛②，或四支逆冷，或唇口变青，皆其候也。

[校勘]

①疝者痛也：《外台》卷七心疝方作“心疝者”。

②或阴阴而痛:《外台》无此五字。

[语译] 疝,就是指胸腹疼痛。由于阴气结聚于内,寒气不能消散,上冲于心,因而发生心痛者,这就称为心疝。心疝的疼痛,或如锥刀刺痛,或者隐隐作痛,或四肢逆冷,或唇口变青,这些都是心疝的症状。

[按语] 本候所论心疝,可与卷十六心痛病诸候结合研究。

十、饥疝候(10)

[原文] 阴气在内,寒气客于足阳明、手少阴之络,令食竟必饥,心为之痛,故谓之饥疝。

[语译] 饥疝,是由于阴寒之气内结,寒气客于足阳明、手少阴的络脉,使人食后即感饥饿,并发心痛,所以称为饥疝。

十一、疝瘕候※(11)

[原文] 疝者痛也,瘕者假也。其病虽有结瘕而虚假可推移,故谓之疝瘕也。由寒邪与脏腑相搏所成。其病,腹内急痛,腰背相引痛,亦引小腹痛。

脉沉细而滑者,曰疝瘕;紧急而滑者,曰疝瘕。

方云:干脯[1]曝[2]之不燥者食之,成疝瘕。

[注释]

[1]干脯:干肉。

[2]曝:晒。

[语译] 疝是痛的意思,瘕是假的意思。疝瘕病虽然腹内有结瘕,但是时有时无,或聚或散,移动不定,所以称为疝瘕。本病多由寒邪搏结于脏腑所形成。其症状是,腹部急剧疼痛,牵引腰背和少腹亦痛。

诊其脉,沉细而滑,或紧急而滑,都为疝瘕之征。

方书说:干肉晒得不很干燥,吃了就能生疝瘕病。

痰饮病诸候① 凡十六论

［提要］ 本篇论述痰饮病的病因、病机及其临床证候。在证候分类上，较之《金匮要略》痰饮篇有所发展。其内容有痰饮食不消、热痰、冷痰、痰结实、鬲痰风厥头痛和流饮、留饮、癖饮、支饮、溢饮、悬饮等；并有诸痰候、诸饮候作为分段小结。这里痰与饮是分别而论的。

［校勘］

①痰饮病诸候：原作“痰饮诸病候”，从本书目录改。

一、痰饮候※(1)

［原文］ 痰饮者，由气脉闭塞，津液不通，水饮气停在胸府，结而成痰。又其人素盛[1]今瘦，水走肠间，漉漉①[2]有声，谓之痰饮。其病也，胸胁胀满，水谷不消，结在腹内两肋，水入肠胃，动作有声，体重多唾，短气好眠，胸背痛，甚则上气咳逆，倚息[3]短气不能卧，其形如肿是也。

脉偏弦为痰②，浮而③滑为饮。

［校勘］

①漉漉：《金匮》第十二作“沥沥”。

②痰：《金匮》作“饮”。《外台》卷八痰饮论同。

③而：此后《金匮要略》有“细”字。

［注释］

[1]盛：此处形容肌肉丰满。

[2]漉漉：形容水在肠中流动发出的声音。《金匮》作“沥沥”，义同。

[3]倚息：谓不能平卧，需坐靠着呼吸。

［语译］ 痰饮是由于阳气虚弱，气道闭塞，津液运行不通畅，水饮之气停留在胸府，凝结而成痰。又如，病人平素肥胖，现

在消瘦，水液流走肠间，而漉漉有声，这就称为痰饮。痰饮病的症状是，胸胁胀满，水谷不能消化，变为水饮，停留在腹内或两肋，水饮流入肠胃，活动时产生声音，身体沉重，多吐涎沫，呼吸气短，喜欢睡眠，胸背部疼痛，严重的发生上气咳嗽，呼吸气短，不能平卧，形体如水肿之状。

诊其脉，一手偏见弦者，为痰，浮而兼滑者，为饮。

二、痰饮食不消候(2)

［原文］ 此由痰水结聚在胸府，膀胱之间，久而不散，流行于脾胃，脾①恶湿，得水则胀，胀则不能消食也。或令腹里虚满，或水谷不消化，或时呕逆，皆其候也。

［校勘］

①脾：此后《外台》卷八痰饮食不消化及呕逆不下食方有“胃”字。

［语译］ 痰饮病人饮食不能消化，其原因是痰水停积在胸府，膀胱之间，久而不散，损伤脾胃。脾喜燥而恶湿，水饮困脾，脾虚则胀，所以不能消化水谷。或者腹中虚胀，或者水谷不化，或者时有呕吐，这些症状，都是痰饮病的见证。

三、热痰候(3)

［原文］ 热痰者，谓饮水浆结积所生也。言阴阳否隔，上焦生热，热气与痰水相搏，聚而不散，故令身体虚热，逆害[1]饮食，头面噏噏而热，故云热痰也。

［注释］

［1］逆害：反而妨碍。“逆”，倒；反。

［语译］ 所谓热痰，是由于水饮内结积久所致。因为水饮结积，阴阳之气不能宣通，上焦郁而生热，热气和痰饮相搏结，聚而不散，能使人身体发生虚热，妨碍饮食，头面有翕翕发热等症，因此就称为热痰。

四、冷痰候(4)

［原文］ 冷痰者，言胃气虚弱，不能宣行水谷，故使痰水结聚，停于胸膈之间，时令人吞酸气逆，四支变青，不能食饮也。

［语译］ 冷痰是由于脾胃虚弱，不能运化水谷，以致痰水结聚，停留于胸膈之间，遏抑阳气，因而产生吞酸气逆，四肢发青，不能饮食等症状。

五、痰结实候(5)

［原文］ 此由痰水积聚在胸府，遇冷热之气相搏，结实不消，故令人心腹否满，气息不安①，头眩目暗，常欲呕逆，故言痰结实。

［校勘］

①安：《圣惠方》卷五十一治痰实诸方作“利”。

［语译］ 痰结实证候，是由于痰水积聚于胸膈，与冷热之气相搏结，结实不散，阻塞气机，因而发生心腹痞满，气息不安，头部眩晕，两目昏暗，常欲呕吐等症状，这就是痰结实之证。

六、鬲痰风厥头痛候(6)

［原文］ 鬲痰者，谓痰水在于胸鬲之上，又犯大寒，使阳气不行，令痰水结聚不散，而阴气逆上，上与风痰相结，上冲于头，即令头痛。或数岁不已，久连脑痛，故云鬲痰风厥头痛。若手足寒冷至节即①死。

［校勘］

①即：《外台》卷八痰厥头痛方作“则”。

［语译］ 所谓膈痰，是指痰饮停留于胸膈之上，又受大寒，以致阳气不能运行，痰饮结聚不散，饮为阴邪，阴气上逆，上与风痰结合，上冲头部，因而发生头痛，有延至数年不愈者，久则连脑作痛。这就称为膈痰风厥头痛。如果四肢发冷，冷至肘膝，则预后多不良。

七、诸痰候※(7)

[原文] 诸痰者,此由血脉壅塞,饮水积聚而不消散,故成痰也。或冷,或热,或结实,或食不消,或胸腹否满,或短气好眠,诸候非一,故云诸痰。

[语译] 诸种痰病,都是由于血脉之气壅塞,饮水积聚,不能消散,郁热生痰。其病证候,有冷痰,有热痰,或痰结实,或食不消,或胸腹痞满,或短气好眠等,证候不一,所以称为诸痰。

八、流饮候(8)

[原文] 流饮者,由饮水多,水流走于肠胃之间,漉漉有声,谓之流饮。遇血气否涩,经络不行,水不宣通,停聚溢于膀胱之间,即令人短气。将息遇冷,亦能虚胀。久不瘥,结聚而成癖也。

[语译] 流饮,是由于饮水过多,不能及时运化,流动于胃肠之间,发出漉漉的声音,这就称为流饮。此时如果血气运行痞涩,经络之行不畅,膀胱气化不利,以致水液停聚,可以使人发生短气。如将息失宜,感受寒凉,影响脾胃的运化功能,亦能发生虚胀。日久不愈,更能结聚而成为癖病。

九、流饮宿食候(9)

[原文] 流饮宿食者,由饮水过多,水气流行在脾胃之间,脾得湿气则不能消食,令人噫则有宿食之气[1],腹胀满,亦壮热,或吞酸,皆其候也。

[注释]

[1]噫则有宿食之气:即宿食不消,噫气嗳腐。

[语译] 流饮宿食证候,是由于饮水过多,水饮内停,水气流行于脾胃之间。脾胃湿困而不能运化,以致食后不能消化,产生噫气嗳腐吞酸,腹部胀满,并发壮热等症状。

十、留饮候(10)

[原文] 留饮者,由饮酒后饮水多,水气停留于胸鬲之间,而不宣散,乃令人胁下痛,短气而渴,皆其候也。

[语译] 所谓留饮,是因饮酒后喝水过多,以致水气停留于胸膈之间,不能宣散,就使人发生胁下痛,短气而作渴等症。

十一、留饮宿食候(11)

[原文] 留饮宿食者,由饮酒后饮水多,水气停留于脾胃之间,脾得湿气则不能消食,令人噫气酸臭,腹胀满吞酸,所以谓之留饮宿食也。

[语译] 从略。

[按语] 本候所述,与流饮宿食候可以互参。

又,《外台》有留饮方和留饮宿食方,而无流饮方和流饮宿食方。

十二、癖饮候(12)

[原文] 此由饮水多,水气停聚两胁之间,遇寒气相搏,则结聚而成块,谓之癖饮。在胁下,弦亘起[1],按之则作水声。

[注释]

[1]弦亘(gèn 茛)起:形容癖块挺直而横贯的样子。

[语译] 癖饮,是由于饮水过多,水气停留在两胁之间,再遇寒气,相互搏击,则聚结成块,称为癖饮。癖饮多在两胁下,弦急横起,以手按之则有水声。

十三、诸饮候(13)

[原文] 诸饮者,皆由荣卫气否涩,三焦不调,而因饮水多,停积而成痰饮。其为病也,或两胁胀满,或心胸烦闷,或眼暗口干,或呕逆短气,诸候非一,故云诸饮。

[语译] 诸种饮病,都是由于营卫之气痞涩,三焦气化不

调，而又水饮过多，停留不化，成为痰饮。其病证候，有两胁胀满，有心胸烦闷，有两眼昏暗、口干，有呕吐短气，诸证不一，所以称为诸饮。

十四、支饮候(14)

［原文］ 支饮，谓饮水过多，停积于胸鬲之间，支乘于心，故云支饮。其病，令人咳逆喘息，身体如肿之状，谓之支饮也。

［语译］ 支饮，是由于饮水过多，不能运化，停积于胸膈之间，支撑于心胸，所以称为支饮。支饮的证候，使人咳嗽气喘，身体似肿之状，就谓之支饮。

十五、溢饮候(15)

［原文］ 溢饮，谓因大渴而暴饮水，水气溢于肠胃之外，在于皮肤之间，故言溢饮。令人身体疼重而多汗，是其候也。

［语译］ 溢饮，是因为大渴而暴饮水，水气不能消散，泛溢于胃肠之外，渗入于皮肤之间，所以称为溢饮。其病能使人身体疼痛沉重，而且多汗，这就是溢饮证候。

十六、悬饮候(16)

［原文］ 悬饮，谓饮水过多，留注胁下，令胁间悬痛，咳唾引胁痛，故云悬饮。

［语译］ 悬饮，是因为饮水过多，水饮停留于胁下所致。其病能使人胁肋间疼痛，咳嗽痰唾，牵引胁痛。因为水饮悬于胁间，所以称为悬饮。

癖病诸候　凡十一论

［提要］ 本篇论述癖病的病因、病机及其证候分类。其中癖候、久癖候与癖结候，是总述癖病的形成和癖积不易消散的病

变。癖食不消候是癖病的常见之症。寒癖、饮癖、痰癖、悬癖是泛论各种成癖的原因及其病理变化。酒癖、酒癖宿食不消、酒癖葅痰三候，是论饮酒致癖，与诸癖有同而有异处。

又，癖病与痰饮病有一定的关系，可以结合研究。

一、癖候※(1)

[原文] 夫五脏调和，则荣卫气理，荣卫气理，则津液通流，虽复多饮水浆，不能为病。若摄养乖方[1]，则①三焦否隔，三焦否隔，则肠胃不能宣行，因饮水浆过多，便令停滞不散，更遇寒气，积聚而成癖。癖者，谓僻侧在于两胁之间，有时而痛是也。

[校勘]

①则：原无，从《外台》卷十二疗癖方补。

[注释]

[1]乖方：乖常；失于常度。

[语译] 大凡人体五脏调和，则营卫之气和顺，营行脉中，卫行脉外，营卫运行，津液流通，此时虽然多饮一些水浆，也不会生疾病。如果调养乖常，就能使三焦之气痞涩，甚至隔绝不通，因而肠胃运化不能宣通畅行，此时若饮水过多，便能停留不化，又再受寒邪，则水寒之气搏结，便积聚成为癖病。所谓癖病，即是指水饮成癖，留着于两胁偏僻之处，时而作痛的病证。

二、久癖候(2)

[原文] 久癖，谓饮水过多，水气壅滞，遇寒热气相搏，便成癖。在于两肋①下，经久不瘥，乃结聚成形，段而起[1]，按之乃水鸣，积有岁年，故云久癖。

[校勘]

①肋：《外台》卷十二久癖方作"胁"。

[注释]

[1]段而起：指癖块形状如段凸起。与癖饮候的"弦亘起"义略同。

［语译］　久癖，是由于饮水过多，水气壅滞不散，复遇寒热邪气，相互搏结，就成癖病。在两肋之下，经久不愈，结聚成形，癖块凸起，以手按之有水声，积有年岁，不能消散，所以称为久癖。

［按语］　本候和癖候，是癖病的新与久两种病情，癖候谓："僻侧在于两胁之间，有时而痛"，本候则云"经久不瘥，乃结聚成形，段而起"，当是病情较深一层，而癖块亦明显可见者。

又，本候与痰饮病的癖饮候有类似之处，可以互参。

三、癖结候(3)

［原文］　此由饮水聚停不散，复因饮食相搏，致使结积在于胁下，时有弦亘起，或胀痛，或喘息短气，故云癖结。脉紧实者，癖结也。

［语译］　癖结，是由于饮水以后，停聚不散，又因饮食失节相互搏结，积于胁下，时有癖块挺直而横起，或作胀痛，或喘息短气，这种病证，称为癖结。诊其脉，紧实有力者，为癖结之征。

四、癖食不消候(4)

［原文］　此由饮水结聚在于膀胱，遇冷热气相搏，因而作癖。癖者，冷气也。冷气久乘于脾，脾得湿冷则不能消谷，故令食不消。使人羸瘦不能食，时泄利，腹内痛，气力乏弱，颜色黎黑是也。关脉细微而绝者，腹内有癖，不能食也。

［语译］　癖病而食谷不消，这是由饮水结聚在于膀胱，气化失常，复遇冷热之气相互搏结，因而形成癖病。癖者，冷气之病。冷气积久，乘袭于脾，脾为冷湿所困，则不能消化水谷，所以饮食不消。能使人身体消瘦，而不能食，时常泄泻，腹内作痛，少气乏力，面色黎黑。诊其脉，关上细微如绝者，是腹内有癖而不能食之征。

五、寒澼候(5)

［原文］ 寒癖之为病，是水饮停积，胁下弦强是也。因遇寒即痛，所以谓之寒癖。脉弦而大者，寒癖也。

［语译］ 寒癖之病，是由于水饮停积，胁下有癖挺直而强硬，遇寒即发生疼痛，所以称为寒癖。诊其脉，弦而大者，为寒癖之征。

六、饮癖候(6)

［原文］ 饮癖者，由饮水过多，在于胁下不散，又遇冷气相触而痛，即呼为饮癖也。其状，胁下弦急，时有水声。

［语译］ 饮癖，是由于饮水过多，结于胁下，不能消散，又遇寒冷之气相击，发生疼痛，就叫做饮癖。其症状是，胁下弦紧拘急，时有辘辘水声。

［按语］ 饮癖候和痰饮病中的癖饮候略同，但一属癖病，一属饮病，似有主病和兼症之异。观《外台》选方，饮癖首列《深师》附子汤，主以通阳化饮；癖饮则首列深师朱雀汤，以逐水消饮。同中有异，可以取法。

七、痰癖候(7)

［原文］ 痰癖者，由饮水未散，在于胸府之间，因遇寒热之气相搏，沉滞而成痰也。痰又停聚流移于胁肋之间，有时而痛，即谓之痰癖。

［语译］ 痰癖，是由饮水未能消散，停积于胸府之间，再感受寒热之邪，和水饮相互搏结，沉滞不散，形成为痰。如痰又停聚，流移于胁肋之间，有时作痛，即称为痰癖。

八、悬癖候(8)

［原文］ 悬癖者，谓癖气在胁肋之间，弦亘而起，咳唾则引胁下悬痛，所以谓之悬癖。

［语译］ 从略。

［按语］ 悬癖与痰饮病诸候中之悬饮，其共通之处，可以类推分析。

九、酒癖候(9)

［原文］ 夫酒癖者，因大饮酒后，渴而引饮无度，酒与饮俱不散，停滞在于胁肋下，结聚成癖，时时而痛，因即呼为酒癖。其状，胁下弦①急而痛。

［校勘］

①弦：原作“气”，从元本改。

［语译］ 酒癖的形成，是由于大量饮酒之后，口渴引饮，又饮水过多，以致酒和水均不能消散，停积于胸胁之下，结聚成癖，时常作痛，所以称为酒癖。其症状是，胁下弦紧拘急而疼痛。

十、酒癖宿食不消候(10)

［原文］ 此由饮酒多食鱼脍之类，腹内否满，因而成渴，渴又饮水，水气与食结聚，兼遇寒气相加，所以成癖。癖气停积，乘于脾胃，胃得癖气不能消化，故令宿食不消。腹内胀满，噫气酸臭，吞酸气急，所以谓之酒癖宿食不消也。

［语译］ 饮酒过多，更食鱼脍之类，一时难以消化，以致腹内痞满，发生口渴，口渴饮水，水气与酒食结聚不化，更感受寒气，从而搏结为癖。癖气停积于中，损害脾胃，胃气为癖气所阻，以致成为宿食不消。其症状是，腹部胀满，嗳气酸臭，吞酸，呼吸急迫，这种证候，称为酒癖宿食不消。

十一、饮酒人瘀癖菹[1]痰候(11)

［原文］ 夫饮酒人大渴，渴而饮水，水与酒停聚胸鬲之上，蕴积不散，而成癖也。则令呕吐宿水，色如菹[1]汁、小豆汁之类，酸苦者，故谓之酒癖菹痰也。

［注释］

［1］葅(zū 租)：同“菹”。酸菜。在此谓呕出物如酸菜汁之颜色。

［语译］ 饮酒以后，大渴而又饮水过多，以致水和酒停积于胸膈之上，蕴积不能消散，成为痃癖。其证候是，使人呕吐宿水，色如葅汁，或如赤小豆汁之类，而且酸苦难受，因此称为痃癖葅痰候。

［按语］ 以上三候，集中论述了饮酒过度成癖的临床表现，其病理变化，与前面诸癖有同而有异处，即饮酒因素与单纯水饮，有所区别。酒癖在临床所见，除损伤胃肠外，又每每损伤及肝。

否噎病诸候　凡八论

［提要］ 本篇论述痞与噎。关于痞噎的概念，文中指出“否者塞也”，“噎者噎塞不通也”。其内容痞病，有八痞，诸痞候。噎病，有噎候、五噎候、气噎候、食噎候等，并强调噎病由忧恚所致。痞与噎两种疾病都在于气的病变，因此，本篇可与卷十三气病诸候中有关条文结合研究。

一、八否候(1)

［原文］ 夫八否者，荣卫不和，阴阳隔绝，而风邪外入，与卫气相搏，血气壅塞不通而成否也。否者，塞也。言腑脏否塞不宣通也。由忧恚气积，或坠堕内损所致。其病，腹内气结胀满，时时壮热是也。其名有八，故云八否。而方家不的显其证状，范汪所录华佗太一决疑双丸方，云治八否、五疝、积聚、伏热、留饮、往来寒热，亦不说八否之名也。

［语译］ 所谓八痞，是由于营卫不和，阴阳隔绝，风邪侵入，与卫气相互搏结，以致血气壅塞不通所致。痞，是气机痞塞。是

指腑脏之气痞塞不通。其形成原因，多由于忧愁恼怒，气积成病，亦有因跌仆内伤，血气壅塞而致。痞病症状，主要是腹内气结，痞塞胀满，并常常发高热。因其病名有八，所以称之为八痞。但是医家未明确讲出八痞的症状，就是范汪所录华佗太乙决疑双丸方，虽说其主治八痞、五疝、积聚、伏热、留饮、往来寒热等病，也没有具体说明八痞的名称。

二、诸否候※(2)

[原文] 诸否者，荣卫不和，阴阳隔绝，腑脏否塞而不宣通，故谓之否。但方有八否、五否或六否，以其名状非一，故云诸否。其病之候，但腹内气结胀满，闭塞不通，有时壮热，与前八否之势不殊[1]，故云诸否。

[注释]

[1]与前八否之势不殊：同前面所讲的八否，病势没有什么殊异。

[语译] 从略。

[按语] 本候所论，可与前条互参。

三、噎[1]候(3)

[原文] 夫阴阳不和，则三焦隔绝，三焦隔绝，则津液不利，故令气塞不调理也，是以成噎。此由忧恚所致。忧恚则气结，气结则不宣流，使噎。噎者，噎塞不通也。

[注释]

[1]噎(yē 掖)：食物堵住咽喉不得下咽，亦称噎膈。

[语译] 人体阴阳不和，则三焦之气隔绝，三焦为水谷之道路，气之所终始，现在三焦气化失常，则津液的运行不能流畅，气分也就随之郁结，不能顺理，于是发生噎病。形成噎病的原因，是由于忧思忿怒。忧恚则气结，气结则三焦不利，津液不行则逐渐形成噎塞不通，饮食不下的噎膈病。

四、五噎候(4)

［原文］ 夫五噎，谓一曰气噎，二曰忧噎，三曰食噎，四曰劳噎，五曰思噎。虽有五名，皆由阴阳不和，三焦隔绝，津液不行，忧恚嗔怒所生，谓之五噎。噎者，噎塞不通也。

［语译］ 从略。

［按语］ 本候根据噎病的症状特点，分为气噎、忧噎、食噎、劳噎，思噎五种。但同时指出，其病理变化，则是基本一致的，所以文中说："虽有五名，皆由阴阳不和，三焦隔绝，津液不行，忧恚嗔怒所生。"下文只有气噎、食噎两候，而无忧噎、劳噎、思噎等候，似有脱简。

又，《外台》卷八五噎方引古今录验五噎丸，具体叙述五噎证候，录此以供参考："气噎者，心悸，上下不通，噫哕不彻，胸胁苦痛。忧噎者，天阴苦厥逆，心下悸动，手足逆冷。劳噎者，苦气膈，胁下支满，胸中填塞，令手足逆冷，不能自温。食噎者，食无多少，唯胸中苦塞常痛，不得喘息。思噎者，心悸动喜忘，目视眈眈。"

五、气噎候(5)

［原文］ 此由阴阳不和，脏气不理，寒气填于胸鬲，故气噎塞不通，而谓之气噎。令人喘悸，胸背痛也。

［语译］ 气噎，是由于阴阳不和，脏气不调，寒气壅塞在胸膈，所以噎塞不通，称为气噎。其症状是，气喘而心悸，胸背部疼痛。

六、食噎候(6)

［原文］ 此由脏气冷而不理，津液涩少而不能传行饮食，故饮食入则噎塞不通，故谓之食噎。胸内痛，不得喘息，食不下，是故噎也。

［语译］ 食噎，是由于脏气虚冷，而不顺理，津液涩少，不能传送饮食，所以饮食入咽，则噎塞不下，即称为食噎。其病候是，胸中疼痛，不得喘息，食不得下而噎等症。

七、久寒积冷候(7)

［原文］ 此患由血气衰少，腑脏虚弱，故令风冷之气独盛于内，其冷气久积不散，所以谓之久寒积冷也。其病令人羸瘦，不能饮食，久久不瘥，更触犯寒气，乃变成积聚，吐利而呕逆也。

［语译］ 久寒积冷，是由于血气衰少，腑脏虚弱，以致风冷之气独盛于里，因为冷气久积不散，所以称为久寒积冷。此病使人身体羸瘦，不能饮食，如长久不愈，再感受寒气，就能变成积聚，出现吐利、呕逆等证候。

八、腹内结强候(8)

［原文］ 此由荣卫虚弱，三焦不调，则令虚冷在内，蓄积而不散也。又饮食气与冷气相搏，结强而成块，有上有下，或沉或浮，亦有根亦无根，或左或右也，故谓之腹内结强。久而不瘥，积于年岁，转转长大，乃变成癥瘕病也。

［语译］ 腹内结强，是由于营卫虚弱，三焦不调，以致虚冷之气入于腹中，蓄积不散。又因饮食之气与冷气相搏结，就结成坚硬的积块，其块有上有下，或沉或浮，或有根或无根，或在左或在右，所以称为腹内结强。如长期不愈，积年累月，逐渐长大，就会变成癥瘕病。

卷二十一

脾胃病诸候① 凡五论②

［提要］ 本篇论述脾胃病，有脾胃气虚弱不能饮食、脾胃气不和不能饮食及胃反三候。

原书尚有五脏及身体热候、肺痿候两条，不属脾胃病范围，已移至卷八和卷十二病候中，另将卷十五的脾胀病候、卷三十一的嗜眠候移入本篇，故本篇仍为五论。

［校勘］

①脾胃病诸候：原作“脾胃诸病”，从本书目录改。

②论：原作“门”，从本书目录改。

一、脾胃气虚弱不能饮食候(1)

［原文］ 脾者脏也，胃者腑也，脾胃二气，相为表里。胃为水谷之海，主受盛饮食者也，脾气磨而消之，则能食。今脾胃二气俱虚弱，故不能饮食也。

尺脉浮滑，不能饮食①；速疾者②，食不消，脾不磨也。

［校勘］

①不能饮食：《外台》卷八脾胃弱不能食方无此四字。

②速疾者：《脉经》作“脉浮滑而疾者”。

［语译］ 脾为脏，胃为腑，脾与胃合为表里。胃为“水谷之海”，主受纳饮食，经脾的磨运和消化，才能知饥而能食。现在脾胃之气虚弱，难以受纳磨化，所以不能饮食。

诊其脉，尺脉浮滑者，为不能饮食；如其脉来速疾者，为邪盛正虚，食不能消化，这是脾弱不能磨化水谷之故。

二、脾胃气不和不能饮食候※(2)

［原文］ 脾者脏也，胃者腑也，脾胃二气相为表里，胃受谷而脾磨之，二气平调，则谷化而能食。若虚实不等，水谷不消，故令腹内虚胀或泄，不能饮食。所以谓之脾胃气不和不能饮食也。

［语译］ 脾为脏，胃为腑，两者合为表里。胃主纳谷而脾司磨化，脾胃之气和调，则水谷消化而能进食。如其脾胃虚实不调，则水谷不能消化，因而发生腹中虚胀，或者大便泄泻，不能饮食，所以称为脾胃气不和不能饮食证候。

［按语］ 以上两条分别论述不能饮食的原因，一是脾胃俱虚，一是脾胃不和。同一证候而原因不同，应予区别。

三、脾胀病候(卷十五13)

［原文］ 脾胀病者，是脾虚为风邪所乘，正气与邪气交结，令脾气不宣调，拥聚[1]而胀也。其病喜①哕，四支急，体重不能胜衣②也。

［校勘］

①喜：《灵枢》胀论作“善”。

②衣：原作“置”，从《灵枢》改。

［注释］

[1]拥聚：壅积结聚。“拥”，作“壅”字解。

［语译］ 脾胀之病，是由于脾气虚弱，为风邪所侵袭，正气与邪气互结，使脾气不能宣通调和，邪气壅积结聚而发胀。其病易生呃逆，四肢拘急，身体沉重，而不能胜任衣着。

［按语］

本候从卷十五移此。

四、胃反候(3)

［原文］　荣卫俱虚，其血气不足，停水积饮在胃脘则脏冷，脏冷则脾不磨，脾不磨则宿谷不化，其气逆而成胃反也。则朝食暮吐，暮食朝吐，心下牢，大如杯，往往①寒热，甚者食已即吐。

其脉紧而弦，紧则为寒，弦则为虚，虚寒相搏，故食已即吐，名为胃反。

［校勘］

①往往：《外台》卷八胃反方作“往来”。

［语译］　胃反的原因，是由于营卫皆虚，血气不足，以致水饮停留在胃脘，腑冷及脏，脏冷则脾不能磨化，因而水谷不化，其气上逆，便成为胃反。其症状是，朝食暮吐，暮食朝吐，胃脘部坚硬，像杯子大小，并时有寒热，严重者，食后即吐。

诊其脉，紧而弦，紧就是寒，弦就是虚，虚与寒相互搏结，所以食后即吐。这就是胃反之征。

［按语］　胃反亦称“反胃”，可参《金匮要略》呕吐哕下利篇。

五、嗜眠候(卷三十一 11)

［原文］　嗜眠者，由人有肠胃大，皮肤涩者，则令分肉不开解①，其气行②于阴而迟留，其阳气不精神明爽，昏塞，故令嗜眠。

［校勘］

①不开解：《太素》卷二十七七邪作“不解焉”。

②行：此后原有“则”字，似衍文，今删。

［语译］　嗜眠症，是由于其人肠胃大，皮肤涩滞，致使分肉间，荣卫之气运行不利，卫气行于阴分而滞留，阳气不足，故精神不能明爽，头脑昏沉，所以出现昏昏欲睡的症状。

［按语］　《太素》七邪云：“卫气者，昼日常行于阳，夜行于阴，故阳气尽则卧，阴气尽则寤”。论述了人体的卫气与寤寐的

关系,本候即是根据这一原理阐述嗜眠病机的。本书卷三虚劳不得眠候亦同此,可以互参。

又,本候从卷三十一移此。

呕哕病诸候① 凡六论

［提要］ 本篇论述呕、吐、哕、噫醋、恶心等证。论证的病机重点在于脾胃虚弱,谷气不消,水饮内停,以及受于风寒等。

［校勘］

①呕哕病诸候:原作“呕哕诸病”,从本书目录改。

一、干呕候(1)

［原文］ 干呕者,胃气逆故也。但呕而欲吐,吐而无所出,故谓之干呕。

［语译］ 干呕,是由于胃气上逆所致。病人只是呕而欲吐,却又无所吐出,所以称为干呕。

二、呕哕候(2)

［原文］ 呕哕之病者,由脾胃有邪,谷气不消①所为也。胃受邪,气逆②则呕;脾受邪③,脾胀气逆,遇冷折之,气逆②不通则哕也。

［校勘］

①消:原作“治”,从《外台》卷六呕哕方改。

②逆:原无,从《外台》补。

③邪:此后原有“气”字,从《外台》删。

［语译］ 呕哕之病,是由于脾胃受邪,水谷之气不能消化所致。胃受邪,胃气上逆,则呕;脾受邪,运化失常,腹胀气逆,再受寒气,则气机不能流畅,就发生哕逆。

三、哕候(3)

［原文］ 脾胃俱虚，受于风邪，故令新谷入胃，不能传化，故谷之气，与新谷相干，胃气则逆，胃逆则脾胀气逆①，因遇冷折之，则哕也。

右手关上脉沉而虚者，善②哕也。

［校勘］

①气逆：此前《外台》卷六哕方有“脾胀则”三字。

②善：此前《外台》有“病”字。

［语译］ 哕逆，是由于脾胃俱虚，感受风邪，致使新进的饮食，入胃以后，不能传送消化，故原有的饮食，与新进的谷气相干，胃气发生逆乱，胃气逆乱，则脾胀而气逆，复遇冷气相侵，则发生哕逆。

诊其脉，右手关上沉而虚者，为里气虚寒，易于发生哕逆。

四、呕吐候※(4)

［原文］ 呕吐者，皆由脾胃虚弱，受于风邪所为也。若风邪在胃，则呕；鬲间有停饮，胃内有久寒，则呕而吐。其状，长太息，心里澹澹然，或烦满而大便难，或溏泄，并其候也。

［语译］ 呕与吐，皆是由于脾胃虚弱，又受风邪所致。如风邪犯胃，胃气上逆则呕；胸膈间有停饮，或胃中有久寒，则呕而且吐。其症状，常为长叹息，心中澹澹然不安，或者心中烦闷，大便困难，或见溏泄，这些都是中虚受邪呕吐的常见症状。

五、噫醋候(5)

［原文］ 噫醋者，由上焦有停痰，脾胃有宿冷，故不能消谷。谷不消则胀满而气逆，所以好噫而吞酸，气息醋臭。

［语译］ 噫醋，是由于上焦有痰饮停留，脾胃又有宿冷，因而不能消化水谷。水谷不消，变生腐臭，则脘腹胀满，胃气上逆，所以嗳气而吞酸，气味醋臭。

六、恶心候(6)

［原文］ 恶心者，由心下有停水积饮所为也。心主火，脾主土，土性克水，今脾虚则土气衰弱，不能克消水饮，水饮之气不散，上乘于心，复遇冷气所加之，故令火气不宣，则心里澹澹然欲吐，名为恶心也。

［语译］ 恶心，是心下有停水积饮所致。因为心主火，脾主土，土是克水的，现在脾虚则土气虚弱，不能消散水饮，水饮就会上乘于心火，再又感受冷气，则心火不能宣畅，所以心中澹澹然，泛泛欲吐，称为恶心。

［按语］ 以上六候，是论述胃气上逆的呕吐、呃逆、噫醋等证。“脾宜升则健，胃宜降则和”。反之，脾不健胃不和，气反上逆，从而产生诸证。然而，引起胃气上逆的原因很多，病情亦有寒热虚实之分。这里所论，侧重于脾胃虚弱，水饮内停，与风寒所伤。《金匮要略》呕吐哕下利篇对这方面阐述颇多，可以结合研究。

后世以有声有物为呕，有物无声为吐，有声无物为干呕。但这些证候，有时区分不明显，所以这里亦有呕哕、呕吐并提的，应从具体病情而言。

宿食不消病诸候　凡四论

［提要］ 本篇论述宿食不消的病因、病机及其临床证候。在病因方面，指出有脾胃虚寒和过于食饱等；在症状方面，有病如疟状，有状似伤寒，有伤饱的睡卧不安，有谷劳的体重嗜卧等。

一、宿食不消候※(1)

［原文］ 宿食不消，由脏气虚弱，寒气在于脾胃之间，故使谷不化也。宿谷未消，新谷又入，脾气既弱，故不能磨之，则经宿

而不消[①]也。令人腹胀气急，噫气醋臭，时复憎寒壮热是也，或头痛如疟之状。

寸口脉浮大，按之反涩，尺脉亦微而涩者，则宿食不消也。

［校勘］

①不消：此前《圣惠方》卷五十治膈气宿食不消诸方有“食”字。

［语译］ 宿食不消，是由于脏气虚弱，脾胃有寒，阳气不运，所以食入不易消化。宿谷未尽消化，新谷又纳入，脾气已经虚弱，不能磨化其食，故必然经宿而不能消化。宿食不消，则使人腹部胀满，气息急迫，噫气有酸臭味，有时恶寒发热，或头痛如发疟疾之状。

诊其脉，寸口脉浮大，重按则反而涩滞不流利，尺部脉亦微而滞涩的，这是宿食不消的脉象。

二、食伤饱候※(2)

［原文］ 夫食过于饱，则脾不能磨消，令气急烦闷，睡卧不安。

寸口脉盛而紧者，伤于食；脉缓大而实者，伤于食也。

［语译］ 食过于饱，则脾气受伤，脾伤则不能磨消饮食，以致宿食停滞，使人气急烦闷，不能安卧。

诊其脉，寸口脉大而紧，或者缓大有力，皆是伤食之征。

［按语］ 以上两候，都是宿食不消之证。但前者是脾胃虚弱，运化功能减退所致，而后者是食过于饱，损伤脾胃，影响运化所致。在脉诊上亦有差别，一者寸口脉浮大，按之反涩，尺脉亦微而涩；一者则寸口脉盛而紧，或缓大而实。

三、谷劳候(3)

［原文］ 脾胃虚弱，不能传消谷食，使腑脏气否塞，其状，令人食已则卧，支体烦重而嗜眠是也。

［语译］ 脾胃虚弱，不能消化谷食，以致食阻气滞，脏腑的气机痞塞，脏虚气滞，便成谷劳。其症状是，食后就想睡卧，肢体不舒而沉重，疲乏嗜眠。

四、卒食病似伤寒候(4)

［原文］ 此由脾胃有伏热，因食不消，所以发热，状似伤寒，但言身不疼痛为异也。

［语译］ 猝然伤食不化，可以出现类似伤寒的症状，这是因为其人平素脾胃有伏热，遇到饮食不消化时，就会产生发热症状，形似伤寒，但身体并不疼痛，与伤寒表证不同，以此为辨。

［按语］ 文中指出，“此由脾胃有伏热，因食不消，所以发热”，这是伤食发热的病因，这个论点，发展了《金匮要略》论述宿食病的病因“脉紧头痛，恶风寒，腹中有宿食不化也”。

水肿病诸候　凡二十二论

［提要］ 本篇论述水肿诸病的成因、症候分类及其预后等。其中，水肿候，水通身肿候，身面卒洪肿候等，是水病的通论。风水候、皮水候、石水候等，是水肿的证候分类。十水候、二十四水候，是水病旧名称的叙述。大腹水肿候、疸水候、水癥候、水瘕候、水蛊候以及水癖候等，都是论述脏腑之水，尤其腹水。至于犯土肿候，不伏水土候，是似水病又不同于一般的病情。

水肿病与痰饮、癥瘕、癖病等，有一定的联系，可以互参。

又，原书诸候排列比较凌乱，这里略作调整，以类相从，使之较为系统，便于学习。

一、水肿候※(1)

［原文］ 肾者主水，脾胃俱主土，土性克水。脾与胃合，相为表里。胃为水谷之海，今胃虚不能传化水气，使水气渗溢经

络，浸渍腑脏。脾得水湿之气加之则病，脾病则不能制水，故水气独归于肾。三焦不泻，经脉闭塞，故水气溢于皮肤，而令肿也。其状，目裹①[1]上微肿，如新卧起之状；颈脉动，时咳，股②间冷；以手按肿处，随手而起，如物裹水之状；口苦舌干，不得正偃，偃则咳清水；不得卧，卧则惊，惊则咳甚；小便黄涩是也。

水病有五不可治，第一唇黑伤肝，第二缺盆平伤心，第三脐出③伤脾，第四足下平满伤肾，第五背平伤肺。凡此五伤，必不可治。

脉沉者水也。脉洪大者可治，微细者死。

[校勘]

①裹：《灵枢》水胀作“窠”。

②股：此前《灵枢》有“阴”字。

③出：《外台》卷二十水肿方作“凸”。

[注释]

[1]目裹：即眼胞。

[语译] 肾主水，脾胃皆主土，土是克水的。脾与胃合，相为表里。胃为水谷之海。现在胃腑虚弱，则不能传化水气，致使水湿泛滥，渗溢于经络，浸渍于腑脏。脾为水湿之气所加而病，脾病则不能制约于水，因而水气都归并于肾，三焦气化不通利，经脉之气闭塞，故水渗溢于皮肤，便为水肿。其症状是，眼胞上微肿，好象睡后刚卧起状；颈部的脉管跳动，时见咳嗽，阴股间感觉寒冷；用手按压肿处，放手则立即还原，像用东西包着水的样子；口苦舌干，不能仰卧，仰卧则咳吐清水；不能睡眠，睡则易惊，惊则咳嗽加甚；小便色黄，并且涩而不畅。这些就是水肿病的常见症状。

水肿病有五种危症，预后不良。第一，口唇发黑，是为肝气已伤；第二，缺盆肿平，是为心气已伤；第三，脐部突出，是为脾气已伤；第四，足底平满，是为肾气已伤；第五，肿满背平，是为肺气已伤。凡水肿病而见上述症状者，均属凶险之候。

诊其脉，脉沉为有水。如脉洪大有力，为邪实正盛，可以治疗；如脉微细无力，是正气衰微，预后不良。

二、水通身肿候(2)

［原文］ 水病者，由肾脾俱虚故也。肾虚不能宣通水气，脾虚又不能制水，故水气盈溢，渗入① 皮肤，流遍四支，所以通身肿也。令人上气体重，小便黄涩，肿处按之随手而起是也。

［校勘］

①入：原作“液”，从《外台》卷二十水通身肿方改。

［语译］ 水肿病，是由于脾肾虚弱所致。肾虚气化不利，则水道不能宣通，脾虚又不能制水，故水气泛滥，渗透于肌肉皮肤，流遍于四肢，所以全身浮肿。其病状是，使人上气急促，身体沉重，小便黄而短涩，肿处用手按之则随手而起，这些就是通身水肿的证候。

三、身面卒洪肿候(6)

［原文］ 身面卒洪肿者，亦水病之候，肾脾虚弱所为。肾主水，肾虚故水妄行；脾主土，脾虚不能克制水，故水流溢，散于皮肤，令身体卒然洪肿，股间寒，足䯒壅[1]是也。

［注释］

[1]足䯒壅：“壅”，壅塞。在此引伸为水气壅塞足胫浮肿。

［语译］ 身体和面部突然大肿，亦是水肿病的证候，这是由于肾脾虚弱所致。因为肾主水，肾虚不能化水，脾主土，脾虚又不能制水，以致水气泛滥，溢于皮肤，所以身体突然发生大肿。同时，兼见两股间寒冷，足胫浮肿等症。

四、风水候(3)

［原文］ 风水病者，由脾肾气虚弱所为也。肾劳则虚，虚则汗出，汗出逢风，风气内入，还客于肾，脾虚又不能制于水，故水

散溢皮肤，又与风湿相搏，故云风水也。令人身浮肿，如裹水之状，颈脉动，时咳，按肿上凹而不起也，骨节疼痛而恶风是也。

脉浮大者，名曰风水也。

［语译］ 风水之病，是由于脾肾之气虚弱所致。因为肾劳致虚，虚则容易汗出，汗出表虚，又感受风邪，风邪内入，转伤于肾，又因脾虚不能制水，因此水气散溢于皮肤，而与风湿相搏结，所以名之曰风水。这种病证，使人身体浮肿，如裹水之状，颈脉跳动，时时咳嗽，用手按肿处，凹陷不起，同时骨节疼痛而恶风，便是风水之证。

诊其脉，如见浮大者，便为风水之征。

五、皮水候(8)

［原文］ 肺主于皮毛，肾主于水。肾虚则水妄行，流溢于皮肤，故令身体面目悉肿，按之没指，而无汗也，腹如故而不满，亦不渴，四支重而不恶风是也。

脉浮者，名曰皮水也。

［语译］ 肺主皮毛，肾主水液，肾虚则水液妄行，流溢于皮肤，以致身体面目皆肿，按之陷没手指，无汗。但腹部如故，并没有胀满，也不口渴，四肢沉重，而不恶风，这是皮水之证。

诊其脉，见浮者，病位在表，是皮水病。

［按语］ 风水有骨节疼痛、恶风的表证，是由于外风引起，故文中指出“风气内入”。皮水多无外感，所以“四肢重而不恶风”，这是两者的区别之点。

六、毛水候(12)

［原文］ 夫水之病，皆由肾虚所为，肾虚则水流散经络，始溢皮毛。今此毛水者，乃肺家停积之水，流溢于外。肺主皮毛，故余经未伤，皮毛先肿，因名毛水。

［语译］ 水肿病，皆由于肾虚所致。因为肾虚则水液妄行，

流散于经络，渗溢于皮毛。在此所说的毛水，是因肺脏停积之水，向外流散所致。肺主皮毛，所以其余各经尚未受伤，而皮毛已先肿，因此称为毛水病。

七、水肿咳逆上气候(9)

［原文］ 肾主水，肺主气。肾虚不能制水，故水妄行，浸溢皮肤而身体肿满；流散不已，上乘于肺，肺得水而浮，浮则上气而咳嗽也。

［语译］ 肾主于水，肺主于气。肾虚不能化水，则水气妄行，泛溢于皮肤，则身体发生浮肿；如水气流散不已，就能上乘于肺，肺为水迫，则肺气上浮，又能并发上气咳嗽等症。

八、水肿从脚起候(10)

［原文］ 肾者阴气，主于水而又主腰脚。肾虚则腰脚血气不足，水之流溢，先从虚而入，故腰脚先肿也。

［语译］ 肾为阴脏，主水而又主腰脚。肾虚则腰脚的血气不足，水液之流溢者，首先是从虚处而入，所以其病就腰脚先肿。

九、石水候(7)

［原文］ 肾主水，肾虚则水气妄行，不依经络，停聚结在脐间，小腹肿大鞕如石，故云石水。其候，引胁下胀痛而不喘是也。

脉沉者，名曰石水。尺脉微大，亦为石水。肿起脐下至小腹，垂垂然[1]上至胃脘，则死不治。

［注释］

[1]垂垂然：渐渐的意思。

［语译］ 肾主水，肾虚则气化失司而水气妄行，不按经络的常道，而停聚在脐部，小腹肿大坚硬如石，所以称为石水。它的证候是，小腹肿硬，牵引胁下胀痛，但并不气喘，可与一般水肿鉴别。

诊其脉，脉沉或尺脉微大，都是石水之征。如肿起脐下至小腹，渐渐上升到胃脘，则预后不良。

十、十水候(4)

［原文］　十水者，青水、赤水、黄水、白水、黑水、悬[①]水、风水、石水、暴[②]水、气水也。青水者，先从面目，肿遍一身，其根在肝。赤水者，先从胸[③]肿，其根在心。黄水者，先从腹肿，其根在脾。白水者，先从脚肿，上气而咳[④]，其根在肺。黑水者，先从脚趺肿，其根在肾。悬水者，先从面肿至足，其根在胆。风水者，先从四肢起，腹满大，身[⑤]尽肿，其根在胃。石水者，先从四支，小腹肿独大[⑥]，其根在膀胱。暴[②]水者，先腹满[⑦]，其根在小肠。气水者，乍盛乍虚[⑧]，乍来乍去，其根在大肠。皆由荣卫否涩，三焦不调，腑脏虚弱所生。虽名证不同，并令身体虚肿，喘息上气，小便黄涩也。

［校勘］

①悬：《中藏经》卷中第四十三作“玄”。

②暴：《中藏经》作“里”。

③胸：原作“心”，从《中藏经》改。

④上气而咳：《中藏经》作“上气喘嗽”。

⑤身：原作“目”，从《中藏经》改。

⑥先从四支，小腹肿独大：《中藏经》作“起脐下而腹独大”。

⑦先腹满：《中藏经》作“先从小腹，胀而不肿，渐渐而肿也”，并注云“一作小腹胀而暴肿也”。

⑧虚：《中藏经》作“衰”。

［语译］　所谓十水，即青水、赤水、黄水、白水、黑水、悬水、风水、石水、暴水及气水十种水病。青水，先从面目肿起，而后遍及全身，其病根在肝。赤水，先从胸部肿起，其病根在心。黄水，先从腹部肿起，其病根在脾。白水，先从脚肿起，并见上气而咳，其病根在肺。黑水，先从脚背肿起，其病根在肾。悬水，先从头面肿

起，下行至足，其病根在胆。风水，先从四肢肿起，腹满而大，一身尽肿，其病根在胃。石水，先从四肢肿起，小腹肿大独甚，其病根在膀胱。暴水，先腹部肿满，其病根在小肠。气水，肿势忽重忽轻，忽来忽去，其病根在大肠。总之，这些水肿病，都是由于营卫运行不畅，三焦气化不调，脏腑虚弱所致。虽然名称和症状有所不同，但是身体浮肿，喘息上气，小便黄而涩少等症，则是共同的。

十一、二十四水候(18)

[原文] 夫水之病，皆生于腑脏。方家所出，立名不同，亦有二十四水，或十八水，或十二水，或五水，不的显名证。寻其病根，皆由荣卫不调，经脉否涩，脾胃虚弱，使水气流溢，盈散皮肤，故令遍体肿满，喘息上气，目裹浮肿，颈脉急动，不得眠卧，股间冷，小便不通，是其候也。

[语译] 从略。

[按语] 本候内容，首先指出水病生于腑脏，与一般外感伤于经络者不同。其次是说水病名称很多，可能是各种分证不同，但并没有一个确切的统一的说法。再次是复述水病的病机和常见症状，故本候似为水肿病的综述。

十二、大腹水肿候(5)

[原文] 夫水肿病者，皆由荣卫否涩，肾脾虚弱所为。而大腹水肿者，或因大病之后，或积虚劳损，或新热食竟，入于水自渍及浴，令水气不散，流溢肠外，三焦闭塞，小便不通，水气结聚于内，乃腹大而肿。故四支小，阴下湿，手足逆冷，腰痛上气，咳嗽烦疼，故云大腹水肿。

[语译] 水肿病，是由于荣卫运行不畅，脾肾虚弱所致。而大腹水肿其形成原因，或是在大病之后，或是积虚劳损，或者刚进热餐，即入水渍浴，以致水气不能消散，流溢于肠外，三焦气化闭塞，小便不利，水液逐渐积聚在内，腹部膨大肿胀。而同时四

肢反显瘦小，阴部潮湿，手足逆冷，腰部疼痛，上气咳嗽而烦疼等证。因为水肿腹部独盛，所以称为大腹水肿。

十三、疸水候(13)

［原文］ 水病无不由脾肾虚所为。脾肾虚则水妄行，盈溢皮肤而令身体肿满。此疸水者，言脾胃有热，热气流于膀胱，使小便涩而身面尽黄，腹满如水状，因名疸水也。

［语译］ 水肿病，无不由于脾肾虚弱所致。因为脾肾虚弱，不能制约水液，以致水液妄行，渗入皮肤，而使身体肿满。但这里所说的疸水，却不一样，是由于脾胃有热，湿热下流于膀胱，以致小便涩滞不畅，湿热郁蒸，则身体及面部发黄，腹部胀满，如水肿之状。因此病身黄而肿，所以称为疸水。

十四、水癥候(19)

［原文］ 水癥者，由经络否涩，水气停聚，在于腹内，大小肠不利所为也。其病，腹内有结块鞕强，在两胁间膨膨胀满，遍身肿，所以谓之水癥。

［语译］ 水癥，是由于经络痞涩，水气停聚，留滞在腹内，大小肠不能通利所致。其症状是，腹内有结块坚硬，在两胁间膨胀不舒，遍身浮肿，因此名为水癥候。

十五、水瘕候(20)

［原文］ 水瘕者，由经络否涩，水气停聚在于心下，肾经又虚，不能宣利溲便，致令水气结聚而成形段①[1]，在于心腹之间，抑按作水声，但欲饮而不用食，遍身虚肿是也。

［校勘］

①段：《外台》卷二十水瘕方作“瘕”。

［注释］

[1]形段：指腹中瘕块有形如段。

［语译］ 水瘕，是由于经络痞涩，水气停聚在于心下，而肾经又虚弱，不能通利小便，以致水气结聚而成有形段块，在于心腹之间，按之漉漉有水声，但欲饮水而不想进食，遍身浮肿，这就称为水瘕候。

十六、水蛊候(21)

［原文］ 此由水毒[1]气结聚于内，令腹渐大，动摇有声，常欲饮水，皮肤粗黑，如似肿状。名水蛊也。

［注释］

[1]水毒：病候名。见本书卷二十五水毒候。

［语译］ 水蛊，是由水毒之气结聚在于腹内，以致腹部渐渐膨大，摇动则腹中有水声，常要喝水，皮肤粗糙而黑，有似浮肿之状，这就称为水蛊。

十七、水癖候(22)

［原文］ 水癖，由饮水浆不消，水气结聚而成癖，在于两胁之侧，转动便痛，不耐风寒，不欲食而短气是也。癖者，谓僻侧在于胁间，故受名也。

［语译］ 水癖，是由于饮水后不能正常输布气化，水气结聚而成为癖块，位于两胁之侧，转动身体便觉疼痛，不能耐受风寒，不欲纳食，呼吸短促，这就是水癖证候。所谓“癖”，即是水饮积聚在两胁的僻侧，并因此而得名。

十八、水分候(11)

［原文］ 水分者，言肾气虚弱，不能制水，令水气分散，流布四支，故云水分。但四支皮肤虚肿，聂聂[1]而动者，名水分也。

［注释］

[1]聂聂：形容树叶被风微微吹动的样子。此处形容虚肿的皮肤有轻微的波动感。

［语译］ 从略。

［按语］ 本候所论水分，似是水病中的四肢肿症，与《金匮要略》的水分不同，后者是先病水，后经水断，名曰水分。名同实异，注意分别。

十九、燥水候(14)

［原文］ 燥水，谓水气溢于皮肤，因令肿满，以指画肉上，则隐隐成文字者，名曰燥水也。

［语译］ 从略。

二十、湿水候(15)

［原文］ 湿水者，谓水气溢于皮肤，因令肿满，以指画肉上，随画随散，不成文字者，名曰湿水也。

［语译］ 从略。

［按语］ 以上二候，主要是论述燥水和湿水的鉴别诊断。这种病名和诊法，后世已少沿用。

二十一、犯土肿候(16)

［原文］ 犯土之病，由居住之处穿凿地土，犯之土气而致病也。令人身之肌肉头面遍体尽肿满，气急，故谓之犯土也。

［语译］ 从略。

［按语］ 本候所述主要症状为，突然遍体肿满，故列入本篇，实与一般水肿有别。

二十二、不伏水土候(17)

［原文］ 不伏水土者，言人越在他境[1]，乍离封邑[2]，气候既殊，水土亦别，因而生病，故云不伏水土。病之状，身体虚肿，或下利而不能食，烦满气上是也。

[注释]

[1]越在他境:远在他乡。

[2]封邑:在此借指长期生活的地方。

[语译] 所谓不伏水土,是说有人远在他乡,暂离自己长期生活的地方,由于气候不同,水土也不一样,因而不能适应,发生疾病,所以称为不伏水土。其症状是,身体虚肿,或大便泄泻而不能食,烦闷胀满,气向上逆等,这就是不服水土证候。

[按语] 不伏水土,可以为吐为泻,为水肿,为寒热不食等证候。本书卷十七有不伏水土痢候,可以互参。

卷二十二

霍乱病诸候　凡二十四论

［提要］ 本篇论述霍乱病的病因、症状及预后。其中，霍乱候相当于总论。霍乱心腹痛候、呕吐候、心腹胀满候、下利候等是本病主证的分述。霍乱下利不止候、霍乱欲死候、呕哕候、烦渴候、心烦候、干呕候、心腹筑悸候、呕而烦候、四逆候、转筋候等，均是论述霍乱病的变证。干霍乱候，是霍乱病的另一种类型；中恶霍乱候当是中恶病而见霍乱吐利之证者。霍乱后诸病等三候是论述霍乱吐利后出现的病证。至于转筋、筋急、结筋三候，盖是与霍乱转筋连类而及者。

一、霍乱候※(1)

［原文］ 霍乱者，由人温凉不调，阴阳清浊二气[1]有相干乱之时，其乱在于肠胃之间者，因遇饮食而变发，则心腹绞痛。其有先心痛[2]者，则先吐；先腹痛者，则先利；心腹并痛者，则吐利俱发。挟风而实者，身发热，头痛体疼而复吐利；虚者，但吐利、心腹刺痛而已。亦有饮酒食肉，腥脍①[3]，生冷过度，因居处不节，或露卧湿地，或当风取凉，而风冷之气归于三焦，传于脾胃，脾胃得冷则不磨，不磨则水谷不消化，亦令清浊二气相干，脾胃虚弱，便为吐利。水谷不消，则②心腹胀满，皆成霍乱。

霍乱有三名，一名胃反[4]，言其胃气虚逆，反吐饮食也。二名霍乱，言其病挥霍[5]之间，便致缭乱[6]也。三名走哺[7]，言其哺食变逆者也。

诊其脉来代者，霍乱；又脉代而绝者，亦霍乱也。霍乱脉大可治，微细不可治。霍乱吐下脉微迟，气息劣，口不欲言者，不可治。

[校勘]

①腥脍：此前《外台》卷六霍乱病源论有“好餐”二字。

②则：此后《外台》有“令”字。

[注释]

[1]阴阳清浊二气：人体中清气上升为阳，浊气下降为阴。在正常情况下，清升浊降，阴阳调和。

[2]心痛：这里指胃脘部疼痛。

[3]腥脍(kuài 快)：泛指鱼肉荤腥。“脍”，细切的肉。

[4]胃反：这是因霍乱有呕吐的症状而立名，与卷二十一脾胃病诸候中的胃反不同。

[5]挥霍：迅疾貌。

[6]缭乱：亦作“撩乱”。即纷乱。

[7]走哺：病名。其症为得食即呕，并有大便不通。在此是作为霍乱的别名。

[语译] 霍乱，是由于其人寒温失调，阴阳清浊之气相干而紊乱，其乱在于肠胃之间，适遇饮食不节，相互变化而发病，为突然脘腹绞痛。如其胃脘先痛的，则先见呕吐；先腹痛的，则先泻下；脘腹俱痛者，则吐泻并作。如其挟有风邪而表实者，则见发热，头痛，身痛而又上吐下泻；如没有表证者，则吐泻和脘腹刺痛而已。还有的是由于饮酒食肉，荤腥，生冷吃得太多，生活起居又不加节制，或睡于露天潮湿的地方，或当风取凉，以致风冷之邪入于三焦，而传于脾胃，脾胃感受冷邪，就不能磨化水谷，水谷不消化，亦可使清浊紊乱，脾胃虚弱的就上吐下泻，水谷不消的就心腹胀满，都会成为霍乱病。

霍乱有三个名称，一名胃反，是指其胃虚气逆，反吐饮食；二名霍乱，是指其发病急骤，吐泻交作，阴阳逆乱；三名走哺，是指其得食即吐。这些都是从其病情特征而命名的。

霍乱的脉象，由于吐泻剧烈，正气大伤，往往出现代脉；如脉代而微细欲绝者，亦为霍乱之征。霍乱而脉大者，为正气足以抗邪，可以治好；如脉微细者，为正气衰微，预后较差。脉来微迟，气息低微，神疲懒言者，为正气已濒于衰竭，预后多不良。

二、霍乱心腹痛候(2)

［原文］ 冷热不调，饮食不节，使人阴阳清浊之气相干，而变乱于肠胃之间，则成霍乱。霍乱而心腹痛者，是风邪之气客于脏腑之间，冷气与真气相击，或上攻心，或下攻腹，故心腹痛也。

［语译］ 人在生活起居方面，如果冷热不调匀，饮食不节制，就会使体内的阴阳清浊之气互相干犯，变乱于肠胃之中，发生上吐下泻，就成为霍乱。霍乱而出现心腹疼痛，是由于风冷之气侵入于脏腑之间，冷气和正气相互搏击，或上攻于胃脘，或下攻于腹，所以心腹疼痛。

［按语］ 本候是重申霍乱心腹痛的病因病机，突出风冷之气与真气相击，为其病情的重点。

又，自此以下各条，大都是分述霍乱的各种常见证候，但总的病机是略同的，故可互参，复述不作语译。

三、霍乱呕吐候(3)

［原文］ 冷热不调，饮食不节，使人阴阳清浊之气相干，而变乱于肠胃之间，则成霍乱。霍乱而呕吐者，是冷气客于腑脏之间，或上攻于心，则心痛；或下攻于腹，则腹痛。若先心痛者则先吐；先腹痛者则先利。而此呕吐，是冷入于胃，胃气变乱。冷邪既盛，谷气不和，胃气逆上，故呕吐也。

［语译］ 霍乱之所以呕吐，是由于寒冷邪气侵犯腑脏。若邪气上攻于胃，则胃脘疼痛；下攻于腹，则腹痛。若先胃痛的，则

先吐；先腹痛的，则先泻下。而此呕吐是由于寒冷入胃，胃气变乱，邪气既盛，不能消化水谷，谷气不消，胃气上逆，所以变生呕吐。

四、霍乱心腹胀满候(4)

［原文］ 冷热不调，饮食不节，使人阴阳清浊之气相干，而变乱于肠胃之间，则成霍乱。霍乱而心腹胀满者，是寒气与脏气相搏，真邪相攻，不得吐利，故令心腹胀满。其有吐利过多，脏虚邪犹未尽，邪搏于气，气不宣发，亦令心腹胀满。

［语译］ 霍乱病有心腹胀满者，这是由于寒邪入里，与脏气相搏结，正气与邪气相互攻击，上不得吐，下不得泻，气机闭塞，所以心腹胀满。还有一种病情，是由于吐泻过多，脏气已虚，而邪尚未尽，邪搏于气，气机失于宣畅，亦能使人心腹胀满。

［按语］ 本候论述霍乱心腹胀满的两种病情，一是“真邪相攻，不得吐利”，一是“吐利过多，脏虚邪犹未尽”。两者有虚实之分，发病的阶段亦不一样。前者不得吐利而心腹胀满，多在病的初期出现，病情属实。后者吐利之后而心腹胀满者，多在病的后期出现，病情属虚。证候相同，而邪正盛衰不同，颇具辨证意义。

又，真邪相攻，不得吐利，以致心腹胀满，可与后面干霍乱候联系研究。

五、霍乱下利候(5)

［原文］ 冷热不调，饮食不节，使人阴阳清浊之气相干，而变乱于肠胃之间，则成霍乱。霍乱而下利，是冷气先入于肠胃，肠胃之气得冷则交击而痛，故霍乱若先腹痛者，则先利也。

［语译］ 霍乱之所以下利，是由于寒冷之气，先侵入于肠胃，肠胃之气受寒冷，邪正相搏击则痛。所以霍乱而先腹痛者则先见下利。

六、霍乱下利不止候(6)

［原文］ 冷热不调,饮食不节,使人阴阳清浊之气相干,而变乱于肠胃之间,则成霍乱。霍乱而下利不止者,因[①]肠胃俱冷,而挟宿虚,谷气不消,肠滑故洞下不止也。利不止,虚冷气极,冷入于筋,则变转筋。其胃虚,冷气乘之,亦变呕哕。

［校勘］

①因:元本作“是”。

［语译］ 霍乱而下利不止者,是因为肠胃俱冷,而且平素体虚,谷食不能消化,大肠虚滑,所以洞泄不止。下利不止,则虚冷更甚,如虚冷之气伤及于筋,则筋脉挛急,可以发为转筋。若胃虚为冷气所乘,胃气上逆,也可变生呕吐和哕逆。

七、霍乱欲死候(7)

［原文］ 冷热不调,饮食不节,使人阴阳清浊之气相干,而变乱于肠胃之间,则成霍乱。霍乱欲死者,由饮食不消,冷气内搏,或未得吐利,或虽得吐利,冷气未歇,至真邪相干,阴阳交争,气厥不理,则烦闷逆满困乏,故欲死也。

［语译］ 霍乱而烦闷欲死的证候,是由于饮食不消,冷气内搏,或者是未得吐利而病邪未除,或者虽得吐利而邪气未尽,以致邪正相干,阴阳交争,气机厥乱,因此出现心胸烦闷,气逆胀满,困顿疲乏等,几乎欲死的危象。

八、霍乱呕哕候(8)

［原文］ 冷热不调,饮食不节,使人阴阳清浊之气相干,而变乱于肠胃之间,则成霍乱。霍乱而呕哕者,由吐利后,胃虚而逆则呕;气逆遇冷折之,气不通则哕。

［语译］ 霍乱之后而见呕哕证候,是由于吐利以后,胃气虚寒,失于和降,上逆则为呕吐;如胃气上逆,复为冷气阻抑,气机不通,则发哕逆。

［按语］ 这里的呕哕，是霍乱吐利之后的变证，注意文中“由吐利后”句。它与霍乱呕吐候相比，两者的发病时间和病情虚实，大不相同，应加区别。

九、霍乱烦渴候(9)

［原文］ 冷热不调，饮食不节，使人阴阳清浊之气相干，而变乱于肠胃之间，则成霍乱。霍乱而烦渴者，由大吐逆上焦虚，气不调理，气乘于心则烦闷；大利则津液竭，津液竭则脏燥，脏燥则渴。烦渴不止则引饮，引饮则利亦不止也。

［语译］ 霍乱而见烦闷口渴证候，是由于猛烈的呕吐，致上焦气虚，气机失调，邪气上乘于心，所以心胸烦闷；猛烈的泻下，使津液耗损，津液竭则内脏干燥，因而口渴。由于霍乱病伤肠胃，使水液的运化失常，因此烦渴而大量饮水，亦能使下利不止。

十、霍乱心烦候(10)

［原文］ 冷热不调，饮食不节，使人阴阳清浊之气相干，而变乱于肠胃之间，则成霍乱。霍乱而心烦者，由大吐大利，腑脏气暴极。夫吐者胃气逆也，利者肠虚也，若大吐大利，虚逆则甚，三焦不理，五脏未和，冷搏于气，逆上乘心，故心烦。亦有未经吐利心烦者，是冷气入于肠胃，水谷得冷则不消，蕴瘀不宣，气亦逆上，故亦心烦。

［语译］ 霍乱而见心烦证候，是由于大吐大泻，使脏腑突然极度虚衰所致。因为呕吐是胃气上逆，泻利是大肠虚弱，经过猛烈的吐泻，肠胃虚逆更甚，三焦失调，五脏不和，寒邪与正气相搏，逆上乘心，所以心烦。但亦有未经吐泻而见心烦者，这是由于寒邪侵犯肠胃，使饮食不能消化，郁结停滞不得宣通，其气上逆，亦能使人心烦。

［按语］ 本候论述霍乱心烦，是上条霍乱烦渴候中心烦的引伸论证，病情似更严重，因为前候见于大吐之后，本候见于大

吐大利之后，而且“腑脏气暴极”。同时，文中又举未经吐利的心烦，加以对比分析，具有辨证意义。

十一、霍乱干呕候(11)

［原文］　冷热不调，饮食不节，使人阴阳清浊之气相干，而变乱于肠胃之间，则成霍乱。霍乱干呕者，由吐下之后，脾胃虚极①，三焦不理，气否结于心下，气时逆上，故干呕。干呕者，谓欲呕而无所出也。若更遇冷，冷折于胃气，胃气不通，则变成哕。

［校勘］

①虚极：《医心方》卷十一第八作“虚冷”。

［语译］　霍乱而见干呕证候，是由于吐泻之后，脾胃极度虚弱，三焦之气失调，气机不畅，痞结于心下，时时气向上逆，所以发生干呕。所谓干呕，即是欲吐而无物吐出。如果气逆时又遇寒邪，胃气为寒所抑，失于通顺，就变生哕逆。

十二、霍乱心腹筑悸[1]候(12)

［原文］　冷热不调，饮食不节，使人阴阳清浊之气相干，而变乱于肠胃之间，则成霍乱。霍乱而心腹筑悸[1]者，由吐下之后，三焦五脏不和，而水气上乘于心故也。肾主水，其气通于阴，吐下三焦五脏不和，故脾①气亦虚，不能制水，水不下宣，与气俱上乘心。其状，起齐下，上从腹至心，气筑筑然而悸动不定也。

［校勘］

①脾：元本作“肾”。

［注释］

［1］筑悸：筑筑跳动。

［语译］　霍乱而见心腹部筑筑跳动的证候，是由于吐泻之后，三焦五脏之气不调和，而水气上乘于心所致。肾主水，其气通于前阴，吐泻后则三焦五脏失去调和，所以脾气亦虚，不能制

约水液，水液不能下行通利，与气一同上凌于心。其症状是，起自脐下，向上从腹至心，筑筑然跳动不定。

十三、霍乱呕而烦候(13)

［原文］ 冷热不调，饮食不节，使人阴阳清浊之气相干，而变乱于肠胃之间，则成霍乱。霍乱呕而烦者，由吐下后胃虚而气逆，故呕也；气逆乘心，故烦，所以呕而烦也。

［语译］ 从略。

［按语］ 自霍乱呕吐候至此，言呕吐者有四条，病机大体相同。所不同的，第一条是霍乱本病所出现的呕吐，其余三条，均是吐下后胃气受损所致。或呕哕，或干呕，或呕而兼烦，都是胃虚气逆之变。不过，气痞结于心下为干呕，气逆乘心为烦，胃虚气逆复遇冷折之则哕，同中有异，兼证不一，须细辨之。

十四、霍乱四逆候(15)

［原文］ 冷热不调，饮食不节，使人阴阳清浊之气相干，而变乱于肠胃之间，则成霍乱。霍乱而大吐下后，其肠胃俱虚，乃至汗出，其脉欲绝，手足皆冷，名为四逆。四逆者，谓阴阳卒厥绝[1]也。

［注释］

[1]厥绝：谓阴阳二气猝然逆乱，不相顺接。

［语译］ 霍乱而见四逆证候，这是由于猛烈吐泻之后，肠胃俱虚，阳气外泄而自汗出，脉微细欲绝，手足厥冷等症，就称为四逆。所谓四逆，即是说人体阴阳二气猝然厥绝。

［按语］ 霍乱大吐大泻之后，阳气暴泄，而见冷汗出，四肢厥逆，脉微欲绝者，属于亡阳证，这种四逆，是危急之候，应予急救回阳，以资挽回欲绝之阳，不能作一般见症看待。

十五、霍乱转筋候(16)

［原文］ 冷热不调，饮食不节，使人阴阳清浊之气相干，而

变乱于肠胃之间，则成霍乱。霍乱而转筋者，由冷气入于筋故也。足之三阴三阳之筋起于人足指，手之三阴三阳之筋起于手指，并循络于身。夫霍乱大吐下之后，阴阳俱虚，其血气虚极，则手足逆冷，而荣卫不理，冷搏于筋，则筋为之转。冷入于足之三阴三阳，则脚筋转；入于手之三阴三阳，则手筋转。随冷所入之筋，筋则转。转者，皆由邪冷之气，击动其筋而移转也。

［语译］ 霍乱而见转筋证候，这是由于寒邪侵犯经筋之故。足三阴三阳之筋皆起于足趾，手三阴三阳之筋皆起于手指，都循络于全身。霍乱病在大吐大泻之后，阴阳俱虚，气血虚极，就会手足逆冷，而荣卫失调，寒邪犯筋，则筋脉挛急而为转筋。如寒邪侵犯于足之三阴三阳，则脚转筋；侵犯于手之三阴三阳，则手转筋。总之，随着寒邪所犯的经筋，该部位即可出现转筋。其所以转筋，都是由于冷邪侵袭经筋，所以筋为之移转。

［按语］ 霍乱病频繁的吐泻，损失大量水液，以致全身脱水。“转筋”是脱水引起的肌肉痉挛，以腓肠肌及腹直肌痉挛为多见。本候从经络学说上，对霍乱转筋作了具体的阐述。

又，“转筋”一症，并不是霍乱病所独具，有些气血亏虚，筋脉失养的患者，也可出现这个症状，所以本篇另有“转筋候”，内容互有补充，可以结合研究。

十六、干霍乱候(14)

［原文］ 冷热不调，饮食不节，使人阴阳清浊之气相干，而变乱于肠胃之间，则成霍乱。霍乱者，多吐利也。干霍乱者，是冷气搏于肠胃，致饮食不消，但腹满烦乱，绞痛短气，其肠胃先挟实，故不吐利，名为干霍乱也。

［语译］ 霍乱一般多有吐泻症状，而干霍乱却不吐不泻，这是由于寒邪搏结于肠胃，使饮食不能消化，只出现腹部胀满，烦乱不安，绞痛剧烈，气息短促等症，因为肠胃先有实积壅滞于里，所以不吐不泻，称为干霍乱。

［按语］ 干霍乱名称，这里记载是最早的。其病因是"冷气搏于肠胃，致饮食不消"，"肠胃挟实，故不吐利"。其中"实"字，对干霍乱的病理变化具有关键意义。

十七、中恶[1]霍乱候(17)

［原文］ 冷热不调，饮食不节，使人阴阳清浊之气相干，而变乱于肠胃之间，则成霍乱。而云中恶者，谓鬼气卒中于人也。其状，卒然心腹绞痛，而客邪内击，与饮食、寒冷相搏，致阴阳之气亦相干乱，肠胃虚，则变吐利烦毒，为中恶霍乱也。

［注释］

[1]中恶：病名。是猝然心腹绞痛，闷乱欲绝之候。详二十三卷中恶病诸候。

［语译］ 所谓中恶，是邪气猝然中人所发生的病候。其病状是，突然心腹绞痛。由于中恶之邪侵入体内，与饮食、寒冷等相搏击，导致阴阳清浊之气发生紊乱，肠胃虚弱，就会大吐大泻，烦闷欲绝，称为中恶霍乱。

［按语］ 中恶霍乱当是中恶病而见吐利之证者，与一般霍乱病不同，病情较为复杂，列此一候，盖作为鉴别诊断者。

十八、霍乱诸病候(18)

［原文］ 霍乱之病，由冷热不调，饮食不节，阴阳错乱，清浊之气相干，在肠胃之间。发则心腹绞痛吐利；腑脏虚弱，或烦、或渴、或呕哕、或手足冷、或本挟宿疹，今因虚而发也。

［语译］ 从略。

［按语］ 本候似为以上诸条的归纳小结。以下则讨论霍乱以后诸证。

十九、霍乱后诸病候(19)

［原文］ 冷热不调，饮食不节，使人阴阳清浊之气相干，而

变乱于肠胃之间，则成霍乱。而霍乱之后，荣卫未和调，腑脏尚虚冷，或吐利不止，呕逆未定，或宿疹乘虚而发，更生诸病也。

［语译］ 霍乱病基本平定之后，由于正气受损，营卫尚未调和，腑脏仍然虚冷，可以出现诸证，或吐泻未全停止，或呕逆没有全平，或旧病乘虚复发等等，更能产生各种其他病变。

［按语］ 前条和本条均提到原有宿疾与本病的关系，有慢性病患者，正气已虚，易为霍乱的发病提供条件；另一方面，霍乱病的发作，进一步损伤正气，又可以引起旧病的复发。这反映了作者对人体正气的重视，并指出了旧病与新病的相互关系。

二十、霍乱后烦躁卧不安候(20)

［原文］ 冷热不调，饮食不节，使人阴阳清浊之气相干，而变乱于肠胃之间，则成霍乱。霍乱之后而烦躁卧不安者，由吐下之后，腑脏虚极，阴阳未理，血虚气乱，故血气之行未复常度，内乘于腑脏，故烦躁而不得安卧也。

［语译］ 霍乱后而烦躁不能安卧者，是由于吐泻之后，腑脏虚极，阴阳未调，血气之行于阴行于阳者，尚未恢复常度，而内犯于腑脏，所以烦躁而不得安卧。

二十一、霍乱后不除候(21)

［原文］ 冷热不调，饮食不节，使人阴阳清浊之气相干，而变乱于肠胃之间，则成霍乱。霍乱之后而不除者，由吐胸膈宿食不尽，或不得吐而但利，其冷气不散，因而著食[1]入胃，胃气未和，故犹胀痛烦满，谓之不除也。

［注释］

［1］著食：即进饮食。“著”，同“着”。

［语译］ 霍乱之后症状不能完全消除者，是由于呕吐而宿食未尽，或不得呕吐但腹泻，其余邪未尽，胃气未和，因而所进饮

食，不能及时消化，所以仍感脘腹胀痛、心胸烦满，这就称为霍乱后不除候。

二十二、转筋候※（22）

［原文］ 转筋者，由荣卫气虚，风冷气搏于筋故也。手足之三阴三阳之筋，皆起于手足指，而并络于身。若血气不足，阴阳虚者，风冷邪气中于筋，随邪所中之筋，筋则转。转者，谓其转动也。经云足太阳下，血气皆少则喜转筋，喜[①]踵下痛者，是血气少则易[②]虚，虚而风冷乘之故也。

诊其左手关上，肝脉也，沉为阴，阴实者肝实也，苦肉动转筋。左手尺中名神门，以候肾[③]足少阴经也，浮为阳，阳虚者，病苦转筋。

［校勘］

①喜：《灵枢》阴阳二十五人无此字。

②易：《外台》卷六霍乱转筋方作“阳”。

③肾：汪本作“脉”。

［语译］ 转筋证候，是由于荣卫气虚，风冷邪气搏结于筋所致。手足三阴三阳之筋，皆起于手指和足趾，并且络于全身。如其血气不足，阴阳亏虚，风冷邪气伤于筋脉，随着受邪的部位，即能发生转筋。所谓转，即是言其筋脉转动。《灵枢经》说，足太阳的下段，血气皆少，就易发生转筋、脚跟下疼痛，正是因为血气少，阴阳气虚，筋脉易于受风冷所侵的缘故。

诊其脉，左手关上脉候肝，如关上脉沉取有力，是为肝实症，多见肉跳转筋。左手尺脉神门脉，是候足少阴肾经的，脉浮者，是阳虚的表现，阳虚为病，则苦于转筋。

［按语］ 本候论述转筋的病理，首先指出“血气不足，阴阳虚”的内在因素，由于这个因素，筋脉失于阳气的温煦、阴液的濡养、风冷邪气相搏，筋伤脉急，所以容易转筋。这里没有冠以霍乱名称，因转筋不仅见于霍乱病，故专条加以论述。本篇霍乱下

利不止候、霍乱转筋候及本候，均论述此证，前后互参，理解就更全面。

二十三、筋急候※（23）

［原文］ 凡筋中于风热则弛纵，中于风冷则挛急。十二经筋皆起于手足指，循络于身也。体虚弱，若中风寒，随邪所中之筋，则挛急不可屈伸。

［语译］ 大凡人体的经筋，中于风热则弛缓放纵，中于风冷则挛急收引。十二经筋皆起于手足末端，循络于全身。身体虚弱者，如果中了风寒，随着被风寒所中的经筋，就会挛急而不可屈伸。

二十四、结筋候（24）

［原文］ 凡筋中于风热则弛纵，中于风冷则挛急。十二经之筋皆起于手足指，而络于身也。体虚者，风冷之气中之，冷气停积，故结聚，谓之结筋也。

［语译］ 身体虚弱者，被风冷之邪所中，则冷气停留积蓄于筋脉，结聚不散，称为结筋候。

卷二十三

中恶病诸候　凡十四论

［提要］　本篇是论述急症，内容有以下几类：一是突然心腹剧痛、昏厥，如中恶候、中恶死候、卒忤候、卒忤死候、鬼击候等。其主症是突然心腹刺痛或绞痛，闷乱欲死，或伴有出血。卒死候，是突然昏厥的统称；尸厥是形体如尸，主要是阴阳离位，真气厥乱而突然发生尸厥病。二是卒魇候、魇不寤候，属于精神方面病变，与上述诸病有异。三是自缢死候、溺死候，属于自尽和意外事故。四是中热暍候、冒热困乏候、冻死候，是暑热或寒邪所伤而致。

一、中恶候(1)

［原文］　中恶者，是人精神衰弱，为鬼神①[1]之气卒中之也。夫人阴阳顺理[2]，荣卫调平，神守则强，邪不干正。若将摄[3]失宜，精神衰弱，便中鬼毒之气。其状，卒然心腹刺痛，闷乱欲死。

凡卒中恶，腹大而满者，诊其脉②，紧大而浮者死；紧细而微者生。又中恶吐血数升，脉沉数细者死；浮焱[4]如疾③者生。

中恶者差后，余势停滞，发作则变成注[5]。

［校勘］

①神：《外台》卷二十八中恶方作“邪”。

②诊其脉：此后《脉经》卷四第七有“大而缓者生”五字。

③浮焱如疾：《脉经》作“浮大疾快”。

[注释]

[1]鬼神：是迷信推测的病因。《外台》作“鬼邪”。

[2]顺理：顺从养生的道理。

[3]将摄：将息，保养。

[4]焱(yàn焰)：火花；火焰。在此借以形容脉象盛大。

[5]注：病名。“注”，犹言“住”，谓邪气在人体内留连停住，成为慢性的疾病。本书卷二十四有注病诸候。

[语译] 中恶症候，是由于其人精神衰弱，突然中了某种邪气所致。在正常情况下，人体阴阳和顺，营卫和调，精神内守，则身体强健，邪气不能干犯正气。假如将息保养失当，精神衰弱，就容易为某种邪气所伤害。其症状是，突然心腹部疼痛如刺，神志闷乱欲死。

凡是突然中恶，腹部胀大而痞满者，诊其脉，紧大而浮的，预后不良；脉紧细而微的，预后较佳。又如中恶而吐血数升，脉来沉数细的，预后就很差；脉浮盛如疾者，预后较好。

假如中恶经救治病愈以后，但余邪逗留不尽，转成慢性而时常发作，就能变为注病。

二、中恶死候(2)

[原文] 中鬼邪之气，卒然心腹绞痛闷绝，此是客邪暴盛，阴阳为之离绝，上下不通，故气暴厥绝如死，良久，其真气复则①生也。而有乘年之衰[1]，逢月之空[2]，失时之和[3]，谓之三虚[4]，三虚而腑脏衰弱，精神微羸，中之则真气竭绝，则死。其得瘥者，若余势停滞，发作则变成注。

[校勘]

①则：原无，从《外台》卷二十八中恶方补。

[注释]

[1]乘年之衰：当着岁气不及之时。

[2]逢月之空：意思是说人与天地相参，与日月相应，月满则

人气血旺,邪不能伤,月亏则人气血虚,易受邪侵。

[3]失时之和:触犯不符合时令季节的反常气候。

[4]三虚:指上文年、月、时三虚。语出《灵枢》岁露论。

[语译] 中恶是突然心腹绞痛,闷乱欲绝,这是由于中伤的邪气特别厉害,正气受到邪气的突然袭击,阴阳之气离决,上下之气不通,所以正气突然厥绝如死,但过些时间,真气回复,就能复苏。假如病发在"三虚"之时,即"乘年之衰,逢月之空,失时之和",此时脏腑衰弱,精神微羸,突然中恶,则真气竭绝,就有死亡的危险。其若抢救及时,病情得瘥,但余邪未尽,逗留不去,有可能变成慢性发作性病症。

三、卒忤候(5)

[原文] 卒忤者,亦名客忤,谓邪客之气,卒犯忤人精神也。此是鬼厉之毒气,中恶之类。人有魂魄衰弱者,则为鬼气所犯忤,喜于道间门外[1]得之。其状,心腹绞痛胀满,气冲心胸,或即闷绝,不复识人。肉色变异,腑脏虚竭者,不即治乃至于死。然其毒气有轻重,轻者微治而瘥,重者侵克腑脏,虽当时救疗,余气停滞,久后犹发,乃变成注。

[注释]

[1]道间门外:途中或室外。

[语译] 卒忤,亦称客忤,是由于邪气突然侵犯正气,使精神气血逆乱所致。"毒气"而为客忤,这也属于中恶之类的疾病。如其人精神魂魄平素衰弱,正气不足,就容易为客邪之气所中,而且每每在途中或室外得病。其症状是,突然心腹绞痛,胀满,气逆上冲心胸,或者痛势剧烈,闷绝欲死,不省人事。如果皮肉色泽发生变异,腑脏之气亏虚衰竭者,不立即救治,就会死亡。然而邪毒之气中人,有轻有重。中邪轻的,经过一般的治疗,就可痊愈;严重者邪伤腑脏,虽经及时救治而得愈,但有余邪不尽,逗留为患,日久后还会复发,而转为注病。

四、卒忤死候(6)

［原文］ 犯卒忤客邪鬼气卒急伤人，入于腑脏，使阴阳离绝，气血暴不通流，奄然[1]厥绝，如死状也；良久，阴阳之气和，乃苏；若腑脏虚弱者，即死。亦有虽瘥①而毒气不尽，时发则心腹刺痛，连滞变成注。

［校勘］

①瘥：《外台》卷二十八卒死方作“苏”。

［注释］

[1]奄然：忽然。

［语译］ 从略。

［按语］ 卒忤和卒忤死候，都是急症，病情与“中恶”近似。《千金方》卷二十五第一治卒忤方注云：“此病即今人所谓中恶者，与卒死鬼击亦相类，为治皆参取而用之”。

五、鬼击候(7)

［原文］ 鬼击者，谓鬼厉之气击著于人也。得之无渐，卒著如人以刀矛刺状，胸胁腹内绞急切痛，不可抑按，或吐血，或鼻中出血，或下血。一名为鬼排，言鬼排触于人也。人有气血虚弱，精魂衰微，忽与鬼神遇相触突，致为其所排击。轻者困①而获免②[1]，重者多死。

［校勘］

①困：《外台》卷二十八鬼击方作“因”。

②免：《圣惠方》卷五十六治鬼击诸方作“病”。

［注释］

[1]困而获免：虽然得病，犹能免于死亡。“困”，苦；病。

［语译］ 鬼击证候，是由被邪气所击着，突然而来，并无渐发的过程。其症状是，突然如被人用刀矛所刺之状，胸胁腹内绞急作痛，痛如刀割，不能压按，同时有出血症状，如口中吐血，或

鼻中出血，或大便下血。……这种急症，轻者虽经病困，还能幸免于死；病发严重的，多致死亡。

［按语］ 中恶、卒忤和鬼击三候，发病、主证及预后相同，基本上是一类病，可参《千金方》卒忤方注。

又，原书卒忤、卒忤死和鬼击三候列于尸厥、卒死之后，兹为便于与中恶联系分析，作了调整。

六、卒死候(4)

［原文］ 卒死者，由三虚而遇贼风所为也。三虚，谓乘年之衰一也，逢月之空二也，失时之和三也。人有此三虚，而为贼风所伤，使阴气偏竭于内，阳气阻隔于外，二气壅闭，故暴绝如死；若腑脏气未竭者，良久乃苏。然亦有挟鬼神之气而卒死者，皆有顷邪退乃活也。

凡中恶及卒忤，卒然气绝，其后得苏。若其邪气不尽者，停滞心腹，或心腹痛，或身体沉重，不能饮食，而成宿疹，皆变成注。

［语译］ 卒死，是由人当三虚之时，又遇有害之风所致。三虚，即乘年之衰，逢月之空，失时之和。人当三虚时被贼风所伤，能使阴气偏竭于内，阳气阻隔于外，阴阳二气壅遏闭塞，所以突然厥绝如死；如此时腑脏之气尚未竭绝，则经过一些时间可以复苏。但也有触冒邪气而猝死的，则不久邪退，都能复苏。

凡是中恶和卒忤，突然呼吸停止，其后又得苏醒。如其余邪不尽，滞留于心腹之间，症见心腹疼痛，或身体沉重，不能饮食，而成为宿疾，这些都能转变成注病。

七、尸厥候(3)

［原文］ 尸厥者，阴[①]气逆也。此由阳脉卒下坠，阴脉卒上升[②]，阴阳离居，荣卫不通，真气厥乱，客邪乘之，其状如死，犹微有息而不恒，脉尚动而形无知也。听其耳内，循循有如啸之声，而股间暖是也[③]；耳内虽无啸声，而脉动者，故当以尸厥治之。

诊其寸口脉，沉大而滑，沉即④为实，滑即④为气，实气相搏，身温而汗，此为入腑[1]，虽卒厥不知人，气复则自愈也；若唇正⑤青，身冷，此为入脏[1]，亦卒厥不知人，即死。候其左手关上脉，阴阳俱虚者，足厥阴、足少阳俱虚也，病苦恍惚，尸厥，不知人，妄有所见。

［校勘］

①阴：此后《圣惠方》卷五十六治尸厥诸方有"阳"字。

②升：《史记》扁鹊仓公列传作"争"。《千金》卷八第六同。

③听其耳内，循循有如啸之声，而股间暖是也：《史记》作"当闻其耳鸣而鼻张，循其两股以至于阴，当尚温也"。

④即：《金匮要略》第一作"则"。

⑤正：《金匮要略》作"口"。《圣惠方》作"面"。

［注释］

［1］入腑、入脏：在此指向外向内，及病情的轻或重，属阳或属阴，亦关系到预后的生或死。

［语译］ 尸厥之病，是由于阴气上逆，神明失守所致。在正常情况下，阴阳之气是互相维系，周行全身，如环无端的。现在阳脉之气突然下坠，阴脉之气突然上升，则阴阳之气离位，营卫之气不通，真气逆乱，邪气因而乘之，真虚邪袭，神明失守，便会发生尸厥病。其症状是，突然发病，人事不知，形体静卧，犹如死状，但是还微有呼吸，但不像平常气息，脉搏仍然跳动，而形体如尸，没有反应。此时细听病人耳内，循循如有鸣啸之声，而阴股之间，还有暖气；即使耳中听不到啸声，而其脉搏跳动的，仍应作尸厥救治。

诊其脉，寸口脉沉大而滑，寸口主上焦，司呼吸，沉为实象，滑为气征，实与气相搏结，身体温暖而有汗，这是入腑的证候，虽突然昏厥，不知人事，但真气能够回复，病情亦就自愈；如其病人唇色正青，身体冰冷，这是入脏的证候，表现为突然昏厥，不知人事，可立即死亡。又如诊其左手关上脉，见阴阳都虚者，这是足厥阴和足少阳两经俱虚，肝胆谋虑决断的功能失常，可见精神恍惚，尸厥，不知人事，或妄有所见等症。

［按语］ 诊察尸厥，文中有听耳内有无啸声之说，考中医四诊，无闻耳之诊，此处“耳”字是否为“鼻”字之误，还是别有解释，待考。

八、卒魇候※(8)

［原文］ 卒魇者，屈[1]也，谓梦里为鬼邪之所魇屈。人卧不悟，皆是魂魄外游，为他邪所执录[2]，欲还未得，致成魇也。忌火照，火照则魂魄①遂不复入，乃至于死，而人有于灯光前魇者，是本由明出，是以不忌火也。

［校勘］

①魂魄：原作“神魂”，从上文及《外台》卷二十八卒魇方改。

［注释］

［1］屈：屈服；降服。

［2］执录：拘捕并登记。这是迷信鬼神之说。

［语译］ 从略。

九、魇不寤候(9)

［原文］ 人眠睡则魂魄外游，为鬼邪所魇屈，其精神弱者，魇则久不得寤，乃至气暴绝，所以须傍[1]人助唤，并以方术治之，乃苏。

［注释］

［1］傍(páng 旁)：通“旁”。

［语译］ 从略。

［按语］ 卒魇、魇不寤候，论述了梦中幻觉如神如鬼，这是旧社会封建迷信的影响，所以梦中变生幻觉。“其精神弱者，魇则久不得寤”，临床上都见于精神衰弱之人。至于“须傍人助唤”，“阖唤之”，“远唤”，这已为人们常识，其始当导源于此。

又，文中“乃至气暴绝”，是形容梦魇惊恐时，病人觉得似有东西压住胸口，动弹不得，几如气绝，有时惊汗一身乃苏醒，但这是梦魇，与中恶的“气暴厥绝”、卒忤的“闷绝”、“奄然厥绝”不同。

十、自缢死候(10)

［原文］ 人有不得意志者，多生忿恨，往往自缢，以绳物系颈，自悬挂致死，呼为自缢。若觉早，虽已死，徐徐捧下，其阴阳经络虽暴壅闭，而脏腑真气故有未尽，所以犹可救疗，故有得活者。若见其悬挂，便忽遽截断其绳，旧云则不可救。此言气已壅闭，绳忽暴断，其气虽通，而奔迸运闷故①[1]，则气②不能还，即不得复生。

又云：自缢死，旦至暮，虽已冷，必可治，暮至旦，则难治，此谓其昼则阳盛，其气易通，夜则阴盛，其气难通。

又云：夏则夜短又热，则易活。

又云：气虽已断，而心微温者，一日已上，犹可活也。

［校勘］

①故：《外台》卷二十八自缢死方无此字。

②则气：《外台》作“气则”。

［注释］

[1]奔迸运闷故：因为绳忽暴断，突然下坠，其气奔迸上逆，更增运闷之故，所以下文说“气不能还，即不得复生”。

［语译］ 从略。

十一、溺死候(11)

［原文］ 人为水所没溺，水从孔窍[1]入，灌注腑脏，其气壅闭，故死。若早拯救得出，即泄沥[2]其水，令气血得通，便得活。

又云：经半日及一日犹可活，气若已绝，心上①暖，亦可活。

［校勘］

①上：《外台》卷二十八溺死方作“下”。

[注释]

[1]孔窍:在此主要指口、鼻、耳窍。

[2]泄沥:沥出;泄出。

[语译] 从略。

十二、中热暍[1]候(12)

[原文] 夏月炎热,人冒涉途路,热毒入内,与五脏相并,客邪炽盛,或郁瘀不宣,致阴气卒绝,阳气暴壅,经络不通,故奄然闷绝,谓之暍。然此乃外邪所击,真脏未坏,若便遇治救,气宣则苏。

夫热暍不可得冷,得冷便死①,此谓外卒以冷触其热,蕴积于内②,不得宣发故也。

[校勘]

①死:《圣惠方》卷五十六治热暍诸方作"困"。

②蕴积于内:此前《圣惠方》有"热毒"二字。

[注释]

[1]暍(yē 噎):中暑;受暴热。

[语译] 夏月天气炎热,其人冒着暑热长途跋涉,暑热的邪毒侵入体内,能伤害五脏,暑热炽盛,或者怫郁失宣,以致阴气猝绝于里,阳热暴壅于表,经络循行之气因而不通,所以神志突然闷乱欲绝,出现昏厥症状,这就是中暑。然而这是外感暑热所伤,脏真并未败坏,如能获得及时治疗,使暑热解散,气机宣通,就可苏醒。

暴中热暍,不可以冷遏抑,冷遏骤加,就有危险性。这是说在体外突然以冷遏抑其热,则暑热蓄积于里,不得宣通散发之故。

[按语] 中暑急救,应立即将患者移至阴凉通风处,并给以清凉饮料,针灸服药等治法;体温甚高的,并须及时降温散热。文中讲"热暍不可得冷,得冷便死"这是当时的经验,应灵

活看待。现在对中暑高热，有物理降温用冷水、冰块或酒精擦身的。但需边擦边按摩，以防止皮肤血管收缩，周围血循环的停滞。

十三、冒热困乏候(13)

[原文] 人盛暑之时，触冒大热，热毒气入脏腑，则令人烦闷郁冒，至于困乏也。

[语译] 人在夏月炎暑之时，触犯暑热，暑热邪毒侵入于脏腑，就会使人心烦胸闷，头昏目花，乃至困倦疲乏。

[按语] 这是中暑的轻症，临床谓之“伤暑”。盖与前候连类而及。

十四、冻死候(14)

[原文] 人有在于途路，逢凄风苦雨，繁霜[1]大雪，衣服沾濡，冷气入脏，致令阴气闭于内，阳气绝于外，荣卫结涩，不复流通，故致噤绝而死。若早得救疗，血温气通则生。

又云，冻死一日犹可治①，过此则不可②。

[校勘]

①治：《外台》卷二十八冻死方作“活”。

②可：《外台》作“疗”。

[注释]

[1]繁霜：霜多、厚。

[语译] 严冬季节，人在路途之中，遭受寒风苦雨，浓霜大雪，衣服浸湿，冷气侵入内脏，致使阴气闭塞于内，阳气隔绝于外，荣卫之气结滞凝涩，不复流通，所以口噤气绝而死。如能及早得到救治，血脉温和，气机流通，就可以苏醒。

又有一说，冻死在一天之内的，还可以抢救治疗，超过一天就不能救治了。

尸病诸候　凡十二论

[提要]　本篇论述尸病诸候，其中诸尸候相当于尸病的总论。飞尸、遁尸、沉尸、风尸、尸注五尸，是分述尸病发作的常见诸证。伏尸、冷尸、寒尸、丧尸、尸气等，是五尸的推广论述。诸尸候指出，尸病“变状多端，其病大体略同，而有小异”。唯阴尸一候，病情较为特殊。

一、诸尸候(1)

[原文]　人身内自有三尸诸虫，与人俱生，而此虫忌恶①[1]，能与鬼灵相通，常接引外邪，为人患害。其发作之状，或沉沉默默，不的[2]知所苦，而无处不恶；或腹痛胀急；或礌块踊起[3]；或挛引腰脊；或精神杂错。变状多端，其病大体略同，而有小异，但以一方治之者，故名诸尸也。

[校勘]

①恶：此前原有“血”字，从本卷丧尸候及卷四十七尸注候删。《医心方》卷十四第十二亦无“血”字。

[注释]

[1]忌恶：谓禁忌邪恶、污秽、凶残等事物，犯之则为害，是旧时迷信说法。

[2]的(dí 敌)：明确。

[3]礌块踊起：形容像一块块石子隆起。“礌”，同“磊”，石累积貌。

[语译]　人身内常有三尸诸虫，能与外邪相结合，导致疾病。尸病的发作，症状很多，有表现在精神困倦，沉沉欲睡，默默不语，其病痛难以名状，而又一身不适；或腹痛胀急；或腹内有磊磊块状隆起；或腰脊部拘挛牵引；或精神错乱等等。症状多变，但总的来说，其病大体相同，而略有出入，所以，可用一个方法治疗，而统称为诸尸。

[按语] 诸尸候相当于尸病的总论。其中尸病病因，提到“三尸诸虫”，可以再探讨。但强调先有内因，再加外邪，内外相应而发病，具有一定的临床意义。这种病，在古医书上相沿均有记载，但至金元四家，就少论及，尤其到清代，已很少用这种病名。至于治疗，从《肘后》、《千金》、《外台》所载方药来看，大都是用芳香解毒辟秽，辛温理气止痛，苦寒通腑泄热，以及祛风解痉，个别还用抗痨药，另有针灸薄贴等，其中治疗痛症似乎是个重点，所以往往与中恶、客忤、贼风、积聚等同治。

二、飞尸候(2)

[原文] 飞尸者，发无由渐，忽然而至，若飞走之急疾，故谓之飞尸。其状，心腹刺痛，气息喘急胀满，上冲心胸者是也。

[语译] 从略。

[按语] 自此以下论述五尸——飞尸、遁尸、沉尸、风尸、尸注。飞、遁、沉、风、注是论述尸病发作的特点，而主证则是共同的，“心腹刺痛，气息喘急胀满，上冲心胸是也”。

尸以飞名者，因为“发无由渐，忽然而至”，即心腹刺痛等症之突然发作，如飞来横祸者。

三、遁尸候(3)

[原文] 遁尸者，言其停遁[1]在人肌肉血脉之间，若卒有犯触，即发动。亦令人心腹胀满刺痛，气息喘急，傍攻两胁，上冲心胸，瘥后复发，停遁不消，故谓之遁尸也。

[注释]

[1]停遁：停滞隐匿之意。

[语译] 从略。

四、沉尸候(4)

[原文] 沉尸者，发时亦心腹绞痛，胀满喘急，冲刺心胸，攻

击胁肋。虽歇之后，犹沉痼[1]在人腑脏，令人四体无处不恶，故谓之沉尸。

［注释］

［1］沉痼：沉伏、痼结。“痼”，通“锢”。

［语译］ 从略。

五、风尸候(5)

［原文］ 风尸者，在人四肢循环经络，其状淫跃去来，沉沉默默，不知痛处，若冲[1]风则发是也。

［注释］

［1］冲：向着；朝着。

［语译］ 从略。

［按语］ 风尸候“在人四肢循环经络，其状淫跃去来”，这是感受风邪发病的见症。因风性浮越善走，所以四肢经络肌表症状较明显。“沉沉默默，不知痛处”，指四肢循经络淫跃去来但并没有痛感。至于风尸主证，则还是心腹刺痛，气息喘急胀满，上冲心胸。

六、尸注候(6)

［原文］ 尸注病者，则是五尸内之尸注，而挟外鬼邪①之气，流注身体，令人寒热淋沥，沉沉②默默，不的知所苦，而无处不恶；或腹痛胀满，喘急不得气息，上冲心胸，傍攻两胁；或磥块踊起；或挛引腰脊；或举身沉重，精神杂错，恒觉惛谬[1]。每节气[2]改变，辄致大恶[3]，积月累年，渐就顿滞[4]。以至于死，死后复易傍人，乃至灭门。以其尸病注易傍人，故为尸注。

［校勘］

①邪：此后《圣惠方》卷五十六治尸疰诸方有“毒”字。

②沉沉：《肘后备急方》卷一第七作“恍恍”。

［注释］

［1］惛(hūn 昏)谬：因糊涂而致差错。

［2］节气：节令气候，农历一年有二十四节气。即立春、雨水、惊蛰、春分、清明、谷雨、立夏、小满、芒种、夏至、小暑、大暑、立秋、处暑、白露、秋分、寒露、霜降、立冬、小雪、大雪、冬至、小寒、大寒。

［3］大恶：大病。“恶”，疾病。或作“严重”解。

［4］顿滞：委顿，淹滞。形容病重。

［语译］ 从略。

［按语］ 尸注候在尸病主证之外，又提出以下几点：一是“挟外鬼邪之气，流注身体，令人寒热淋沥”；二是“每节气改变，辄致大恶”；三是“死后复易傍人，乃至灭门”，尤其是“尸病注易傍人”，为尸注候的特点。这与现代医学所说的传染性疾病相近似，有待进一步探讨。

又，《肘后》卷一治卒中五尸方第六有注云：“飞尸者，游走皮肤，洞穿脏腑，每发刺痛，变作无常也。遁尸者，附骨入肉，攻击血脉，每发不可得近，见尸丧，闻哀哭便作也。风尸者，淫跃四肢，不知痛之所在，每发昏恍，得风雪便作也。沉尸者，缠结脏腑，冲心胁，每发绞切，遇寒冷便作也。尸注者，举身沉重，精神错杂，常觉惛废，每节气改变，辄致大恶。”论症与本书稍异，可以互参。

又，五尸的主证是心腹胀痛刺痛，并有攻冲，其病源是有三尸诸虫，兼挟外邪。可与本书卷十六心腹痛诸候和卷十八九虫病诸候互参。

七、伏尸候※(7)

［原文］ 伏尸者，谓其病隐伏在人五脏内，积年不除。未发之时，身体平调，都如无患。若发动，则心腹刺痛，胀满喘急。

［语译］ 从略。

［按语］ 伏尸与遁尸、沉尸类似，都是论述尸病有发作性，而病根却停遁沉痼隐伏，不能消散，则病症发作无时。

八、阴尸候(8)

［原文］ 阴尸者，由体虚受于外邪，搏于阴气，阴气壅积。初著之状，起于皮肤内，卒有物状，似虾蟆[1]，经宿与身内尸虫相搏，如杯大，动摇掣痛，不可堪忍。此多因天雨得之，过数日不治即死。

［注释］

［1］虾(há 蛤)蟆：即青蛙。此外，亦有以“蛤蟆”为青蛙和蟾蜍之统称者。

［语译］ 阴尸病，是由于体虚感受外邪，邪气搏于阴分，阴气壅积而成。初起之时，皮肤内突然有肿块，如蛤蟆状，经过一夜，邪气与身内尸虫相搏结，肿块就迅速增长如杯大，动摇则患处剧烈疼痛不可忍。这大多是在天雨时得病，过几天不治即死。

［按语］ 阴尸症候，皮肤内突然起肿块，掣痛不可忍，这与前五尸所述不同，病情特殊，而且急剧恶化。《肘后》亦有记载，并有治法，如卷一治卒中五尸方中，“治卒有物在皮肤中，如虾蟆，宿昔下入腹中，如杯不动摇，掣痛不可堪，过数日即煞人方：巴豆十四枚，龙胆一两，半夏、土瓜子各一两，桂一斤半。合捣碎，以两布囊贮，蒸热，更番以熨之；亦可煮饮，少少服之。”并云：“病名曰阴尸，得者多死。”但至《千金方》、《外台》、《圣惠方》，即无记载，有待进一步考证。

九、冷尸候(9)

［原文］ 冷尸者，由是身内尸虫与外邪相接引为病。发动亦心腹胀满刺痛、气急。但因触冷即发，故谓之冷尸。

［语译］ 从略。

十、寒尸候(10)

［原文］ 寒尸者,由身内尸虫与外邪相引接所成。发动亦令人心腹胀满刺痛。但以其至冬月感于寒气则发,故谓之寒尸。

［语译］ 从略。

十一、丧尸候(11)

［原文］ 人有年命[1]衰弱,至于丧死之处,而心意忽有所畏恶,其身内尸虫,性既忌恶,便更接引外邪,共为疹病。其发亦心腹刺痛,胀满气急。但逢丧处其病则发,故谓之丧尸。

［注释］

［1］年命:流年命运。即算命看相的人称人一年的运气为“流年”,谓能推测其命运的好坏。

［语译］ 从略。

十二、尸气候(12)

［原文］ 人有触值死尸,或临尸,其尸气入腹内,与尸虫相接成病。其发亦心腹刺痛,胀满气急。但闻尸气则发,故谓之尸气。

［按语］ 本篇论述尸病的症状,“或沉沉默默,不的知所苦,而无所不恶;或腹痛胀急;或磥块踊起;或挛引腰脊;或精神杂错”,而“心腹刺痛,气息喘急胀满,上冲心胸”,尤为主证。其病为发作性,发时变化多端,但大体略同,仅有小异。

因为发病情况时有差异,所以又有许多名称,如发无由渐,忽然而至称为“飞尸”;瘥后复发,停遁不消,称为“遁尸”;症状发作过后,病情犹沉痼脏腑,称为“沉尸”;四肢经络淫跃去来,遇风则发,称为“风尸”;尸病致死,并有传染性,称为“尸注”。以上诸症,总称“五尸”。尚有尸病隐伏五脏,未发之时一如平人,发作则主证出现,称为“伏尸”,这与“遁尸”、“沉尸”类似;尸病遇冷触发，称为“冷尸”；冬月感寒发作，称为“寒尸”；尸病至丧处则发，称为“丧尸”；尸病闻尸气则发，称为“尸气”。至于“阴尸”一候，“起于皮肤内，卒有物状，似虾蟆，如杯大，动摇掣痛，不可堪忍，过数日不治即死”，是尸病中之特异者。总之，尸病病情，是发作性的心腹痛症候，同时兼有周身不适，精神杂错，甚至神志昏谬，而且与节令气候，精神状态等有关。

尸病预后，一般佳良，仅尸注候谈到：“积年累月，渐就顿滞，以至于死”；阴尸候所云：“过数日不治而死”。

有人说尸病即“传尸痨”，后世又称“劳瘵”，并引据《千金方》列入肺脏，《肘后》次于“中恶”、“鬼击”与“心痛”、“腹痛”之间。本书与“中恶”合卷，从心腹痛病为主证而论。可探讨。

卷二十四

注病诸候　凡三十四论

［提要］　本篇是论述注病诸候。注不是独立的疾病，而是一个病理名词。凡病情久延，反复发作的，即可称为注病。

全篇内容有以下几类：从病因命名的，有风注、气注、寒注、寒热注、冷注、食注、劳注等；有属于急症的，如鬼注、蛊注、毒注、恶注等；有属常见之病而发展变化成为注病的，如温注、水注、湿痹注、饮注等；有属传染性疾病，如生注、死注、殃注等。还有五注、转注、三十六注、九十九注等，则是一些相传的名称，没有具体的注病形证。

一、诸注候※(1)

［原文］　凡注之言住也，谓邪气居住人身内，故名为注。此由阴阳失守，经络空虚，风寒暑湿①劳倦之所致也。其伤寒不时发汗，或发汗不得真汗[1]，三阳传于诸阴，入于五脏，不时除瘥[2]留滞；或宿食冷热不调，邪气流注；或乍感生②死之气[3]，卒犯鬼物之精，皆能成此病。其变状多端，乃至三十六种，九十九种，而方[4]不皆显其名也。

［校勘］

①暑湿：此后《圣惠方》卷五十六治诸疰诸方有“饮食”二字。

②生：《医心方》卷十四第十二作“卒”。

[注释]

[1]真汗:指除病之汗。即汗出病解。

[2]不时除瘥:没有及时祛除疾病。

[3]生死之气:谓人出生或死亡时的污秽不正之气。

[4]方:方书;方家。

[语译] 注,即住的意思,是说邪气居住在人体之内,所以名之为注。这是由于阴阳之气失司,经络空虚,外感风、寒、暑、湿之邪和劳倦所致。此外,如伤寒病没有及时发汗,或发汗而未得真汗,病邪由阳经传入阴经,深入五脏,未能及时祛除,以致病邪逗留停滞;或者宿食冷热不调匀,以致寒热之邪气流注于体内;或者骤然感受了生、死的恶气,均能导致本病。注病的症状变化多种多样,以至有的说三十六种,有的说九十九种,但方书都未明确它的具体名称。

[原文] 又有九种注:一曰风注,皮肉掣振,或游易不定①,一年之后,头发堕落,颈项掣痛,骨立②解鸣[1],两目疼,鼻中酸切,牙齿虫蚀。又云:其病人欲得解头却巾[2],头痛,此名温风。病人体热头痛,骨节厥③强[3],此名寒④风。或游肿在眼,或在手脚,此名柔风⑤。或啖食眠卧汗出,此名水风。或脑转肉裂[4],目⑥系痛,不欲闻人语声,此名大风。或不觉绝倒,口有白沫,此名绝风。或被发狂走,打破人物⑦,此名颠风。或叫呼骂詈,独语谈笑,此名狂风。或口噤面㖞戾,四支不随,此名寄风。或体上生疮,眉毛堕落,此名纠⑧风。或顽痹如蚝螫[5],或疮或痒或痛,此名蚝风。或举身战动,或鼻塞,此名罩风。又云,人死三年之外,魂神因作风尘,著人成病,则名风注。

二曰寒注,心腹懊痛呕沫,二年之后,大便便血,吐逆青沫,心懊痛鞕,腹满腰脊疼强痛。

三曰气注,走入神机妄言,百日之后,体皮肿起,乍来乍去,一年之后,体满失颜色,三年之后,变吐作虫难治。

四曰生注,心胁痛,转移无常,三日之后,体中痛,移易牵掣,冲绞心胁，一年之后，颜目赤，精泽青黑，二年之后，咳逆下痢，变作虫难治。

五曰凉注，心下乍热乍寒，一年之后，四支重，喜卧噫酢[6]，体常浮肿，往来不时，皮肉黑，羸瘦，生澼[7]目黄，爪甲及口唇青。

六曰酒注，体气动，热气从胸中上下，无处不痛，一年之后，四支重，喜卧喜唠噫酸⑨体面浮肿，往来不时。

七曰食注，心下鞕痛懊侬彻背，一年之后，令人羸瘦虚肿，先从脚起，体肉变黑，脐内时绞痛。

八曰水注，手脚起肿，百日之后，体肉变黄，发落目失明，一年之后难治，三年身体肿，水转盛，体生虫，死不可治。

九曰尸注，体痛牵掣非常，七日之后，体肉变白驳[8]，咽喉内吞如有物，两胁里鞕时痛。

凡欲知是注非注，取纸覆痛处，烧头发令焦⑩，以簇纸上，若是注，发粘著纸，此注气引之也。若非注，发即不著纸。

诊其注病，脉浮大可治，细而数难治。

[校勘]

①或游易不定：《普济方》卷二百三十八风疰作“痛无常处”。

②立：《普济方》作“拉”。

③厥：原作“两”，从《普济方》改。

④寒：原作“汗”，从《普济方》改。

⑤风：此后原有“结”字，从《普济方》删。

⑥目：此后原有“中”字，从《普济方》删。

⑦打破人物：《普济方》作“遇物击破”。

⑧纠（tòu 透）：鄂本作“斜”。

⑨酸：元本作“酢”。

⑩焦：原作“热”，从《普济方》改。

[注释]

[1]骨立解鸣：形瘦骨立，关节活动有声响。

[2]解头却巾：解散发髻，除去头巾。

[3]厥强：形容不灵活，不和柔。“厥”，通“橛”；断木。

[4]脑转肉裂：头脑转晕，胀痛如裂。

[5]蚝螫(háo shì 耗市)：毛虫刺人。

[6]噫酢：嗳出酸水或酸气。

[7]生澼：即生肠澼。

[8]白驳：白斑；白癜。

[语译] 还有九种注病：其一是风注，症状为皮肤肌肉掣引跳动，而且有游走不定感。一年以后，则有头发脱落，颈项牵引疼痛，形瘦骨立，骨节作响，两眼疼痛，鼻中很酸，牙齿蛀蚀等症。一说风注又有十二种：病人头痛，常欲解散发髻，除去头巾，这叫温风。病人身热头痛，骨节强直不利，这叫寒风。病人肿无定处，或在两眼，或在手脚，这叫柔风。病人进食或睡眠时出汗，这叫水风。病人头脑转晕，胀痛欲裂，目系疼痛，不愿听到人们讲话的声音，这叫大风。病人突然昏倒，口吐白沫，这叫绝风。病人披发狂走，打人毁物，这叫颠风。或叫喊斥骂，或独自言笑，这叫狂风。病人突然口噤不能张，面部歪斜，四肢不遂，这叫寄风。或身上生疮，眉毛脱落，这叫斜风。或肌肤麻木不仁，像被毛虫所刺，或生疮，或作痒，或疼痛，这叫蚝风。或全身震颤，或鼻塞不通，这叫罩风。

其二是寒注，症状为心腹懊侬疼痛，呕吐白沫。二年以后，则见大便下血，泛吐青色涎沫，心中懊侬痛硬，腹部胀满，腰脊强直疼痛等症。

其三是气注，为邪气侵入神明之府，以致胡言乱语。百日以后，身体浮肿，忽肿忽消。一年以后，遍体肿满，失去色泽。三年以后，变生吐逆吐虫，则难以治疗。

其四是生注，症状为心胸胁肋疼痛，转移不定。三天以后，身体疼痛，移动牵引，上冲心胁。一年以后，颜面和两眼发红，瞳仁呈青黑色。二年以后，咳嗽下利，变生虫䘌，就难以治疗。

其五是凉注，症状为心下忽热忽寒。一年以后，则见四肢沉重，疲乏嗜睡，嗳气吞酸，身体浮肿，时肿时消，皮肉色黑，形体消瘦，发生肠澼，两目发黄，爪甲及口唇发青等症。

其六是酒注，病人自觉体气流动，有热气在胸中上下攻冲，无处不痛。一年以后，四肢沉重，疲乏欲卧，呃逆嗳酸，身体面目浮肿，时肿时消。

其七是食注，症状为心下硬痛懊侬，引及背部。一年以后，使人形体消瘦，浮肿先从脚上开始，皮肉颜色变黑，脐内时有绞痛。

其八是水注，症状为手脚先肿。百日以后，皮肉变黄，头发脱落，两目失明。一年以后，便难于治疗。至三年则全身水肿转甚，并生虫䘌，就死不可治了。

其九是尸注，症状为全身疼痛抽掣严重。七天以后，则见皮肤变生白斑，咽喉阻塞，吞吐不利，两胁内发硬，并时有疼痛。

诊其脉，注病脉浮大者可治，细而数者难治。

在诊断上，凡是要知其是不是注病，可用纸盖在疼痛的地方，另将头发烧焦后，堆集在纸上，如果是注，头发就粘附在纸上，这是注气吸引它所致；如果不是注，就不黏附在纸上。

［按语］ 本候论述九注的临床症状，病情变化及其预后。但本卷尚有风注、寒注、气注、生注、食注、水注等专条论述。注病所述的证候，范围非常广泛，内容亦较庞杂，其中有些内容与他卷有关病候重复，如风注中的癫风、绝风、狂风，与卷二风病诸候中的风癫、风狂候同，蚝风与诸癫候同。有些内容易于理解，临床亦有所见；有的内容不易理解。这些问题，留待进一步考证。

二、风注候※（2）

［原文］ 注之言住也，言其连滞停住也。风注之状，皮肤游易往来，痛无常处是也。由体虚受风邪[①]，邪气客于荣卫，随气行游，故谓风注。

［校勘］

①风邪：鄂本作“邪风”。

［语译］ 从略。

［按语］ 风注的症状，主要为皮肤肌肉掣痛，游走无定，是由于体虚而风邪侵袭营卫所致。参看诸注候九种注中的风注，一年之后的见症，则此病的预后较差，两者之间的异同，有待进一步研究。

三、鬼注候(3)

［原文］ 注之言住也，言其连滞停住也。人有先无他病，忽被鬼排击①[1]，当时或心腹刺痛，或闷绝倒地，如中恶之类，其得差之后，余气不歇，停住积久，有时发动，连滞停住，乃至于死。死后注易傍人，故谓之鬼注。

［校勘］

①排击：《圣惠方》卷五十六治鬼疰诸方作“邪所击”。

［注释］

[1]忽被鬼排击：这是对急症病因的迷信说法。

［语译］ 从略。

［按语］ 鬼注是中恶，鬼击候转变而成。其症状仍然是突然心腹剧痛，甚致闷绝倒地，经抢救缓解以后，变成反复发作，以至于死。

从本候及以下各条，论述“注候”有“死后注易傍人”，对这个论点，可分析探究。

四、五注候(4)

［原文］ 注者住也，言其连滞停住，死又注易傍人也。注病之状，或乍寒乍热，或皮肤淫跃，或心腹胀刺痛，或支节沉重，变状多端，而方云三十六种、九十九种，及此等五注病，皆不显出其名，大体与诸注皆同。

［语译］ 从略。

［按语］ 关于五注的证候，文中言其表现不一。然据《外台》卷十三引《删繁》华陀录帙五疰丸疗“胸胁急痛”，《小品》五疰汤主“心腹刺痛大胀急”，《古今录验》五疰丸疗“心痛上气”，五野丸疗“两胁下痛，引腰背脊”等，则五注的主证，应为心腹胸胁痛，而其他则是兼症。

又，《外台》卷十三五疰方引《古今录验》“五野丸疗五疰：尸疰、哭疰、冷疰、寒疰、热疰”，此为五疰的内容，录供参考。

五、转注候(5)

［原文］ 转注，言死又注易傍人。转注之状，与诸注略同，以其在于身内移转无常，故谓之转注。

［语译］ 从略。

［按语］ “转注”论述有二义，一是言病因，“死又注易傍人”，一是言特点，“在于身内移转无常”，其重点是一个“转”字。《外台》卷十三五疰方引《古今录验》五疰丸，一名转疰丸。则五注与转注，由此可见，当时并无严格的区别。后世已少沿用。

六、生注候(6)

［原文］ 注者住也，言其病连滞停住，死又注易傍人也。人有阴阳不调和，血气虚弱，与患注人同共居处，或看侍扶接，而注气流移，染易得注①，与病者相似，故名生注。

［校勘］

①注：汪本作“上”。

［语译］ 注，是住的意思，谓其病邪留连停住于体内，死后又传染旁人。假如其人阴阳不调和，血气虚弱，同患注的人一起居住生活，或服侍扶持注病患者，从而被注邪所传染，得病与注病患者相似，这是生前传染给旁人的，所以称为生注。

［按语］ 本候说明注病具有传染性，而且是接触传染。但

首先有“阴阳不调和，气血虚弱”的内因。这一论述是值得注意的。其他各候论述注病传染，都言“死又注易傍人”，是死后传染，本条强调生前传染。

又，前诸注候所述九种注中亦有生注，是否与此相通，待考。

七、死注候(7)

［原文］ 人有病注死者，人至其家，染病与死者相似，遂至于死，复易傍人，故谓之死注。

［语译］ 从略。

八、邪注候(8)

［原文］ 注者住也，言其病连滞停住，死又注易傍人也。凡云邪者，不正之气也，谓人之腑脏血气为正气，其风寒暑湿，魅魃魍魉[1]，皆谓为邪也。邪注者，由人体虚弱，为邪气所伤，贯注经络，留滞腑脏，令人神志不定，或悲或恐，故谓之邪注。

［注释］

［1］魅魃魍魉(mèi jì wǎng liǎng 妹技网两)：均为古代传说中的鬼怪。“魅”，鬼魅；精怪。“魃”，小儿鬼。“魍魉”，山川精怪。

［语译］ 从略。

九、气注候(9)

［原文］ 注者住也，言其病连滞停住，死又注易傍人也。风邪搏于肺气所为也，肺主气，气通行表里，邪乘虚弱，故相搏之，随气游走冲击，痛无定所，故名为气注。

［语译］ 从略。

［按语］ 气注症状，“随气游走冲击，痛无定所”，盖是一种走窜痛。因为肺主气，所以名之为气注。

《圣惠方》卷二百三十八所论气疰，与此略异，录供参考。

“夫气疰者，邪气传疰，蕴伏于肺也。肺主气，而通行表里。若疰气所传，则其病随气游走，冲击为痛，上喘奔急，饮食不下，是为气疰之候也”。

又，本卷诸注候中亦有气注，但其所述症状与此不同。

十、寒注候(10)

［原文］ 人虚为寒邪所伤，又搏于阴，阴气久不泄，从外流内结积。其病之状，心腹痛而呕沫爪青，休作有时，至冬便剧，故名为寒注也。

［语译］ 其人体质虚弱，而被寒邪所伤，又搏结于阴分，以致阴气积久不能疏通，寒邪从外流内，结积于里，从而致病。其症状是，心腹疼痛，呕吐白沫，爪甲变青。这些症状的缓解和发作，有一定的时间性，到了冬天，病就严重，所以称为寒注。

十一、寒热注候(11)

［原文］ 注者住也，言其病连滞停住，死又注易傍人也。阴阳俱虚，腑脏不和，为风邪搏于血气。血者阴也，气者阳也，邪搏于阴则寒，搏于阳则热，致使阴阳不调，互相乘加，故发寒热，去来连年，有时暂瘥而复发，故谓之寒热注。

［语译］ 从略。

十二、冷注候※(12)

［原文］ 注者住也，言其病连滞停住，死又注易傍人也。阴阳偏虚，为冷邪所伤，留连腑脏，停滞经络，内外贯注，得冷则发，腹内时时痛，骨节痛[1]疼，故谓之冷注。

［注释］

[1]痛(yuān 渊)：酸痛。

［语译］ 从略。

十三、蛊注候(13)

［原文］ 注者住也，言其病连滞停住，死又注易傍人也。蛊是聚蛇虫之类，以器皿①[1]盛之，令其自相啖食，余有一个存者，为蛊也，而能变化[2]，人有造作敬事②[3]之者，以毒害于佗③[4]，多于饮食内而行用之。人中之者，心闷腹痛，其食五脏尽则死。有缓有急，急者仓卒十数日之间便死；缓者延引岁月，游走腹内，常气力羸惫，骨节沉重，发则心腹烦懊而痛，令人所食之物亦变化为蛊，渐侵食腑脏尽而死，死④则病流注染著傍人，故谓之蛊注。

［校勘］

①皿：原作“血”，从元本改。

②敬事：《圣惠方》卷五十六治蛊疰诸方作“蓄事”，《普济方》卷二百三十八蛊疰作“蓄聚”。

③佗：《普济方》作“他人”。

④死：原无，从《外台》卷二十八蛊注方补。

［注释］

［1］器皿：盛食品的用具，如杯、盘、碗、碟之类。

［2］而能变化：即能变化为毒害人之意。

［3］敬事：恭敬地服事。

［4］佗：同“他”。

［语译］ 从略。

［按语］ 关于“蛊”的论述，可参阅卷二十五蛊毒候。文中论述“人中之者”，“有缓有急”等，是中毒的症状和轻重不同的病变和预后。至于“令人所食之物亦变化为蛊”，和“死则病流注，染易旁人”，难以理解，可以存而不论。

十四、毒注候(14)

［原文］ 注者住也，言其病连滞停住，死又注易傍人也。毒

者,是鬼毒之气,因饮食入人腹内,或上至喉间,状如有物,吞吐不出;或游走身体,痛如锥刀所刺。连滞停久,故谓之毒注。

[语译] 从略。

[按语] 本候所述,"因饮食入人腹内",发生诸症,似亦属于中毒一类病症,与蛊注候有其相类之处。

十五、恶注候(15)

[原文] 注者住也,言其病连滞停住,死又注易傍人也。恶注者,恶毒之气,人体虚者受之,毒气入于经络,遂流移心腹。其状,往来击痛[1],痛不一处,故名为恶注。

[注释]

[1]击痛:攻击作痛;走窜痛。

[语译] 从略。

[按语] 《圣惠方》卷五十六治恶疰诸方叙症较此为详,如云"邪气往来,心痛彻胸背,或入皮肤,移动不定,四肢烦疼,羸乏短气","心痛闷绝欲死","腹痛不可忍"等,可供参考。

又,"恶毒之气",从《圣惠方》所载方药,大都是辟秽解毒,辛香温散扶正固本诸药,间有佐以苦寒通泄者,从此推论,所谓恶毒之气,当是秽恶寒毒之气。

十六、注忤候(16)

[原文] 注者住也,言其病连滞停住,死又注易傍人也。忤者犯也。人有卒然心腹击痛,乃至顿闷,谓之客忤[1],是触犯鬼邪之毒气。当时疗治虽歇,余毒不尽,留住身体,随血气而行,发则四肢肌肉淫奕[2],或五内刺痛,时休时作,其变动无常,是因犯忤得之成注,故名为注忤。

[注释]

[1]客忤:即卒忤,参二十三卷中恶门卒忤候。

[2]淫奕:指游走性或一过性的疼痛。"淫",流移貌;"奕",

闪动不定貌。

［语译］ 从略。

十七、遁注候※(17)

［原文］ 注者住也,言其病连滞停住,死又注易旁人也。由人体虚,受邪毒之气,停遁[1]经络脏腑之间,发则四支沉重,而腹内刺痛,发作无时,病亦无定,以其停遁不差,故谓之遁注。

［注释］

[1]遁:隐避。

［语译］ 从略。

十八、走注候※(18)

［原文］ 注者住也,言其病连滞停住,死又注易傍人也。人体虚,受邪气。邪气随血而行,或淫奕①皮肤,去来击痛,游走无有常所,故名为走注。

［校勘］

①或淫奕:《普济方》卷二百三十八走疰作"则淫溢"。

［语译］ 从略。

十九、温注候(19)

［原文］ 注者住也,言其病连滞停住,死又注易傍人也。人有染温热之病,瘥后余毒不除,停滞皮肤之间,流入脏腑之内,令人血气虚弱,不甚变食[1],或起或卧,沉滞不瘥,时时发热,名为温注。

［注释］

[1]不甚变食:意指病后胃弱,运化未复,谷食难消。

［语译］ 注,是住的意思,谓其病邪留连停住于体内,死后又传染旁人。人有感染温热之病,病愈后余邪未尽,停留滞积于皮肤之间,再流移进入脏腑之中,使人血气虚衰,胃弱而消化未

复，不甚变食，精神疲乏，或起或卧，病势缠绵不愈，时常发热，这就称为温注。

［按语］ 温注是叙述温热病后，余邪未尽，迁延不愈的病证。患者时时发热，食欲不振，虚烦不宁，这是气阴两伤，脏腑未和所致。这种证候，见于医学书籍者，此为最早。

二十、丧注候(20)

［原文］ 注者住也，言其病连滞停住，死又注易傍人也。人有临尸丧，体虚者则受其气，停经络腑脏。若触见丧柩[1]，便即动，则心腹刺痛，乃至变吐，故谓之丧注。

［注释］

[1]柩(jiù 旧)：已盛尸体的棺材。《释名·释丧制》："尸已在棺曰柩"。

［语译］ 从略。

二十一、哭注候(21)

［原文］ 注者住也，言其病连滞停住，死又注易傍人也。人有因哭泣悲伤，情性感动，腑脏致虚，凶[1]邪之气，因入腹内，使人四肢沉重。其后若自哭及闻哭声，怅然不能自禁持[2]，悲感不已，故谓之哭注。

［注释］

[1]凶：泛指能造成灾害者。

[2]怅然不能自禁持：失意忧郁的情绪不能自己克制。

［语译］ 从略。

二十二、殃注候(22)

［原文］ 注者住也，言其病连滞停住，死又注易傍人也。人有染疫疠之气致死，其余殃[1]不息，流注子孙亲族，得病证状与死者相似，故名为殃注。

［注释］

［1］殃（yāng 央）：祸害；灾难。

［语译］ 从略。

［按语］ “染疫疠之气致死”，说明是死于传染性疾病。亲属与病人接触较多，易致传染蔓延，若不注意预防隔离，危害很大。这是预防医学的早期资料。

二十三、食注候（23）

［原文］ 注者住也，言其病连滞停住，死又注易傍人也。人有因吉凶坐席[1]饮啖，而有外邪恶毒之气，随食饮入五脏，沉滞在内，流住于外，使人支体沉重，心腹绞痛，乍瘥乍发。以其因食得之，故谓之食注。

［注释］

［1］吉凶坐席：参加喜事或丧事家的筵席。

［语译］ 注，是住的意思，谓其病邪留连停住于体内，死后又传染旁人。人有因参加喜事或丧事的筵席吃喝，从而致病者，这是外邪或恶毒毒气，随饮食侵入五脏，停滞于脏腑，流注于肢体，所以使人肢体沉重，心腹绞痛，忽愈忽发，形成注病。因为由于饮食而得，所以称为食注。

二十四、水注候（24）

［原文］ 注者住也，言其病连滞停住，死又注易傍人也。人肾虚受邪，不能通传水液故也。肾与膀胱合，俱主水，膀胱为津液之府，肾气下通于阴，若肾气平和，则能通传水液，若虚则不能通传。脾与胃合，俱主土，胃为水谷之海，脾候身之肌肉，土性本克水，今肾不能通传，则水气盛溢，致令脾胃翻①弱，不能克水，故水气流散四支，内溃五脏，令人身体虚肿，腹内鼓胀，淹滞积久，乍瘥乍甚，故谓之水注。

［校勘］

①翻：鄂本作“反”。“翻”，通“反”。

［语译］ 注，是住的意思。谓其病邪留连停住于体内，死后又传染旁人。水注是因肾虚感受外邪，因而不能通调传化水液所致。肾与膀胱合为表里，皆主水，膀胱是津液之府，肾气下通于前阴，若肾气正常，就能通传水液，使之下行。如肾气虚衰，就不能通传。脾与胃合为表里，皆属土，胃主纳谷，为水谷之海，脾主一身之肌肉，土性本来是克水的，现在肾虚不能通传水液，则水气充盛泛溢，以致脾胃反而虚弱，土不能制水，所以水气外则流散四肢，内则溃损五脏，使人身体四肢水肿，腹部鼓胀，其病势缠绵久延，时轻时重，成为注病。以其主要表现为水肿，所以称为水注。

［按语］ 前诸注候九种注中亦有水注候，但症状及预后与此迥异，是否为一病，有待考证。

又，《千金方》卷十七第八中有十疰丸，所主十种疰中亦有水疰，其方用：雄黄、巴豆、人参、甘草、细辛、桔梗、附子、皂荚、蜀椒、麦冬，可资参考。

二十五、骨注候(25)

［原文］ 注者住也，言其病连滞停住，死又注易傍人也。凡人血气虚，为风邪所伤，初始客在皮肤，后重遇气血劳损，骨髓空虚，遂流注停滞，令人气血减耗，肌肉消尽，骨髓间时噏噏而热，或濈濈而汗，柴瘦骨立，故谓之骨注。

［语译］ 注，是住的意思，谓其病邪留连停住于体内，死后又传染给旁人。凡人血气虚者，为风邪所伤，开始是邪气客于皮肤，发生一般外感之病，后来重遇气血劳损，骨髓空虚，病邪遂乘虚而入，流注周身，停滞于里，使人气血更加消耗，肌肉消瘦殆尽，骨髓间时常翕翕发热，或时濈濈汗出，形瘦如柴，骨节耸立，这种病情，称之为骨注。

二十六、血注候(26)

[原文] 注者住也,言其病连滞停住,死又注易傍人也。人血气虚,为邪所乘故也。心主血脉,心为五脏之主,血虚受邪,心气亦不足,其状,邪气与血并心,心守[1]虚,恍惚不定。邪并于血,则经脉之内,淫奕沉重,往来休作,有时连注不差,故谓之血注。

[注释]

[1]心守:即"心神"。因为心藏神,宜内守,所以称为心守。

[语译] 从略。

二十七、湿痹注候(27)

[原文] 注者住也,言其病连滞停住,死又注易傍人也。凡有人风寒湿三气合至而为痹也。湿痹者,是湿气多也,名为湿痹。湿痹之状,四支或缓或急,骨节疼痛。邪气往来,连注不差,休作无度,故为湿痹注。

[语译] 注,是住的意思,谓其邪气留连停住于体内,死后又传染给旁人。凡人感受风寒湿邪,三者合而致病,形成痹症。其中湿痹,是湿邪偏盛,所以称为湿痹。湿痹的症状为,四肢或弛缓或拘急,骨节疼痛。病邪时往时来,流连停住而不愈,其病缓解和发作反复无常,所以称为湿痹注。

二十八、劳注候(28)

[原文] 注者住也,言其病连滞停住,死又注易傍人也。人大劳虚而血气空竭,为风邪所乘,致不平复,小运动,便四支体节沉重,虚嗡啜乏[1]汗出,连滞不差,小劳则极,故谓之劳注。

[注释]

[1]虚嗡啜(chuò 辍)乏:呼吸短气乏力。

[语译] 从略。

二十九、微注候(29)

［原文］ 注者住也，言其病连滞停住，死又注易傍人也。人血气虚损，为微风所乘，搏人血气，在于皮肤络脉之间，随气游走，与气相击而痛，去来无有常处，但邪势浮薄，去来几微，而连滞不瘥，故谓之微注。

［语译］ 从略。

［按语］ 微注当是风注之轻者。在病源方面，血气虚，受风邪，两者是共同的；皮肤肌肉痛，游走无常处，症状亦是相同的。其不同之处，前者邪气客于荣卫，后者在于皮肤络脉之间，邪有盛微，发有轻重，是一病而分为两候。

三十、泄注候(30)

［原文］ 注者住也，言其病连滞停住，死又注易傍人也。人腑脏虚弱，真气外泄，致风邪内侵，邪搏于气，乘心之经络，则心痛如虫啮，气上搏喉间，如有物之状，吞吐不去，发作有时，连注不瘥，故谓之泄注。

［语译］ 从略。

三十一、石注候(31)

［原文］ 注者住也，言其病连滞停住，死又注易傍人也。人血气虚，为风冷邪气客在皮肤，折于血气，或痛或肿，其牢强如石，故谓之石注。

［语译］ 从略。

［按语］ 石注似石痈、石疽之类的病情，但其病具有注病性质。

三十二、产注候(32)

［原文］ 注者住也，言其病连滞停住，死又注易傍人也。人

产后经络空虚,血气伤竭,为风邪所搏,致不平复,虚乏羸极,血气减少,形体柴瘦,沉痼不已,因产后得之,故谓之产注。

[**语译**] 注,是住的意思,谓其病邪留连停滞于体内,死后又传染给旁人。妇人产后经络空虚,血气损伤,而被风邪所侵袭,以致身体不能恢复如常,虚弱乏力,形体疲惫,血气不足,骨瘦如柴,久延不愈。由于是产后得病,所以称为产注。

三十三、土注候(33)

[**原文**] 注者住也,言其病连滞停住,死又注易傍人也。夫五行金木水火土,六甲[1]之辰,并有禁忌。人禀阴阳而生,含血气而长,人之五脏,配合五行,土内主于脾气,为五行五脏之主,其所禁忌,尤难触犯。人有居住穿凿地土,不择便利[2],触犯禁害,土气与人血气相感,便致疾病。其状,土气流注皮肤,连入腑脏,骨节沉重,遍身虚肿,其肿自破,故谓之土注。

[**注释**]

[1]六甲:指时日干支,如甲子、甲戌、甲申、甲午、甲辰、甲寅。

[2]便利:犹"适宜"。意指时日或干支与家人生肖的禁忌等。

[**语译**] 从略。

[**按语**] "六甲之辰,并有禁忌",属于迷信臆测,可存而不论。

又,本书卷二十一水肿病诸候中犯土肿候,内容与此略同,但叙症更具体,可以参阅。

三十四、饮注候(34)

[**原文**] 注者住也,言其病连滞停住,死又注易傍人也。人饮水浆多,水气不消,停积为饮,而重因体虚受风冷,风冷搏于饮,则成结实,风饮俱乘于腑脏,使阴阳不宣,寒热来往,沉滞积月累时,故名为饮注。

[**语译**] 从略。

卷二十五

蛊毒病诸候上　凡九论

［提要］　本篇论述蛊毒病诸候，包括二十五、二十六两卷。卷二十五论述蛊毒，有蛊毒候，蛊吐血，蛊下血候。又有氐羌毒，猫鬼和野道候，为蛊毒之类证。射工、沙虱和水毒候，是地方性的流行性传染病。

卷二十六是论述中毒，即中药毒和饮食中毒。前者有解诸毒，解诸药毒候，并服药失度候。后者有诸饮食中毒，食肉、食肝、食鱼蟹、食诸菜蕈菌，以及饮酒中毒等。整篇内容较多，盖是以蛊毒为首，而包括各种中毒之病者。

又，卷二十六条文罗列有窜乱，今据元刊本作了调整，从食鯸鲐鱼中毒候以下九候移至食鲈鱼肝中毒之下。

一、蛊毒候※(1)

［原文］　凡蛊毒有数种，皆是变惑[1]之气。人有故造作之，多取虫蛇之类，以器皿盛贮，任其自相啖食，唯有一物独在者，即谓之为蛊。便能变惑，随逐酒食，为人患祸。患祸于佗，则蛊主吉利。所以不羁之徒[2]而畜事之。又有飞蛊，去来无由，渐状如鬼气者，得之卒重。凡中蛊病，多趋于死。以其毒害势甚，故云蛊毒。

著蛊毒面色青黄者，是蛇蛊。其脉洪壮。病发之时，腹内热闷，胸胁支满，舌本胀强，不喜言语，身体恒痛。又心腹似如虫行，颜色赤，唇口干燥。经年不治，肝鬲烂而死。

其面色赤黄者，是蜥蜴①[3]蛊。其脉浮滑而短。病发之时，腰背微满，手脚唇口悉皆习习，而喉脉急，舌上生疮。二百日不治，啖人心肝尽烂②，下脓血，羸瘦，颜色枯黑而死。

其面色青白③，又云其脉沉濡。病发时咽喉寒，不欲闻人语，腹内鸣唤，或下或上④，天阴雨转剧，皮内如虫行，手脚烦热，嗜醋食，咳唾脓血，颜色乍白乍青，腹内胀满，状如虾蟆。若成⑤虫吐出成科斗[4]形，是虾蟆蛊。经年不治，啖人脾胃尽，唇口裂而死。

其脉缓而散者。病发之时，身体乍冷乍热，手脚烦疼无时节，吐逆，小便赤黄，腹内闷，胸痛，颜色多青，毒或吐出似蜣螂有足翅，是蜣螂蛊。经年不治，啖人血脉，枯尽而死。

欲知是蛊与非，当令病人唾水内，沉者是蛊，浮者非蛊。又云：旦起取井花水[5]，未食前当令病人唾水内，唾如柱脚直下沉者，是蛊毒。沉⑥散不至下者，草毒⑦。又云：含大豆，若是蛊，豆胀皮脱；若非蛊，豆不烂脱。又云：以鹄[6]皮置病人卧下，勿令病人知，若病剧者，是蛊也。又云：取新生鸡子煮熟，去皮，留黄白令完全，日晚口含，以齿微微啮⑧之，勿令破，作两炊时，夜吐一瓦上，著霜露内，旦看大青，是蛊毒也。昔有人食新变鲤鱼中毒，病心腹痛，心下鞕，发热烦冤，欲得水洗沃，身体摇动如鱼得水状。有人诊云是蛊，其家云野间相承无此毒⑨，不作蛊治，遂死。

［校勘］

①蜥蜴：原作“蜴蜥”，从《神农本草经》卷二石龙子条改。

②烂：原作“乱”，从《圣惠方》卷五十六治五蛊诸方改。

③其面色青白：此前《圣惠方》有“虾蟆蛊者”四字。

④或下或上：《圣惠方》作“或下利”。

⑤成：原作“或”，从汪本改。《外台》卷二十八中蛊毒方、《圣惠方》均作“成”。

⑥沉：《圣惠方》作“浮”。

⑦毒:《圣惠方》作“蛊”。

⑧啮:原作“隐”,从《外台》改。

⑨无此毒:此前《外台》有“从”字。

[注释]

[1]变惑:犹言变幻;灾异;怪异。

[2]不羁之徒:指社会上为非作歹的亡命之徒。

[3]蜥蜴(xī yì 析易):是一种爬行动物,亦名“石龙子”,俗称“四脚蛇”。

[4]科斗:即蝌蚪,虾蟆的幼体。

[5]井花水:即早晨最先汲取的井水。

[6]鹄(hú 斛)水鸟名,俗称“天鹅”。

[语译] 蛊毒有多种,但都是变幻之气。其由于人为的,是取许多毒虫蛇盛于器皿中,让其自相吞食,结果有一个独存者就称为蛊。它能变幻,随着酒食害人,歹徒利用它而毒害人。其自然的,称为飞蛊,发病比较突然,病势也相当严重。总之,凡是中了蛊毒之后,由于毒性强烈,多有死亡的可能,所以称作蛊毒。

中了蛊毒,症见面色青黄的,称为蛇蛊。其脉象洪大。病发之时,腹中闷热,胸胁撑满,舌根肿胀强直,不能说话,身体常疼痛。又有心腹之间像有虫子爬行的感觉,颜面发赤,唇口干燥。经年不治,就肝膈腐烂而死亡。

如其面色赤黄相间的,称为蜥蜴蛊。其脉象浮滑而短。发病之时,腰背微觉胀满,手脚与口唇都有轻微的颤动感,颈部动脉跳动很快,舌上生疮。如果二百日以内治不好,蛊蚀心肝尽烂,大便脓血杂下,身体消瘦,面色枯黑,就能死亡。

如其面色青白,脉象沉濡。发病之时,咽喉有寒冷感,不愿听人讲话,腹鸣忽下忽上,到阴雨天则鸣响更甚,皮肉里如有虫子爬行感,手脚烦热,喜欢吃酸味食物,咳吐脓血,面部颜色时白时青,腹部胀满像虾蟆一样。如已成虫,则可吐出如蝌蚪样的东西，这是虾蟆蛊。如经年不治，则蛊蚀人脾胃至尽，可致唇口干裂而死亡。

如其脉象弛缓而散。发病之时，身体时冷时热，手脚经常疼痛，没有休止之时，呕吐上逆，小便黄赤，腹闷胸痛，皮肤呈青色，有时蛊毒吐出似蜣螂一样有翅足的东西，这是蜣螂蛊。经久不治，则蛊蚀人血脉，血脉枯竭而死亡。

诊断蛊毒的方法有多种，如让病人向水里吐唾沫，如唾沫下沉的，表明是蛊毒；如浮在上面的，就不是蛊毒。又如，晨起取井花水一盆，未吃早餐前让病人向水里吐唾沫，如唾沫如柱脚不散，垂直下沉的，是蛊毒；如虽下沉，但唾沫四散而不沉到底的，这是中了草毒。又如让病人用大豆含在口里，如豆胀皮脱的，是蛊毒；不胀脱的则不是。又如，用鹄鸟的皮，放置在病人的卧床下，不让病人知道，如病势加重的，是蛊毒。又如，取新鲜鸡蛋一枚煮熟，去壳，留蛋黄蛋白完整的，含在口里，用牙齿轻轻的咬上齿痕，不要咬破，约两顿饭的时间取出，待到夜晚，置瓦上露一夜，早上看鸡蛋变为深青色的，便是蛊虫。从前有个人吃了新变鲤鱼中毒，心腹部疼痛，按之坚硬，发热，心中烦闷不安，想用冷水洗澡，身体摇动，如鱼得水之状。有人诊断为蛊毒，但病家不信，认为他们那里向来无此病，没有按照蛊毒治疗，以后竟致死亡。

二、蛊吐血候(2)

［原文］ 蛊是合聚虫蛇之类，以器皿盛之，任其相啖食，余一存者，名为蛊。能害人，食人腑脏。其状，心① 切痛，如被物啮，或鞕②，面目青黄，病变无常，是先伤于鬲上，则吐血也。不即治之，食腑脏尽则死。

［校勘］

①心：此下《圣惠方》卷五十六治蛊毒吐血诸方有“中”字。

②鞕：《圣惠方》无此字。

［语译］ 蛊是取许多蛇虫之类，置于器皿中，让其自相吞

食，结果有一个独存者，即称为蛊。这种蛊能害人，侵蚀人的脏腑。中了蛊毒的症状，见心部剧痛，似乎被蛊虫啮咬一样，或心部坚硬，面目变青变黄，病情变化无常。这是蛊毒先伤于膈上，则发生吐血的症状。如不及时治疗，待到蚀尽脏腑则死亡。

三、蛊下血候(3)

［原文］ 蛊是合聚虫蛇之类，以器皿盛之，任其自相食啖，余留一存者为蛊。能变化为毒害人。有事之以毒害①，多因饮食内行之。人中之者，心腹懊痛，烦毒不可忍，食人五脏，下血瘀黑，如烂鸡肝。

［校勘］

①有事之以毒害：《圣惠方》卷五十六治蛊毒下血诸方作“有畜事者，以毒害人”。

［语译］ 蛊是取许多蛇虫之类，置于器皿中，让其自相吞食，结果有一个独存者，即称为蛊。这种蛊能变幻为毒害人。有歹徒造作以害人的，多是从饮食中放入蛊毒。中了蛊毒的症状，可见心中懊侬，心腹疼痛，烦躁甚而不能忍。假如蛊毒蚀人五脏，即下血瘀黑，好象烂鸡肝的形状一样。

［按语］ 上候谓“心中切痛”，是先伤于膈上，所以吐血，本候是“心腹懊痛”，蚀人五脏，所以下血。病位有上下之分，但不能截然分开，二者应该联系起来学习研究。

四、氐羌毒候(4)

［原文］ 氐羌毒者，犹是蛊毒之类。于氐羌界域[1]得之，故名焉。然其发病之状，犹如中蛊毒，心腹刺痛，食人五脏，吐血利血[2]，故是蛊之类也。

［注释］

[1]氐羌(dī qiāng 低腔)界域：即现在的陕西、甘肃、青海等地区。

［2］利血：即便血。

［语译］ 氐羌毒，还是属于蛊毒之类的病候。因为是得于氐羌地区，所以有氐羌毒的名称。其发病症状，与蛊毒类似，如心腹刺痛，蚀人五脏，则吐血和便血，所以是蛊毒一类的病症。

五、猫鬼候(5)

［原文］ 猫鬼者，云是老狸野物之精，变为鬼蜮[1]，而依附于人。人畜事之，犹如事蛊，以毒害人。其病状，心腹刺痛，食人腑脏，吐血利血而死。

［注释］

［1］蜮(yù 域)：传说中一种害人的动物。参看下文射工候内容。

［语译］ 从略。

［按语］ 本候所述老狸野物之精，变为鬼蜮等，这是当时的迷信认识，今存而不论。下文尚有野道候，与此略同。

六、野道候(6)

［原文］ 野道者，是无主之蛊也。人有蓄事蛊，以毒害人，为恶既积，乃至死灭绝。其蛊则无所依止[1]，浮游田野道路之间，有犯害人者。其病发，犹是蛊之状。但以其于田野道路得之，故以谓之野道。

［注释］

［1］依止：即依靠住所。

［语译］ 从略。

七、射工候(7)

［原文］ 江南有射工毒虫，一名短狐，一名蜮，常在山涧水内。此虫口①内有横骨，状如角弓[1]，其虫形正黑，状如大蜚[2]，生啮发而有雌雄，雄②者口边两角，角端有桠③，能屈伸。冬月并

在土内蛰,其上气蒸休休④[3],冬月有雪落其上不凝。夏月在水内,人行水上,及以水洗浴,或因大雨潦时,仍逐水便流入人家,或遇道上牛马等迹内即停住,其含沙射人影便病。

初得时,或如伤寒,或似中恶,或口不能语,或身体苦强,或恶寒热,四支拘急,头痛,骨难⑤屈伸,张口欠欬[4],或清朝小苏,晡夕则剧。剧者不过三日,则齿间有血出,不即治杀人。又云:初始证候,先寒热恶冷,欠欬,筋急,头痛目疼,状如伤寒,亦如中尸,便不能语,朝旦小苏,晡夕辄剧,寒热闷乱是也。始得三四日可治,急者七日皆死,缓者二七日,远不过三七日皆死。

其毒中人,初未有疮,但恶风瘆癛[5]寒热或如针刺。及其成疮,初如豆粒黑子,或如火烧,或如蠼螋[6]尿疮,皆肉内有穿空如大针孔也。其射中人头面尤急,腰以上去人心近者多死,中人腰以下者小宽,不治亦死;虽不死,皆百日内乃可保瘥。

又云:疮有数种,其一种,中人疮正黑如黡子[7]状或周遍悉赤,衣被犯之如有芒刺痛。其一种,作疮久即穿陷,或晡间⑥寒热。其一种,如火炙人肉,熛起作疮,此最急,数日杀人。其一种,突起如石疖⑦状。俱能杀人,自有迟速耳。大都此病多令人寒热欠伸,张口闭眼。

此虫冬月蛰在土内,人有识之者,取带之溪边行亦佳。若得此病毒,仍以为屑[8]渐服之。夏月在水中者,则不可用。

[校勘]

①口:原作"日",从汪本改。鄂本亦作"口"。

②雄:原无,从《医心方》卷十八第五十补。

③桠:原作"揠",形近之误,今改。

④休休:原作"怵怵",从《外台》卷四十射工毒方改。

⑤难:原作"悁",从鄂本改。

⑥晡间:原作"镇",从《千金方》卷二十五第二改。《圣惠方》卷五十七治射工中人疮诸方作"常"。

⑦疖:《外台》作"痈"。

[注释]

[1]角弓：以角装饰的弓称角弓。

[2]大蜚(fěi 匪)：在此似指蜚蠊，即蟑螂。

[3]怵怵(xù 煦)：和煦；暖气。

[4]欠故(qù 去)：即张口运气，俗称打呵欠。

[5]瘆瘰(shèn lǐn 墋瘰)：怕冷；凛寒。

[6]蠼螋(qú sōu 渠搜)：昆虫名，体扁平狭长，腹端有强大铗状之尾须一对，其尿能伤人。

[7]黡(yǎn 掩)子：皮肤上生长的黑色斑点，即黑痣。

[8]屑：碎末。

[语译] 江南有一种射工毒虫，又称短狐，亦名为蜮，常生长在山涧水里。这种毒虫，口内有横骨，形状像角弓，虫体颜色发黑，形状好象蜚蠊，生啮发而有雌雄两种，雄的口边有两个触角，角的末端有丫叉，可以屈伸。到冬天时，它就蛰伏在泥土里，在它所蛰伏的地上，有热气怵怵上腾，虽在冬月，雪落在上面，融化而不会凝聚。到了夏天，虫就进入水里，如人在水内行走，或入水洗浴，或遇大雨水潦时期，就有可能随水流进人家屋内，或遇到路上牛、马脚印而停在里面。毒虫就会含沙射影，对人们进行毒害。

中毒以后，开始好象伤寒，或像中恶，或口噤不能语，或身体苦于强直，或恶寒恶热，四肢拘急不能舒展，头痛，骨节难以屈伸，常常打呵欠等。或早晨轻些，下午转重。病势严重的，在三天之内齿龈就会出血，如不立即治疗，就有生命危险。又说，本病初起时的症状，先有寒热与怕冷，呵欠，筋脉拘急，头痛目疼，症状类似伤寒，或似中尸，口噤不能语言，早晨好一些，傍晚突然加重，或寒或热，心中闷乱。开始得病的三四天能及时治疗，就可能治愈。如急病而又不及时治疗，则六七天内就会死亡；即使比较缓慢一点的，十三四天，最迟也不超过二十天左右就要死亡。

射工毒中人，开始时没有疮口，但觉恶风怕寒，发热，身上如有针刺感。随后即遍身生疮，初起如豆粒大黑子，或如被火烧灼，或像蠼螋尿疮，疮口内穿空如大针孔大。如果毒气中于头面部的，病情发展更快；病在腰以上近心脏部位的，多为危重；病在腰以下的，比较轻些。但不予治疗，也有死亡危险。这种病即使通过治疗，病情好转，尚需继续观察至百日以上，才能断为治愈。

又说，中毒后发疮，有如下数种症状。第一种，疮面颜色像黑痣一样，或遍身发红，如偶然接触衣被之类，就会感到像芒刺一样的疼痛。第二种，作疮时间稍久，疮面即向深部溃烂，傍晚时身有寒热。第三种，患者的皮肉如被火灼，迅速迸发疮疡，这种病势最急，如不及时治疗，几天之内就有生命危险。第四种，疮面突然肿起，像石疖一样坚硬。不管患哪种疮疡，都很危急险恶，不过病情的发展有所快慢而已。总之，中了射工毒后，在症状上多表现寒热，呵欠，张口闭眼。

这种毒虫，在冬月蛰伏土内之时，人有认识此虫的，可将其取出，带在身边作为溪边行走时的预防药。如中射工毒，就用这种毒虫研成碎末常服。但在夏天水中的虫，就不能用。

[按语] 本候所述射工毒虫，究属何种毒虫，通过何种途径侵入于人，有待考证。

八、沙虱候(8)

[原文] 山内水间有沙虱[1]，其虫甚细，不可见。人入水浴及汲水澡浴，此虫著身，及阴雨日行草间亦著人，便钻入皮里。其诊法，初得时，皮上正赤，如小豆黍粟，以手摩赤上，痛如刺。过三日之后，令百节疼强①痛，寒热，赤上发疮。此虫渐入至骨，则杀人。

人在山涧洗浴竟，巾拭爕[2]，爕如芒毛针刺，熟看见处，以竹簪[3]挑拂去之。已深者，用针挑取虫子，正如疥虫，著爪上，映光易②见行动也。挑不得，灸上三七壮，则虫死病除。若止两三，不能为害，多处不可尽挑灸。挑灸其上，而犹觉昏昏，是其已入深，便应须依土俗作方术拂出之，并作诸药汤浴，皆得一二升，出③都尽乃止。此七日内宜瘥。不尔，则续有飞蛊④来入，攻啖心脏便死。飞蛊④白色如韭叶大，长四五寸，初著腹胁，肿痛如刺，即破鸡搨之[4]，尽出食鸡，或得三四数过，与取尽乃止，兼取麝香、犀角护其内，作此治可瘥，勿谓小小，不速治，则杀人。

彼土呼此病为呼蚩吴音沙作蚩。读如鸟长尾蚩蚩音也，言此虫能招呼沙虱入人体内，人行有得沙虱，还至即以火灸燎令遍，则此虫自堕地也。

［校勘］

①疼强：《肘后方》卷七篇六十六作“强疼”。

②易：《肘后方》作“方”。

③出：此前《外台》卷四十沙虱毒方有“沙出，沙”三字。

④蛊：原作“虫”，从《圣惠方》卷五十七治沙虱毒诸方改。前蛊毒候亦作“蛊”。

［注释］

［1］沙虱：虫类，生于水中，大如虮，色赤，有毒能害人。

［2］熇(hù 户)热的意思。

［3］竹篸：即竹制的针子。

［4］破鸡搨之：谓将鸡肚破开，放在痛处罨拓。“搨”，同“拓(tà 榻)”。

［语译］　沙虱多生长在山涧水里，虫体很细小，肉眼不易看见。如果有人到山涧水里去洗澡，或汲取山涧水洗澡，沙虱便能传染给人体；或下雨天，行走在靠近山涧的草地上，亦容易传染，沙虱便钻入皮肤里面。诊察的方法，病人在初起时皮肤发红，见到如小豆黍粟大小的颗粒，用手触摸，则疼痛如针刺一样。过了两三天后，全身关节强硬疼痛，恶寒发热，皮肤上的小红颗粒渐变成疮。如不及时治疗，则从皮肤进入的沙虱，会深入至骨，而导致死亡。

如人在涧水里洗澡完了以后，须用毛巾揩干擦热。如在擦热的部位有芒毛针刺样感觉的，表明沙虱已进入皮肤，须仔细观察，针刺感部位，速用竹针把它挑出拂去之，如在深处的，挑出虫子形状像疥虫。放在指爪上光线明亮之处，还可看见它的行动。如虫已入深不易挑出，则用艾灸患处三至七壮，使虫死则病除。如沙虱进入不多，只有两三处的，为害不大。假使进入太多，不可能全身挑灸，或挑灸之后，仍感神志昏糊的，表明沙虱已深入于体内，可依据当地的习惯经验挑去之，并配合多种有效药物作汤洗浴。不管挑拂与汤浴，都须找出一到二升沙虱，即全都出尽，虫病才能止住。但此病应在七天之内治好。否则就会有飞蛊继续进入体内，攻蚀心脏，便致死亡。飞蛊色白，如韭叶大小，长四五寸，初起多在腹胁部分，肿痛如针刺，这时应赶快将活鸡破开鸡肚，罨拓在痛处，引诱虫子尽出，可食鸡肉，有的需罨拓三四次，直至虫尽乃止。与此同时兼服麝香、犀角以保护内脏，通过这样治疗，是可以治愈的。如误认为小毛病，而忽略早期治疗，那是很危险的。

另外，据说沙虱病流行地区把这种病称为呼蚩，谓此虫能招呼沙虱进入体内。如果人在野外得了沙虱回来，赶快以火遍灸全身，沙虱就会堕地自死。

［按语］　晋代葛洪著的《肘后方》卷七就已有治卒中沙虱毒方。记载了沙虱病所特有的皮肤起小红点和全身发热以及小红点发疮（溃腐成疮，现代医学所谓“焦痂”）的三大特征外，还描述了运用肉眼观察沙虱的方法，“著爪上映光方见（虫）行动也”。

九、水毒候(9)

［原文］　自三吴[1]已东及南诸山郡山县，有山谷溪源处有水毒病，春秋辄得。一名中水，一名中溪，一名中洒，一名水中①病，亦名溪温。令②人中溪，以其病与射工诊候相似，通呼溪病。其实有异，有疮是射工，无疮是溪病。

初得恶寒，头微痛，目匡疼，心内烦懊，四支振焮[2]，腰背骨节皆强，两膝疼，或噏噏热，但欲睡，旦醒[3]暮剧，手足指逆冷至肘膝。二三日则腹生虫，食下部，肛内有疮，不痒不痛，令人不觉，视之乃知。不即治，六七日下部便脓溃，虫上食五脏，热盛烦毒，注下不禁，八九日死，一云十余日死。

水毒有阴阳，觉之急视下部。若有疮正赤如截肉[4]者为阳毒，最急；若疮如鳢鱼齿者，为阴毒，犹小缓。皆杀人，不过二十日。又云：水毒有雌雄，脉洪大而数者为阳，是雄溪易治。宜先发汗及浴，脉沉细迟者为阴，是雌溪难治。

欲知审是中水者，手足指冷即是，若不冷非也。其冷或一寸，或至腕，或至肘膝，冷至二寸为微，至肘膝为剧。又云：作数斗汤，以蒜四五升捣碎，投汤内消息视之，莫令大热，绞去滓，适寒温以自浴，若身体发赤斑文者是也。又云：若有发疮处，但如黑点，绕边赤，状似鸡眼。在高处难治，下处易治。余诊同，无复异，但觉寒热头痛，腰背急强，手脚冷，欠故欲眠，朝瘥暮剧，便判是溪病，不假[5]蒜汤及③视下部疮也。此证有至困时，亦不④皆洞利及齿间血出。惟热势猛者，则心腹烦乱，不食而狂语，或有下血物如烂肝，十余日至二十日则死。

又云：溪病不歇，仍⑤飞蛊来入，或皮肤腹胁间，突起如烧痛如刺⑥，登⑦[6]破生鸡擒上，辄得白虫，状似蛆，长四五六七寸，或三四六八枚无定。此即应是所云虫啖食五脏及下部之事。又云：中溪及射工法急救，令七日内瘥，不尔，则有飞蛊来入人身内，攻啖五脏便死。彼土辟却[7]之法，略与射工相似。

［校勘］

①中：《肘后方》卷七第六十四无此字。

②令：《医心方》卷十八第五十作“今”。

③及：原作“乃”，从汪本改。

④不：《圣惠方》无此字。

⑤仍：《圣惠方》作“乃”。

⑥刺：此前《圣惠方》有"针"字。

⑦登：《圣惠方》作"则"。

[注释]

[1]三吴：地名，即今之江南太湖地区。

[2]振焮：意谓肿起焮赤。

[3]旦醒：谓病情早晨轻些。"醒"，此处作"轻浅"解。

[4]截肉：即切肉。

[5]不假：不需要借用之意。"假"，通"借"。

[6]登：立即。

[7]辟却：即辟邪却病。

[语译]　自江南太湖地区以东，以及南面的山区地带，凡有山谷水溪的地方，流行有水毒病，多发生在春秋季节。本病有多种名称，如中水、中溪、中洒、水中病等，亦有称作溪温者。人得了中溪病，因其与射工在诊候上有相似之处，所以通称溪病。其实不一样，射工病皮肤有疮，而溪病则没有疮。

水毒病的症状，初起恶寒，头微痛，眼眶疼痛，心烦懊并侬，四肢红肿，腰背关节皆拘强，两膝疼痛，或者翕翕发热，精神倦怠欲睡，早晨症状轻些，下午加重，手足冷至肘膝。二三天后，则腹内生虫。如侵蚀下部，则肛门内生疮，但不痒不痛，容易使人忽略，须检视时方被发觉。如果不及时治疗，六七天后下部便溃烂脓出。如上蚀于五脏，因热毒炽盛，下利不止，八九天或十余天内可致死亡。

水毒病亦有阴阳之分，病症一发生，就应该首先观察下部。如有疮疡，其颜色深红，像新切鲜肉一样，是属阳毒，病势最急；如果疮疡颜色像鳢鱼的牙齿那样，便属阴毒，病势较缓。但都属于险恶证候，如不及早治疗，不超过二十天就能死亡。又说，水毒尚有雌雄之分，如脉象洪大而数者为阳，是雄溪毒，易治，可先发汗及水浴；如脉沉细而迟者为阴，是雌溪毒，难治。

欲知确是中水病者，诊察手足指发冷，便是水毒病，如不发冷的不是。其冷或一寸,或至手腕,或至肘、膝。如冷至二寸较轻,冷至肘、膝的就比较严重。尚有一种鉴别方法,煮数斗汤,用蒜头四五升捣碎,倒入汤内煮,注意不要太热,绞去滓,待寒温适宜时,周身洗浴,如浴后皮肤发红斑的,即是水毒。又说,如发疮处中有黑点,四边红赤,好象鸡眼一样,这种疮发生在人体上部的难治,在下部的易治。其余的诊察方法没有什么两样,只要见有寒热头痛,腰背强急,手脚发冷,打呵欠,体倦欲睡,朝轻暮重,就可以诊断为水毒病,不一定借用蒜汤自浴和诊察下部。本病到极严重时,也不一定有下利不止和牙齿出血的症状,不过热势严重者,会发生心腹烦乱,饮食不进,胡言乱语,或所下的血如烂肝一样,这样则十余天或二十来天就要死亡。

还有一说,如溪病经久不愈,也可能引起飞蛊的侵入,或在皮肤、腹胁部位突然发生烧灼感,如针刺一样的疼痛,这时应立即剖开活鸡,罨拓痛处,以引虫外出。很快取得白色像蛆一样的小虫,长约四五六七寸,或三四六八枚不等。上面所说的虫蚀五脏,或下部溃烂,可能就是这种病情。又说,不论水毒或射工,都应该及时急救,使之能在六七日内痊愈,否则预后不良,引起飞蛊侵入,攻蚀五脏致死。此外,发病地区的民间防治方法,和射工候大体相同。

[按语] 本候论述水毒,对此病的流行地区,得病症状以及防治方法,都较具体,并与射工候有密切联系,所以有"通呼溪病"的说法。所不同的,"有疮是射工",而"无疮是溪病"。此外,本书对射工毒虫有详尽的形态描述,而对水毒则无。射工毒虫有两个别名,短狐、蜮,而水毒候的五个别名,都是指病自水中得,无进一步描述。《肘后方》记载,水毒"似射工而无物"。

本候论述的水毒病病症,是否为血吸虫病的急性期症状。近年来,长沙马王堆汉墓出土的女尸肠壁上,发现有血吸虫卵,可见隋唐时期的三吴沼泽地带,已有血吸虫病流行。这里的记载,可以探究。

卷二十六

蛊毒病诸候下　凡二十七论

十、解诸毒候(10)

[原文]　凡药有大毒，不可入口、鼻、耳、目。即杀人者，一曰钩吻[1]，生朱崖[2]。二曰鸩[3]，又名鸩日。状如黑雄鸡，生山中。三曰阴命[4]，赤色，著木悬其子，生山海。四曰海姜[4]，状如石龙芮①，赤色，生海中。五曰鸩羽[5]，状如鹳雀②，黑项赤喙，食蝮蛇[6]，生海内。但被此诸毒药，发动之状，皆似劳黄，头项强直，背痛而欲寒，四肢酸洒[7]，毛悴色枯，肌肉缠急，神情不乐。又欲似瘴病，或振寒如疟，或壮热似时行，或吐或利，多苦③头痛。又言人齿色黑，舌色赤多黑少④，并著药之候也。

[校勘]

①石龙芮：原作"龙"。从《本草纲目》卷十七"海姜"条文改。

②鹳雀：原作"雀"。从《外台》卷三十一辨五大毒条文改。

③苦：原作"舌"，从元本改。

④舌色赤多黑少：《圣惠方》卷三十九解俚人药毒诸方作"舌色赤，面多青者"。

[注释]

[1]钩吻：一名断肠草。为马钱科植物。辛，温，有大毒。

[2]朱崖：即今海南岛地区。

[3]鸩；毒鸟。据《尔雅翼》记载，雄的名运日，运与鸩同；雌

的叫阴谐，喜食蛇。

[4]阴命，海姜：古代传说是大毒药，但不详。唐，陈藏器已云："今无的识者"。

[5]鸩羽：鸩鸟的羽毛。相传雌鸩鸟羽毛，放入酒中，能毒杀人。

[6]蝮(fù复)蛇：别名草上飞。为蝮蛇科动物。甘，温，有毒。

[7]四肢酸洒：四肢发酸而又洒洒恶寒。

[语译] 凡是具有大毒的药物，不可随意进入人们的口、鼻、耳、目。中毒后能立即发生生命危险。如钩吻、鸩鸟、阴命、海姜等，皆是毒性猛烈的毒药，中毒以后，都会发生如劳黄那样的症状，头项强直，背痛恶寒，四肢发酸发冷，毫毛枯槁，面色憔悴，全身肌肉如被捆绑一样的难受，神情苦闷不乐。又好象中了瘴气病一样，或寒战如疟疾，或大热像疫病，或呕吐，或腹泻，多数病人均有头痛。又说，人的牙齿，突然变黑，舌色赤多黑少的，都是中药毒的表现。

[原文] 岭南俚人[1]别有不强药[2]，有蓝药[3]，有焦铜药[4]、金药[5]、菌药[6]，此五种药中人者，亦能杀人。但此毒初著，人不能知，欲知是毒非毒者，初得便以灰磨洗好熟银令净，复以水杨枝洗口齿，含此银一宿卧，明旦吐出看之，银黑者是不强药，银青黑者是蓝药，银紫斑者是焦铜药。此三种，但以不强药最急毒。若热酒食里著者，六七日便觉异。若冷①酒食里著，经半月始可知耳。若含银，银色不异，而病候与著药之状不殊，心疑是毒，欲得即知者，可食鲤鱼脍，食竟此毒即发。亦空腹取银口含之，可两食顷，出著露下，明旦看银色若变黑，即是药毒。又言取鸡子煮去壳，令病人齿啮鸡子白处，亦著露下，若齿啮痕处黑即是也。

又言觉四大[7]不调，即须空腹食炙鸡，炙豘、鸭等肉，触犯令药发，即治之便瘥；若久不治，毒侵肠胃，难复攻治。若定知著药，而四大未羸者，取大戟长三寸许食之，必大吐利，若色青者是焦铜药,色赤者是金药,吐菌子者是菌药。此外,杂药利亦无定色,但小异常利耳。

[校勘]

①冷:原作“令”,从鄂本改。

[注释]

[1]岭南俚人:指今广东、广西的本土人。

[2]不强药:不详何物。

[3]蓝药:用蓝蛇头合成的毒药。

[4]焦铜药:用焦铜制成的毒药。

[5]金药:用生金制成的毒药。据《本草纲目》卷八“金”条称,生金又名毒金,出交广山石内,赤而有大毒,杀人。

[6]菌药:用毒菌制成的毒药。《普济方》卷二百五十二诸毒门记载:“取毒蛇杀之,以草复蛇,汲水洒草,数日菌生,采取为末,入酒毒人”。

[7]四大:即四肢。

[语译] 传说在两广地区有不强药、蓝药、焦铜药、金药、菌药五种毒药,也能害人。在初中毒的时候,本人是没有什么感觉的,要想知道是否中毒,可找一小块熟银子,用草木灰磨洗干净,再用水杨树枝煎汤,先行漱洗口齿,然后将银块含在口中睡一夜,明晨吐出,看这银块的颜色,如银色变黑,是中不强药毒;银色青黑的,是中蓝药毒;银色紫斑色的,是中焦铜药毒。在这三种之内,以不强药毒性最烈。如毒药放在热酒热食中吃下去的,毒性发作较快,六七天内便觉身体异常。如放在冷酒冷食里吃下的,发作较缓,半月后才知道中毒。假如已经使用含银的方法而银色不变,但是发病的症候又和中毒相同,为了进一步了解是否中毒,可吃鲤鱼鲙,如系中毒,吃后毒即发作。也同样空腹取银口含,约吃两顿饭的时间吐出,露一宿,明天早晨如银子变黑,即是中毒的表现。又法,取鸡蛋煮熟去壳,叫病人用牙齿在鸡蛋白处咬一痕印,露一宿,如齿痕处变黑,也是中毒现象。

又法，在中毒还没有发作，只感觉四肢不舒服的时候，就须空腹食熏鸡、熏猪肉、鸭肉等促使毒性早发，以便及早治愈；假使毒药迟迟不发，不予治疗，待到药毒入侵肠胃，那就难以治愈了。如确知是中了药毒，而四肢还没有羸瘦的时候，可用大戟三寸左右，研末，水调服，服后必发生剧烈的吐泻，如吐出或泻出的东西呈青色，是焦铜药的药毒，色赤的是金药毒，吐出菌状物的是菌药毒。此外，如中了其它杂药毒，泻出的东西颜色就没有一定，不过中毒泄泻和一般性的泻利有所不同。

［原文］ 又有两种毒药，并名当孤草[1]。其一种著人时，脉浮大而洪，病发时啬啬恶寒，头微痛，干呕，背迫急，口噤不觉嚼舌，大小便秘涩，眼匡① 唇口指甲颜色② 皆青是也。又一种当孤草毒者，其病发时口噤而干，舌不得言，咽喉如锥刀刺，胸中甚热，髆胛满，不至百日，身体唇口手脚指甲青而死。

［校勘］

①眼匡：元本作“颜色”。

②颜色：元本无此二字。

［注释］

[1]当孤草：本草中未见记载，待考。

［语译］ 还有两种毒药，都叫当孤草。其中一种中毒时，脉象浮大而洪，症见啬啬恶寒，头微痛，干呕，背部强急，牙关紧闭，嚼舌而不自觉，大小便秘涩，眼眶、唇口和指甲皆变青色。另一种中毒情况是，口噤而干，舌头不能说话，咽喉疼痛如被锥刀刺，胸中感觉甚热，肩胛部胀满，如不及时治疗，不到百日左右，身体及唇口、手脚指甲都会青色而死亡。

［原文］ 又著乌头[1]毒者，其病发时，咽喉强而眼睛疼，鼻中艾臭，手脚沉重，常呕吐，腹中热闷，唇口习习①，颜色乍青乍赤，经百日死。

凡人若色黑大骨及② 肥者，皆胃厚则胜毒；若瘦者，则胃薄不胜毒也。

［校勘］

①习习：《圣惠方》卷三十九解俚人药毒诸方作“青”字。

②及：《圣惠方》作“肉”字。

［注释］

［1］乌头：药名。为毛茛科植物。辛，热，有大毒。

［语译］　又如中乌头毒的，在病发时，咽喉发麻，颈部肌肉有强直感，眼睛疼痛，鼻子里常有艾叶气味，手脚沉重，时常呕吐，腹部感觉热闷，唇口常有轻微的颤动，面色有时发青，有时发红，如不及时治疗百日内有死亡的危险。

总之，凡是身体强壮肤黑，骨骼粗大体胖的，则胃肠厚实，对药毒的耐受力较强；反之，如身体消瘦，则胃肠亦薄弱，耐受力较差，容易中毒。

［按语］　本节记载的乌头中毒症状，与现代对乌头中毒的描述大体相似。但谓“经百日死”，则不可信。因乌头中毒时间，一般短者在服药后三十分钟以内，长者一二小时左右。如能及时抢救，都可恢复。

又，本候内容如五大毒，岭南五种毒药，两种当孤草毒和乌头毒等，其中大部分内容，已经无从查考，惟乌头毒尚可见到。本候中毒症状的描述，毒药分析方法，是有其临床实践意义的。而且这些记载年代较早，它总结了《内经》、《神农本草经》以后，隋以前的学术成就，具有一定的历史价值。

十一、解诸药毒候(11)

［原文］　凡药物云，有毒及有大毒者，皆能变乱，于人为害，亦能杀人。但毒有大小，自可随所犯而救解之。但著毒重者，亦令人发病时咽喉强直，而两眼睛疼，鼻干，手脚沉重，常呕吐，腹里热闷，唇口习习，颜色乍青乍赤，经百日便死。其轻者，乃身体习习而痹，心胸涌涌然[1]而吐，或利无度是也。但从酒得者难治，言酒性行诸血脉，流遍周体，故难治；因食得者易愈，言食与

药俱入胃，胃能容杂毒，又逐大便泄毒气，毒气未流入血脉，故易治。若但觉有前诸候，便以解毒药法救之。

［注释］

［1］涌涌然：泛溢上涌貌。《素问》大奇论："脉至如涌泉"。

［语译］　凡是有毒的药物，如云有毒者，或云大毒者，皆能伤害人体，甚至危及生命。因此，必须根据中毒的深浅和症状的轻重，予以积极的救治。如中毒重者，发病时有咽喉强直，眼睛疼痛，鼻干，手脚沉重，常欲呕吐，腹里热闷，唇口轻微颤动，颜色忽青忽赤，这种中毒重症，如不及时抢救，百日内就有生命危险。如中毒较轻的，则身体微微颤动和麻木不仁，心胸泛溢呕吐，或者泄泻不止。一般情况，毒药从酒内服下的，比较难治，因为毒药随酒势很快行散到血脉之中，周流全身，必然发病快，证候严重而难治；如毒药从食物吞下的，则比较易治，因为毒药与食物相杂，入胃之后，在尚未行散到血脉之前，一部分毒性可随大便泄泻而排出体外，发病较慢，证候亦轻而容易治愈。假如一经发现有上述中毒情况，便须用解毒药进行抢救。

十二、服药失度候(21)

［原文］　凡合和汤药，自有限剂，至于圭铢[1]分两，不可乖违，若增加失宜，便生他疾。其为病也，令人吐下不已，呕逆而闷乱，手足厥冷，腹痛转筋。久不以药解之，亦能致死，速治即无害。

［注释］

［1］圭铢："圭"，古代量名。《算经》："六粟为一圭，十圭为一抄。又为衡名"。《后汉书，律历志》注："十粟重一圭，十圭重一铢，二十四铢重一两"。又有"刀圭"，为量取药末之工具，形状如刀头的圭角。"铢"，古代衡名，汉制六铢为分，二十四铢为两，十六两为斤。

［语译］　药物的使用及配合，剂量有一定的限度，不可违反

常规，如用量增加不适当，可能引起其它病变。其病变为吐泻不止，呕逆而胸闷烦乱，四肢逆冷，腹痛，转筋等。若久不治，有可能导致死亡，但抢救及时，亦不会有什么伤害。

十三、诸饮食中毒候(22)

［原文］ 凡人往往因饮食忽然困闷，少时致甚，乃至死者，名为饮食中毒，言人假以毒物投食里而杀人。但其病，颊内或悬雍[①]内初如酸枣大，渐渐长大，是中毒也。急治则差，久不治，毒入腹则死。但诊其脉，浮之无阳，微细而不可知者，中毒也。

［校勘］

①雍：原作“痈”，从本书卷二风冷失声候改。

［语译］ 凡健康之人在饮食以后，忽然精神困顿，心中烦闷，少时病势逐渐加重，甚至死亡，这种病称为饮食中毒。发生本病的原因，可能是有人故意投毒于饮食而致。一经发病，即应及时进行检查，如病人口腔内或悬雍垂附近，见肿起像酸枣一样，并渐渐长大的，即可诊断为中毒。及时抢救，可以痊愈，否则毒性深入，就有生命危险。诊察其脉象，若浮而无力，甚至微细不可摸到的，即是中毒之诊。

十四、食诸肉中毒候(23)

［原文］ 凡可食之肉，无甚有毒。自死者，多因疫气所毙，其肉则有毒。若食此毒肉，便令人困闷，吐利无度，是中毒。

［语译］ 大凡可供食用的肉类，一般是无毒的。自死的动物，多数因生了传染性疾病而死亡，所以自死牲畜的肉有毒。如果吃了这种有毒的肉，就会中毒，使人精神困顿，烦闷不安，吐泻不止。

十五、食牛肉中毒候(24)

［原文］ 凡食牛肉有毒者，由毒蛇在草，牛食因误啖蛇则

死;亦有蛇吐毒著草,牛食其草亦死,此牛肉则有大毒。又因疫病而死者,亦有毒。食此牛肉,则令人心闷,身体痹,甚者乃吐逆下利,腹痛不可堪,因而致死者非一也。

[语译] 食用的牛肉如有毒,其原因,有的是由于牛吃草时,误将毒蛇啖下而致死亡;有的是草上遗留了蛇毒,牛吃了毒草而死亡;还有的是因牛得了传染病而死亡的,这些死牛的肉均有毒。人吃了有毒的牛肉,就会心中烦闷,身体麻木,甚至呕吐泻下,腹痛不能忍受,因而至死者,而中毒的牛肉肉毒非止一种。

十六、食马肉中毒候(25)

[原文] 凡骏马肉及马鞍下肉,皆有毒,不可食之,食之则死。其有凡马肉则无毒。因疫病死者,肉亦有毒。此毒中人,多洞下而烦乱。

[语译] 从略。

[按语] 骏马肉及马鞍下肉有毒,食之则死,其理未详,待考。

十七、食六畜肉中毒候(26)

[原文] 六畜者,谓牛、马、猪、羊、鸡、狗也。凡此等肉本无毒,不害人,其自死及著疫死者皆有毒。中此毒者,亦令人心烦闷而吐利无度。

[语译] 从略。

十八、食六畜百兽肝中毒候(27)

[原文] 凡禽兽六畜自死者,肝皆有毒,不可食,往往伤人。其疫死者弥甚。被其毒者,多洞利呕吐,而烦闷不安。

[语译] 牛、马、猪、羊、鸡、狗等各种兽类,凡属自死的,其肝脏都有毒,不能吃,吃了往往会中毒伤人。尤其是因生了传染病而死亡的动物,肝内含毒更多,食此而中毒的,多发生泄泻呕吐,烦闷不安。

十九、食郁肉[1]中毒候(28)

［原文］ 郁肉毒者，谓诸生肉及熟肉内器中密闭头①，其气壅积不泄，则为郁肉有毒，不幸而食之，乃杀人。其轻者，亦吐利烦乱不安，有脯炙之不动，得水而动，食之亦杀人。

［校勘］

①头：《圣惠方》卷三十九治食郁肉中毒诸方无此字。

［注释］

［1］郁肉：《金匮要略》第二十四治食郁肉漏脯中毒方原注："郁肉，密器盖之隔宿者是也"。

［语译］ 郁肉毒，是指各种生肉和熟肉，盛置器皿中密封，气体壅积于里，不得宣泄，因而产生毒素，即称为郁肉毒。吃了以后，就会中毒，严重的，有生命危险。中毒轻的，也能发生呕吐下利，心中烦乱不安等症。

［按语］ 文中"有脯炙之不动，得水而动，食之亦杀人"，似为错简重出，因后另立有"食漏脯中毒候"专条，可互参。

二十、食狗肉中毒候(29)

［原文］ 凡狗肉性甚躁①热，其疫死及狂死[1]者，皆有毒，食之难消，故令人烦毒闷乱。

［校勘］

①躁：《圣惠方》卷三十九治食狗肉中毒方作"燥"。

［注释］

［1］狂死：指因狂犬病而死亡。

［语译］ 从略。

［按语］ 食狗肉中毒症状，《金匮要略》第二十四治食犬肉不消条，叙述较此为详，如云："食犬肉不消，心下坚，或腹胀口干大渴，心急发热，妄语如狂，或洞下"，可参。

二十一、食猪肉中毒候(30)

[原文] 凡猪肉本无毒,其野田间放,或食杂毒物而遇死者,此肉则有毒。人食之则毒气攻脏,故令人吐利,困闷不安。

[语译] 猪肉本来是没有毒的,但如放养在田野之间,偶因吃了有毒杂物而死亡者,这种猪肉便有毒。人吃了以后,由于毒气内攻脏腑,使人发生呕吐下利,精神困顿,胸中烦闷不安等中毒症状。

二十二、食射菵[1]肉中毒候(31)

[原文] 射猎人多用射菵药涂箭头,以射虫[2]鹿,伤皮则死,以其有毒故也。人获此肉,除箭处毒肉不尽,食之则被毒致死。其不死者,所误食肉处去毒箭远,毒气不深,其毒则轻,虽不死,犹能令人困闷吐利,身体痹不安。菵药者,以生乌头捣汁,日作之①[3]是也。

[校勘]

①日作之:《圣惠方》卷三十九治食射罔肉中毒方作"煎之"。

[注释]

[1]射菵:为毛茛科植物草乌头汁制成的膏剂。有毒。"菵",同"罔"。

[2]虫:为昆虫类之通称,亦泛指其它各种动物,如虎称大虫,在此是指后者。

[3]日作之:即是将药汁晒干制成膏剂。

[语译] 打猎的人,多取射罔药涂于箭头上,用以射禽兽,只需伤及禽兽的皮肤,便可致死,因为箭上有毒药的缘故。当人获得射死的禽兽后,如没有除尽箭伤处的毒肉,吃了以后,就会中毒致死。如吃离箭毒处较远的肉,其毒轻微,那就不致于死,虽然不死,但仍能使人发生困顿烦闷,呕吐下利,身体麻痹等中毒症状。所谓菵药,是用生乌头捣汁晒干制成的膏剂。

二十三、食漏脯[1]中毒候(33)

[原文] 凡诸肉脯,若为久故茅草屋漏所湿,则有大毒,食之三日,乃成暴癥,不可治,亦有即杀人者。凡脯炙之不动,得水则动,亦杀人。

[注释]

[1]漏脯:《金匮要略》第二十四治食郁肉漏脯中毒方原注:“漏脯,茅屋漏下沾著者是也。”“脯”,干肉。

[语译] 不论何种肉脯,如被陈旧茅草屋漏水所沾湿,往往有大毒,食之能中毒,在三日内便形成急性癥病,不易治疗。有的可以此致死。

[按语] “凡脯炙之不动,得水则动,亦杀人。”意义不详,待考。

二十四、食鸭肉成病候(32)

[原文] 鸭肉本无毒,不能损人。偶食触冷不消,因结聚成腹内之病。

[语译] 鸭肉本来无毒,食之亦无损于人。如果吃了鸭肉以后而触冒寒凉,不能消化,亦致滞留结聚,变成腹内疾患。

二十五、食鱼脍[1]中毒候(34)

[原文] 凡人食鱼脍者,皆是使生冷之物,食之甚利口,人多嗜之,食伤①多则难消化,令人心腹否满,烦乱不安。

[校勘]

①伤:正保本无。

[注释]

[1]鱼脍:在此是指鱼肴之生食者。

[语译] 凡是吃鱼脍的,大多是用的生冷之物,因为吃起来可口,所以人们多喜欢吃它,但吃的太多,就难以消化,使人心腹痞满,烦乱不安。

二十六、食诸鱼中毒候(35)

［原文］ 凡食诸鱼有中毒者，皆由鱼在水中食毒虫恶草则有毒，人食之不能消化，即令闷乱不安也。

［语译］ 凡是吃了各种鱼类而发生中毒的，都由于鱼在水里吃了毒虫或毒草，则鱼就有毒，人吃了以后，不易消化，就会发生闷乱不安的中毒症状。

二十七、食鲈鱼肝中毒候(36)

［原文］ 此鱼肝有毒，人食之中其毒者，即面皮剥落，虽尔[1]，不至于死。

［注释］

[1]虽尔：虽然如此。“尔”，如此；这样。

［语译］ 鲈鱼肝含有毒素，人食之能中毒，发生面皮剥落的病变，但虽然如此，不至于死。

［按语］ 本候所述，类似现代医学的变态反应性皮炎。是一种由食鲈鱼肝引起的过敏性疾患。

二十八、食鯸鲐[1]鱼中毒候(12)

［原文］ 此鱼肝及腹内子有大毒，不可食，食之往往致死。

［注释］

[1]鯸鲐（hóu tái 候台）：为鲀科鱼类的俗称，即河豚鱼。“鲐”，亦作“鮧”（yí 夷）。

［语译］ 从略。

［按语］ 河豚鱼种类繁多，其含毒因鱼的品种、季节不同而有差异。一般品种的血、卵巢、皮、肝等都含有毒，有些品种的肌肉也含强毒。多于食后半小时至一二小时内发病，首先发生胃部不适、恶心、腹泻等，随后逐渐出现全身不适，口唇、舌尖及肢

端麻木，四肢无力，肢肉软瘫；严重者，呼吸困难，言语障碍，昏迷及呼吸循环衰竭等。

二十九、食蟹中毒候(13)

［原文］ 此蟹食水茛①，水茛有大毒，故蟹亦有毒。中其毒则闷乱欲死。若经霜已后，遇毒即不能害人，未被霜蟹，煮食之则多有中毒，令人闷乱，精神不安。

［校勘］

①茛：原作“莨”，从《医心方》卷二十九第三十九改。

［语译］ 从略。

三十、食诸菜蕈菌[1]中毒候(14)

［原文］ 凡园圃所种之菜，本无毒，但蕈、菌等①物，皆是草木变化所生，出于树者为蕈，生于地者为菌，并是郁蒸湿气，变化所生，故或有毒者。人食遇此毒，多致死，甚疾速；其不死者，犹能令烦闷吐利，良久始醒。

［校勘］

①等：元本作“之”。

［注释］

［1］蕈(xùn 训)菌：为真菌类植物，种类繁多，常见的食用菌多为木耳类，伞菌类。伞菌类通称为蕈，如香菇，蘑菇等。

［语译］ 凡是园圃所种的蔬菜，本来是无毒的。但对于蕈、菌一类东西，都是从草木变化而生，如在树上生长的为蕈，在草地上生长的为菌，又都从湿热郁蒸的气候条件下生长出来，所以其中某些品种就有毒。如果人们吃了有毒的蕈菌，可致死亡，而且死亡很快；较轻的，虽或不死，但亦必发生心中烦闷，上吐下泻，要经过一定时间才能平复。

［按语］ 毒蕈种类繁多，所含有毒成分不同，故其中毒症状也有差异。有食后即发生皮肤潮红，出汗，流涎，瞳孔缩小，头昏

目眩,呕吐,腹泻,腹痛和休克。也有在食后几小时,开始发生急性腹痛,呕吐,腹泻等症状,两三天后因严重肝损害,引起黄疸,昏迷而死亡者。因此,食用蕈、菌,必须慎重鉴别,以免中毒。

三十一、食诸虫中毒候(15)

[原文] 野菜芹、荇[1]之类,多有毒虫水蛭附之,人误食之,便中其毒,亦能闷乱,烦躁不安。

[注释]

[1]芹、荇(xìng 杏):"芹",水芹;"荇",即荇菜,亦称莕菜。皆生于水中,可供食用。

[语译] 野菜如芹菜、荇菜等,往往有毒虫、水蛭等附着在上面,如不洗净,人误食之,也会产生心中烦闷,躁扰不安等中毒症状。

三十二、饮酒①大醉连日不解候(16)

[原文] 饮酒过多,酒毒渍于肠胃,流溢经络,使血脉充满,令人烦毒惛②[1]乱,呕吐无度,乃至累日不醒。往往有腹背穿穴者,是酒热毒气所为。故③须摇动其身,以消散也。

[校勘]

①酒:原作"食",从本书目录改。

②毒惛:《圣惠方》卷三十九治饮酒大醉不解诸方无此二字。

③故:此后《圣惠方》有"饮酒"二字。

[注释]

[1]惛(hūn 昏):作"心不明"解。"惛",昏,乱。

[语译] 饮酒过多的人,酒毒浸渍于胃肠,流散到经络,使血脉充盈,令人心烦意乱,神志模糊,频频呕吐,甚至昏睡终日不醒,这是由于酒热毒气所致。如其饮酒时多加活动,就有助于消散酒气。

[按语] 文中"往往有腹背穿穴者",不易理解,待考。

三十三、饮酒中毒候※(17)

［原文］ 凡酒性有毒，人若饮之，有不能消，便令人烦毒闷乱。

［语译］ 从略。

三十四、饮酒腹满不消候(18)

［原文］ 夫酒性宣通而不停聚，故醉而复醒，随血脉流散故也。今①人有荣卫否涩，痰水停积者，因复饮酒，不至大醉大吐，故酒与痰相搏，不能消散，故令腹满不消。

［校勘］

①今：原作"令"，从汪本改。

［语译］ 酒性辛热宣通，善于走散而不停聚，所以酒醉以后，又能复醒，这是因为饮酒入胃，通过运化而随血脉以流散之故。如其人荣卫气血运行不畅，痰饮停积不化，又因饮酒过多，不至大醉大吐，但酒毒和痰饮互相搏结，毒性不易消散，因此腹部就会胀满不消。

三十五、恶酒[1]候(19)

［原文］ 酒者，水谷之精也，其气慓悍而有大毒。入于胃则胃①胀气逆，上逆于胸，内熏于肝胆，故令肝浮胆横[2]，而狂悖变怒，失于常性，故云恶酒也。

［校勘］

①胃：原作"酒"，从《灵枢》论勇改。

［注释］

[1]恶酒：即"害酒"，可作"酒害"理解。"恶"，害；过。

[2]肝浮胆横：形容肝胆之气横逆。"浮"，上逆不下之意；"横"，横逆失于疏泄。

［语译］ 酒，是从谷物中酿制出来的精华，其气慓悍滑利，

具有较大的毒性。饮酒入胃以后，能使胃胀气逆，浊气上逆于胸，则产生烦毒闷乱，内熏于肝胆，则致肝气上浮，胆气横逆，狂悖易怒，一反常态，所以称为酒害。

三十六、饮酒后诸病候(20)

［**原文**］ 酒性有毒，而复大热，饮之过多，故毒热气渗溢经络，浸渍腑脏，而生诸病也。或烦毒壮热而似伤寒，或洒淅恶寒，有同温疟，或吐利不安，或呕逆烦闷，随脏气虚实而生病焉。病候非一，故云诸病。

［**语译**］ 酒性有毒，又是大热之物，饮之过多，则热毒之气渗透到经络，浸渍于腑脏，就会产生各种疾病。或者高热烦躁，类似伤寒，或者洒淅怕冷，类似温疟，或者呕吐泄泻，精神不安，或者呕嗯而胸中烦闷，总之，病症的不同，是随着脏气的虚实而决定的。由于产生的病症不一样，所以称作诸病。

卷二十七

血病诸候　凡九论

［提要］　本篇论述出血诸病。内容有吐血、呕血、唾血、舌上出血、大小便出血、九窍四肢出血及汗血等。其中重点论述了吐血的病源、证候分类及其预后。

一、吐血候※（1）

［原文］　夫吐血者，皆由大虚损及饮酒、劳损①所致也。但②肺者，五脏上盖也，心肝又俱主于血，上焦有邪，则伤诸脏，脏伤血下入于胃，胃得血则闷满气逆，气逆③故吐血也。但吐血有三种，一曰内衄，二曰肺疽④，三曰伤胃。

［校勘］

①损：《医心方》卷五第四十七作"伤"。

②但：《圣惠方》卷三十七吐血论无此字。

③气逆：此后《圣惠方》有"上冲"二字。

④疽：原作"疽"，从元本改。下同。

［语译］　凡吐血之病，大都是由于虚损及饮酒，劳损所致。因为肺为五脏之上盖，心肝又皆主于血，所以上焦如有病邪，就会伤害诸脏，脏气受伤而出血，流入于胃，胃气受血阻，失其和降之常，就会发生满闷气逆，气逆上冲，便致吐血。吐血，又常见三种病情，第一种称为内衄，第二种称为肺疽，第三种称为伤胃。

［原文］　内衄者，出血如鼻衄，但不从鼻孔出，是近心肺间

津液①[1]出，还流入胃内，或如豆汁[2]，或如衉②[3]血，凝停胃里，因即满闷便吐，或去数升[4]乃至一斗③[4]是也。肺疽者，言饮酒之后，毒满便吐，吐已后有一合[4]二合，或半升一升是也。伤胃者，是饮食大饱之后，胃内冷不能消化，则便烦闷，强呕吐之，所食之物与气共上冲蹴[5]，因伤损④胃口，便吐血，色鲜正赤是也⑤。

［校勘］

①液：原无，从《千金翼》卷十八第四补。

②衉：原作“衄”，从《千金翼》改。

③斗：原作“斛”，从《千金翼》改。

④损：《千金翼》作“裂”。

⑤色鲜正赤是也：此后《千金翼》有“腹中绞痛，自汗出，其脉紧而数者，为难治也”十七字。

［注释］

［1］津液：在此应作“血液”理解。

［2］豆汁：指赤小豆汁，借喻血色暗赤。

［3］衉（kān 勘）血：即凝结的血液。

［4］斗、升、合：本书作于隋大业中，当时量制，十合为升，十升为斗。一升折合今198毫升。

［5］蹴（cù 促）：通“蹙”，紧迫，迫促。

［语译］　内衄，出血有似鼻衄，但其血不是从鼻孔流出，这是因为出血部位在心肺之间，上部出血，所以顺流还入胃内，复随胃气上逆而吐出。其色或如赤豆汁，或如凝固的血液，这是由于出血凝聚停留在胃里，因胃气逆满上冲而出血，出血量少者数升，多者可致一斗。肺疽，是由于饮酒过度，酒毒伤肺所致。饮酒以后，酒毒上逆而满闷，以致吐血，吐后仍见小量出血，少者一二合，多至半升、一升。伤胃，是由于饮食过饱，胃内虚冷，不能消化，以致烦闷不舒，而强行呕吐，致使食物与气向上冲迫，损伤胃口，因而引起吐血，这种吐血，色多鲜红正赤。

[原文] 凡吐血之后，体恒惓惓①然[1]，心里不闷者②，辄自愈；假令烦躁闷乱，纷纷欲吐③，颠倒不安，卒至不救④。

寸口脉微而弱，血气俱虚则吐血。关上脉微而芤，亦吐血。脉细沉者生，喘咳上气，脉数浮大者死。久不瘥，面色黄黑，无复血气，时寒时热⑤，难治也⑥。

[校勘]

①惓惓：《千金翼》卷十八第四作"奄奄"。

②不闷者，辄自愈；假令：原无，从《千金翼》补。

③欲吐：原无，从《千金翼》补。

④卒至不救：原无，从《千金翼》补。

⑤时寒时热：《圣惠方》卷三十七吐血论作"或发寒热，或恶寒者"。

⑥难治也：原无，从《千金翼》补。

[注释]

[1]惓惓然：气息微弱貌。

[语译] 大凡吐血以后，病人多体力疲乏，气息微弱，但心中不闷者，预后较佳；如果心里烦躁闷乱，纷乱欲吐，神情颠倒不安者，预后就差，甚至死亡。

诊其脉，寸口脉微而弱者，为血气俱虚，属吐血之征。或关上脉微而芤，亦属吐血之征。吐血之脉，若细而沉者，预后良好；若见喘咳气逆，脉数而浮大者，则预后不良。如其吐血反复发作不愈，病人面色黄黑，没有血气，时寒时热，就很难治。

二、吐血后虚热胸中否口燥候(2)

[原文] 吐血之后，脏腑虚竭，荣卫不理，阴阳隔绝，阳虚于上，故身体虚热，胸中否而口燥。

[语译] 吐血以后，脏腑之气虚竭，营卫不和，阴阳隔绝，虚阳上浮，可以出现身体虚热，胸中痞闷，口中干燥等症。

三、呕血候(3)

[原文] 夫心者主血，肝者藏血，愁忧思虑则伤心，恚怒气逆，上而不下则伤肝，肝心二脏伤，故血流散不止，气逆则呕而出血。

[语译] 心主血，肝藏血，忧愁思虑，则伤心气，恼怒气逆，则气上而不下，又能伤肝，心肝二脏受伤，血不归经，流散不止，就能随着心肝之气上逆，发生呕血。

[按语] 本候可与卷四虚劳呕血候互参。前者病属虚劳，责之劳伤于血气，病变在肺与肝；本候病属血症，责之忧愁恚怒，病变在心与肝。在辨证论治上颇有启发意义。

四、唾血候※(4)

[原文] 唾血者，由伤损肺所为①。肺者为五脏上盖，易为伤损。若为热气所加则唾血。唾上如红缕[1]者，此伤肺也；胁下痛，唾鲜血者，此伤肝。

关上脉微芤，则唾血。脉沉弱者生，牢实者死。

[校勘]

①所为：原无，从《医心方》卷五第四十八补。

[注释]

[1]红缕：即唾中带血如红丝。

[语译] 唾血，是由于损伤肺络所致。肺为五脏之上盖，易为损伤。如为热邪所伤，就会引起唾血。唾液中带有红丝线状血液的，便为肺络受伤；如其胁下作痛，并唾鲜血的，则为肝脏受伤。

诊其脉，关上微芤，为唾血之征。脉见沉弱无力，为脉证相符，预后良好；反之，若脉坚实有力，为邪气亢盛，则预后不良。

[按语] 本候可与卷四虚劳呕逆唾血候互参。前者为虚劳，唾血责之肝肾；这里专论血证，唾血责之肺肝与热，有虚实新久的辨证意义。

五、舌上出血候(5)

［原文］ 心主血脉，而候于舌，若心脏有热，则舌上出血如涌泉。

［语译］ 从略。

［按语］ 舌上出血，后世称为“舌衄”，是由心火亢盛，火迫血溢所致。这里言“舌上出血如涌泉”，则出血的程度比较严重，这与心火亢盛，并损及肝、脾、肾，均有密切关系。

六、大便下血候(6)

［原文］ 此由五脏伤损所为。脏气既伤，则风邪易入，热气在内，亦大便下血，鲜而腹痛。冷气在内，亦大便血下，其色如小豆汁，出时疼而不甚痛。

前便后下血者，血来远，前下血后便者，血来近。远近者，言病在上焦下焦也。令人面无血色，时寒时热，脉浮弱，按之绝者下血。

［语译］ 大便下血，是由于五脏伤损所致。脏气受伤，则风邪容易袭入，风从热化，致使大便下血，血色鲜红，并且腹痛。如其冷气在内，亦能大便下血，但血色暗红，如赤小豆汁，出血时腹部隐痛，痛而不甚。

如果便后下血，称为远血，便前下血，称为近血。所谓远近，表示出血的部位有上有下。下血病人，大都面无血色，时寒时热，这是气血两伤，营卫不和之故。其脉浮而无力，按之欲绝者，多为下血之征。

七、小便血候※(7)

［原文］ 心主于血，与小肠合。若心家有热，结① 于小肠，故小便血也。

下部脉急而弦者，风邪入于少阴，则尿血。尺脉微而芤，亦尿血。

［校勘］

①结:《圣惠方》卷三十七治小便出血诸方作“流注”。

［语译］　心主于血,与小肠相合为表里。如其心家有热,随络下结于小肠,就可以引起小便出血。

诊其脉,如尺部急疾而弦,便为风邪入于足少阴经,能导致小便下血。如尺脉微而芤,亦主尿血。

八、九窍四支出血候(8)

［原文］　凡荣卫大虚,腑脏伤损,血脉空竭,因而恚怒失节,惊忿过度,暴气逆溢,致令腠理开张,血脉流散也,故[①]九窍出血。喘咳而上气逆[②],其脉数[③]有热,不得卧者死。

［校勘］

①故:《医心方》卷五第四十五作“言”。《圣惠方》卷三十七治九窍四肢指歧间出血诸方作“凡”。

②喘咳而上气逆:《金匮要略》第十六作“咳逆上气”。

③数:此后《金匮要略》有“而”字。

［语译］　凡是营卫大虚,脏腑伤损,血脉空虚者,再因恼怒失节,惊忿过度,必致气机暴逆,腠理开泄,血脉流散,所以九窍皆出血。失血以后,如见喘咳而气逆,脉数身热,不得安卧者,此为有阳无阴,有死亡的危险。

［按语］　本候标题为九窍四肢出血,但文中未言及四肢,可能有脱简。又文中言“腠理开张,血脉流散”,据此,则本候应理解为九窍四肢皮肤出血,包括后世所说的肌衄在内。

九、汗血候(9)

［原文］　肝藏血,心之液为汗。言肝心俱伤于邪,故血从肤腠而出也。

［语译］　肝主藏血,而汗为心之液。现在肝心都为邪气所伤,所以血从肤腠而出,这种证候,称为汗血。

毛发病①诸候　凡十三论

［提要］　本篇论述毛发诸病。论述了须、发、眉、毛的光泽与枯槁，美长与丑陋，润黑与黄白，生长与秃落等，指出与足少阳、足少阴、足阳明、手阳明等经脉的血气盛衰有关。火烧处发不生候和鬼舐头候，对病机的论述，颇有阐发。

另有白秃、赤秃候是皮肤病，因伴有头发秃落，连类而及者。

［校勘］

①毛发病：原作“发毛病”，从本书目录改。

一、须①发秃落候※(1)

［原文］　足少阳胆之经也，其荣在须；足少阴肾之经也，其华在发。冲任之脉，为十二经之海，谓之血海，其别络②上唇口。若血盛则荣于须③发，故须发美；若血气衰弱，经脉虚竭，不能荣润，故须发秃落。

［校勘］

①须：《医心方》卷四第六作“鬓”。

②络：原作“经”，从元本改。

③须：原作“头”，从《圣惠方》卷四十一治须发秃落诸方改。

［语译］　足少阳为胆的经脉，其精气上荣于须；足少阴为肾的经脉，其精气上荣于发。冲任二脉为十二经之海，又称为血海，其别络上循唇口。因此，以上诸经血气充盛，就能滋荣须发，所以须发光泽美观；如果血气衰弱，经脉虚竭，就不能滋荣须发，须发就会秃落。

二、令生髭[1]候(2)

［原文］　手阳明为大肠之经，其支络缺盆，上颈贯颊，入下齿间。髭者，是血气之所生也，若手阳明之经血盛，则髭美而长；

血气衰少则不生。

［注释］

［1］髭(zì 资)：口上的胡须。

［语译］ 手阳明为大肠的经脉，其支脉络于缺盆，上颈贯颊，入下齿中间。髭赖血气而生长，如手阳明经脉血气充盛，则髭光泽美观而长；如果血气衰少，则髭不能生长。

三、白发候※(3)

［原文］ 足少阴肾之经也，肾主骨髓，其华在发。若血气盛，则肾气强，肾气强，则骨髓充满，故发润而黑；若血气虚，则肾气弱，肾气弱则骨髓枯竭，故发变白也。

［语译］ 足少阴为肾之经脉，肾主骨髓，其精华上荣于发。如果人体血气充盛，则肾气亦强，肾气强盛则骨髓充满，所以精华上荣，头发润泽而乌黑；如血气亏虚，则肾气衰弱，肾气衰弱则骨髓枯竭，所以头发失去荣养而变白。

四、令长发候(4)

［原文］ 发是足少阴之经血所荣也。血气盛则发长美；若血虚少，则发不长。须以药治之令长。

［语译］ 头发为足少阴肾经的血气所滋养。肾经血气充盛，则发长而美观；若血气衰少，则头发不易生长。要用药物治疗，使之生长。

五、令发润泽候(5)

［原文］ 足少阴之经血，外养于发。血气盛发则光润；若虚则血不能养发，故发无润泽也。则须以药令其润泽。

［语译］ 足少阴肾之经血，外养于发。血气充盛，精气外荣，其发就光亮润泽；若血气亏虚，就不能外养于发，所以其发没有润泽。则需要用药物治疗，使之润泽。

六、发黄候(6)

［原文］　足少阴之经血，外养于发。血气盛，发则润黑；虚竭者，不能荣发，故令发变黄。

［语译］　足少阴肾之经血，外荣于发。如血气充盛则发润泽而乌黑；如果血气虚竭，则不能外荣于发，致使发枯变黄。

七、须黄候(7)

［原文］　足少阳之经血，外荣于须。血气盛，须则美而长；若虚少不足，不能荣润于外，故令须黄。

［语译］　足少阳胆之经血，外荣于须。胆经血气充盛，其须则美观而长；若血气虚少不足，不能荣润于外，须无血养，所以色变枯黄。

八、令生眉毛候(8)

［原文］　足太阳之经，其脉起于目内眦，上额交巅。血气盛则眉美有毫[1]，血少则眉恶[2]。又眉为风邪所伤，则眉脱，皆是血气伤损，不能荣养，故须以药生之。

［注释］

［1］毫：长而锐的细毛。

［2］恶：丑陋。

［语译］　足太阳膀胱之经脉，起于内眼角，上经额部，与督脉交会于头顶。足太阳经血气充盛，则眉毛美观，长而有毫，若血气虚少，眉毛则粗而难看。另外，眉毛为风邪所伤，则引起眉毛脱落。这都是由于血气伤损，不能外荣于眉毛，所以需用药物治疗，使之生长而美观。

九、火烧处发不生候(9)

［原文］　夫发之生，血气所润养也。火烧之处，疮痕致密，则气血下沉，不能荣宣腠理，故发不生。

［语译］　毛发的生长，是赖于血气的滋润和荣养。被火烧伤的地方，疮面愈合后留有瘢痕而致密，气血则不能荣养宣通其腠理，所以毛发不能生长。

十、令毛发不生[1]候(10)

［原文］　足少阴之血气其华在发，足太阳之血气盛则眉美，足少阳之血气盛则须美，足阳明之血气盛则发美，手阳明之血气盛则髭美，诸经血气盛，则眉髭须发美泽；若虚少枯竭，则变黄白悴秃[2]。若风邪乘其经络，血气改变，则异毛恶发妄生也，则须以药傅，令不生也。

［注释］

[1]令毛发不生：这里是指用药治疗，使异毛恶发不再妄生。

[2]悴秃：枯悴秃落。

［语译］　从略。

［按语］　本候论述须发的荣枯与经脉气血的盛衰有关。其中论述与足阳明经脉，有密切关系。这是因足阳明经脉“挟口环唇”，而且阳明为多气多血的缘故。

十一、白秃候(11)

［原文］　凡人皆有九虫在腹内，值血气虚则能侵食，而蛲虫发动，最能生疮，乃成疽、癣、瘑、疥之属，无所不为。言白秃者，皆由此虫所作，谓在头生疮有虫，白痂甚痒，其上发并秃落不生，故谓之白秃。

［语译］　人多有九虫寄生在腹中，遇到血气亏虚之时，就会侵蚀人体。其中蛲虫发动，最能使人生疮，产生疽、癣，瘑、疥之类病证，无所不作。有说白秃之生，即是由此虫所造成，认为在头部生疮有虫，因而结成白痂很痒，秃疮上头发全部脱落，不能生长，所以称为白秃。

［按语］　本候所论的白秃，即现在所称头癣中的白癣。其

病原体是真菌，而非蛲虫。

十二、赤秃候(12)

［原文］ 此由头疮，虫食发秃落，无白痂，有汁，皮赤而痒，故谓之赤秃。

［语译］ 从略。

十三、鬼舐[1]头候(13)

［原文］ 人有风邪在头，有偏虚处，则发秃落，肌肉枯死。或如钱大，或如指大，发不生，亦不痒，故谓之鬼舐头。

［注释］

[1]舐（shì 氏）：以舌舔物。

［语译］ 人有风邪在于头部，适遇局部有偏虚之处，风邪乘虚侵袭，以致头发秃落，肌肉枯死。或者像铜钱大一块，或者像指面大，头发不能生长，亦没有痒感，这种证候，称为鬼舐头。

［按语］ 鬼舐头，即现代医学所称的斑秃。文中言其由于“风邪在于头，有偏虚处，则发秃落”。“风邪”之说，值得注意。

面体病诸候　凡五论

［提要］ 本篇论述面体诸病。内容有蛇身、面疱、面皯䵳、酒齄与嗣面等。这些病证，临床上较易见到。

一、蛇身候(1)

［原文］ 蛇身者，谓人皮肤上如蛇皮而有鳞甲，世谓之蛇身也。此由血气否涩，不通润于皮肤故也。

［语译］ 蛇身证候，是人身皮肤上如蛇皮、粗糙而有鳞甲，通俗即谓之蛇身。这是由于血气的运行痞涩，不能通达润泽于皮肤所致。

［按语］　蛇身候“皮肤上如蛇皮而有鳞甲”，责之“血气痞涩，不通润于皮肤”。在临床所见，有由于遗传的，即鱼鳞病，或称鱼鳞癣、蛇皮癣。有属于某些疾病的见症的，如内有干血的肌肤甲错。这里的蛇身候，可能是属于前者。

二、面疱候※(2)

［原文］　面疱者，谓面上有风热气生疱，头如米大，亦如谷大，白色者是。

［语译］　面疱证候，是由于面上有风热邪气，以致发生疱疹，疹头如米粒大，亦有如谷子大，形成白色疱疹，这种证候，称为面疱。

三、面皯䵳[1]候※(3)

［原文］　人面皮上，或有如乌麻[2]，或如雀卵上之色是也。此由风邪客于皮肤，痰饮渍于腑脏，故生皯䵳。

［注释］

[1]皯䵳(gǎn yùn 杆运)：面部的黑色斑点。俗称“雀斑”。

[2]乌麻：即黑芝麻。

［语译］　从略。

［按语］　面皯䵳即通称之“雀斑”，属于色素沉着性皮肤病，与日晒和遗传有关。文中提出“此由风邪客于皮肤，痰饮渍于腑脏”，对临床治疗有所启发，可以研究。

四、酒齄[1]候(4)

［原文］　此由饮酒，热势冲面，而遇风冷之气相搏所生，故令鼻面生齄，赤疱匝匝然[2]也。

［注释］

[1]酒齄(zhā 渣)：鼻尖红肿生疱之病。俗称酒齄鼻。

[2]匝匝(zā 扎)然：形容鼻部周围红晕生有很多小疱疹。

［语译］　从略。

［按语］　酒齇鼻，有因饮酒而致者，有并不饮酒，亦病此者。文中说：“热势冲面，而遇风冷之气相搏所生”。盖源于《素问》“劳汗当风，寒薄为齇”之义。

五、嗣[1]面①候(5)

［原文］　嗣面者，云面皮上有滓如米粒者也。此由肤腠受于风邪，搏于津液，津液②之气，因虚作之也。亦言因傅胡粉[2]，而皮肤虚者，粉气入腠理化生之也。

［校勘］

①嗣面：《医心方》卷四第十七作“饲面”。《圣惠方》卷四十作“粉刺”。

②津液：《圣惠方》无此二字。

［注释］

[1]嗣：从《医心方》作“饲”较易理解，言“面皮上有滓如米粒”，好象以米饲面之意。

[2]胡粉：即铅粉。

［语译］　从略。

［按语］　嗣面候“面皮上有滓如米粒”，与现称之“痤疮”类似。《圣惠方》将“嗣面”名称改为“粉刺”。文中提出此病的两个病因，如“肤腠受风邪，搏于津液”，以及“敷胡粉，粉气入腠理”。临床上都可见到，后一种病因，多见于戏剧演员。

卷二十八

目病诸候　凡三十八论

［提要］　本篇论述目病诸候。内容是，外眼病有目胎赤、目赤烂、目脓漏、睢目、雀目及目肤翳候等；内眼病有青盲、目眇、目茫茫候等；有目不能远视、目偏视候等。此外，还对目淫肤息肉的刀割术治疗，作了论述。在病因病理方面，除了论述风冷风热之邪的侵袭外，还着重论述了脏腑经络阴阳气血同眼的密切关系。这种学说，是祖国医学的整体观念在眼科学上的具体体现。

一、目赤痛候(1)

［原文］　凡人肝气通于目。言①肝气有热，热冲于目，故令赤痛。

［校勘］

①言：《外台》卷二十一目赤痛方作“若”。

［语译］　人的肝气都通于目。如肝气有余而生热，热气上冲于目，则使目赤疼痛。

［按语］　目赤痛，是许多眼病的共同见症。其成因不一，有外感风热而致者，有脏腑气热上冲者，临床应结合具体病情分析。

二、目胎赤候(2)

［原文］　胎赤者，是人初生，洗目不净，令秽汁浸渍于眦，使睑赤烂，至大不瘥，故云胎赤。

［语译］ 胎赤，是婴儿初生时，洗目没有洗净，秽浊的东西感染于目眦，因而发生眼睑赤烂。这种病症，往往经久不愈，因为是产时所得，所以称为胎赤。

［按语］ 《危氏得效方》有“胎风赤烂”，认为“小儿初生便有此证，至三四岁，双目红而弦边赤烂，时复痒痛”。叙症较详，可作参考。

又，“胎赤”一词，前人有作为胎毒致眼赤烂释者，这里指出，“是人初生，洗目不净，会秽汁浸渍于眦”所致，是后天感染。

三、目风赤候(3)

［原文］ 目者肝之窍，风热在内乘肝，其气外冲于目，故见风泪出，目睑皆赤。

［语译］ 目为肝之外窍，风热之邪内乘于肝，其热气外冲于目，所以遇风流泪，眼睑发赤。

四、目赤烂眦候(4)

［原文］ 此由冒触风日，风热之气伤于目，而眦睑皆赤烂，见风弥甚，世亦云风眼。

［语译］ 目赤烂眦，是由冲冒风日，风热之气伤于目，因而眼角，眼睑发赤溃烂。此种症候，往往遇风加剧，所以亦称为风眼。

五、目数十年赤候(5)

［原文］ 风热伤于目眦，则眦赤烂。其风热不去，故眦常赤烂，积年不瘥。

［语译］ 风热伤于目眦，则目眦发生赤烂。若风热之邪羁留不去，可使目眦经常赤烂，多年而不愈。

六、目风肿候(6)

［原文］ 目为肝之外候。肝虚不足，为冷热之气所干，故气

上冲于目，外复遇风冷所击，冷热相搏，而令睑内结肿，或如杏核大，或如酸枣之状。肿而因风所发，故谓之风肿。

［语译］ 目为肝的外候。肝虚不足，易受冷热之邪的侵犯，肝气有热，则上冲于目，复遇风冷之邪外袭，以致冷热相搏，使眼睑内结成肿块，或如杏核大，或如酸枣之状。此肿是因受风邪所发，所以称之为风肿。

七、目风泪出候※(7)

［原文］ 目为肝之外候。若被风邪伤肝，肝气不足，故令目泪出。

［语译］ 目为肝的外候。如其风邪伤肝，则肝气不足，不能制约其津液，所以目泪自出。

八、目泪出不止候(8)

［原文］ 夫五脏六腑，皆有津液，通于目者为泪。若脏气不足，则不能收制其液，故目自然泪出，亦不因风而出不止，本无赤痛。

［语译］ 人之五脏六腑，皆有津液，肝开窍于目，其津液之通于目者即为泪。如其脏气虚弱，肝脏不能收摄津液，则泪液自然流出。这种泪出，并不是因于风邪，而是本身流出不止，其目亦无赤痛之症。

［按语］ 本候目泪出不止，大都属于肝肾两虚，宜补益肝肾。流出的泪液，一般是清稀的，属于“冷泪”之例，它与前“目风赤候”的见风泪出，一虚一实，一寒一热，大不相同。

九、目肤翳[1]候(9)

［原文］ 阴阳之气，皆上注于目。若风邪痰气，乘于腑脏，腑脏之气虚实不调，故气冲于目，久不散，变生肤翳[1]。肤翳者，明①眼睛上有物如蝇翅者即是。

［校勘］

①明：《圣惠方》卷三十三治眼生肤翳诸方无。

［注释］

［1］肤翳：指目翳之菲薄者。谓其翳浅薄如皮肤，原文形容如蝇翅，义同。

［语译］ 五脏六腑的阴阳之气皆上注于目。如其风邪痰气，乘袭于脏腑，则脏腑的虚实不调，邪气上冲于目，经久不散，就能变生肤翳。肤翳，即是明眼睛上覆盖着一层薄膜形如蝇翅一样。

十、目肤翳覆瞳子候(10)

［原文］ 此言肝脏不足，为风热之气所干，故于目睛上生翳，翳久不散，渐渐长侵覆瞳子。

［语译］ 目肤翳覆瞳子，是由于肝脏不足，又为风热之气所乘，所以在目睛上生翳，翳久不散，渐渐长大，因而覆盖瞳子。

十一、目息肉淫肤候(11)

［原文］ 息肉淫肤者，此由邪热在脏，气冲于目，热气攻①于血脉，蕴积不散，结而生息肉，在于白睛肤睑之间，即谓之息肉淫肤也。

［校勘］

①攻：原作“切”，从《外台》卷二十一生肤息肉方改。

［语译］ 目息肉淫肤，是由邪热在于内脏，邪气上冲于目，热气流注于血脉，蕴结不散，以致息肉淫浮在白睛肤睑之间，所以叫息肉淫肤。

［按语］ 本候所论，相当于胬肉攀睛，多系心肺二经风热，加之脾胃积热上壅，气血瘀滞而成，亦有阴虚火旺而致者。

十二、目暗不明候※(12)

［原文］ 夫目者，五脏六腑阴阳精气皆上注于目。若为血

气充实，则视瞻分明，血气虚竭，则风邪所侵，令目暗不明。

［语译］　五脏六腑的阴阳精气皆上注于目。脏腑血气充盛，则目视清晰分明，如其血气虚少，则易为风邪所侵，而使目视不明。

［按语］　本候指出，脏腑血气的盛衰，可以影响视力，尤其与肝脏的关系更为密切。所谓“目得血而能视”，肝藏血，血不足则目不得养，亦易致外邪（尤其是风邪）入侵，损伤视力。此外，情绪因素，如肝郁、肝火等可致目暗不明。目暗不明，多见于眼底病，尤其是一些血管病变。

十三、目青盲候※(13)

［原文］　青盲者，谓眼本无异，瞳子黑白分明，直不见物耳。但五脏六腑之精气，皆上注于目，若脏虚有风邪痰饮乘之，有热则赤痛，无热但内生障。是腑脏血气不荣于睛，故外状不异，只不见物而已。是之谓青盲。

［语译］　眼睛从外观上看，没有什么变异，瞳子黑白分明，但是视觉丧失，看不见东西。五脏六腑之精气皆上注于目，若脏气虚弱，为风邪痰饮乘虚侵袭，如有热则目赤疼痛，无热但目生内障。这是腑脏血气不能上荣于睛，所以目的外观没有异常，而视觉丧失。这种病变，称之为青盲。

［按语］　视力极差而外观并无异常者皆称青盲。这种病症往往是一种病程较长的慢性眼病，类似视神经萎缩。

十四、目青盲有翳候(14)

［原文］　白黑二睛无有损伤，瞳子分明，但不见物，名为青盲。更加以风热乘之，气不外泄，蕴积于睛间而生翳，似蝇翅者，覆瞳子上，故谓青盲翳也。

［语译］　白睛黑睛无损伤，瞳子分明，只是看不见东西，叫做青盲。如青盲患者，复遇风热所伤，邪气不得外泄，蕴积于目内，因而生翳，如蝇翅之状，覆盖于瞳子上面，这就称为青盲翳。

十五、目茫茫[1]候※（15）

［原文］ 夫目是五脏六腑之精华，宗脉之所聚，肝之外候也。腑脏虚损，为风邪痰热所乘，气传于肝，上冲于目，故令视瞻不分明，谓之茫茫也。凡目病，若肝气不足，兼胸鬲风痰劳热，则目不能远视，视物则茫茫漠漠也。若心气虚，亦令目茫茫，或恶见火光，视见蜚[2]蝇黄黑也。

诊其左手尺中脉沉为阴，阴实者目视茫茫。其脉浮大而缓者，此为逆，必死。

［注释］

［1］茫茫：视物不明，模糊的意思。

［2］蜚（fěi 匪）：小飞虫，形椭圆，发恶臭，生草中，食稻花。在此亦作“飞”字解。

［语译］ 眼睛是脏腑的精华之气和诸脉聚集的地方，并为肝的外候。如其腑脏虚损，又为风邪痰热乘袭，邪气传之于肝，上冲于目，使致目视模糊不清，这就称为目茫茫。大凡眼睛方面的疾病，若肝气不足，胸膈兼有风痰劳热的，则目不能远视，看东西模糊不清。若心气虚者，亦可使视物不清，或怕见火光，或眼前似有黄黑的蜚蝇飞舞。

诊其脉，左手尺中脉沉的为阴，阴实则视物茫茫。如果脉浮大而缓，则为逆证，预后不良。

［按语］ 本候论述目茫茫的病变，是由于腑脏虚损，又为风邪痰热所乘，属于本虚标实之证。并进一步论述，肝气不足，兼于风痰热邪留于胸膈者，亦目不能远视，视物则模糊不清。心气虚者，亦可出现目茫茫之候。目茫茫在临床上为眼病的一个常见症状，尤多见于慢性眼底病。

十六、雀目候（16）

［原文］ 人有昼而睛明，至暝[1]则不见物，世谓之雀目。言

其如鸟雀，瞑便无所见也。

[注释]

[1]瞑：这里指黄昏时候。

[语译] 凡人在白天目视清楚，入暮或在暗处视力就显著减退，甚则不能视物，这种证候俗称为雀目，犹如鸟雀在黄昏以后不能视物一样。

[按语] 雀目，即缺乏甲种维生素引起的夜盲症。多见于小儿脾胃不健，长期消化不良，营养缺乏之体，亦常为疳疾反映在目的早期证候。此外，尚有一种先天性夜盲症，由视网膜色素变性所引起，具有遗传因素，称为“高风雀目”。

十七、目珠管候(17)

[原文] 目，是五脏六腑之精华宗脉之所聚，肝之外候也。肝藏血，若腑脏气血调和，则目精彩明净，若风热痰饮渍于脏腑，使肝脏血气蕴积，冲发于眼，津液变生结聚，状如珠管。

[语译] 目是五脏六腑之精华和诸脉汇聚的地方，并为肝之外候。肝为藏血之脏，如其脏腑气血调和，则眼光精彩，视物清晰，如风热与痰饮浸渍于脏腑，使肝脏血气运行不畅，蕴积生热，上冲于目，便致眼中津液结聚，形成珠管一样。

十八、目珠子脱出候(18)

[原文] 目，是脏腑阴阳之精华，宗脉之所聚，上液之道[1]，肝之外候。凡人风热痰饮渍于脏腑，阴阳不和，肝气蕴积生热，热冲于目，使目睛疼痛，热气冲击其珠子，故令脱出。

[注释]

[1]上液之道：谓脏腑的津液上通于目。亦指目泪通道，如本卷目涩候云：“液道开而泣下。”

[语译] 目是脏腑阴阳之精华和诸脉汇聚的地方，为津液上行的通道，又为肝之外候。如其风热痰饮浸渍于脏腑，使阴阳

不能和调，肝气郁结生热，上冲于目，便致眼睛疼痛，甚则目珠脱出。

［按语］ 眼球突出多数是由眼眶内的占位性病变所引起，亦有一部分是由内分泌紊乱或眶内组织的炎症而产生的。本候所论，兼有眼珠疼痛，多属炎性突眼，单眼者常为眶内或副鼻窦的炎症所引起，治疗以泻其脏腑热邪，清热解毒为法，尤以泻肝热为主。

十九、目不能远视候(19)

［原文］ 夫目不能远视者，由目为肝之外候，腑脏之精华，若劳伤腑脏，肝气不足，兼受风邪，使精华之气衰弱，故不能远视。

［语译］ 目不能远视者，因为目是肝之外候，腑脏精华汇聚的所在，如劳伤腑脏，肝气不足，兼受于风邪，使精华之气衰弱，不能上荣于目，所以不能远视。

二十、目涩候(20)

［原文］ 目，肝之外候也，腑脏之精华，宗脉之所聚，上液之道。若悲哀内动腑脏，则液道开而泣下，其液竭者，则目涩。又风邪内乘其腑脏，外传于液道，亦令泣下而数欠，泣竭则目涩。若腑脏劳热，热气乘于肝，而冲发于目，则目热而涩也，甚则赤痛。

［语译］ 目为肝之外候，是五脏六腑之精华和诸脉所聚集的地方，又为泪液的通道。如其悲哀动中，影响腑脏，则液道开而泪下，其津液耗损，无以滋养眼睛，则目觉干涩。又如风邪内乘脏腑，影响排液之道，亦能使人泪下而频频呵欠，流泪过多，津液耗竭，也会使人目涩。假使腑脏有热，热气伤肝，上冲于目，则使目热而涩，甚则目赤疼痛。

二十一、目眩候(21)

［原文］ 目者五脏六腑之精华，宗脉之所聚也。筋骨血气

之精与脉并为目系，系上属于脑。若腑脏虚，风邪乘虚随目系入于脑，则令脑转而目系急，则目眴而眩也。

［语译］ 目为五脏六腑之精华和诸脉所聚集的地方。筋骨血气之精气，与血脉合并成为目系，在上连属于脑。如其脏腑虚弱，风邪乘虚从目系而入于脑，就会发生脑转头昏，牵引目系紧急，出现眼目昏花发黑，视物眩转。

二十二、目视一物为两候(22)

［原文］ 目是五脏六腑之精华。凡人腑脏不足，精虚而邪气乘之则精散，故视一物为两也。

［语译］ 五脏六腑之精气皆上注于目。凡人腑脏不足，精气虚衰，而受邪气乘之，则精气耗散，以致筋脉失去协调，眼球不受其约束，故见目视一物为二的证候。

［按语］ 目视一物为两，即通称之复视。在临床所见，凡肝肾不足，或气血两虚，又感受风邪而复视者甚多，但痰、热、外伤等，也可引起此证。

二十三、目偏视候(23)

［原文］ 目是五脏六腑之精华，人腑脏虚而风邪入于目，而瞳子被风所射，睛不正则偏视。此患亦有从小而得之者，亦有长大方病之者，皆由目之精气虚，而受风邪所射故也。

［语译］ 五脏六腑之精华皆上注于目，其人脏腑内虚，风邪袭入于目，致使目睛不正，发生偏视。这种目疾，有从小就得者，亦有成年后因病患此者，都是由于目之精气虚，风邪外袭，目睛为之牵引所致。

［按语］ 目偏视，在婴幼儿多由脾气虚弱，约束无权，或由不良习惯所致。成人如一眼或两眼目珠骤然偏斜，常由风热、风痰所致，每多伴有复视。

二十四、目飞血候(24)

［原文］ 目，肝之外候也。肝藏血，足厥阴也，其脉起足大指之藂毛[1]，入连于目系。其经脉之血气虚，而为风热所乘，故血脉生于白睛之上，谓之飞血。

［注释］

［1］藂(cóng 丛)毛：同“丛毛”。

［语译］ 目为肝之外候。肝藏血，属足厥阴经，其脉起于足大趾第二节丛毛处，上行连于目系。如其经脉之血气虚弱，为风热所乘袭，热迫血溢，风性上行，所以白睛上有血丝成片布散，发红充血。这种证候，称为目飞血。

二十五、目黑候(25)

［原文］ 目黑者，肝虚故也。目是脏腑之精华，肝之外候，而肝藏血。腑脏虚损，血气不足，故肝虚不能荣于目，致精彩不分明，故目黑。

［语译］ 目视昏黑，是由于肝脏虚，血不能上荣于目所致。因为目是脏腑之精华，肝脏的外候，而肝脏是藏血的。如其脏腑虚损，血气不足，不能营养于目，便致目光精彩不能分明，所以目视发黑。

二十六、目晕候(26)

［原文］ 五脏六腑之精华，皆上注于目，目为肝之外候。肝藏血，血气不足，则肝虚，致受风邪，风邪搏于精气，故精气聚生于白睛之上，绕于黑睛之际，精彩昏浊，黑白不明审，谓之目晕。

［语译］ 五脏六腑之精华，皆上注于目，为肝之外候。肝藏血，肝之血气不足，则肝虚，易受风邪，风邪搏于目之精气，使精气结聚于白睛之上，在黑睛与白睛交界处，出现灰白色环状混浊，使目睛黑白不分明。这种证候，叫做目晕。

［按语］ 目晕，一名“晕翳”，亦名“翳晕”。

二十七、睊[1]目候(27)

［原文］ 睊目者，是风气客于睑眦之间，与血气津液相搏，使目眦痒而泪出，目眦恒湿，故谓之睊目。

［注释］

[1]睊(juàn 绢)：形容目泪眦角常湿。“睊”，意同“涓”。

［语译］ 睊目，是由风邪客于睑眦之间，与血气津液互相搏结，以致目眦部发痒而泪出，由于目泪眦角经常湿润，所以叫做睊目。

二十八、目眵䁾[1]候(28)

［原文］ 目是腑脏之精华，肝之外候。夫目上液之道，腑脏有热，气熏于肝，冲发于目眦睑，使液道热涩，滞结成眵䁾也。

［注释］

[1]眵䁾(chī miè 痴灭)：眼眵。“眵”，是眼部分泌出的黄色粘液，俗称眼屎。“䁾”，是眼眵堆积凝结。

［语译］ 五脏六腑之精华皆上注于目，目为肝之外候。目是泪液的通道，脏腑有热，热气内熏于肝，上冲于目，使液道热涩，结滞于眦睑，便成眵䁾。

二十九、睢目[1]候(29)

［原文］ 目是腑脏血气之精华，肝之外候，然则五脏六腑之血气皆上荣于目也。若血气虚，则肤腠而受风，风客于睑肤之间，所以其皮缓纵，垂覆于目，则不能开，世呼为睢目，亦名侵风。

［注释］

[1]睢(suī 虽)目：指上睑下垂，不能举起，以致睑裂变小，视物受阻碍之证。“睢”，仰视貌。

［语译］ 目是脏腑气血的精华，肝之外候，所以五脏六腑的血气皆上行荣养于目。如其血气虚，则肤腠开疏，易受风邪，风邪逗留于睑肤之间，致使眼皮弛缓，下垂覆于目珠上，眼睛不能张开。这种证候，通常称为雎目，亦叫做侵风。

［按语］ 雎目，又名侵风脾倦。病有先天和后天之分，发病有单侧和双侧之别。先天性的，是由于提上睑肌发育不全，多为双侧的；后天而得的，多因脾气虚弱，血脉不和，或风邪客睑，脉络弛缓，多为单侧的。临床上以重症肌无力，动眼神经麻痹引起者较为常见。

三十、目眇候(30)

［原文］ 目者，腑脏之精华，宗脉之所聚，肝之外候也。风邪停饮，在于脏腑，侵于肝气，上冲于眼，则生翳障①、珠管、息肉。其经络有偏虚者，翳障则偏覆一瞳子，故偏不见物，谓之眇目。

［校勘］

①翳障：原作"障翳"，从鄂本改。

［语译］ 目是脏腑之精华，诸脉汇聚的地方，又为肝之外候。如风邪停饮在于脏腑，侵犯肝气，上冲于眼，就能发生翳障、珠管或息肉等症。如其经络有一侧虚弱者，翳障就偏覆于一侧瞳子，因此发生偏盲，这种证候，叫做眇目。

三十一、目蜡[1]候(31)

［原文］ 蜡目者，是蝇蛆目眦成疮，故谓之蜡目。

［注释］

[1]蜡(qū 区)：音义与"蛆"同。

［语译］ 从略。

［按语］ 蝇蛆可以通过苍蝇与眼部接触而在眼各组织繁殖，引起炎症反应。如蝇蛆也可引起结膜炎、角膜炎等。

三十二、目肥候(32)

[原文] 肥目者，白睛上生点注，或如浮萍，或如榆荚，有如胡粉色者，有作青黑色者，似羹上脂，致令目暗，世呼为肥目。五脏六腑之精华，皆上注于目，为肝之外候，宗脉所聚，上液之道。此由腑脏气虚，津液为邪所搏，变化而生也。

[语译] 肥目，是白睛上附生点状或片状色素斑，或如浮萍，或如榆荚，其色如胡粉，或作青黑色者，犹如羹上脂油。致使眼睛视物不明，俗称为肥目。这种目疾，是由于腑脏气虚，津液被邪气搏结而产生。

[按语] 本候所述的证候，与睑裂斑、较大的结膜疱疹、色素斑，或上皮性结膜干燥症在白睛上出现结膜干燥斑(毕脱氏斑)相似。其中除结膜干燥症可合并夜盲外，其他几种疾病不会引起目暗。若同时兼有视力减退的眼底病，也能使人目暗。

三十三、目疱疮候(33)

[原文] 目，肝之候也。五脏六腑之精华，上荣于目，腑脏有热，气乘于肝，冲发于目，热气结聚，故睛上生疱疮也。

[语译] 从略。

[按语] 本候所述，热气结聚，睛上生疱疮，未言睛上部位。临床所见，如位于结膜上的，则类似于疱疹性结膜炎，如位于黑睛上的，则类似黑睛生翳，如位于眼睑上，则为带状疱疹，睑缘炎之类目疾。

三十四、目脓漏候(34)

[原文] 目是肝之外候，上液之道，风热客于睑眦之间，热搏于血液，令眦内结聚，津液乘之不止，故成脓汁不尽，谓之脓漏。

[语译] 目为肝之外候，泪液的通道。如其风热客于睑眦

之间，热邪与血液相搏，致使气血瘀滞，结聚于眦内，津液乘之下流不止，变为脓汁时下，绵绵不尽，所以叫做脓漏。

［按语］ 目脓漏，系指脓液或粘浊泪水自内眦渗出之症。相当于泪囊炎。本病急性者易治，慢性者难愈。

三十五、目封塞候(35)

［原文］ 目，肝之外候也，肝气通于目，风邪毒气客于睑肤之间，结聚成肿，肿而睑合不开，故谓之封塞。然外为风毒结肿，内则蕴积生热，若肿不即消，热势留滞，则变生肤翳、息肉、白障也。

［语译］ 目为肝之外窍，肝气上通于目，如其风邪毒气袭于眼部睑肤之间，邪气结聚而肿以致两睑闭合，不能睁开，便称为目封塞。这时眼睛外因风毒所侵而肿，内则蕴积生热，若肿势不能及时消散，邪热留滞，可进一步变生肤翳、息肉、白障等证。

［按语］ 目封塞，又名胞肿如桃。在临床上见于炎性眼睑水肿，如麦粒肿、睑蜂窝织炎、皮炎以及急性结膜炎等，均可出现此证。

三十六、目内有丁候(36)

［原文］ 目，肝之外候也。脏腑热盛，热乘于肝①，气冲于目，热气结聚，而目内变生状如丁也。

［校勘］

①肝：原作“腑”，今据上下文义改。

［语译］ 目为肝之外候也。由于脏腑热气偏盛，热乘于肝，上冲于目，使热气结聚，气血凝滞，因而黑睛上生翳如钉。

三十七、针眼候(37)

［原文］ 人有眼内眦头忽结成疱，三五日间便生脓汁，世呼为偷针。此由热气客在眦间，热搏于津液所成。但其热势轻者，

故止小小结聚,汁溃热歇乃瘥。

［语译］ 目内眦部突然结疱隆起,三五日内即出现脓头,这种目疾,俗称为偷针。此由热邪客于眦间,热与津液搏结而成。如其热邪较轻,故仅生小小结聚,只要脓溃热退,即可痊愈。

［按语］ 偷针眼即麦粒肿,除生于内眦外,亦可以生于近睑缘的任何部位,多由风热所致。

三十八、割目后除痛止血候(38)

［原文］ 夫目生淫肤息肉,其根皆从目眦染渐而起。五脏六腑之精华,上注于目。目,宗脉所聚,肝之外候也。肝藏血。十二经脉有起内眦兑眦[1]者,风热气乘其脏腑①,脏腑①生热,热气熏肝,冲发于目,热搏血结,故生淫肤息肉,割之而伤经脉者,则令痛不止,血出不住,即须方药除疗之。

［校勘］

①脏腑:鄂本作“腑脏”。

［注释］

［1］兑眦:外眦。“兑”通“锐”。

［语译］ 从略。

［按语］ 本候对目息肉淫肤的治疗,明确指出必须手术,并提示术后的疼痛,出血不止等,可予“方药除疗”。

卷二十九

鼻病诸候　凡十一论

［提要］ 本篇论述鼻病诸候。内容有鼻衄、鼻齆、鼻息肉、鼻生疮和鼻痛等。其中对鼻衄证候，根据病情的轻重，时间的新久，分为鼻衄不止、鼻大衄、鼻久衄等候。关于鼻齆，鼻息肉以及鼻窒塞气息不通候，三者之间，认为有发展传变关系。

一、鼻衄候※(1)

［原文］ 经云：脾移热于肝，则为惊衄。脾土也，肝木也，木本克土，今脾热，为土气翻盛，逆往乘木，是木之虚不能制土，故受脾之移热也。肝之神为魂，而藏血，虚热则魂神不定，故惊也。凡血与气，内荣腑脏，外循经络，相随而行于身，周而复始。血性得寒则凝涩，热则流散；而气，肺之所主[①]也，肺开窍于鼻，热乘于血[②]，则气亦热也。血气俱热，血随气发出于鼻，为鼻衄。

［校勘］

①主：原作"生"，从《圣惠方》卷三十七鼻衄论改。

②血：《医心方》作"肺"，《圣惠方》作"血"。

［语译］ 《素问》气厥论说：脾经之热移于肝，可引起惊骇衄血。这是因为脾属土，肝属木，木本能克土，现在脾经有热，为土气反盛，所以反逆而乘侮于木，使肝木虚而不能制土，所以反受脾经的移热。肝在五神中所藏为魂，又主藏血，现在肝虚有热，则神魂不定，所以发生惊骇。血与气，在内营养腑脏，在外循行

经络，互相依随而行于全身，周而复始。同时血的性质是遇寒则凝涩，遇热则流动散溢；而气的运行，又为肺所主，肺是开窍于鼻的，现在肝脾之热乘于血，则肺气亦热。血与气都热，所以血随气上逆溢出于鼻，就成为鼻衄。

[原文] 诊其寸口①微芤者，衄血。寸脉微，苦寒，为是衄血。

寸脉微弱，尺脉涩，弱则②发热，涩③为无血，其人必厥④、微呕、夫厥当眩不眩，而反头痛，痛为实，下虚上实，必衄也。

肝脉大，喜为衄。脉阴阳错[1]而浮，必衄血。脉细而数，数反在上，法当吐而不吐，其面颧上小赤，眼中白肤上自有细赤脉如发，其趣至黑瞳子上者，当衄。病人面无血色，无⑤寒热，脉沉弦者，衄也。

衄发从春至夏，为太阳衄；从⑥秋至冬为阳明衄。连日不止者，其脉轻轻在肌，尺中自浮，目睛⑦晕黄，衄必未止。若目睛了慧⑧[2]，知衄今止。

脉滑小弱者生，实大者死。诊人衄，其脉小滑者生，大躁者死不治也。鼻衄脉，沉细者生，浮大而牢者死。

[校勘]

①口：此后《圣惠方》卷三十七鼻衄论有“脉”字。

②弱则：原无，从《脉经》卷八第十三补。

③涩：原作“弱”，从《脉经》改。

④其人必厥：原作“必厥其人”，从《脉经》改。

⑤无：原无，从《金匮》第十六补。

⑥从：原作“后”，从汪本改。

⑦睛：原作“精”，从《金匮》改。

⑧了慧：《金匮》作“慧了”。

[注释]

[1]脉阴阳错：关前为阳，关后为阴。如关前见沉、涩、短等阴脉，关后见浮、滑、长等阳脉，便为脉阴阳错。

[2]了慧：清爽明晰的意思。

[语译] 诊其脉寸口脉微芤者，主衄血。寸口脉微，伴见恶寒者，为衄血之征。

寸脉微弱，尺脉涩者，脉弱为阴虚内热，脉涩为失血亡阴，患者每见厥逆、微呕吐等症。厥逆应当头眩，今反头痛，头痛为邪实，此为下虚上实之证，亦每见鼻衄。

肝主藏血，如肝脉大，为肝气过盛，每易衄血。如脉象阴阳交错，尺部而见浮脉，为阴虚火旺，亦为衄血之征。又如脉象细数，数脉反在上部，这是邪盛于上，理当出现呕吐症状，但却并未呕吐，而面颧部微泛红色，眼中白睛上见细小赤脉如丝发，并很快走向瞳孔的，这是虚阳上越，当见衄血。尚有病人面无血色，并无寒热表证，而脉象沉弦者，也是衄血的证候。

衄血之病，从春至夏发作的，为太阳衄，从秋至冬发作的，为阳明衄。如其鼻衄连日不止，其脉轻微在肌肉之间，尺中见浮，目睛有晕黄，这是肝肾之热上扰，衄血还不会停止；如目睛清爽明晰，可知鼻衄就会停止。

总之，衄血之脉，滑或小弱的，是营血虽伤，胃气尚存，主生；如见实大者为邪盛正虚，主死。脉小滑者生，为有胃气，见大而躁者死，为阴竭阳极之象，不易治疗。衄血脉见沉细者生，是血虽去，火已靖；浮大而牢者死，这是脉与证相反，所以预后不良。

二、鼻衄不止候(2)

[原文] 肝藏血。肺主气，开窍于鼻。血之与气，相随而行，内荣腑脏，外循经络。腑脏有热，热乘血气，血性得热即流溢妄行，发于鼻者，为鼻衄。脏虚血盛，故衄不止。

[语译] 肝主藏血。肺主气，开窍于鼻。血之与气，是相随而行的，在内营运于腑脏，在外循行于经络。假如腑脏有热，其热乘于血气，血得热则流散妄行，从鼻而出者，即为鼻衄。如其腑脏虚而血分热盛，则衄血经久不止。

三、鼻大衄候(3)

[原文] 鼻衄，由血①气虚热故也。肝藏血。肺主气，而开窍于鼻。血之与气，相随而行，循于经络，荣于腑脏。若劳伤过度，腑脏生热，热乘血气，血性得热则流散妄行，从鼻出者，谓之衄。其云鼻大衄者，是因鼻衄而口鼻皆出血，故云鼻大衄也。

[校勘]

①血：原无，从《圣惠方》卷三十七治鼻大衄诸方补。

[语译] 从略。

四、鼻久衄候(4)

[原文] 鼻衄，由热乘血气也。肝藏血。肺主气，开窍于鼻。劳损脏腑，血气生热，血得热则流散妄行，随气发于鼻者，名为鼻衄。脏虚不复，劳热停积，故衄经久不瘥。

[语译] 从略。

[按语] 以上三候，鼻衄不止、鼻大衄和鼻久衄候，是论述鼻衄的变证。其病理变化皆在于，血气俱热而为鼻衄，如脏虚热盛，则衄不止；劳伤过度腑脏生热，则为大衄；劳热停积，便为久衄。其病证的轻重，在于病机的不同。

五、鼻齆[1]候※(5)

[原文] 肺主气，其经手太阴之脉也。其气通鼻。若肺脏调和，则鼻气通利，而知香臭。若风冷伤于脏腑，而邪气乘于太阴之经，其气蕴积于鼻者，则津液壅塞，鼻气不宣调，故不知香臭，而为齆也。

[注释]

[1]齆(wèng 瓮)：鼻道阻塞，发音不清。俗称齆鼻腔。

[语译] 肺主气，其经为手太阴脉，其气通于鼻。如果肺脏调和，则鼻气通畅，嗅觉亦就灵敏，能辨别香臭。如风冷之邪侵

袭脏腑，邪气乘于肺经，蕴积于鼻，则津液壅塞不行，鼻气不能通畅，所以不能辨别香臭，成为鼻齆。

六、鼻生疮候※(6)

［原文］ 鼻是肺之候，肺气通于鼻。其脏有热，气冲于鼻，故生疮也。

［语译］ 鼻是肺的外候，肺气上通于鼻。如其肺脏有热，热气上冲，熏灼于鼻，所以鼻内生疮。

七、鼻息肉候※(7)

［原文］ 肺气通于鼻。肺脏为风冷所乘，则鼻气不和，津液壅塞，而为鼻齆。冷搏于血气，停结鼻内，故变生息肉。

［语译］ 从略。

八、鼻窒塞气息不通候(8)

［原文］ 肺气通于鼻，其脏为风冷[1]所伤，故鼻气不宣利，壅塞成齆。冷气结聚，搏于血气，则生息肉。冷气盛者，则息肉生长，气息窒塞不通也。

［校勘］

①风冷：原作“冷风”，从本篇鼻齆候、鼻息肉候文例改。

［语译］ 从略。

［按语］ 本候论述鼻窒塞气息不通，是由鼻齆发展成息肉，再由息肉形成此症。其病理变化是，先有风冷伤于肺而成齆，又加冷气结聚于血气而生息肉，冷气盛则息肉生长而气息窒塞不通，这是本病发生、发展的三个阶段。其病因则是风冷之邪。

九、鼻涕候(9)

［原文］ 夫津液涕唾，得热即干燥，得冷则流溢不能自收。肺气通于鼻，其脏有冷，冷随气入乘于鼻，故使津涕[1]不能自收。

［校勘］

①津涕：《圣惠方》卷三十七治鼻流清涕诸方作“津液流涕”。

［语译］ 人的津液涕唾，一般变化是，得热则干燥，遇冷则流溢于外，不能自己控制。肺气通于鼻，如肺有寒冷，冷邪随气上犯于鼻，则使津液鼻涕外流，不能自己收摄。

十、鼻痛候(10)

［原文］ 肺气通于鼻，风邪随气入于鼻内，搏于血气，邪正相击，气道不宣，故鼻痛。

［语译］ 从略。

十一、食诸物误落鼻内候(11)

［原文］ 颃颡[1]之间，通于鼻道。气入有食物未及下喉，或因言语，或因嚏咳而气则逆，故食物因气逆者，误落鼻内。

［注释］

［1］颃颡（hāng sǎng 杭嗓）：指咽后壁上的后鼻道，是人体与外界进行气体交换的必经通路。

［语译］ 颃颡之间，通于鼻道。在吸气的时候，由于食物还没有下咽，或者因为说话，或者因为喷嚏和咳嗽而吸气上逆，所以使食物随逆气而误入鼻腔之内。

耳病诸候　凡九论

［提要］ 本篇论述耳病诸候。内容有耳聋、耳鸣、耳疼痛、聤耳、耳疮候等。耳聋分为耳风聋、劳重聋与久聋。其中耳聋与耳鸣两候，对病因和病机作了较详的叙述，并列举脉证，进行比较分析。耳疼痛候中，关于耳疼痛不治，可以变成痉病的论述，值得探究。

一、耳聋候※(1)

［原文］ 肾为足少阴之经，而藏精，气通于耳。耳，宗脉之所聚也。若精气调和，则肾脏①强盛，耳闻五音[1]。若劳伤血气，兼受风邪，损于肾脏而精脱，精脱者，则耳聋。然五脏六腑十二经脉，有络于耳者，其阴阳经气有相并时，并则有脏气逆，名之为厥，厥气相搏，入于耳之脉，则令聋。

其肾病精脱耳聋者，其候颊颧色黑。手少阳之脉动，而气厥逆而耳聋者，其候耳内煇煇焞焞②[2]也。手太阳厥而聋者，其候聋而耳内气满。

［校勘］

①脏：《医心方》卷五治耳聋方作“气”。

②煇煇焞焞：《灵枢》经脉作“浑浑焞焞”，《太素》卷八经脉之一作“浑浑淳淳”。

［注释］

[1]五音：亦称“五声”。即宫、商、角、徵、羽。

[2]煇（hún 浑）煇焞（tún 屯）焞：形容听觉模糊，耳内有声。《太素》杨注：“浑浑淳淳，耳聋声也”。

［语译］ 肾为足少阴经脉，主藏精，其气通于耳。耳又为诸经脉汇聚之处。如其肾之精气调和，则肾脏强盛，听觉亦很灵敏，能够辨别五音。如因劳而损伤血气，并受风邪，使肾气损伤，导致精脱，就会发生耳聋。还有五脏六腑的十二经脉，有上络于耳者，这些阴经和阳经的经气，有时会合并到一起，合并就会使脏气逆乱，这称为厥。厥气相搏，影响到入耳之脉，亦会使人耳聋。

耳聋的具体证候，亦有区别，如属肾病精脱而耳聋者，其证候面颊与颧部出现黑色。手少阳经气厥逆而耳聋者，其证候为听觉模糊，耳内有声。手太阳经气厥逆而耳聋者，其证候为耳聋并有耳内气满的感觉。

二、耳风聋候(2)

［原文］ 足少阴，肾之经，宗脉之所聚，其气通于耳。其经脉虚，风邪乘之，风入于耳之脉，使经气否塞不宣，故为风聋。风随气脉行于头脑，则聋而时头痛，故谓之风聋。

［语译］ 足少阴为肾之经脉，其气通于耳，耳又为诸经脉汇聚之处。如其肾之经脉虚弱，风邪便能乘虚侵袭，入于耳部的经脉，以致经气痞塞，不能宣通，所以成为风聋。如果风邪随着经脉上行于头脑，则耳聋并时有头痛，这还是称为风聋。

三、劳重聋候(3)

［原文］ 足少阴，肾之经，宗脉之所聚，其气通于耳。劳伤于肾，宗脉虚损，血气不足，故为劳聋。劳聋为病，因劳则甚，有时将适得所，血气平和，其聋则轻。

［语译］ 足少阴为肾之经脉，其气通于耳，耳又为诸经脉汇聚之处。如其劳伤肾气，宗脉虚损，则血气不足，因而发生耳聋，称为劳聋。劳聋的病证是，每因劳累，则其病加剧，有时调养适宜，血气平和，则其耳聋就会减轻。

四、久聋候(4)

［原文］ 足少阴，肾之经，宗脉之所聚，其气通于耳。劳伤于肾，宗脉虚损，血气不足，为风邪所乘，故成耳聋。劳伤甚者，血虚气极①，风邪停滞，故为久聋。

［校勘］

①血虚气极：《外台》卷二十二久聋方作“血气虚极”。

［语译］ 从略。

［按语］ 本候指出肾虚耳聋，因劳伤甚者，血虚气极，风邪停滞，可以成为久聋。本候可与耳聋候联系学习，则对其病了解更为全面。

五、耳鸣候(5)

［原文］ 肾气通于耳，足少阴，肾之经，宗脉之所聚。劳动经血，而血气不足，宗脉则虚，风邪乘虚随脉入耳，与气相击，故为耳鸣。

［语译］ 肾之精气通于耳，足少阴是肾之经脉，耳又是诸经脉的汇聚之处。如因劳累而伤动经血，则血气不足，宗脉就亏虚，风邪便乘虚侵袭，随着经脉进入于耳，与正气互相搏击，所以发生耳鸣。

［原文］ 诊其右手脉，寸口名曰气口以前脉，浮则为阳，手阳明大肠脉也；沉则为阴，手太阴肺脉也。阴阳俱虚者，此为血气虚损，宗脉不足，病苦耳鸣嘈嘈，眼时妄见光①，此是肺与大肠俱虚也。左手尺中名曰神门，其脉浮为阳，足太阳膀胱脉也。虚者膀胱虚也，肾与膀胱合病，苦耳鸣，忽然不闻，时恶风。膀胱虚则三焦实也，膀胱为津液之府，若三焦实，则克消津液，克消津液，故膀胱虚也。耳鸣不止，则变成聋。

［校勘］

①光：《外台》卷二十二耳鸣方作“花”。

［语译］ 诊患者的右手脉，其寸口（又名气口）以前脉，浮是阳脉，是手阳明大肠经之脉；沉是阴脉，是手太阴肺经之脉。如果阴阳脉俱虚者，这是血气亏虚，使汇集于耳部的诸经脉失养，以致发生耳鸣，感到鸣声嘈杂，并伴有妄见亮光等症，这是肺与大肠俱虚所致。左手尺部（尺中又名神门），其脉浮为阳，这是足太阳膀胱经之脉。脉虚也就是膀胱虚，膀胱与肾为表里，二者俱虚，也会发生耳鸣，并会突然出现两耳失聪，时时怕风等症。膀胱虚有时是因三焦实所致，膀胱为津液之府，如三焦气实，就会克制消耗津液，所以膀胱就虚。如耳鸣长期不止，就会变成耳聋。

［按语］ 本候论述耳鸣的病因，认为由于肾和宗脉的血气

不足，风邪外侵所致。同时，又将大肠与肺俱虚的耳鸣，同膀胱与肾俱虚的耳鸣，作了比较分析。此外，还指出耳鸣不止，有变成耳聋者，这二者之间，有一定的发展传变关系。

六、聤耳[1]候(6)

［原文］ 耳者宗脉之所聚，肾气之所通。足少阴，肾之经也。劳伤血气，热乘虚而入于其经，邪随血气至耳，热气聚则生脓汁，故谓之聤耳。

［注释］

［1］聤(tíng 庭)耳：耳道出脓的疾病。“聤”，耳中出脂水。

［语译］ 耳为诸经脉聚会之处，与肾气相通，足少阴是肾之经脉。如果劳伤血气，邪热乘虚侵袭，循经入耳，邪热壅聚与气血搏结，则可以化脓，耳中流出脓汁。这种病情，称为聤耳。

七、耳疼痛①候(7)

［原文］ 凡患耳中策策痛者，皆是风入于肾之经也。不治，流入肾，则卒然变脊强背直成痓也。若因痛而肿，生痈疖，脓溃邪气歇，则不成痓。所以然者，足少阴为肾之经，宗脉之所聚，其气通于耳，上焦有风邪，入于头脑，流至耳内，与气相击，故耳中痛；耳为肾候，其气相通，肾候腰脊，主骨髓，故邪流入肾，脊强背直。

［校勘］

①耳疼痛：《外台》卷二十二作“耳卒疼痛”。

［语译］ 大凡耳中发生针刺样疼痛者，皆因风邪入于肾经所致。如不予治疗，邪气流入于肾，就会突然发生脊背强直，成为痓病。假使疼痛而红肿，发生痈疖，得溃脓以后，邪气外泄，就不致发生痓病。足少阴肾与宗脉，皆上通于耳，如果上焦感受风邪，随着经脉传入于头脑，流至耳中，与精气相搏，则使耳内疼痛；但耳为肾窍，肾又候腰脊，主骨髓，所以风邪流入于肾，又会发生脊背强直。

八、耳耵①聍[1]候(8)

［原文］ 耳耵聍者，耳里津液结聚所成，人耳皆有之，轻者不能为患。若加以风热乘之，则结鞕成丸核塞耳，亦令耳暴聋。

［校勘］

①耵：原作"聤"，从《灵枢》厥病篇改。

［注释］

［1］耵聍(dīng níng 丁宁)：即耳垢，耳屎。

［语译］ 耳垢，为耳内津液结聚所成，人人皆有之，一般不引起疾患。若遇风热之邪乘袭，耳垢就会结硬块成丸核，阻塞于耳内，亦能使人耳暴聋。

九、耳疮候(9)

［原文］ 足少阴为肾之经，其气通于耳。其经虚，风热乘之，随脉入于耳，与血气相搏，故耳生疮。

［语译］ 足少阴肾经之气通于耳。肾经虚，风热之邪乘虚侵袭，随着经脉上入于耳，与血气互相搏击，所以耳中生疮。

牙齿病诸候 凡二十一论

［提要］ 本篇论述牙齿诸病。内容有牙齿痛、牙齿虫、齿龋、龈肿、齿漏，以及齿间出血、拔牙损候、齿断等。文中对牙与齿，分别而论。并指出，牙齿痛有两种病因所致，一是髓虚血弱，不能荣养于牙齿，又为风冷所伤；一是虫蚀于牙齿。

一、牙齿痛[1]候(1)

［原文］ 牙齿痛者，是牙齿相引痛。牙齿是骨之所终，髓之所养，手阳明之支脉入于齿。若髓气不足，阳明脉虚，不能荣于牙齿，为风冷所伤，故疼痛也。又有虫食于牙齿，则齿根有孔，虫

居其间，又传受[2]余齿，亦皆疼痛。此则针灸不瘥，傅药虫死，乃痛止。

［注释］

［1］牙齿痛：上为牙，下为齿。《灵枢》经脉云："大肠手阳明之脉……，其支者……入下齿中"、"胃足阳明之脉……入上齿中"。牙齿痛，即上下齿均痛。

［2］受：通"授"。给予；付予。

［语译］ 牙齿痛，是上牙下齿相引作痛。牙齿为骨之所终，髓之所养，手阳明经的支脉上入于齿。如髓气不足，阳明经脉虚弱，不能荣养于牙齿，加之风冷乘袭，便能发生牙齿疼痛。又有蛀虫蚀于牙齿，使齿根腐蚀有孔，牙虫寄生其间，又传给其它牙齿，也都发生疼痛。这种虫蛀牙痛，针灸不能治愈，必须用药物外敷，把蛀虫杀死，疼痛才能够停止。

二、牙痛候(2)

［原文］ 牙齿皆是骨之所终，髓气所养，而手阳明支脉入于齿，脉虚髓气不足，风冷伤之，故疼痛也。又虫食于齿，则根有孔，虫于其间，又传受余齿，亦痛掣难忍。若虫痛非针灸可瘥，傅药虫死，乃痛止。

［语译］ 从略。

［按语］ 本篇牙与齿是分别而论，本候的"虫食于齿"、"传受余齿"之"齿"字，均应作"牙"字解，始与标题相合，并与下文齿痛候相区别。

又，文中"手阳明支脉"，从《灵枢》经脉所论，应为"足阳明之脉"。

三、齿痛候※(3)

［原文］ 手阳明之支脉入于齿，齿是骨之所终，髓之所养。若风冷客于经络，伤于骨髓，冷气入齿根则齿痛。若虫食齿而痛

者，齿根有孔，虫在其间，此则针灸不瘥，傅药虫死，痛乃止。

［语译］ 从略。

四、风齿候※(4)

［原文］ 手阳明之支脉入于齿。头面有风，阳明之脉虚，风乘虚随脉流入于齿者，则令齿有风，微肿而根浮也。

［语译］ 手阳明经的支脉入于齿。如头面有风邪，手阳明经脉又虚，则风邪乘虚侵袭，随其经脉流入于齿，就使齿中亦有风邪，因而齿龈微肿，齿根上浮。

五、齿断肿候※(5)

［原文］ 手阳明之支脉入于齿。头面有风，风气流入于阳明之脉，与断间血气相搏，故成肿。

［语译］ 手阳明经的支脉入于齿。由于头面有风邪，风气流入于手阳明经的支脉，与齿龈之间的血气相搏击，邪正相争，所以齿龈发肿。

六、齿间血出候(6)

［原文］ 手阳明之支脉入于齿。头面有风，而阳明脉虚，风挟热乘虚入齿断，搏于血，故血出也。

［语译］ 手阳明经的支脉入于齿间。如其头面有风邪，而阳明之脉虚弱，风邪便能化热，乘虚侵袭，入于齿龈，与血相搏，风性走窜，热迫血溢，所以齿间出血。

［按语］ 齿间血出即齿衄。本候所论，是由阳明脉虚，风热外感而作。亦有脾胃与肝肾等病变所引起的。

七、牙齿虫候(7)

［原文］ 牙齿虫是虫食牙，又食于齿，亦令牙齿疼痛，皆牙齿根有孔，虫居其内，食牙齿尽，又度[1]食余牙齿。

［注释］

［1］度：通“渡”。过；越过。

［语译］ 从略。

八、牙虫候(8)

［原文］ 牙虫是虫食于牙，牙根有孔，虫在其间，亦令① 牙疼痛。食一牙尽，又度食余牙。

［校勘］

①令：汪本作“食”。

［语译］ 从略。

九、齿虫候※ (9)

［原文］ 齿虫是虫食于齿，齿根有孔，虫在其间，亦令齿疼痛。食一齿尽，又度食余齿。

［语译］ 从略。

十、齿䶦注① 候※ (10)

［原文］ 手阳明之支脉入于齿，足阳明② 脉有入于颊，遍于齿者。其经虚，风气客之，结③ 搏齿间，与血气相乘④，则龂肿。热气加之，脓⑤ 汁出而臭，侵蚀齿龂，谓之䶦齿，亦曰风䶦。

［校勘］

①注：《外台》卷二十二䶦齿方无此字。

②阳明：原作“太阳”，从鄂本改。

③结：原作“络”，从《医心方》卷五第五十八改。

④乘：《医心方》作“蒸”。

⑤脓：原作“浓”，从《外台》改。

［语译］ 手阳明经的支脉上入于齿，足阳明经脉又入面颊，遍于齿。如手足阳明经脉虚弱，风邪乘虚侵袭，搏结于齿间，与血气相乘，就可引起牙龈红肿。如再受热邪，则龈肿化脓，流出

带有臭味的脓汁，侵蚀齿龈，这就称为龋齿，又称为风龋。

［按语］ 本候所论齿龋，不是蛀齿，而是齿龈肿而化脓。其病理变化，为手足阳明脉虚，外受风邪，内而蕴热，以致齿龈红肿，又感受热邪而化脓。这种病情，当是蛀牙而引起感染，类似于牙周围脓肿。

十一、齿䘌候(11)

［原文］ 齿䘌者，是虫食齿至断，脓烂汁臭，如蚀之状，故谓之䘌齿。

［语译］ 齿䘌，是由䘌虫腐蚀于齿，蔓延至龈，溃烂化脓，流出臭气脓液，病情如䘌虫上蚀之状，所以称为䘌齿。

［按语］ 本候论述的䘌齿，应与齿龋相区别，其病因，齿䘌是由䘌虫上蚀所致，齿龋是因风邪挟热而成，其病症亦不相同，应注意分别。

又，这里的齿䘌候，未论及全身症状，当参阅本书卷十八湿䘌病诸候。

十二、齿挺候(12)

［原文］ 手阳明之支脉入于齿。头面有风冷，传入其脉，令齿断[①]间津液化为脓汁，血气虚竭，不能荣于齿，故齿根露而挺出。

［校勘］

①齿断：原作“断齿”，从汪本改。

［语译］ 手阳明经的支脉上循入齿。头面有风冷之邪，传入手阳明支脉，以致牙龈间津液化为脓汁，反复不愈，导致血气虚竭，不能荣养于齿，因而牙龈萎缩，齿根挺出。

十三、齿动摇候(13)

［原文］ 手阳明之支脉入于齿，足阳明之脉又遍于齿，齿为

骨之所终，髓之所养。经脉虚，风邪乘之，血气不能荣润，故令摇动。

［语译］ 手阳明的支脉上入于齿，足阳明的经脉又遍循诸齿，齿为骨之所终，骨髓荣养牙齿。如其手足阳明经脉虚弱，风邪乘虚侵袭，血气不能荣润于牙齿，牙齿就会发生动摇。

十四、齿落不生候(14)

［原文］ 齿牙皆是骨之所终，髓之所养，手阳明、足阳明之脉并入于齿。若血气充实，则骨髓强盛，其齿损落，犹能更生；若血气虚耗，风冷乘之，致令齿或龋或断[①] 落者，不能复生。

［校勘］

①断：《圣惠方》卷三十四治牙齿不生诸方作“虫”。

［语译］ 齿与牙皆为骨之所终，髓之所养，手阳明、足阳明的经脉又都入于齿。如果血气充实，则骨髓强盛，即使牙齿受到损伤而脱落，还能再生新齿；若血气耗损，风冷之邪外侵，以致发生齿龋或牙齿脱落者，则不能再生长。

十五、齿音离候(15)

［原文］ 齿音离者，是风冷客于齿龈间，令齿龈落而脓出，其齿则疏，语则齿间有风过之声，世谓齿音离也。

［语译］ 齿音离，是由于风冷之邪客于齿龈之间，齿龈化脓，以致牙齿脱落，其余牙齿就逐渐稀疏，说话时齿缝中有如风过的声音，世俗称之为齿音离。

［按语］ “令齿龈落而脓出”，应理解为虫牙齿龈而感染化脓，牙龈萎缩，牙齿因而脱落。

十六、齿漏候(17)

［原文］ 手阳明之支脉入于齿。风邪客于经脉，流滞齿根，使龂肿脓[①] 汁出，愈而更发，谓之齿漏。

[校勘]

①脓:原作“浓”,从《圣惠方》卷三十四治齿漏痔诸方改。

[语译] 手阳明经的支脉入于齿。风邪客于手阳明经脉,循经流滞于齿根,致使龈肿化脓,溃流脓汁,愈而复作,反复不已,这种病情,称为齿漏。

十七、齿齭[1]候(18)

[原文] 齿者,骨之所终,髓之所养。髓弱骨虚,风气客之,则齿齭。

[注释]

[1]齿齭(chǔ 楚):牙齿发酸。

[语译] 牙齿是骨之终末,依赖骨髓荣养。如髓弱而骨虚,则牙失营养,再又受风邪侵入,就会使牙齿发酸。

十八、拔齿损候①(19)

[原文] 手阳明、足阳明之脉并入于齿。拔齿而损脉者,则经血不止,脏虚而眩闷。

[校勘]

①候:原作“后”,从本书目录改。

[语译] 手阳明、足阳明的经脉,皆循行于牙齿。如因拔牙而损伤经脉,则会出血不止,以致脏气虚弱,而突然出现晕闷昏倒等症。

十九、齘齿[1]候(20)

[原文] 齘齿者,是睡眠而相磨切也。此由血气虚,风邪客于牙车[2]筋脉之间,故因睡眠气息喘而邪动,引其筋脉,故上下齿相磨切有声,谓之齘齿。

[注释]

[1]齘(jiè 械)齿:俗称磨牙,即上下牙齿相互磨擦作声。

[2]牙车：即下颌关节。

[语译] 齘齿，即在睡眠中，上下牙齿互相磨擦。这是由于血气虚弱，风邪侵犯于牙车筋脉之间，所以睡眠中因呼吸的活动，引动风邪，牵引筋脉，以致上下牙齿相磨擦，咯咯有声，称为齘齿。

[按语] 齘齿的病因，还尚有心胃火炽，蛔虫扰动等。

二十、牙齿历蠹候(16)

[原文] 牙齿皆是骨之所终，髓之所养也。手阳明、足阳明之脉，皆入于齿。风冷乘其经脉，则髓骨血损，不能荣润于牙齿，故令牙齿黯黑，谓之历蠹。

[语译] 牙齿皆是骨之所终，髓之所养。手阳明、足阳明之脉又皆入于齿。若风冷侵袭其经脉，髓弱骨损而血亏，不能荣养润泽于牙齿，致使牙齿黯黑，这就称为历蠹。

[按语] 本候原在齿音离与齿漏之间，与前不连属，移此可与齿黄黑候联系分析。

二十一、齿黄黑候(21)

[原文] 齿者骨之所终，髓之所养。手阳明、足阳明之脉，皆入于齿。风邪冷气客于经脉①，髓虚血弱，不能荣养于骨，枯燥无润，故令齿黄黑也。

[校勘]

①脉：原作“络”，从元本改。

[语译] 牙齿是骨之终末，髓之所养。手阳明、足阳明的经脉又皆上入于齿。如风邪冷气侵入经脉，而又髓虚血亏，不能营养于骨，使骨枯燥而不润泽，所以牙齿亦呈黄黑色。

卷三十

唇口病诸候　凡十七论

［提要］　本篇论述唇口诸病。内容有口舌疮、紧唇疮、口吻疮、口臭、口舌干焦、舌肿强、重舌悬痈、喉咽垂倒候等。同时，论及面口周围诸病，有兔缺、謇吃、失欠颔车蹉、数欠及失枕候等。

文中大都从脏腑经络血气虚弱和外感风邪论述病因病机。尤其如紧唇疮、唇疮、唇面皴、口舌干焦候等，在论述中具有辨证意义。

一、口舌疮候※(1)

［原文］　手少阴，心之经也，心气通于舌；足太阴，脾之经也，脾气通于口。腑脏热盛，热乘心脾，气冲于口与舌，故令口舌生疮也。

诊其脉，浮则为阳，阳数者，口生疮。

［语译］　手少阴是心脏的经脉，心气通于舌；足太阴是脾脏的经脉，脾气通于口。如其腑脏邪热壅盛，侵及心脾，则热邪循经上冲口舌，所以使口舌生疮。

诊其脉，浮则为阳，数则为热，浮而数者，为阳热有余，是口舌生疮之征。

二、紧唇①候(2)

［原文］　脾与胃合。胃为足阳明，其经脉起鼻，环于唇，其

支脉入络于脾[②]。脾胃有热，气发于唇，则唇生疮。而重[③]被风邪寒湿之气搏于疮，则微肿湿烂，或冷或热，乍瘥乍发，积月累年，谓之紧唇，亦名沈唇[1]。

［校勘］

①紧唇：此后《圣惠方》卷三十六治紧唇疮诸方有"疮"字。

②脾：此后原有"胃"字，从《圣惠方》删。

③重：《圣惠方》作"肿也"二字。

［注释］

［1］沈唇：病名。即唇生疮后疮面常渗出脂水。"沈"，汁也。

［语译］ 脾脏与胃腑相合为表里。胃为足阳明经，其经脉起于鼻旁，环绕口唇，其支脉下络于脾。如脾胃有热，热邪循经上发于唇，则唇生疮。如又被风邪寒湿之气搏结于疮中，则唇疮微肿而湿烂，局部时冷时热，时好时发，积年累月，不能痊愈，这种证候，为紧唇疮，又叫沈唇疮。

三、唇疮候(3)

［原文］ 脾与胃合。足阳明之经，胃之脉也，其经起于鼻，环于唇，其支脉入络于脾。脾胃有热，气发于唇，则唇生疮。

［语译］ 从略。

四、唇生核候(4)

［原文］ 足阳明为胃之经，其支脉环于唇，入络于脾，然脾胃为表里。有风热邪气乘之，而冲发于唇，与血气相搏，则肿结；外为风冷乘，其结肿不消则成核。

［语译］ 足阳明为胃之经脉，其支脉环绕于唇，下络于脾。然而脾与胃相为表里。如有风热之邪乘袭脾胃，循经冲发于唇，邪气与血气相搏结，便致唇部发生结肿；如又被风冷外邪所乘，风冷气遏，抑风热于内，则结肿不得消散，使唇部变成结核。

五、口吻疮[1]候(5)

[原文] 足太阴为脾之经，其气通于口。足阳明为胃之经，手阳明为大肠之经，此二经脉并侠[2]于口。其腑脏虚，为风邪湿热所乘，气发于脉，与津液相搏，则生疮，恒湿烂有汁，世谓之肥疮，亦名燕口。

[注释]

[1]口吻疮：即口角生疮。现在称为口角疮、夹口疮、剪口疮。

[2]侠：通“挟”。

[语译] 足太阴为脾之经脉，脾气通于口。足阳明为胃之经脉，手阳明为大肠之经脉，此二经并挟行于口。如脾、胃、大肠腑脏虚弱，被风邪湿热乘虚侵袭，外发于经脉循行的口吻部位，邪气与津液相互搏结，就会口角生疮，经常湿烂渗液，世俗称之为肥疮；其口吻又好象乳燕之口，所以又名燕口。

[按语] 颐部生疮为肥疮，两吻生疮为燕口，本书卷五十有燕口生疮候，口下黄肥疮候，可以参阅。

六、唇口面皴候(6)

[原文] 唇口面皴者，寒时触冒风冷，冷折腠理，伤其皮肤，故令皴劈[1]。经络之气，诸阳之会，皆在于面，其脉有环唇侠于口者。若血气实者，虽劲风严寒，不能伤之；虚则腠理开而受邪，故得风冷而皴劈也。

又，冬时以暖汤洗面及向火，外假热气，动于腠理，而触风冷，亦令病皴。

[注释]

[1]皴(cūn 村)劈：皮肤受冻而坼裂、破开。“劈”，破开。

[语译] 唇口与面部皮肤皴裂，是因为天寒触冒风冷，风冷侵及腠理，冻伤皮肤所致。人体的经络之气，诸阳经气之会都在

于头面，其中有的经脉还环唇而挟行于口。如果血气充实的人，腠理致密，虽遇大风严寒，唇、面的皮肤也不会受伤；若血气虚弱，皮腠疏松，稍受风冷侵袭，唇、面的皮肤就会皴裂。

还有，在冬天用温水洗脸，以及烤火取暖，由于借助于外来的热气，腠理疏松，稍一接触风冷，亦使皮肤发生皴裂。

七、兔缺候(7)

［原文］ 人有生而唇缺，似兔唇，故谓之兔缺，世云由妇人妊娠时见兔及食兔肉使然。

［语译］ 从略。

［按语］ 兔缺，又名兔唇，现在称为唇裂。是属于先天性的上唇缺损。文中所说妊妇见兔或食肉使然，这是迷信之词，存而不论。

八、口臭候※(8)

［原文］ 口臭由五脏六腑不调，气上胸鬲。然腑脏气臊腐[1]不同，蕴积胸鬲之间，而生于热，冲发于口，故令臭也。

［注释］

［1］臊腐：这里是泛指臊、焦、香、腥、腐五臭。

［语译］ 口臭，是由于五脏六腑失调，浊气上熏于胸膈所致。虽然腑脏的臊腐等五臭之气不同，而蕴积于胸膈之间，郁而生热，冲发于口，都能使人口中呼出臭气。

［按语］ 口臭的形成，从临床所见，有口腔炎症，龋齿、牙疳及鼻部疾患等因素。

九、口舌干焦候(9)

［原文］ 手少阴心之经也，其气通于舌；足太阴脾之经也，其气通于口。腑脏虚热，气乘心脾，津液竭燥，故令口舌干焦也。

诊其右手寸口名曰气口以前脉，沉为阴，手太阴肺之经也，其脉虚者，病苦少气不足以息，嗌干，无津液故也。又，右手关上脉浮为阳，足阳明胃之经也，其脉虚者，病苦唇口干。又，左手关上脉，浮为阳，足少阳胆之经也，其脉实者，病苦腹中满[①]，饮食不下，咽干。

［校勘］

①满：此前《脉经》卷二第二有“气”字。

［语译］ 手少阴为心之经脉，其气通于舌；足太阴为脾之经脉，其气通于口。脏腑间有虚热，热气乘于心脾，消烁津液，就使口舌干焦。

诊其右手寸口（气口）以前脉，沉是阴脉，也就是手太阴肺经之脉，其脉虚者，病人症见气息短少无力，咽干，这是没有津液之故。又，右手关上脉浮是阳，也就是足阳明胃经之脉，其脉虚者，则患者口唇干燥。又，左手关上脉浮是阳，也就是足少阳胆经之脉，其脉实者，则病腹满，饮食不下，咽中干燥。

［按语］ 本候指出腑脏虚热乘心脾两经，可见口舌干焦之证；肺、胃虚热与胆经实火，亦能见到口舌干燥。证同而病异，具有辨证意义。

十、舌肿强候(10)

［原文］ 手少阴为心之经，其气通于舌；足太阴脾之经，其气通于口。太阴之脉起于足大指，入连舌本。心脾虚，为风热所乘，邪随脉至舌，热气留心，血气壅涩，故舌肿。舌肿脉胀急，则舌肿强。

［语译］ 手少阴心经之气通于舌，足太阴脾经之气通于口。足太阴脾的经脉起于足大趾，上连舌本，散舌下。如心脾两经虚弱，被风热之邪侵袭，则热邪循经上冲于舌，热邪留于心经，血气为之壅涩，所以致舌肿。如舌肿而筋脉发胀拘急，便会舌肿而强硬。

十一、謇吃[1]候※(11)

［原文］ 人之五脏六腑，禀四时五行之气，阴阳相扶，刚柔相生。若阴阳和平，血气调适，则言语无滞，吐纳[2]应机。若阴阳之气不和，腑脏之气不足，而生謇吃，此则禀性有阙，非针药所疗治也。

若腑脏虚损，经络受邪，亦令语言謇吃。所以然者，心气通于舌，脾气通于口，脾脉连舌本，邪乘其脏，而搏于气，发言气动，邪随气而干之，邪气与正气相交，搏于口舌之间，脉则否涩，气则壅滞，亦令言謇吃，此则可治。

［注释］

［1］謇（jiǎn 简）吃：即口吃。

［2］吐纳：在此指呼吸气之出入。

［语译］ 人体的五脏六腑，禀受四时五行之气，保持着阴阳相扶，刚柔相济的相对平衡状态。如阴阳平和，气血适调，则语言流利，呼吸自然。如阴阳不和，腑脏之气不足，就会产生口吃，这是禀赋有所缺陷，不是针灸与药物所能治疗。

如果人体腑脏虚损，经络感受邪气，也会产生口吃。这是由于病邪内乘心脾，与脏气相搏结，发言时引动气机，病邪随气机之动，干扰发言，邪气与正气相互搏结于口舌之间，经脉之气涩滞，以致口吃，这是可以治疗的。

十二、重舌候(12)

［原文］ 舌，心之候也。脾之脉起于足大指，入连于舌本。心脾有热，热气随脉冲于舌本，血脉胀起，变生如舌之状，在于舌本之下，谓之重舌。

［语译］ 舌为心之外候。脾脏的经脉，起于足大趾，上连舌本。如心脾有热，热气循经上冲于舌本，使舌本的血脉胀肿，变生出像舌头形状，在舌根之下，这种证候，称为重舌。

十三、悬雍①肿②候(13)

[原文] 悬雍①为音声之关③也,喉咙气之所上下。五脏六腑有伏热,上冲于喉咽,热气乘于悬雍①,或长或肿。

[校勘]

①雍:原作"痈",从《灵枢》忧恚无言改。

②肿:原无,从《圣惠方》卷三十五治悬壅肿诸方补。

③关:原作"阙",从本书卷二风冷失声候改。汪本亦作"关"。

[语译] 悬雍垂是音声之关,喉咙是呼吸之气的出入之道。如五脏六腑素有伏热,上冲于咽喉,热气熏烁于悬雍垂,可致或长或肿。

十四、喉咽垂倒候(14)

[原文] 喉咙者,气之所上下也,五脏六腑呼吸之道路。腑脏有风邪,热气上冲咽喉,则肿垂,故谓之垂倒。

[语译] 喉咙,是外呼吸之气的出入之道,亦是五脏六腑内呼吸的通路。腑脏感受风邪,风热邪气上冲于咽喉,则咽喉肿胀而下垂,所以称之为垂倒。

十五、失欠颔车蹉[1]候(15)

[原文] 肾主欠。阴阳之气相引则欠。诸阳之筋脉有循颔车者。欠则动于筋脉,筋脉挟有风邪,邪因欠发,其气急疾,故令失欠颔车蹉也。

[注释]

[1]失欠颔车蹉(cuō 搓):因打呵欠而下颔关节脱臼。"失欠",即呵欠。"蹉",即脱臼。

[语译] 肾主呵欠。阴阳之气相互吸引亦使人呵欠。诸阳经脉如胃、大肠、小肠等都循经于下颔关节。打呵欠则牵动筋脉,如筋脉挟有风邪,风邪随呵欠而发动,风气急暴,呵欠时张口

过度，因而使下颌关节脱臼。

［按语］ 下颌关节脱臼的成因很多，除过度呵欠外，大笑、高歌等张口过猛时，均可导致。其根本原因多为患者体气虚弱，颞颌部的肌肉与韧带松弛。关节脱臼后，必须及时用手术整复。

十六、数欠候(16)

［原文］ 肾主欠，而肾为阴也。阳气主上，阴气主下，其阴积于下者，而① 阳未尽，阳引而上，阴引而下，阴阳相引，二气交争，而挟有风者，欠则风动，风动与气相击，故欠数。

［校勘］

①而：鄂本作“行”。

［语译］ 呵欠属肾，肾为阴经。一般而论，阳经主升，其气上行，阴经主降，其气下行。如其阴气积聚于下，而阳行于阳未尽，这是阳气上行，阴气下行，阴阳上下，争相吸引，则就出现呵欠。如经脉兼挟风邪，呵欠则引动风邪，风与经气相击，所以呵欠频频。

十七、失枕[1]候(17)

［原文］ 失枕，头项有风，在于筋脉间，因卧而气血虚者，值风发动，故失枕。

［注释］

[1]失枕：现在通称落枕。

［语译］ 失枕，是由于头项部位筋脉受风邪侵袭。因在睡卧时局部气血虚少，风乘虚发，所以就会出现颈项强痛，转动困难的症状。

咽①喉心胸病诸候　凡十二论

［提要］ 本篇论述以咽喉诸病为重点，内容有喉痹、咽喉疮、尸咽、喉咽肿痛、喉痛、咽喉不利等。又心痹、胸痹两候，是因

为心胸部位与咽喉相近而列在一起论述，两者间并无直接关系。

又，本篇原为十一论，现从卷三十一移入鼾眠候，故为十二论。

［校勘］

①咽：原无，从本书目录补。

一、喉痹候※(1)

［原文］ 喉痹者，喉里肿塞痹痛，水浆不得入也。人阴阳之气出于肺，循喉咙而上下也。风毒客于喉间，气结蕴积而生热，致喉肿塞而痹痛。

脉沉者为阴，浮者为阳，若右手关上脉阴阳俱实者，是喉痹之候也。亦令人壮热而恶寒，七八日不治则死。

［语译］ 喉痹，是喉咙肿胀闭塞疼痛，水浆不得吞咽之病。人身阴阳之气出入于肺，循着喉咙而上下。如其风毒之邪侵袭喉间，则气机郁结，邪热化火，气滞血瘀，以致咽喉闭塞肿痛。

诊其脉，沉者为阴，浮者为阳，如其右手关脉浮、沉取都有力者，即为喉痹之征。喉痹也会使人发高热和恶寒，如不及时治疗，七八日内就可死亡。

二、马喉痹候(2)

［原文］ 马喉痹者，谓热毒之气，结于喉间，肿连颊而微壮热，烦满而数吐气，呼之为马喉痹。

［语译］ 马喉痹，是由于热毒邪气，壅结于咽喉之间，使咽喉红肿，连及面颊部，同时还伴有全身发热，烦满不舒，频频吐气等症，称之为马喉痹。

三、喉中生谷贼不通候(3)

［原文］ 谷贼者，禾里有短穗而强涩者是也。误作米而人食之，则令喉里肿结不通。今[①]风热气在[②]于喉间，与血气相搏，

则生肿结，如食谷贼者也[3]。故谓之喉中生谷贼。不急治，亦能杀人。

［校勘］

①今：《圣惠方》卷三十五治咽喉生谷贼诸方作“致”。

②在：《圣惠方》作“冲”。

③如食谷贼者也：《圣惠方》作“如食饮疼痛妨闷”。

［语译］ 谷贼，是生长在稻禾中的一种稗草，短穗而坚硬毛糙。如果误作稻米而煮食之，能使喉咙肿结不通。但是这里是指风热邪气侵入喉中，与血气相互搏结，以致咽喉肿结不通，好象误食了谷贼一样，因而也称为喉中生谷贼。如不及时治疗，亦能导致死亡。

四、狗咽候(4)

［原文］ 喉内忽有气结塞不通，世谓之狗咽。此由风热所作，与喉痹之状相似。但俗云误吞狗毛所作。

又云：治此病者，以一抟饭共[1]狗分食便瘥，所以谓之狗咽。

［校勘］

①共：原作“其”，从正保本改。

［语译］ 喉咙内突然感到有气壅结，窒塞不通，世俗称此为狗咽。这是由于风热邪气所致，与喉痹的证候相似。但是世俗上传说，这是由于误吞了狗毛所致。

五、咽喉疮候(5)

［原文］ 咽喉者，脾胃之候也。由脾胃热，其气上冲喉咽，所以生疮。其疮或白头，或赤根，皆由挟热所致。

［语译］ 咽喉为脾胃的外候。由于脾胃有热，热气上冲咽喉，所以咽喉生疮。这种疮，有的有白头，有的根底红赤色，都属于脾胃有热邪而产生。

六、尸咽候(6)

［原文］ 尸咽者，谓腹内尸虫，上食人喉咽生疮。其状，或痒或痛，如甘䘌[1]之候。

［注释］

［1］甘䘌：即疳䘌。本书卷十八有疳䘌候，可参阅。

［语译］ 尸咽，是腹内有尸虫，上蚀于咽喉而生疮。这种咽喉生疮，或痒或痛，如疳䘌病咽喉被蚀生疮的证候一样。

七、喉咽肿痛候(7)

［原文］ 喉咽者，脾胃之候，气所上下。脾胃有热，热气上冲，则喉咽肿痛。夫生肿痛者，皆挟热则为之。若风毒结于喉间，其热盛则肿塞不通，从水浆不入，便能杀人。脏气微热，其气冲喉，亦能肿痛，但不过重也。

［语译］ 喉咽为脾胃的外候，又为呼吸之气上下出入的道路。脾胃有热，热气上冲，咽喉就会发生肿痛。肿痛的产生，都是由于热邪所致。如风毒之邪壅结于咽喉，热毒炽盛就会使咽喉肿塞不通，水浆不得下咽，能导致死亡。如脏腑之热邪轻微，热气上冲于喉，虽然亦能发生肿痛，但其症状不会过于严重。

八、喉痈候(8)

［原文］ 六腑不和，血气不调，风邪客于喉间，为寒所折，气壅而不散，故结而成痈。凡结肿一寸为疖，二寸至五寸为痈。

［语译］ 六腑不和，血气不调，风邪客于喉中，复为寒邪遏抑，则气机郁滞而化热，热毒壅滞，不能消散，所以结成喉痈。一般结肿范围在一寸的称作疖，二至五寸的称作痈。

［按语］ 喉痈，《灵枢》痈疽篇称作"猛疽"，形容其发病迅速，病势凶猛，如不及时治疗，可致死亡。喉痈又包括喉关痈、颔

下痈等。本候指出一寸为疖,二寸以上为痈,是比较而言,可参阅本书卷三十二、三十三痈疽病诸候。

九、咽喉不利候(9)

[原文] 腑脏冷热不调,气上下哽涩[1],结搏于喉间,吞吐不利,或塞或痛,故言喉咽不利。

[注释]

[1]哽(gěng 梗)涩:梗阻涩滞。"哽",通"梗"。

[语译] 腑脏冷热失调,气机上下梗涩不畅,病邪搏结于喉间,以致吞吐不利,或感阻塞,或感疼痛,所以称为喉咽不利。

十、鼾眠候(卷三十一 12)

[原文] 鼾眠者,眠里喉咽间有声也。人喉咙气上下也,气血若调,虽寤寐不妨宣畅;气有不和,则冲击喉咽而作声也。其有肥人眠作声者,但肥人气血沉厚,迫隘喉间,涩而不利亦作声。

[语译] 所谓鼾眠,是指睡眠中喉里发出鼾声。人的喉咙是气息上下出入的通道,气血如果通调,无论在醒时或睡着,气息出入都不妨碍其通畅;如气机不和,则冲击喉咙而发出鼾声。还有肥胖的人睡眠中也发出鼾声,但这是由于肥胖的人气血沉厚,迫塞于喉间,气息出入涩滞不利,所以亦发出鼾声。

[按语] 本候原在卷三十一瘿瘤等病门下,因其论述与喉有关,故移于此。

十一、心痹候(10)

[原文] 思虑烦多则损心,心虚故邪乘之。邪积而不去,则时害饮食,心里愊愊[1]如满,蕴蕴[2]而痛,是谓之心痹。

诊其脉,沉而弦者,心痹之候也。

[注释]

[1]愊(bì 壁)愊:郁结的意思。

[2]蕴蕴:"蕴",藏蓄。"蕴蕴",犹"隐隐"之意。

[语译] 思虑烦劳过多,能损伤心气,心气虚损,则邪气又易乘虚侵袭。如邪气留滞不去,就能时常妨害饮食,心胸郁结而满闷,隐隐作痛,这就称为心痹病。

诊其脉,沉而弦者,就是心痹之征。

[按语] 心痹病与心痛病有联系,可与本书卷十六心痛病诸候互参。

十二、胸痹候※(11)

[原文] 寒气客于五脏六腑,因虚而发,上冲胸间,则胸痹。胸痹之候,胸中愊愊如满,噎塞不利,习习如痒,喉里涩,唾燥①;甚者,心里强②否急痛,肌肉苦痹,绞急如刺,不得俯仰,胸前皮③皆痛,手不能犯,胸满短气,咳唾引痛,烦闷,自汗出,或彻背膂④。其脉浮而微者是也。不治,数日杀人。

[校勘]

①喉里涩,唾燥:此后《圣惠方》卷四十二治胸痹诸方有"沫"字。《千金方》卷十三第七作"喉中干燥时欲呕吐"。

②心里强:《千金方》作"心中坚满"。

③皮:此后《圣惠方》有"肉"字。

④或彻背膂:《千金方》作"或彻引背痛"。《圣惠方》作"或背膂微痛"。

[语译] 寒气客于五脏六腑,因脏虚而其病发作,上冲胸间,就成胸痹。胸痹的症状,胸中郁结满闷,咽间噎塞不利而有痒感,喉咙里感到哽涩干燥;严重者,心里痞硬急痛,局部肌肉痹痛,绞急如针刺状,不能俯仰,连同胸前皮肤亦痛,手不能触,胸满气短,咳嗽吐唾牵引作痛,烦闷不安,自汗出,甚或痛连背脊。其脉浮而微者,便是胸痹之征。这种病如不及时治疗,在数天之内即有死亡的危险。

四肢病诸候　凡十四论

［提要］　本篇论述四肢疾病，内容有，代指候、土落脚趾内候，是属于四肢疮疡；手足逆胪、肉裂、皲裂、尸脚及脚破候等，是皮肤枯燥之病；手足发胝、肉刺和脚中忽有物候等，是皮肤肌肉局部变形，每与劳动磨擦有关；足尰候，是地方性的足胫肿；五指筋挛不得屈伸、四支痛无常处，脚跟颓候等与体虚受风邪有关。这些病症，有的是属于外科疾病，有的是某种疾病在发展过程中出现的症状，有的与劳动作业有关。

一、代指候(1)

［原文］　代指者，其指先肿，焮焮热痛，其色不黯，然后方缘爪甲边结脓，极者爪甲脱也。亦名代甲，亦名糟指，亦名土竈[1]一作灶。夫爪甲，筋之余也。由筋骨热盛，气涩不通，故肿结生脓，而爪甲脱。

［注释］

［1］竈：音义未详。姑从原注作“灶”字解。

［语译］　代指的症状，先是患指红肿，像烧灼样的热痛，肿处皮肤颜色鲜红，并不暗黑，然后才沿着指甲边缘积脓，严重的指甲就会脱落。代指又名代甲，亦名糟指，亦名土灶。爪甲为筋之余。由于筋骨间的热毒炽盛，气机涩滞不通，因而结肿化脓，而指甲脱落。

［按语］　代指，又名瘭爪、代甲。是由于指、趾外伤感染及火毒蕴结所致。本病是生于指甲内的急性化脓感染。

二、手足发胝候(2)

［原文］　人手足忽然皮厚涩而圆短如茧者，谓之胼胝[1]。此由血气沉行，不荣其表，故皮涩厚而成胝。

[注释]

[1]胼胝(pián zhī 骈支)：手掌或足底因长期受压和摩擦，皮肤角质增生变厚而形成的顽皮。俗称老茧。

[语译] 手掌或足底的皮肤，由于长期受压和磨擦而增厚不滑润，圆短像蚕茧形的，称作胼胝。这是由于血气运行于皮肤的深部，不荣于表层之故，所以皮肤粗糙厚硬，形成胼胝。

[按语] 文中“血气沉行，不荣其表”一说，可参卷二十七火烧处发不生候，“疮痕致密，则气血下沉，不能荣宣腠理”之文，同是皮肤的病变，有其一定的共同性。

三、手足逆胪候(3)

[原文] 手足爪甲际皮剥起，谓之逆胪[1]。风邪入于腠理，血气不和故也。

[注释]

[1]逆胪(lú 卢)：剥裂倒卷的皮。“胪”，《说文》：“皮也”。

[语译] 有些人手指或足趾爪甲边缘的皮肤，剥裂倒卷，称作逆胪。这是由于风邪侵入腠理，导致血气不和所致。

[按语] 本病好发于学龄儿童，尤其是喜欢用手挖掘泥土或用脚踢撞的孩童，手上较多见；皮肤粗糙的成人亦常见到。

又，本书卷三十九手逆胪候论述较此为详，可以参阅。

四、肉刺[1]候(4)

[原文] 脚趾间生肉如刺，谓之肉刺。肉刺者，由著靴急①小，趾相揩而生也。

[校勘]

①急：鄂本作“紧”。

[注释]

[1]肉刺：即脚趾间生长的赘肉，坚硬如刺。

[语译] 从略。

五、肉裂候(5)

[原文] 肉裂者,皮急肉坼[1]破也。由腠理虚,风邪乘之,与血气①相冲击,随所击处而肉坼裂也。

[校勘]

①气:原脱,从鄂本补。

[注释]

[1]皮急肉坼(chè 彻):谓肌肉裂开,裂开处两边的皮肤呈紧急状。

[语译] 肉裂,是指皮肉开裂。这是由于腠理虚,风邪乘虚侵袭,与血气相冲击,随着被冲击的部位,出现肌肉开裂。

六、手足皲①裂[1]候(6)

[原文] 皲裂者,肌肉破也。言冬时触冒风寒,手足破,故谓之皲裂。

[校勘]

①皲:原作"皲",从《外台》卷二十九手足皲裂方改。下同。

[注释]

[1]皲(jūn 军)裂:即皮肤受冻而坼裂。

[语译] 从略。

七、尸脚候(7)

[原文] 尸脚者,脚跟坼破之名也,亦是冬时触犯寒气所以然。

又言脚蹹[1]死尸所卧地,亦令脚坼破。

[注释]

[1]蹹:同"蹋"。

[语译] 从略。

[按语] 以上肉裂、手足皲裂和尸脚三候,都是由于触犯风

寒，血气不荣于皮肤肌肉，所以皮肤肌肉开裂。由于部位不同，故有不同名称。

八、足尰[1]候(8)

［原文］ 尰病者，自膝已下至踝及趾俱肿直是也。皆由血气虚弱，风邪伤之，经络否涩而成也。亦言江东诸山县人多病尰；云彼土有草名尰①草，人行误践触之，则令病尰。

［校勘］

①尰：原作“其”，从正保本改。

［注释］

［1］足尰（zhǒng 肿）：即足胫肿至发直。

［语译］ 尰病，是从膝以下至足踝及脚趾部位都肿至发直的证候。这是由于血气虚弱，风邪内侵，使经络之气痞塞而成。也有人说长江以东一些山区县的人多患此病；并说那些地方长有一种野草名叫尰草，人走路时不留心而践踏接触到它，就会使人得这种尰病。

九、五指筋挛不得屈伸候(9)

［原文］ 筋挛不得屈伸者，是筋急挛缩，不得伸也。筋得风热则弛[1]纵，得风冷则挛急。

［注释］

［1］弛：同“弛”。

［语译］ 五指筋挛不得屈伸，就是筋脉拘紧挛缩，不能伸展。筋脉受风热则弛缓不收，受风冷则拘挛紧缩。

十、四肢痛无常处候(10)

［原文］ 四肢痛无常处者，手足支节皆卒然而痛，不在一处。其痛处不肿，色亦不异，但肉里掣痛，如锥刀所刺。由体虚受于风邪，风邪随气而行，气虚之时，邪气则胜，与正气交争相

击，痛随虚而生，故无常处也。

［语译］ 四肢疼痛无常处，是指手足关节等都可以突然发生疼痛，部位并不固定于一处。其疼痛的地方不肿，皮色也不变，只是感到肌肉里面抽掣疼痛，好像被锥刀所刺一样。这是由于体气虚弱感受风邪，风邪侵入体内随气而行，正气虚则邪气胜，正邪相互搏击，疼痛随着正气虚的地方而发生，所以没有固定的位置。

十一、脚跟颓候(11)

［原文］ 脚跟颓者，脚跟忽痛，不得著地，世呼为脚跟颓。

［语译］ 脚跟颓，是指脚跟部位突然感到疼痛，痛得不能着地，世俗就称为脚跟颓。

［按语］ 脚跟痛一证，大都由于肾亏精血不足所致。

十二、脚中忽有物牢如石如刀锥所刺候(12)

［原文］ 言脚下有结物，牢鞕如石，痛如锥刀所刺。此由肾经虚，风毒之气伤之，与血气相击，故痛而结鞕不散。

［语译］ 脚底下有一块硬结的东西，坚硬像石块，疼如锥刀所刺。这是由于肾经虚弱，风毒之气乘虚侵入，与血气相互搏击，所以痛而形成结节不散。

十三、土落脚趾内候(13)

［原文］ 此由脚趾先有疮，而土落疮里，更令疮肿痛，亦令人憎寒壮热。

［语译］ 由于脚趾先有疮疡破溃，以后又有泥土污染了疮口，以致疮口红肿疼痛，并可使人出现恶寒壮热的全身症状。

十四、脚破候(14)

［原文］ 脚破者，脚心坼开也，世谓之脚破。脚心肾脉所

出，由肾气虚，风邪客于腠理，致使津液不荣，故坼破也。

［语译］ 脚破，是指脚底心的皮肤肌肉开裂，世俗称为脚破。脚底心部位，是肾经之脉所起始，由于肾气虚，风邪乘虚侵入肾经肌腠，以致该处得不到津液的荣养，所以脚心皮肤肌肉开裂。